# Respiração Oral
e Apneia Obstrutiva
do Sono

# Respiração Oral e Apneia Obstrutiva do Sono

## Integração no Diagnóstico e Tratamento

### Marcia Angelica Peter Maahs
**Odontóloga pela PUCRS**
**Especialização em Ortodontia e Ortopedia Facial pela UFRGS**
**Doutorado em Odontologia pela PUCRS**
**Pós-Doutorado em Patologia pela UFCSPA**
**Diplomada pelo *Board* Brasileiro de Ortodontia e Ortopedia Facial**
**Docente de Odontologia e Ortodontia do**
**Departamento de Fonoaudiologia da UFCSPA**

### Sheila Tamanini de Almeida
**Fonoaudióloga pelo Instituto Metodista IPA/IMEC**
**Especialista em Motricidade Orofacial e Disfagia pelo**
**Conselho Federal de Fonoaudiologia**
**Mestrado em Ciências da Saúde pela UFRGS**
**Doutorado em Ciências em Gastroenterologia e Hepatologia pela UFRGS**
**Docente do Curso de Fonoaudiologia da UFCSPA**

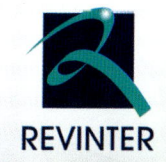

REVINTER

*Respiração Oral e Apneia Obstrutiva do Sono – Integração no Diagnóstico e Tratamento*
Copyright © 2017 by Livraria e Editora Revinter Ltda.

ISBN 978-85-372-0683-6

Todos os direitos reservados.
É expressamente proibida a reprodução
deste livro, no seu todo ou em parte,
por quaisquer meios, sem o consentimento,
por escrito, da Editora.

**Contato com as autoras:**
MARCIA ANGELICA PETER MAAHS
maahs.orto@gmail.com

SHEILA TAMANINI DE ALMEIDA
sheilat@ufcspa.edu.br

---

M111r

Maahs, Marcia Angelica Peter.
   Respiração oral e apneia obstrutiva do sono: integração no diagnóstico e tratamento. / Marcia Angelica Peter Maahs, Sheila Tamanini de Almeida – Rio de Janeiro: Revinter, 2017.

   426 p.; il.

   Inclui bibliografia e índice
   ISBN 978-85-372-0683-6

   1. Respiração Oral. 2. Transtornos Respiratórios. 3. Transtornos de Sono. 4. Apneia Obstrutiva do Sono. I. Título. II. Almeida, Sheila Tamanini de.

CDD: 616.849
CDU: 616.2

Bibliotecária Responsável – Anamaria Ferreira – CRB 10/1494

---

A precisão das indicações, as reações adversas e as relações de dosagem para as drogas citadas nesta obra podem sofrer alterações. Solicitamos que o leitor reveja a farmacologia dos medicamentos aqui mencionados.

A responsabilidade civil e criminal, perante terceiros e perante a Editora Revinter, sobre o conteúdo total desta obra, incluindo as ilustrações e autorizações/créditos correspondentes, é do(s) autor(es) da mesma.

---

Livraria e Editora REVINTER Ltda.
Rua do Matoso, 170 – Tijuca
20270-135 – Rio de Janeiro – RJ
Tel.: (21) 2563-9700 – Fax: (21) 2563-9701
livraria@revinter.com.br – www.revinter.com.br

# Dedicatória

Dedico este livro ao meu esposo, *Gerson Schulz Maahs*, meu eterno companheiro e amigo em todos os momentos da minha vida; aos meus filhos maravilhosos, *Lucas Gerhard Peter Maahs* e *Thomas Peter Maahs*, minhas maiores razões de viver; à minha irmã, *Débora Alessandra Peter*, pela amizade e incentivo em toda a minha trajetória de vida profissional e pessoal; à minha mãe, *Clarinha Zitzke Peter*, por me ensinar que a preguiça é inimiga da felicidade; e aos meus professores de Ortodontia e Ortopedia Facial que me permitiram aprimorar meus conhecimentos, em especial o Dr. *Telmo Bandeira Berthold* e o Dr. *Enio José Barcellos Ferreira*.

*Marcia Angelica Peter Maahs*

Dedico esta obra àquela que me deu a vida e está em todos os momentos ao meu lado. Aquela que investiu e incentivou minha carreira desde a escolha da profissão até meu doutoramento. *Iara Tamanini de Almeida*, a eternizo nestas palavras dedicadas ao exemplo de mãe que é. E como escreveu Clarice Lispector: "Que ninguém se engane, só se consegue a simplicidade através de muito trabalho".

*Sheila Tamanini de Almeida*

# AGRADECIMENTOS

Agradecemos a Deus e aos nossos pais pela vida; aos nossos alunos e pacientes por nos instigarem à busca constante de conhecimentos; à UFCSPA que permite desenvolver projetos de extensão multidisciplinares, como o "Falando em Amamentação", onde se iniciou a nossa parceria profissional; e em especial a todos os colaboradores desta obra pelos valiosos conhecimentos aqui escritos.

*Marcia e Sheila*

# SUMÁRIO

Apresentação ............................................... xiii
Prefácio ..................................................... xv
Introdução .................................................. xvii
Colaboradores............................................... xxi

## Parte I
### RESPIRAÇÃO ORAL

#### Seção I
#### Aspectos Médicos

**1** ANATOMOFISIOLOGIA DA VIA AÉREA SUPERIOR............................. 3
*Marcelo Zanini Corrêa*

**2** DIAGNÓSTICO E TRATAMENTO NA CRIANÇA ............................... 27
*Denise Manica ▪ Otávio Bejzman Piltcher*

**3** DIAGNÓSTICO E TRATAMENTO NO ADULTO ............................... 37
*Gerson Schulz Maahs ▪ Lucas Gerhard Peter Maahs*
*Thomas Peter Maahs ▪ Kevin Maahs Klein ▪ Heithor Castro Sell*

**4** REPERCUSSÕES OTOLÓGICAS............................................ 51
*Letícia Petersen Schmidt Rosito ▪ Maurício Noschang Lopes da Silva*
*Fábio André Selaimen ▪ Sady Selaimen da Costa*

**5** ASPECTOS COGNITIVOS DOS PROBLEMAS RESPIRATÓRIOS..................... 59
*Berenice Dias Ramos ▪ Renata Di Francesco*

#### Seção II
#### Aspectos Odontológicos

**6** PADRÃO RESPIRATÓRIO E MORFOLOGIA CRANIOFACIAL ....................... 69
*Eliane Oliveira Serpa ▪ Geraldo Fagundes Serpa*

**7** CARACTERÍSTICAS CLÍNICAS ODONTOLÓGICAS NA CRIANÇA E NO ADULTO .......... 81
*Guilherme Fritscher ▪ Angélica Fritscher*

8 ATUAÇÃO DA ORTODONTIA E ORTOPEDIA FACIAL .......................... 89
  Marcia Angelica Peter Maahs

9 INDICAÇÕES DA ORTOPEDIA FUNCIONAL DOS MAXILARES .................... 127
  Luciane Quadrado Closs ■ Stefan Cardon

## Seção III
### Aspectos Fonoaudiológicos

10 PROMOÇÃO E PREVENÇÃO EM SAÚDE – UMA ABORDAGEM EM SAÚDE COLETIVA ..... 143
   Fabiana de Oliveira ■ Rafaela Soares Rech

11 OS BENEFÍCIOS DA AMAMENTAÇÃO NATURAL PARA A RESPIRAÇÃO .............. 153
   Sheila Tamanini de Almeida

12 ABORDAGEM FONOAUDIOLÓGICA ........................................ 165
   Monalise Costa Batista Berbert ■ Maria Cristina Cardoso

13 RESPIRAÇÃO E APRENDIZAGEM – RELAÇÃO ENTRE UMA
   FUNÇÃO BÁSICA FISIOLÓGICA E UMA FUNÇÃO NEUROPSICOLÓGICA .............. 187
   Letícia Pacheco Ribas

14 RESPIRAÇÃO ORAL E DISFONIA – CONSIDERAÇÕES SOBRE ESTA RELAÇÃO ........ 195
   Mauriceia Cassol

15 INTERFERÊNCIA DA RESPIRAÇÃO ORAL EM PROFISSIONAIS DAS VOZES FALADA E
   CANTADA ......................................................... 203
   Ligia Motta

# Parte II
## APNEIA OBSTRUTIVA DO SONO

### Seção I
### Aspectos Médicos

16 ANATOMOFISIOLOGIA DAS VIAS AÉREAS INFERIORES ....................... 211
   José S. Moreira ■ Luciano M. Correa da Silva
   Bruno Hochhegger ■ Jose Carlos Felicetti

17 DIAGNÓSTICO E TRATAMENTO NA CRIANÇA ............................... 219
   José Faibes Lubianca Neto ■ Luciana Pimentel Oppermann

18 POLISSONOGRAFIA NA CRIANÇA ........................................ 231
   Daniele de Ávila Dalmora

19 OXIMETRIA COMO AUXILIAR DO DIAGNÓSTICO NA CRIANÇA .................. 245
   Viviane Feller Martha ■ Aline Silveira Martha

20 DIAGNÓSTICO E TRATAMENTO NO ADULTO ................................ 253
   Edilson Zancanella ■ Milena Silva de Lavor ■ Agricio Nubiato Crespo

21 POLISSONOGRAFIA NO ADULTO ........................................ 269
   Simone Chaves Fagondes ■ Ângela Beatriz John

**22** Roncopatia – A Visão do Otorrinolaringologista . . . . . . . . . . . . . . . . . . . . . . 277
Carla Cuenca Schwartsmann ■ Luciane Mazzini Steffen
Nédio Steffen ■ Renata Tramontin Mena Barreto Fritscher

**23** Repercussões Clínicas . . . . . . . . . . . . . . . . . . . . . . . . . . . . . . . . . . . . . . . . 287
Arturo Frick Carpes

**24** A Genética . . . . . . . . . . . . . . . . . . . . . . . . . . . . . . . . . . . . . . . . . . . . . . . . 311
Rafael Fabiano Machado Rosa ■ Letícia Gregory
Thayse Bienert Goetze Fallavena ■ Paulo Ricardo Gazzola Zen

## Seção II
## Aspectos Odontológicos

**25** Atuação da Ortodontia e Ortopedia Facial . . . . . . . . . . . . . . . . . . . . . . . . . 321
Marcia Angelica Peter Maahs

**26** Tomografia de Feixe Cônico na Avaliação da Via Aérea Faríngea . . . . . . . . . . 333
Rogerio Belle de Oliveira

**27** Indicações dos Aparelhos Intraorais . . . . . . . . . . . . . . . . . . . . . . . . . . . . . 343
Cauby Maia Chaves Júnior ■ Cibele Dal Fabbro

**28** Tratamento Cirúrgico Bucomaxilofacial . . . . . . . . . . . . . . . . . . . . . . . . . . . 351
Edela Puricelli ■ Tatiana Siqueira Gonçalves
Mario Alexandre Morganti ■ Alexandre Silva Quevedo
Roger C. de Barros Berthold ■ Renata Stifelman Camilotti

## Seção III
## Aspectos Fonoaudiológicos

**29** Aspectos Fonoaudiológicos do Tratamento . . . . . . . . . . . . . . . . . . . . . . . . 375
Lisiane De Rosa Barbosa

**30** Repercussão na Vida das Pessoas e na Saúde do Trabalhador . . . . . . . . . . . . 383
Andrea Wander Bonamigo

## Seção IV
## Aspectos Jurídico-Previdenciários

**31** Apneia, Trânsito e Previdência Social . . . . . . . . . . . . . . . . . . . . . . . . . . . . . 393
Alberto Alencar Nudelmann ■ Débora Alessandra Peter

Índice Remissivo . . . . . . . . . . . . . . . . . . . . . . . . . . . . . . . . . . . . . . . . . . . 419

# Apresentação

Quando solicitada a apresentar este livro, tive dúvidas quanto à motivação do convite. Endocrinologista, dedicada à área da Neuroendocrinologia, pensei de imediato na acromegalia, doença em que a síndrome da apneia do sono está presente em 60 a 70% dos casos. Por outro lado, como Reitora da UFCSPA, manifesto sempre imensa satisfação com o corpo docente da universidade, majoritariamente qualificado e dedicado. As duas autoras do livro, Marcia Angelica e Sheila, são jovens na instituição e compartilham características preciosas a elas: são extensionistas e pesquisadoras de produção bibliográfica crescente. Não bastasse, atuam em funções administrativas pelo viés de colaboração e agregação. Escrevo, portanto, com enorme prazer, para elogiar, agradecer e estimular as autoras a prosseguir. Os leitores encontrarão neste livro capítulos escritos por outros doze docentes desta universidade, e por tantas outras mãos de profissionais conhecidos e reconhecidos. Como se não bastasse, o prefácio de Edela Puricelli coroa a apresentação da obra. À Sheila e Marcia Angelica, que colham alegrias com este trabalho.

*Miriam Oliveira*
Reitora da Universidade Federal de Ciências da Saúde de
Porto Alegre (UFCSPA)

# PREFÁCIO

É louvável a iniciativa das Autoras, Professoras Marcia Angelica Peter Maahs e Sheila Tamanini de Almeida, da Universidade Federal de Ciências da Saúde de Porto Alegre (UFCSPA), produzindo uma obra que contempla a integralidade da atuação das profissões em saúde, neste caso, a Odontologia e a Medicina, com a Fonoaudiologia, além de incluir informações de cunho jurídico. A importância do tema, Respiração Bucal e Apneia Obstrutiva do Sono, para a sociedade contemporânea, por sua etiologia multifatorial, revela-se, cada dia mais, pelo aumento das publicações sobre os riscos e impactos no organismo e pelas dificuldades de convívio no ambiente sociocultural, onde o indivíduo se encontra.

Quando pensamos na importância da voz, da linguagem, da audição, da mastigação e deglutição, da respiração e do equilíbrio dento-músculo-esquelético para o desenvolvimento humano, dentro de um universo de atividades que exigem complexas interações entre o cérebro e os sistemas que compõem o corpo humano, percebemos que a evolução dos conhecimentos em saúde, bem como a prática assistencial integrativa, implicaram avanços significativos das ciências. Por isso, esta obra já se constitui em um referencial que enfrenta o desafio de trazer, para a comunidade acadêmica, algumas abordagens das profissões em saúde que mais rotineiramente atuam no diagnóstico e tratamento da Respiração Bucal e da Apneia Obstrutiva do Sono.

Se, por um lado, o desconhecimento sobre a abrangência da atuação da Fonoaudiologia ainda exige um amplo trabalho de divulgação, junto à sociedade civil, também é fato de que o mesmo deve ocorrer junto às equipes de saúde e de educação, sobre o papel deste profissional. Sabemos que o envelhecimento das populações, por exemplo, estará promovendo um aumento significativo de doenças decorrentes de alterações neurológicas. Contudo, a abrangência dos aspectos abordados pelas autoras, com ênfase na Respiração Bucal e na Apneia Obstrutiva do Sono, nos remete a detectar, desde a fase neonatal, até a maturidade plena, perfis de anormalidade para intervir ou orientar a organização funcional e o desempenho das estruturas, permitindo qualidade de vida em todas as fases de desenvolvimento do ser humano.

Desejamos que todos aproveitem dos conhecimentos aqui compartilhados, entendendo que o tema exige que criemos evidências, a fim de progredirmos na compreensão dos mecanismos destas patologias e inovando na geração de condutas interprofissionais em benefício dos pacientes.

*Professora Edela Puricelli*
Cirurgiã-Dentista Bucomaxilofacial

# INTRODUÇÃO

Este livro descreve aspectos multidisciplinares relacionados com respiração oral (RO) e apneia obstrutiva do sono (AOS), também chamada de síndrome da apneia e hipopneia obstrutiva do sono (SAHOS) ou síndrome da apneia obstrutiva do sono (SAOS), pois, sendo estas de etiologia multifatorial, muitas vezes requerem avaliação e tratamento integrados. Na RO foram abordados aspectos médicos, odontológicos e fonoaudiológicos, e na SAHOS, além destes, foram abordados aspectos jurídico-previdenciários. A nomenclatura, utilizada nesta obra para designar os termos em estudo, foi apresentada a critério de cada colaborador, sendo que todas as formas podem ser encontradas na literatura. Porém, com relação à RO, as autoras deram preferência ao termo oral em vez de bucal, por ser este o termo recomendado pela Sociedade Brasileira de Fonoaudiologia.

A respiração é uma das funções do sistema estomatognático (SE) e deve ser realizada predominantemente pelo nariz, para que ocorra um crescimento e desenvolvimento craniofaciais adequados, e o nariz possa cumprir suas funções de filtrar, aquecer e umidificar o ar. A RO é uma condição patológica, em que o indivíduo passa a respirar predominante ou exclusivamente pela boca, levando a alterações estruturais e funcionais do organismo.

A RO pode ocorrer em crianças ou adultos, podendo ter causas estruturais ou funcionais. As causas estruturais são aquelas que levam à diminuição do tamanho da via aérea respiratória, como a obstrução nasal crônica e anomalias craniofaciais; ou aquelas que impedem um vedamento labial adequado, facilitando a entrada de ar pela boca, como alterações dentofaciais. As causas funcionais são atribuídas à falta de aleitamento materno, uso de chupetas e bicos de mamadeira inadequados, hábito de sucção digital e alterações miofuncionais orofaciais. Existem situações em que as causas anteriores já foram tratadas, e a RO persiste por hábito.

O diagnóstico de RO é obtido por meio da história e avaliação clínicas e exames complementares, sendo que a história clínica revela a existência de RO, e a avaliação clínica e exames complementares identificam a etiologia e alterações associadas. O exame "padrão ouro", utilizado pelos otorrinolaringologistas, na identificação de fatores de obstrução nasal crônica, é a nasofibroendoscopia. Contudo, existem outros exames complementares que podem auxiliar no diagnóstico. Dentre estes encontram-se radiografias de seios paranasais, de *cavum*, telerradiografias frontais e laterais, análises cefalométricas, tomografia computadorizada, rinomanometria e rinometria acústica.

As alterações associadas à RO dependem de sua duração e grau de comprometimento e, dentre as mais encontradas estão o desenvolvimento assimétrico dos músculos, dos ossos do nariz, da maxila e da mandíbula, uma desorganização das funções exercidas pelos lábios, bochechas e língua, acarretando alterações na mastigação, na deglutição e na fala e risco aumentado à gengivite e cárie dentária. Também podem ocorrer alterações comportamentais, como problemas de atenção e de aprendizagem. A RO não fornece um nível adequado de oxigenação ao cérebro e prejudica a qualidade do sono da criança, contribuindo para a ocorrência de cansaço, dor de cabeça, irritabilidade, impaciência, sonolência e desânimo, alteração da postura corporal e outros problemas psicossociais, como de linguagem, preferência por alimentação mole e halitose.

O tratamento deve ser multidisciplinar e realizado o mais precocemente possível, para evitar danos ao crescimento e desenvolvimento craniofaciais, visando a uma melhor qualidade de vida. Dentre as principais especialidades envolvidas estão o médico otorrinolaringologista, o odontólogo (em especial o ortodontista, odontopediatra e cirurgião bucomaxilofacial), o fonaudiólogo, o nutricionista, o fisioterapeuta e o psicólogo. Também são importantes ações de prevenção e promoção de saúde, evitando muitas vezes a instalação da RO. Neste sentido, pode-se realizar a promoção ao aleitamento materno, por qualquer profissional de saúde que tenha acesso ao acompanhamento do bebê desde o pré-natal, visando, dentre outros benefícios, à consolidação do correto padrão respiratório. O tratamento da RO pode ser a prevenção da SAHOS, porém nem sempre esta advém de RO prévia.

A medicina do sono é uma especialidade recente, sendo que a Síndrome da Apneia Obstrutiva do Sono foi mencionada pela primeira vez em 1972 e a classificação internacional sobre distúrbios do sono foi descrita somente em 1990. A SAHOS ocorre quando existe um aumento do esforço respiratório reflexo por obstrução da via aérea superior (geralmente a faringe). Caracteriza-se por episódios recorrentes de obstrução respiratória parcial ou completa durante o sono, sendo o ronco típico. O fluxo aéreo é diminuído na hipopneia (ocorrendo redução do fluxo aéreo em mais de 50%) ou completamente interrompido na apneia (ocorrendo interrupção da passagem de ar por mais de 10 segundos). A SAHOS pode ocorrer em crianças ou adultos, e é de fisiopatogenia multifatorial, com expressão clínica variável, em que fatores como sexo, obesidade, hormonais, anatômicos, funcionais, neurais e genéticos interagem na sua gênese. Além da SAHOS existe a apneia central que é rara e em que o cérebro não envia sinais corretos para os músculos respiratórios, e não há esforço respiratório, sendo o ronco não típico; e a mista, onde há uma combinação de SAHOS e apneia central.

Existem diferentes causas anatômicas de SAHOS que levam à redução da luz das vias aéreas superiores. Dentre as principais causas em crianças estão adenoides e/ou tonsilas hipertrofiadas, e em adultos, a obesidade, alterações neuromusculares (que levam à diminuição de tônus com o passar da idade), alterações esqueléticas craniofaciais e obstrução da via aérea por tecidos moles.

O diagnóstico é fundamentado em história clínica, exame físico, como peso e altura, inspeção e palpação do pescoço, oroscopia e nasofibroendoscopia e exames complementares, como avaliação cefalométrica, ressonância magnética e tomografia computadorizada. Como exame padrão ouro, é indicada a polissonografia que mede o índice de apneias e hiponeias por hora (IAH).

O tratamento inclui fatores de comorbidade, farmacológico e comportamental, como o tratamento da obesidade, intervenções médicas cirúrgicas e neurológicas, intervenção odontológica nas alterações esqueléticas craniofaciais, atuação fonoaudiológica em terapias miofuncionais (principalmente em casos de cirurgia ortognática) e prevenção e promoção de saúde, como a higiene do sono.

Fica notória a necessidade de conhecimento integrado, para que cada profissional possa tratar adequadamente os pacientes com RO e SAHOS e recomendá-los à avaliação por outros profissionais, quando necessário. Porém, é primordial que todos passem pela avaliação do médico otorrinolaringologista para averiguar a presença de fatores obstrutivos das vias aéreas, sendo a avaliação das demais áreas requeridas, conforme sinais e sintomas apresentados. Esta obra contou com a colaboração de diversos profissionais renomados e experientes no manejo da RO e SAHOS, que compartilharam seus conhecimentos na busca de um tratamento completo e promoção de saúde.

*As Autoras*

# COLABORADORES

**Agricio Nubiato Crespo**
Médico-Otorrinolaringologista e Certificado em Medicina do Sono/AMB
Mestrado e Doutorado em Ciências Médicas, Livre-Docente
Chefe Disciplina de Otorrinolaringologia, Cabeça e Pescoço – FCM/UNICAMP

**Alberto Alencar Nudelmann**
Professor do Curso de Pós-Graduação de Medicina do Trabalho do IACHS e de Engenharia do Trabalho da UNISINOS
Preceptor da Residência Médica em Otorrinolaringologia da PUCRS
Médico Pós-Graduado em Otorrinolaringologia pela PUCRS
Mestrado em Educação pela PUCRS

**Alexandre Silva Quevedo**
Pós-Doutorado em Neurociência pela Wake Forest University – EUA
Especialização em Disfunções Temporomandibulares e Dor Orofacial pela University of Kentucky – EUA
Cirurgião-Dentista do corpo clínico do Centro de Odontologia da Santa Casa de Misericórdia de Porto Alegre (SCMPA)

**Aline Silveira Martha**
Médica-Residente de Otorrinolaringologia do Hospital São Lucas da Pontifícia Universidade Católica do Rio Grande do Sul (PUCRS)

**Andrea Wander Bonamigo**
Fonoaudióloga pela Universidade Federal de Santa Maria (UFSM)
Doutorado em Saúde Pública pela Faculdade de Saúde Pública da Universidade de São Paulo/SP
Coordenadora do Curso de Fonoaudiologia da UFCSPA
Docente do Departamento de Fonoaudiologia e do Programa de Pós-Graduação Ensino na Saúde da UFCSPA

## Ângela Beatriz John
Doutorado em Pneumolologia pela Universidade Federal do Rio Grande do Sul (UFRGS)
Preceptora do Programa de Residência Médica em Medicina do Sono do Hospital de Clínicas de Porto Alegre (HCPA)
Especialização em Medicina do Sono pela AMB

## Angélica Fritscher
Especialização em Odontopediatria pela UFRGS
Doutorado em Estomatologia pela PUCRS
Professora Adjunta de Odontopediatria da Faculdade de Odontologia da PUCRS

## Arturo Frick Carpes
Otorrinolaringologista pelo Núcleo de Otorrinolaringologia e Cirurgia de Cabeça e Pescoço de São Paulo, Certificado pela ABORL-CCF
Cirurgião Craniomaxilofacial pela Divisão de Cirurgia Plástica e Queimaduras do HC-FMUSP, Certificado pela AMB e ABCCMF
Especialização em Medicina do Sono pelo Instituto do Sono/AFIP-UNIFESP, Certificado pela AMB e ABS
Doutorado em Ciências pelo HC-FMUSP e HRAC de Bauru-SP

## Berenice Dias Ramos
Mestrado em Otorrinolaringologia pela Universidade Federal de São Paulo (UNIFESP)
Preceptora da Residência Médica nas Áreas de Otorrinolaringologia Pediátrica e Foniatria do Serviço de Otorrinolaringologia e Cirurgia de Cabeça e Pescoço da PUCRS
Professora do Curso de Foniatria da Associação Brasileira de Otorrinolaringologia e Cirurgia Cervicofacial

## Bruno Hochhegger
Radiologista do Pavilhão Pereira Filho do Complexo Hospitalar Santa Casa
Professor de Radiologia da UFCSPA e PUCRS
Doutorado em Ciências Pneumológicas pela UFRGS

## Carla Cuenca Schwartsmann
Médica com Especialização em Otorrinolaringologia pela Associação Brasileira de Otorrinolaringologia e Cirurgia Cervicofacial
Mestrado em Clínica Médica pela Universidade Federal do Rio Grande do Sul (UFRGS)
Colaboradora do Serviço de Otorrinolaringologia e Cirurgia de Cabeça e Pescoço do Hospital São Lucas da Pontifícia Universidade Católica do Rio Grande do Sul (PUCRS)

## Cauby Maia Chaves Júnior

Professor de Ortodontia da Universidade Federal do Ceará (UFC)
Pós-Doutorado no Department of Orthodontics da
University of North Carolina nos EUA
Pós-Doutorado no Department of Orthodontics and Pediatric Dentistry da
University of Michigan nos EUA
Pós-Doutorado em Medicina e Biologia do Sono pela
Escola Paulista de Medicina da Universidade Federal de São Paulo
Certificado em Odontologia na Medicina do Sono pela
Associação Brasileira do Sono (ABS)
Presidente da Associação Brasileira de Odontologia do Sono (ABROS)

## Cibele Dal Fabbro

Doutorado em Ciências (Medicina e Biologia do Sono) pelo
Departamento de Psicobiologia da UNIFESP
Mestrado em Reabilitação Oral pela Faculdade de Odontologia de Bauru da USP
Membro da Diretoria Executiva da Associação Brasileira de Odontologia do Sono (ABROS)

## Daniele de Ávila Dalmora

Residência Médica em Pediatria pela Universidade Federal de Santa Maria (UFSM)
Residência em Pneumopediatria pelo Hospital de Clínicas de Porto Alegre (HCPA)
Especialização em Pediatria pela SBP
Especialização em Sono de Crianças e Adolescentes pelo Instituto do Sono, SP

## Débora Alessandra Peter

Bacharel em Direito pela Universidade Católica de Pelotas (UCPEL)
Especialização em Gestão Ambiental pela Faculdade Anhanguera de Pelotas/RS
Mestrado em Desenvolvimento e Meio Ambiente pela
Universidade Federal da Paraíba (UFPB)
Mestrado MBA em Gestão Empresarial pela Fundação Getúlio Vargas
Professora de Direito Constitucional e Direito Ambiental na Graduação e de Direito
Previdenciário na Pós-Graduação da Faculdade Anhanguera de Pelotas/RS
Professora Convidada de Políticas Públicas e Meio Ambiente na Pós-Graduação do
Centro Universitário de João Pessoa – UNIPÊ

## Denise Manica

Médica-Otorrinolaringologista
Médica Contratada do Serviço de Otorrinolaringologia do
Hospital de Clínicas de Porto Alegre (HCPA)
Mestrado e Doutoranda do Programa de Pós-Graduação em Saúde da Criança e do
Adolescente da Universidade Federal do Rio Grande do Sul (UFRGS)

## Colaboradores

**Edela Puricelli**
Doutorado pela Universidade de Düsseldorf – Alemanha
Professora Titular de Cirurgia e Traumatologia Bucomaxilofaciais da Faculdade de Odontologia da Universidade Federal do Rio Grande do Sul (UFRGS)
Coordenadora Técnica do Centro de Odontologia da
Irmandade da Santa Casa de Misericórdia de Porto Alegre (ISCMPA)

**Edilson Zancanella**
Médico-Otorrinolaringologista e Certificado em Medicina do Sono/AMB
Mestrado e Doutorado em Ciências Médicas
Professor Colaborador da Disciplina de Otorrinolaringologia, Cabeça e Pescoço pela FCM/UNICAMP

**Eliane Oliveira Serpa**
Especialização em Ortodontia pela Universidade Federal do Rio Grande do Sul (UFRGS)
Mestrado em Distúrbios da Comunicação Humana – Otorrinofonoaudiologia pela Universidade Federal de Santa Maria (UFSM)
Doutorado em Odontologia pela Universidade Luterana do Brasil (ULBRA)

**Fabiana de Oliveira**
Fonoaudióloga
Doutorado em Estudos da Linguagem pelo Instituto de Letras da UFRGS
Professora do Curso de Fonoaudiologia na área de Saúde Coletiva da UFCSPA

**Fábio André Selaimen**
Médico-Residente em Otorrinolaringologia pelo Hospital de Clínicas de Porto Alegre (HCPA)/Professor

**Gerson Schulz Maahs**
Especialização em Otorrinolaringologia e Cirurgia de Cabeça e Pescoço
Mestrado e Doutorado em Medicina e Ciências da Saúde pela PUCRS
Professor Adjunto de Otorrinolaringologia e Cirurgia de Cabeça e Pescoço da Faculdade de Medicina da UFRGS
Membro do Serviço de Otorrinolaringologia e Cirurgia de Cabeça e Pescoço do Hospital São Lucas da PUCRS e do Hospital de Clínica de Porto Alegre (HCPA)

**Geraldo Fagundes Serpa**
Especialização em Radiologia Odontológica pela UFSC
Mestrado em Cirurgia e Traumatologia Bucomaxilofaciais pela Pontifícia Universidade Católica do Rio Grande do Sul (PUCRS)
Doutorado em Clínicas Odontológicas SL Mandic em Campinas-SP

**Guilherme Fritscher**
Especialização em Cirurgia Bucofacial pela PUCRS
Doutorado em Ciências da Saúde pela PUCRS
Professor Adjunto de Cirurgia da Faculdade de Odontologia da PUCRS

### Heithor Castro Sell
Estudante de Medicina da Universidade Católica de Pelotas (UCPEL)

### Jose Carlos Felicetti
Cirurgião Torácico do Pavilhão Pereira Filho do Complexo Hospitalar Santa Casa
Professor de Radiologia da UFCSPA

### José Faibes Lubianca Neto
Professor-Associado da Disciplina de Otorrinolaringologia da Faculdade de Medicina da Universidade Federal de Ciências da Saúde de Porto Alegre (UFCSPA)
Mestrado e Doutorado em Medicina pelo Programa de Pós-Graduação em Ciências Médicas da Universidade Federal do Rio Grande do Sul (UFRGS)
*Fellowship* em Otorrinolaringologia Pediátrica no Massachusetts Eye & Ear Infirmary, Harvard Medical School, Boston, EUA
Chefe do Serviço de Otorrinolaringologia Pediátrica do Hospital da Criança Santo Antônio do Complexo Hospitalar Santa Casa de Porto Alegre

### José S. Moreira
Pneumologista do Pavilhão Pereira Filho do Complexo Hospitalar Santa Casa
Professor de Pneumologia da UFRGS
Doutorado em Ciências Pneumológicas pela UFRGS

### Kevin Maahs Klein
Estudante de Medicina da Universidade Federal de Pelotas (UFPEL)

### Letícia Gregory
Fonoaudióloga, Mestranda em Patologia na Universidade Federal de Ciências da Saúde de Porto Alegre (UFCSPA)

### Letícia Pacheco Ribas
Fonoaudióloga
Doutorado em Linguística Aplicada pela Pontifícia Universidade Católica do Rio Grande do Sul (PUCRS)
Professora Adjunta do Departamento de Fonoaudiologia da Universidade Federal de Ciências da Saúde de Porto Alegre (UFCSPA)

### Letícia Petersen Schmidt Rosito
Médica-Otorrinolaringologista do Hospital de Clínicas de Porto Alegre (HCPA) e Sistema Mãe de Deus
Especialização em Otologia pelo HCPA
Mestrado e Doutorado em Cirurgia pela UFRGS

### Ligia Motta
Aperfeiçoamento em Motricidade Orofacial e Disfagia pela CEFAC-SP
Especialização em Voz pelo Conselho Federal de Fonoaudiologia e CEFAC-SP
Doutorado e Mestrado em Gerontologia Biomédica pela PUCRS

## Colaboradores

### Lisiane De Rosa Barbosa
Doutorado em Ciências Pneumológicas pela UFRGS
Mestrado em Letras pela UFRGS
Graduação em Fonoaudiologia pelo IMEC
Professora Adjunta do Curso de Fonoaudiologia da UFCSPA

### Lucas Gerhard Peter Maahs
Estudante de Medicina da Universidade Federal do Rio Grande do Sul (UFRGS)

### Luciana Pimentel Oppermann
Residência Médica em Otorrinolaringologia pela
Universidade Federal de Ciências da Saúde de Porto Alegre (UFCSPA)
Pós-Graduação em Medicina do Sono pela Associação Brasileira de
Otorrinolaringologia e Cirurgia Cervicofacial
Pós-Graduação em Medicina do Sono pelo Instituto do Sono/AFIP-SP
Médica-Otorrinolaringologista do
Complexo Hospitalar Santa Casa de Misericórdia de Porto Alegre

### Luciane Mazzini Steffen
Médica Especialista em Otorrinolaringologia pela
Associação Brasileira de Otorrinolaringologia e Cirurgia Cervicofacial
Mestranda em Pediatria e Saúde da Criança pela PUCRS
Colaboradora do Serviço de Otorrinolaringologia e
Cirurgia de Cabeça e Pescoço do Hospital São Lucas da
Pontifícia Universidade Católica do Rio Grande do Sul (PUCRS)

### Luciane Quadrado Closs
Mestrado em Ortodontia pela University of Detroit Mercy – EUA
Doutorado em Ortodontia pela Universidade Estadual de São Paulo (UNESP)
Especialização em Ortopedia Funcional dos Maxilares pelo
Conselho Federal de Odontologia (CFO)

### Luciano M. Correa da Silva
Pneumologista do Pavilhão Pereira Filho do Complexo Hospitalar Santa Casa
Doutorado em Ciências Pneumológicas pela UFRGS

### Marcelo Zanini Corrêa
Pós-Graduado em Otorrinolaringologia (PUCRS)
Título de Especialização em Otorrinolaringologia pela Associação Brasileira de
Otorrinolaringologia e Cirurgia Cervicofacial (ABORL-CCF)
Membro Fundador do Departamento de Cirurgia Plástica Facial da Associação
Brasileira de Otorrinolaringologia e Cirurgia Cervicofacial (ABORL-CCF)

## Marcia Angelica Peter Maahs
Odontóloga pela PUCRS
Especialização em Ortodontia e Ortopedia Facial pela UFRGS
Doutorado em Odontologia pela PUCRS
Pós-Doutorado em Patologia pela UFCSPA
Diplomada pelo *Board* Brasileiro de Ortodontia e Ortopedia Facial
Docente de Odontologia e Ortodontia do Departamento de Fonoaudiologia da UFCSPA

## Maria Cristina Cardoso
Doutorado em Gerontologia Biomédica (PUCRS)
Mestrado em Distúrbios da Comunicação Humana (UFSM)
Especialização Clínica em Motricidade Orofacial (CEFAC/RS)
Professora Adjunta II do Departamento de Fonoaudiologia e do Programa de Pós-Graduação em Ciências da Reabilitação da Universidade Federal de Ciências da Saúde de Porto Alegre (UFCSPA)

## Mario Alexandre Morganti
Cirurgião-Dentista Graduado pela Universidade Luterana do Brasil e Doctor of Dental Surgery Graduado pela University of Southern California
Especialização e Mestrado em Ortodontia e Ortopedia Facial pela PUCRS
Ortodontista do Corpo Clínico do Centro de Odontologia, Santa Casa de Misericórdia de Porto Alegre (SCMPA)

## Mauriceia Cassol
Especialização em Voz pelo Centro de Estudos da Voz SP (CEV)
Doutorado em Ciências da Saúde pela Faculdade de Medicina da Pontifícia Universidade Católica do Rio Grande do Sul (PUCRS)
Pós-Doutorado na Área de Voz pela Universidade de Guent – Bélgica

## Maurício Noschang Lopes da Silva
Médico-Otorrinolaringologista do Hospital de Clínicas de Porto Alegre (HCPA) e Sistema Mãe de Deus
Especialização em Otologia e Cirurgia de Base do Crânio pelo HCPA
Mestrado em Cirurgia pela UFRGS

## Milena Silva de Lavor
Médica-Otorrinolaringologista
*Fellow* em Rinologia e Medicina do Sono – Disciplina de Otorrinolaringologia, Cabeça e Pescoço – FCM/UNICAMP

## Monalise Costa Batista Berbert
Doutorado em Engenharia Mecânica – Biomecânica (UFRGS)
Mestrado em Ciências Biológicas: Farmacologia Bioquímica e Molecular (UFMG)
Professora Adjunta do Departamento de Fonoaudiologia da Universidade Federal de Ciências da Saúde de Porto Alegre (UFCSPA);
Professora Adjunta do Curso de Fonoaudiologia da Universidade Luterana do Brasil (ULBRA)

### Nédio Steffen
Professor Adjunto do Departamento de Cirurgia da Faculdade de Medicina da PUCRS
Chefe do Serviço de Otorrinolaringologia e Cirurgia de Cabeça e Pescoço do Hospital São Lucas da PUCRS
Mestrado em Clínica Médica pela PUCRS e
Doutorado em Cirurgia de Cabeça e Pescoço pela UNIFESP
Especialização em Otorrinolaringologia e em
Cirurgia de Cabeça e Pescoço pela Associação Médica Brasileira

### Otávio Bejzman Piltcher
Professor Adjunto do Departamento de Oftalmologia e Otorrinolaringologia da Faculdade de Medicina da Universidade Federal do Rio Grande do Sul (UFRGS)
Mestrado em Medicina pela Faculdade de Ciências Médicas da
Santa Casa de São Paulo (FCMSCSP)
Doutorado em Medicina pela FCMSCSP e pela
University of Pittsburgh School of Medicine

### Paulo Ricardo Gazzola Zen
Professor dos Programas de Pós-Graduação em Patologia e em Biociências e da Disciplina de Genética Clínica da Universidade Federal de Ciências da Saúde de Porto Alegre (UFCSPA)
Doutorado em Patologia pela UFCSPA

### Rafael Fabiano Machado Rosa
Professor dos Programas de Pós-Graduação em Patologia e em Biociências e da Disciplina de Genética Clínica da Universidade Federal de
Ciências da Saúde de Porto Alegre (UFCSPA)
Doutorado e Pós-Doutorado em Patologia pela UFCSPA

### Rafaela Soares Rech
Fonoaudióloga
Mestranda em Odontologia – Saúde Bucal Coletiva – na UFRGS

### Renata Di Francesco
Professora Livre-Docente da Disciplina de Otorrinolaringologia da Faculdade de Medicina da Universidade de São Paulo (FMUSP)
Médica-Assistente da Divisão de Clínica Otorrinolaringológica do Hospital das Clínicas da FMUSP – Responsável pela
Otorrinolaringologia Pediátrica

### Renata Stifelman Camilotti
Cirurgiã-Dentista Graduada pela Pontifícia Universidade Católica do Rio Grande do Sul (PUCRS)
Especialização e Mestranda em Cirurgia e Traumatologia Bucomaxilofaciais pela PUCRS
Cirurgiã Bucomaxilofacial do Corpo Clínico do Centro de Odontologia da Santa Casa de Misericórdia de Porto Alegre (SCMPA)

### Renata Tramontin Mena Barreto Fritscher
Médica com Especialização em Otorrinolaringologia pela
Associação Brasileira de Otorrinolaringologia e Cirurgia Cervicofacial
Mestrado em Ciências Médicas pela Universidade de Toronto
Colaboradora do Serviço de Otorrinolaringologia e Cirurgia de Cabeça e
Pescoço do Hospital São Lucas da Pontifícia Universidade Católica do
Rio Grande do Sul (PUCRS)

### Roger C. de Barros Berthold
Cirurgião-Dentista Graduado pela Pontifícia Universidade Católica do
Rio Grande do Sul (PUCRS)
Especialização e Mestrado em Cirurgia e Traumatologia Bucomaxilofaciais pela PUCRS
Cirurgião Bucomaxilofacial do Corpo Clínico do Centro de Odontologia da
Santa Casa de Misericórdia de Porto Alegre (SCMPA)

### Rogerio Belle de Oliveira
Cirurgião-Dentista
Cirurgião Bucomaxilofacial ME, PhD CTBMF – PUCRS
Professor da Faculdade de Odontologia da PUCRS
Coordenador do Curso de Especialização em CTBMF – PUCRS
Membro do Colégio Brasileiro de CTBMF

### Sady Selaimen da Costa
Professor-Associado IV do Departamento de Oftalmologia e
Otorrinolaringologia da FAMED-UFRGS
Gestor do Serviço de Otorrinolaringologia e Cirurgia de Cabeça e Pescoço do
Sistema Mãe de Deus
Presidente da Associação Brasileira de Otorrinolaringologia e Cirurgia
Cervicofacial (ABORL-CCF)

### Sheila Tamanini de Almeida
Fonoaudióloga pelo Instituto Metodista IPA/IMEC
Especialista em Motricidade Orofacial e Disfagia pelo
Conselho Federal de Fonoaudiologia
Mestrado em Ciências da Saúde pela UFRGS
Doutorado em Ciências em Gastroenterologia e Hepatologia pela UFRGS
Docente do Curso de Fonoaudiologia da UFCSPA

### Simone Chaves Fagondes
Professora do Programa de Pós-Graduação em Ciências Pneumológicas da
Universidade Federal do Rio Grande do Sul (UFRGS)
Doutorado em Pneumologia pela Universidade Federal do Rio Grande do Sul (UFRGS)
Coordenadora do Programa de Residência Médica em Medicina do Sono do
Hospital de Clínicas de Porto Alegre (HCPA)
Especialização em Medicina do Sono pela AMB

### Stefan Cardon
Especialização em Ortodontia e Ortopedia Facial pela
Universidade Federal do Paraná (UFPR)
Mestrado em Ortodontia e Ortopedia Facial pela
Pontifícia Universidade Católica do Rio Grande do Sul (PUCRS)
Especialização em Ortopedia Funcional dos Maxilares pelo
Conselho Federal de Odontologia (CFO)

### Tatiana Siqueira Gonçalves
Cirurgiã-Dentista Graduada pela Universidade Federal do Rio Grande do Sul (UFRGS)
Mestrado e Doutorado em Ortodontia e Ortopedia Facial pela
Pontifícia Universidade Católica do Rio Grande do Sul (PUCRS)
Ortodontista do Corpo Clínico do Centro de Odontologia da
Santa Casa de Misericórdia de Porto Alegre (SCMPA)

### Thayse Bienert Goetze Fallavena
Fonoaudióloga
Mestrado em Patologia pela Universidade Federal de
Ciências da Saúde de Porto Alegre (UFCSPA)

### Thomas Peter Maahs
Estudante de Medicina da Universidade Federal de
Ciências da Saúde de Porto Alegre (UFCSPA)

### Viviane Feller Martha
Otorrinolaringologista
Membro do Serviço da Pontifícia Universidade Católica do Rio Grande do Sul (PUCRS)
Doutorado em Medicina pela Universidade Federal do Rio Grande do Sul (UFRGS)
Especialização em Otorrinolaringologia pela
Associação Brasileira de Otorrinolaringologia e Cirurgia Cervicofacial
Professora da Faculdade de Medicina da PUCRS

# Parte I

# RESPIRAÇÃO ORAL

# Seção I
# Aspectos Médicos

# 1

## Anatomofisiologia da Via Aérea Superior

Marcelo Zanini Corrêa

Este capítulo revisa os aspectos gerais anatomofisiológicos da via aérea superior, um segmento regional complexo e multifuncional, com repercussões em todo o organismo e de suma importância na homeostase. Por tratar-se de assunto extenso, não será abordada a embriologia.

A via aérea superior inicia desde o nariz (óstio narinário) até a região da laringofaringe, mais precisamente, até a borda inferior da cartilagem cricoide. Para efeito didático, é dividida em nariz externo, cavidades nasais (fossas nasais), seios paranasais, rinofaringe, orofaringe e laringofaringe (Fig. 1-1).

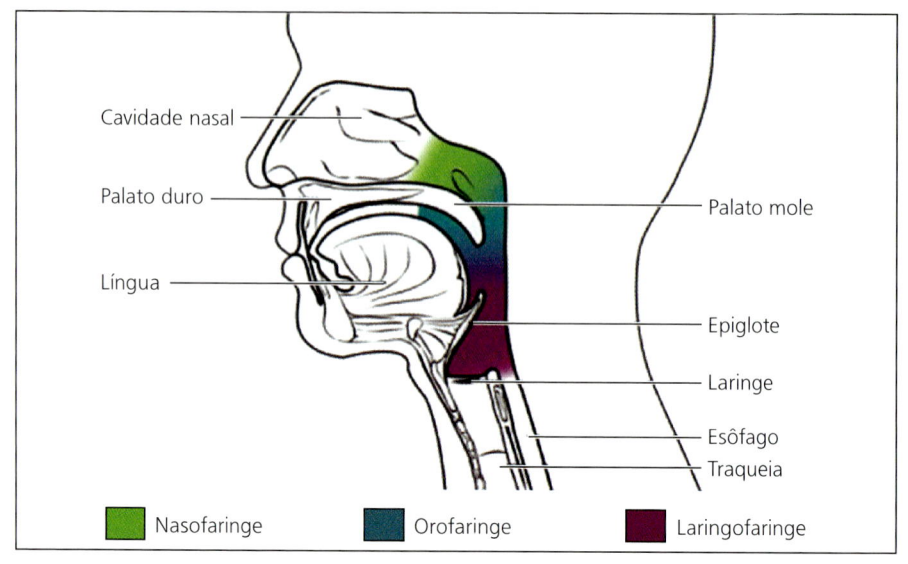

**Fig. 1-1.** Via aérea superior. (Fonte: Adaptada de OpenStax College [CC-BY 3.0].)

## NARIZ EXTERNO

O nariz externo tem a forma de uma pirâmide de base triangular, com dimensões e aspectos variáveis, localizado junto ao terço médio da face e medialmente. É a porção aparente, e nela é possível distinguir várias partes: o **dorso**, que tem origem a partir da sutura nasofrontal (região glabelar) e se estende até a ponta do nariz, podendo ser reto, mergulhante ou projetado, alto ou baixo, com ou sem tortuosidades; as **faces laterais**; **as asas nasais**, estas últimas e também a ponta nasal são revestidas por uma pele grossa e rica em glândulas sebáceas; e a parte denominada **base**, onde se abrem os orifícios exteriores das cavidades nasais, separadas no plano mediano pela columela.

A estruturação da pirâmide nasal é composta por tecidos ósseo, na parte superior (cefálica) e cartilaginoso, mais inferiormente (caudal). A raiz nasal é formada pelos ossos nasais (ou ossos próprios do nariz), unidos entre si na linha média, e, superiormente, relacionam-se com o osso frontal (sutura nasofrontal). Lateralmente, mantêm contato com o osso maxilar (processo frontal da maxila). Inferiormente aos ossos próprios, seguindo em direção caudal, o dorso nasal é sustentado na linha média pela margem livre superior da cartilagem septal, que se une às cartilagens alares superiores (uma de cada lado). A porção cartilaginosa das faces laterais do nariz é constituída por dois pares de cartilagens: um par de cartilagens nasais superiores, denominadas cartilagens alares superiores ou cartilagens laterais superiores, de característica triangular; e um par de cartilagens nasais inferiores (cartilagens alares inferiores ou cartilagens laterais inferiores), estas com formato de arco ou ferradura, diretamente relacionadas com a sustentação e escultura da ponta nasal. Algumas cartilagens sesamoides podem ser encontradas em menor ou maior quantidade entre estas cartilagens.

Os músculos, que se inserem no nariz ou ao seu redor, dividem-se em dilatadores e constritores, asseguram mobilidade e funcionalidade, que, em conjunto com o tecido cutâneo, complementam a forma do nariz. O prócero é o músculo em posição mais cefálica, se origina na região glabelar e se funde com o músculo transverso nasal. O músculo nasal é dividido em duas partes, a transversa e a parte alar. A parte transversa cobre o dorso nasal, comprime e alonga o nariz, além de contrair as narinas. A parte alar faz uma cobertura parcial da porção lateral das cartilagens alares inferiores, propiciando a dilatação narinária. O músculo abaixador da asa se origina da borda da crista piriforme e segue até a asa nasal, atuando no abaixamento e fechamento das narinas. O músculo levantador do lábio superior e da asa nasal se estende lateralmente ao nariz em direção cefalocaudal, agindo na dilatação das narinas, onde desempenha importante papel funcional. O músculo depressor do septo nasal se origina abaixo da espinha nasal, algumas vezes se fundindo com o orbicular da boca, estendendo-se ao longo da columela, alcançando, muitas vezes, o septo membranoso; sua ação deprime a ponta do nariz durante o sorriso, interferindo na turbulência do ar, assim como na estética nasal.

O suprimento sanguíneo do nariz externo é proveniente da artéria facial, através dos ramos alar e septal, e da artéria oftálmica, através do ramo dorsal. A vascularização nasal recebe ainda contribuição sanguínea da artéria infraorbital, ramo da artéria maxilar. O retorno venoso ocorre, principalmente, pelas veias oftálmica e facial. A inervação cutânea provém dos nervos oftálmico e maxilar, enquanto a inervação muscular recebe os ramos do nervo facial.

## CAVIDADES NASAIS

As cavidades nasais ou fossas nasais são duas amplas cavidades que se comunicam com o exterior pelos orifícios nasais, situadas sobre uma base constituída pelos processos palatinos dos maxilares e pelas lâminas horizontais dos ossos palatinos. Posteriormente, as cavidades nasais desembocam na faringe (rinofaringe) nos orifícios, denominados coanas nasais. O recesso piriforme é delimitado pelos processos maxilares frontais e alveolares. Os processos alveolares se fundem na linha média para formar a espinha nasal. Ambas as cavidades nasais estão separadas pelo septo nasal, ou seja, o septo é a parede medial de cada uma delas, delimitando-as desde a columela, até a abertura das coanas. O septo nasal é formado posteriormente pela lâmina perpendicular do osso etmoide, acima, e vômer, abaixo. Anteriormente a estes ossos, o septo é constituído por cartilagem, denominada quadrangular, muitas vezes encontrada com desvios, menores ou maiores, ocasionando, conforme o grau de obstáculo dentro da cavidade, uma diminuição ou obstrução da passagem do ar. O teto de cada uma das cavidades nasais é constituído pela face interior dos ossos próprios do nariz e pelos ossos frontal, etmoide (lâmina crivosa ou cribriforme) e corpo do esfenoide. A parede lateral da cavidade nasal é formada por parte do osso maxilar, dos ossos próprios, lacrimal, lâmina perpendicular do osso palatino, lâmina medial do processo pterigoide do osso esfenoide, osso etmoide (células aéreas, conchas nasais superior e média) e pela concha inferior (esta possui osso próprio em seu interior, ao contrário das outras conchas que são projeções do etmoide). Existe, ainda, uma concha extranumerária, chamada concha nasal suprema, eventualmente encontrada junto ao osso etmoide e acima da concha superior. Entre as conchas nasais situam-se os meatos nasais, onde desaguam os óstios de drenagem dos seios paranasais (Fig. 1-2). No meato inferior, entre a concha inferior e o assoalho da cavidade nasal, encontra-se a abertura do ducto lacrimonasal. Na porção anterior do meato médio, existe uma região denominada átrio do meato médio, e, anteriormente ao átrio, se localiza o *agger nasi* (contém células etmoidais no seu interior). Superiormente ao *agger nasi* existe o sulco olfativo, que facilita a passagem do ar inspirado até a região olfatória.

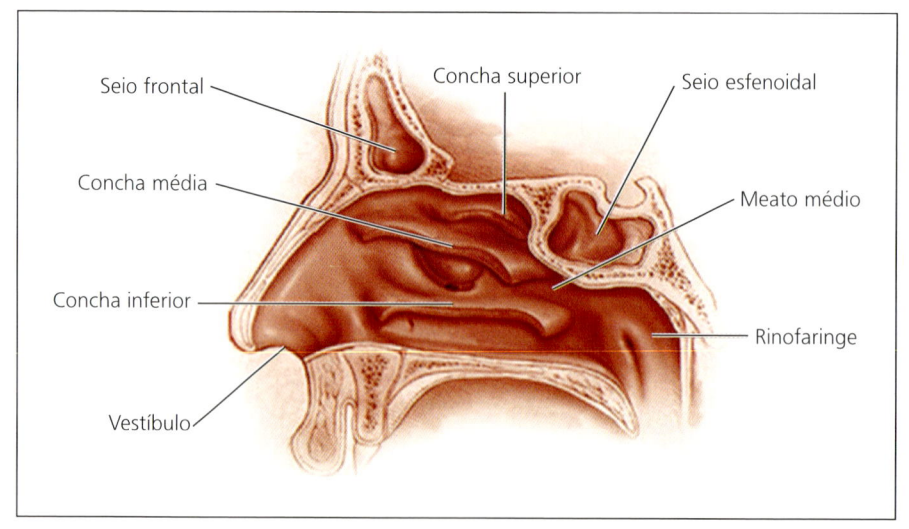

**Fig. 1-2.** Parede lateral da cavidade nasal. (Fonte: Adaptada de Creative Commons [CC BY-AS 3.0].)

No revestimento das cavidades nasais predomina o epitélio pseudoestratificado cilíndrico ciliado, com células caliciformes, apoiando-se sobre uma membrana basal que a separa das estruturas da submucosa ricamente vascularizada e composta por inúmeras glândulas especializadas na produção de muco, elementos linfoides, como nodos linfáticos, mastócitos e plasmócitos; e de células ciliares vibráteis, carreadoras do muco em direção às coanas. Além do epitélio pseudoestratificado, destacam-se outros dois setores especiais e distintos, tanto no seu aspecto histológico, quanto fisiológico: um na parte superior, e outro na parte anterior. No teto nasal, existem inúmeros receptores sensíveis aos odores, denominados região **olfatória**, de cor amarelada, onde filamentos nervosos, de 18 a 20 (em conjunto denominados nervo olfatório), atravessam a lâmina crivosa do etmoide e se interligam ao bulbo olfatório. Nesta região mais estreita da cavidade, estas terminações nervosas cobrem a superfície da concha superior (parede lateral) e a região superior do septo nasal (parede medial). A outra parte ou região anatômica, localizada anteriormente, denomina-se **vestíbulo nasal** e é revestida por epiderme rica em glândulas sudoríparas, sendo igualmente compostas por pelos visíveis exteriormente, denominados vibrissas, responsáveis pela primeira função de filtro contra agentes externos. O vestíbulo se estende da borda narinária até a margem inferior da cartilagem alar superior *(limen nasi)*, porém, sua parede medial não possui uma linha de demarcação específica junto ao septo. Lateralmente, os vestíbulos são delimitados pelas asas nasais.

O suprimento arterial da parede lateral da cavidade nasal é realizado pelos ramos superiores da artéria etmoidal posterior, artéria esfenopalatina, artéria nasal posterossuperior, artéria palatina maior, ramos labial da artéria facial e laterais anteriores da artéria etmoidal anterior. O septo nasal recebe irrigação da artéria etmoidal posterior, dos ramos septais da artéria etmoidal anterior, do ramo labial da artéria facial, da artéria palatina maior e ramo septal da artéria esfenopalatina. Em uma região restrita ao septo nasal, mais anteriormente, encontra-se uma área chamada de Kisselbach, formada por rica anastomose proveniente de todas essas artérias, origem, muitas vezes, de sangramentos profusos. A drenagem venosa possui distribuição correspondente em relação às artérias, mas está fartamente concentrada sobre os meatos e conchas nasais.

A inervação para a cavidade nasal, além do nervo olfatório, já descrito anteriormente, é fortemente dependente do nervo trigêmeo, através de seus ramos oftálmico e maxilar. Os nervos da parede lateral da cavidade nasal compreendem o nervo infraorbitário, etmoidal anterior, ramo nasal dos alveolares superior e anterior, o nasal posterior superolateral e os nasais posterior e inferior. A inervação do septo nasal é realizada pelo nervo etmoidal anterior, o nasal posterior superomedial e o nasopalatino. No forame esfenopalatino, logo após a extremidade posterior do corneto médio, passam os maiores nervos e vasos. Cada cavidade nasal possui inervação e vascularização particular, apresenta reações independentes e, em determinados tempos, portanto, podemos dizer que são dois órgãos separados e distintos, embora realizem as mesmas funções comuns do nariz.

A drenagem linfática nasal apresenta uma extensa rede de vasos linfáticos, uma rede anterior pequena e uma rede posterior, esta última responsável por maior área de abrangência nasal. A drenagem linfática anterior nasal, tanto da cavidade, quanto da porção externa do nariz, segue em direção aos linfonodos submandibulares. A parte posterior da cavidade nasal, os seios paranasais, assim como parte da rinofaringe, drena diretamente para os linfonodos cervicais profundos superiores ou indiretamente através dos linfonodos retrofaríngeos. O assoalho da parte posterior da cavidade nasal tem drenagem para os linfonodos parotídeos.

## SEIOS PARANASAIS

Assim como o nariz, os seios paranasais representam o segmento mais anterior da via aérea. São cavidades aeradas e todas bilaterais, paramedianas, com exceção dos seios maxilares que são separados pelas cavidades nasais.

Os seios paranasais são nomeados a partir dos ossos em que se desenvolvem, denominados seios frontais, seios etmoidais, seios esfenoidais e seios maxilares. Estes espaços pneumáticos são extensões das cavidades nasais, possuem revestimento muito próximo do encontrado naquelas, porém menos vascularizado, mais delgado e com menor quantidade de glândulas. Os seios são diminutos na idade infantil e se desenvolvem muito na puberdade e início da fase adulta. Os seios anteriores (frontal, maxilar e etmoide anterior) desembocam no meato médio. O etmoide posterior drena no meato superior, e a abertura dos seios esfenoidais tem seu desague acima e atrás do corneto superior (recesso esfenopalatino).

O seio maxilar é o maior de todos os seios. No recém-nascido, é ainda de tamanho rudimentar. Seu crescimento é diretamente dependente do crescimento maxilar e dos dentes, atingindo seu tamanho final, quando ocorre a erupção da segunda dentição. Na fase de maturação plena do desenvolvimento do terço médio da face, o assoalho do seio maxilar torna-se 5 mm mais baixo que o assoalho da cavidade nasal. A órbita delimita seu teto e anteriormente está relacionado com a face. Medialmente, está a parede lateral da cavidade nasal, onde se situa o seu óstio de drenagem (no meato médio). O processo alveolar do osso maxilar corresponde ao assoalho, e elevações irregulares aí encontradas, são projeções das raízes do primeiro e segundo molares superiores.

O seio frontal é originalmente formado pela invasão de células etmoidais, individualizando-se como cavidade por volta dos 4 anos de idade, atingindo sua maturação após 10-12 anos, entretanto, seu crescimento completo ocorre somente aos 20 anos de idade. Pode estar ausente ou ter tamanho exagerado, pode existir divisão entre um lado e outro por delgado septo ósseo ou septos no seu interior, incompletos na parede anterior e raramente medianos. Geralmente, deságua no meato médio, mas variações na abertura do ducto nasofrontal fazem a drenagem ocorrer no infundíbulo etmoidal ou ao seu redor.

As células etmoidais compreendem um conjunto de pequenas cavidades, 3 a 18, também chamadas de labirinto etmoidal. Estas pequenas células aeradas são classificadas em anteriores e posteriores. Desenvolvem-se a partir do segundo ano de vida e alcançam maturidade aos 12-13 anos de idade. Lateralmente, relacionam-se com a parede medial da órbita ou lâmina papirácea, o teto das células etmoidais é o assoalho da fossa craniana anterior, e o assoalho está em contato com o seio maxilar. Posteriormente, as células etmoidais encontram-se com o seio esfenoidal. Todas as células etmoidais possuem pequenos ductos de drenagem, que variam nos seus locais de abertura: as células etmoidais anteriores drenam para o meato médio (anteroinferiormente à lamela basal) e as células etmoidais posteriores drenam para o meato superior e recesso esfenoetmoidal (posterossuperiormente).

O seio esfenoidal está localizado no corpo do osso esfenoide. O tamanho é variável, não guarda simetria com o do lado oposto, separado do mesmo por delgado septo ósseo. Inicia seu desenvolvimento aos 9 meses, prosseguindo até os 16 anos de idade. Anteriormente, limita-se com a cavidade nasal, local onde se encontra o labirinto etmoidal. Posteriormente, está relacionado com a ponte e a artéria basilar, lateralmente, com o nervo óptico, o seio cavernoso, a artéria carótida interna e o trigêmeo. No teto está a hipófise, sela túrcica, o quiasma óptico e os nervos ópticos. A parte inferior corresponde ao teto da rinofaringe.

## FISIOLOGIA NASAL

A multiplicidade das funções do nariz vai além de um órgão sensor do olfato e sua função ventilatória. Podemos elencar inúmeras funções, todas com maior ou menor complexidade, muitas indispensáveis para a homeostase, outras não totalmente conhecidas em sua plenitude. Entre elas estão as funções reflexógenas, como a reação vasomotora nasal, as funções neuroendócrinas da mucosa nasal, através do sistema acetilcolina-colinesterase (Ac-AcE), regulações do complexo hipotálamo-pituitária, além de outros reflexos nasais de defesa, como o reflexo de fungar, o reflexo da apneia, o espirro e o reflexo nasopulmonar, somadas, ainda, a função do transporte mucociliar ("*clearance* nasal"), a função tubular (fluxo aéreo nasal), a função de aquecimento, umidificação e filtração.

As conexões neurais da via olfativa até o córtex sugerem que este é um dos sistemas sensoriais mais antigos dos animais, embora tal afirmação ainda esteja em discussão. O nervo olfatório é formado por um conjunto de axônios finos, não mielinizados, organizados em feixes que alcançam o bulbo olfatório, para, então, transmitir a informação sensorial diretamente ao córtex olfatório. Não obstante, a percepção olfativa não é determinada somente pelo nervo olfatório. É realizada em intricada associação a outros receptores nervosos, como trigêmeo, facial, glossofaríngeo e vago. Vale ressaltar que a gustação tem sua plena capacidade funcional dependente da olfação, fato que faz valorizar o ato da correta respiração, via nasal. Basta lembrar a queixa que muitos pacientes referem de não sentirem gosto dos alimentos, quando acometidos por uma gripe ou na condição de obstrução nasal. Similarmente, encontra-se alteração da sensibilidade olfatória durante a gravidez, principalmente nas fases iniciais do período gestacional, por influências hormonais, com consequente intumescimento mucoso, além de relações complexas entre o sistema olfatório e fatores neuroendócrinos, interferindo com a percepção do gosto. Fisiologicamente, existe uma degeneração do epitélio olfatório a partir da segunda década de vida, chamada presbiosmia (estima-se, em média, que 1% das fibras nervosas olfativas são perdidas a cada ano). Em relação ao sexo, as mulheres possuem maior sensibilidade olfatória para determinados odores, assim como alternâncias de percepção olfativa durante o ciclo menstrual. O aumento da acuidade olfatória está diretamente relacionado com o aumento da temperatura e umidade do ar.

O nariz também possui função como cavidade de ressonância vocal, função estética e, ainda, uma possível funcionalidade remota que guarda relação como órgão sexual secundário (órgão vomeronasal).

As funções dos seios paranasais, embora não totalmente definidas e muitas até controversas, resultam de um desenvolvimento há mais de 500 milhões de anos, portanto, na evolução filogenética estariam envolvidas inúmeras capacidades adaptativas, muitas delas aceitas como:

- Caixa de ressonância da voz.
- Reduzir o peso do crânio.
- Melhorar o sentido do olfato.
- Proteger estruturas intraorbitais e crânio no trauma.

- Melhorar o aquecimento e umidificação do ar.
- Equalizar mudanças de pressão abruptas.

Por meio de registros das variações de pressão no interior dos seios paranasais durante a respiração, sugere-se que em conjunto com as cavidades nasais, estas cavidades sinusais estão diretamente atuantes na regulação térmica do ar inspirado. Independentemente da temperatura exterior, seja ela extremamente baixa ou alta, haverá uma regulação térmica para 33 a 34°C na rinofaringe, alcançando 37°C na laringe. Sem dúvida, um mecanismo fisiológico perfeito para entregar um ar puro e em condições ideais para a via aérea inferior.

Em razão da importância da respiração nasal para umidificar o ar, para regular a temperatura, para filtrar, a relevante função olfativa, assim como seu papel no desenvolvimento facial precoce, na qualidade do sono, além de outros reflexos de defesa e interatividade broncopulmonar, a respiração bucal deve ser considerada uma condição patológica e, não menos importante, compreendida todas as suas repercussões.

O padrão alterado da respiração fisiológica nasal pode acarretar diversos prejuízos na saúde geral, levando a alterações no crescimento e desenvolvimento normal do arcabouço bucomaxilofacial, com implicações dentárias e fonoarticulatórias, mudanças posturais, transtornos circulatórios, além da diminuição da capacidade cognitiva.

## FLUXO AÉREO NASAL

O nariz tem como principal função o condicionamento do ar, permitindo um trajeto para o ar inspirado e adequado até os pulmões. A superioridade fisiológica da respiração nasal sobre a respiração bucal é inegável, apesar de praticamente dobrar a resistência ao fluxo de ar.

Embora existam opiniões controversas a respeito do caminho percorrido pelo ar no nariz, sabe-se que a corrente do ar segue o curso de uma parábola e não um curso direto até a rinofaringe. A principal trajetória do ar inspirado ocorre ao nível do meato médio, e, ao lado desta corrente principal, seguem outras duas correntes aéreas acessórias, uma inferior, que atravessa o meato inferior e o assoalho da cavidade nasal, e outra, menor, denominada corrente olfativa, onde o fluxo segue em direção à região olfatória. A corrente expiratória percorre caminho inverso, semelhante, mas com maior turbulência, formando redemoinhos, de forma que o ar recircule no teto do nariz, favorecendo a recuperação do calor e água do ar inspirado, assim como a ventilação dos seios paranasais.

Vários fatores influenciam na dinâmica da passagem e direcionamento do fluxo aéreo nasal e difere em cada indivíduo. Inicialmente, o ar inspirado pelas narinas, conforme o ângulo nasolabial encontrado, sofre direta influência desta conformação anatômica, ou seja, nos indivíduos com ângulo nasolabial reto, o fluxo aéreo principal ocorre ao nível do meato médio, nos que apresentam o ângulo agudo, o fluxo segue mais intensamente acima do meato médio, e naqueles com ângulo obtuso, o fluxo percorre em maior volume abaixo do meato médio, ao nível do assoalho da cavidade nasal e da concha nasal inferior. O fluxo aéreo pode ser laminar, tem direção e velocidade constantes, com passagem uniforme, enquanto o fluxo aéreo turbulento tem correntes que variam constantemente, apresenta direção irregular, com consequente aumento da resistência. O turbilhonamento do ar inspirado é resultante das diversas saliências, depressões e estreitamentos naturais da cavidade nasal, propiciando, dessa maneira, maior contato do ar com a mucosa nasal. O nariz possui uma passagem estreita e uma superfície ampla, não apresenta um diâmetro constante, onde a resistência total é a soma das resistências dos diâmetros variáveis. Então, consideremos o princípio de Bernoulli, para o qual o fluxo total de ar no fim de cada cilindro deve ser o mesmo, portanto, se o diâmetro entre dois cilindros varia, a velocidade do fluxo de ar também oscila. A fisiologia da respiração também pode ser explicada pela lei de Ohm, que estabelece que o fluxo é diretamente proporcional à diferença de pressão e inversamente proporcional à resistência.

## VÁLVULAS NASAIS

Em relação às mudanças da resistência nasal, o nariz pode ser dividido em três áreas ou regiões valvulares:

- Válvula vestibular (válvula nasal externa).
- Válvula nasal (válvula nasal interna).
- Válvula septal.

O principal estreitamento para a passagem do ar é encontrado na região da **válvula nasal (válvula nasal interna)**, delimitada lateralmente pela margem inferior da cartilagem lateral superior e medialmente pelo septo nasal, formando um ângulo entre 10° e 15°. O segmento anterior da *válvula nasal* é delimitado pelo óstio interno ou *ostium internum*, *limen nasi* ou ainda descrito como área 2 de Cottle. Este segmento inicial situa-se entre 1 a 1,5 cm da borda da narina. Mais posteriormente, engloba o istmo nasal ou *istmus nasi*, formado pelo orifício piriforme, assoalho da fossa nasal, corpo cavernoso do septo nasal e cabeça da concha nasal inferior, denominado o segundo segmento da área valvular, localizado aproximadamente de 0,65 a 1,15 cm desde o seu segmento anterior. O conceito puramente estrutural e anatômico da válvula nasal passou a ser mais bem-definido pelo conceito funcional de área de válvula nasal (unidade anatomofuncional).

As cartilagens laterais superiores e inferiores desempenham importante papel de sustentação e previnem a obstrução do fluxo aéreo, entretanto, conforme a existência de desvio septal e o tamanho da cabeça da concha inferior, estas estruturas anatômicas podem interferir intensamente na passagem do ar, principalmente junto à *válvula nasal*. Todavia, esta área valvular sofre influência de um comportamento dinâmico em função de alterações cíclicas, de origem vascular, mais comumente na concha inferior, decorrente do ciclo nasal. Mas mudanças na qualidade do ar (seco ou úmido, frio ou quente e/ou com impurezas) também podem interferir na alteração do tecido vascular, desencadeada a partir de mecanismos de defesa, que levam a um maior ou menor intumescimento do forro nasal, com consequente repercussao na permeabilidade nasal. A segunda área de resistência ao fluxo de ar é exercida pela **válvula vestibular**, considerada **válvula nasal externa**, extremamente dependente do suporte das cartilagens laterais inferiores (Fig. 1-3). Normalmente, o vestíbulo é responsável por um terço da resistência aérea, ao passo que a maior parte dos dois terços restantes fica a cargo da **válvula nasal interna**.

Outra válvula que controla a passagem aérea é a **válvula septal**, formada pelos forros mucosos eréteis da parede septal e concha média, mas ao contrário das outras válvulas, esta tem a função de dispersão do fluxo de ar pela cavidade nasal em direção à rinofaringe, exercendo uma resistência mínima, permitindo melhor função de umidificação, aquecimento e filtração do ar.

## CICLO NASAL

As cavidades nasais apresentam um ciclo espontâneo de aumento de volume tecidual, alternante, entre um lado e outro, originado, principalmente, pela congestão dos seios cavernosos das conchas nasais, descrito pela primeira vez por

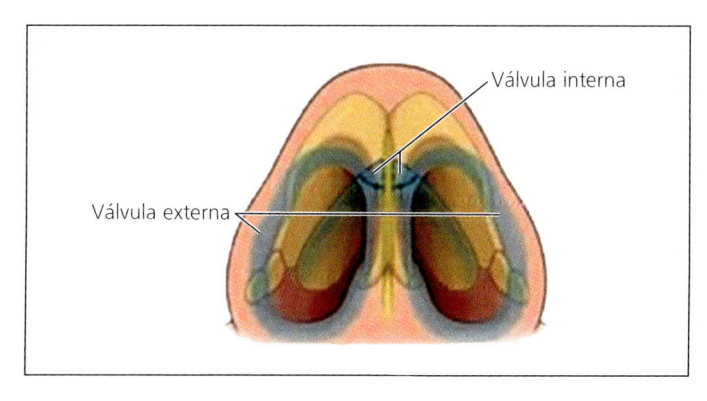

**Fig. 1-3.** Válvulas nasais. (Fonte: Adaptada de Gunter, 2002).

Kayser, em 1895. Isto ocorre em razão da variação de predominância do sistema simpático ou parassimpático. No lado submetido à maior atuação do sistema simpático, ocorrem vasoconstrição e consequente menor resistência nasal. Em contrapartida, no lado oposto, atuará o sistema parassimpático, com vasodilatação local, aumentando a secreção mucosa e causando maior congestão nasal. Estudos sugerem que, enquanto uma cavidade nasal está congestionada, os batimentos ciliares diminuem ou cessam, favorecendo o acúmulo de umidade, preparando-se para retomar a sua função de umidificação, aquecimento e limpeza de maneira mais eficaz quando voltar a descongestionar. Além destas funções citadas, o ciclo nasal impediria o ressecamento excessivo das cavidades nasais, prevenindo a formação de crostas e infecções, assim como atuaria para reequilibrar e proteger o revestimento endonasal da passagem do ar contínuo.

O ciclo nasal foi ser observado em 70 a 80% da população, muitas vezes, sem percepção, pois a resistência nasal total, somando uma cavidade nasal e a outra, permanece constante. Entretanto, pacientes portadores de obstrução unilateral de longa data, decorrente de um desvio septal, por exemplo, frequentemente se queixam de obstrução do lado permeável (obstrução nasal paradoxal). Esta observação pode ser resultante da atuação do sistema parassimpático, no seu período de preponderância no ciclo nasal, congestionando a única cavidade patente. A duração do ciclo é de 4 horas, variando de 2 a 7 horas (4 a 12 horas, segundo outros autores). A imaturidade do sistema nervoso autônomo nas crianças ocasiona ciclos nasais mais curtos do que nos adultos maduros. Ocorre com menor intensidade na posição ortostática do que na posição de decúbito. Está presente na oclusão nasal, no respirador bucal, mas cessa na hiperventilação, quando existe demanda nos exercícios físicos aeróbicos, mas sofre interferência a partir de determinadas condições, como alergia, emoção, atividade sexual e patologias nasais; e é temporariamente bloqueado por vasoconstritores nasais. Fisher, em 1994, através de estudos em laringectomizados, observou ausência total do ciclo nasal nestes casos, sugerindo que o fluxo do ar nasal atuaria mais como modulador do que desencadeador deste fenômeno cíclico.

Contudo, evidências mais recentes questionam a real validade do termo ciclo nasal. Foi demonstrado, por meio de análise quantitativa, que a periodicidade e a reciprocidade real do fluxo aéreo nasal ocorrem em 21 a 39% da população. O termo alterações recíprocas não cíclicas da mucosa nasal passou, então, a ser proposto.

## REFLEXO NASOPULMONAR

Sercer, em 1930, foi quem primeiro descreveu este reflexo, através da observação de estudos de expansão do hemitórax em pacientes laringectomizados, constatando aumento de amplitude pulmonar homolateral ao insuflar ar na narina do mesmo lado. Estudos posteriores corroboraram o reflexo nasopulmonar e demonstraram a estreita relação entre o nariz e as vias aéreas inferiores, além de evidenciar também a existência de outros reflexos somáticos e autonômicos. Estímulos que atingem o nariz repercutem na região dos brônquios em frações de segundo, como um ato de defesa e proteção, comprovado por experimento com a aspiração de sílica em pó em indivíduo que tinha secção do nervo trigêmeo de um dos lados, ocorrendo reação de broncoconstrição somente quando a aspiração de sílica foi efetuada no lado nasal com as vias nervosas preservadas. Isto denota a complexidade envolvida e as interações que se sucedem no ato de respirar pelo nariz, e conforme já comentado, desencadeando uma série de reações e alterações não apenas regional e/ou nas vias aéreas inferiores, mas também com consequências para todo o organismo.

## FARINGE

A faringe é um órgão tubular fibromuscular, com cerca de 12 a 15 cm de comprimento, possui uma largura de 3,5 cm no seu segmento superior (rinofaringe), 1,5 cm no segmento mais inferior, junto à entrada do esôfago. Apresenta amplitude maior ao nível do osso hioide, embora esta última dimensão sofra variações, sob o estado de vigília ou repouso, pois está direta e principalmente relacionada com o tônus muscular.

A faringe mantém relação direta com as cavidades nasais, a cavidade bucal, a laringe e o esôfago. Tendo em conta estas ligações, é possível distinguir três segmentos diferentes: a nasofaringe, a orofaringe e a laringofaringe (Fig. 1-4). A parede da faringe é formada por uma camada mucosa (túnica interna), uma camada submucosa, uma armação fibrosa, denominada fáscia faringobasilar (túnica média), uma camada muscular longitudinal interna e circular externa, além da fáscia bucofaríngea, facilitadora dos movimentos musculares, e que contém os plexos faríngeos nervoso e venoso.

A mucosa faríngea ao nível da nasofaringe é do mesmo epitélio encontrado nas cavidades nasais, e nas regiões da orofaringe e laringofaringe, seu epitélio é do tipo pavimentoso estratificado, decorrente de metaplasia de adaptação decorrente da passagem do bolo alimentar. A parede posterior da faringe é contínua nas suas três subdivisões, assim como seu revestimento que cobre desde o teto da nasofaringe (osso esfenoide e occipital) até a sexta vértebra cervical; relaciona-se com a musculatura pré-vertebral, a fáscia pré-vertebral e o espaço retrofaríngeo (espaço virtual entre a fáscia pré-vertebral e a fáscia bucofaríngea).

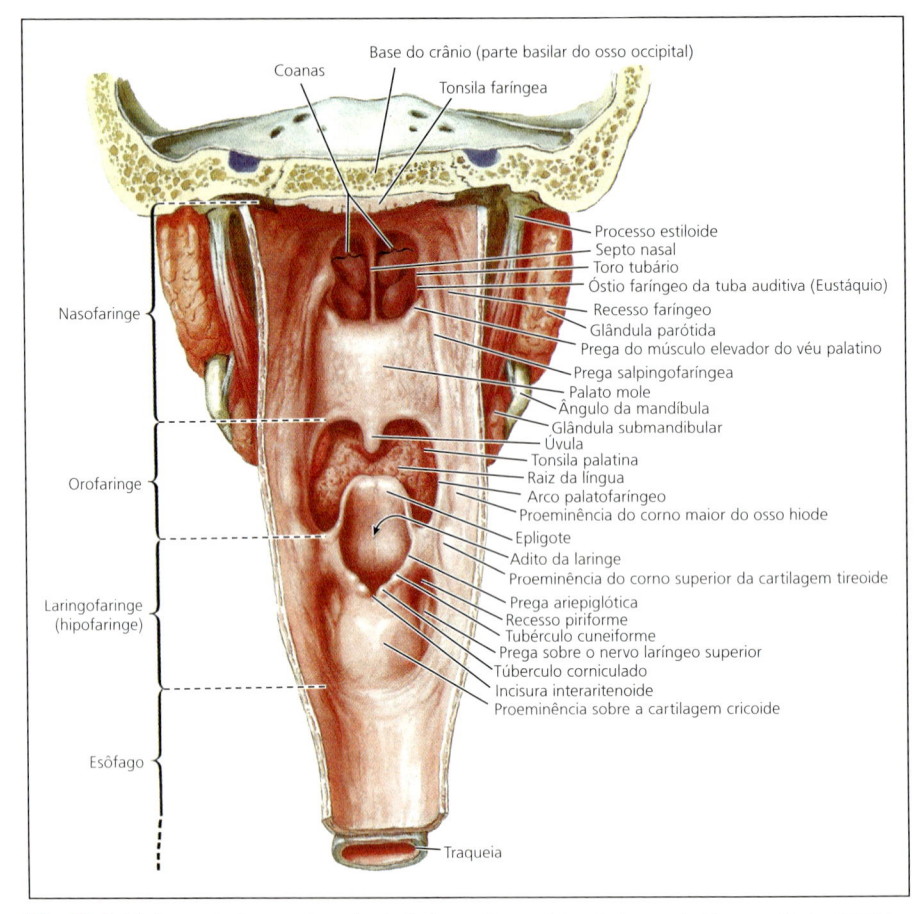

**Fig. 1-4.** Visão posterior seccionada da faringe. (Fonte: Atlas de Anatomia Humana-Netter, 2000.)

A faringe é formada por um conjunto de músculos constritores (superior, médio e inferior) que se estendem transversalmente, denominados músculos externos da faringe e por um conjunto de músculos longitudinais, que constituem o interior do tubo faríngeo, são eles o músculo estilofaríngeo, o músculo salpingofaríngeo e o palatofaríngeo (Quadro 1-1).

O revestimento da faringe apresenta pregueamentos múltiplos, caracterizados por dobras da mucosa, que contêm no seu interior, na camada submucosa, um conjunto de folículos linfáticos, mais ou menos concentrados, onde as principais formações compõem as tonsilas, situadas estrategicamente, de modo a protegerem a mucosa faríngea dos microrganismos presentes no ar e nos alimentos. São elas: **faríngea** (comumente denominada adenoide), **linguais**,

**Quadro 1-1.** Músculos da faringe

| Músculo | Origem | Inserção | Inervação | Principais Ações |
|---|---|---|---|---|
| Constritor superior | Hâmulo do processo pterigóideo, rafe pterigodomandibular, extremidade posterior da linha milo-hióidea da mandíbula e face lateral da língua | Rafe mediana da faringe e tubérculo faríngeo | Ramos faríngeo e laríngeo superior do nervo vago através do plexo faríngeo | Constringe a parede da faringe durante a deglutição |
| Constritor médio | Ligamento estilo-hióideo e cornos maior e menor do osso hióideo | Rafe mediana da faringe | | |
| Constritor superior | Linha oblíqua da cartilagem tireóidea e faces laterais da cartilagem crico-hióidea | | | |
| Palatofaríngeo | Palato duro e aponeurose | Borda posterior da lâmina da cartilagem tireóidea e face lateral da faringe e do esôfago | | Eleva a faringe e a laringe durante a deglutição e a fala |
| Salpingofaríngeo | Parte cartilaginosa da tuba auditiva | Funde-se com o músculo palatofaríngeo | | |
| Estilofaríngeo | Processo estiloide do osso temporal | Bordas posterior e superior da cartilagem tireóidea com o músculo palatofaríngeo | N. glossofaríngeo | |

Fonte. Adaptado de Moore, 1994.

**palatinas** e **tubárias**. Todas estas formações tonsilares e pequenas aglomerações de tecido linfoide, espalhados por toda orofaringe e nasofaringe, formam o anel linfático de Waldeyer (ALW). Uma das características do anel de Waldeyer é não possuir vias aferentes, como no restante do sistema linfático. Dentre as tonsilas, geralmente, as palatinas possuem maior tamanho, e em conjunto com a tonsila faríngea, são os órgãos do anel circunfaríngeo de maior atividade.

O nome tonsila foi instituído na última **Nômina Anatômica** (1997), substituindo antiga denominação, amígdala, empregada desde o século XVI por Ambroise Paré para descrever estruturas na parede lateral da faringe, de aspecto ovoide e que lembravam o formato de amêndoas. As tonsilas palatinas apresentam em sua superfície de 10 a 20 invaginações, denominadas criptas; ao contrário da tonsila faríngea, que apresenta um pregueamento mucoso bem desenvolvido, mas poucas criptas.

A inervação da faringe é composta por nervos sensitivos, motores e autonômicos. A inervação motora e grande parte sensitiva provêm do plexo faríngeo e ramos do gânglio cervical superior do simpático. O plexo faríngeo de nervos é formado pelos ramos faríngeos dos nervos vago e glossofaríngeo, mas este último participa somente com fibras aferentes, e o vago com a inervação motora da faringe e do palato, possuindo também fibras aferentes. Todos os músculos da faringe são inervados pelo plexo faríngeo, com exceção do músculo estilofaríngeo que é inervado pelo glossofaríngeo. A parte cricofaríngea do músculo constritor inferior recebe inervação adicional do nervo laríngeo externo. As únicas regiões em que a musculatura estriada não está sob influência neurológica voluntária são a faringe e o esôfago proximal.

A drenagem linfática da nasofaringe drena diretamente para os linfonodos cervicais profundos mais altos. A orofaringe e a região tonsilar palatina, incluindo as tonsilas palatinas, drenam através do espaço parafaríngeo para a porção média dos linfonodos cervicais profundos e, principalmente, para os nódulos jugulodigástricos. A parte inferior da faringe (hipofaringe) e laringe (até as falsas pregas) drenam para os linfonodos cervicais profundos, próximos à bifurcação da carótida comum. Abaixo das falsas pregas (pregas vestibulares), a drenagem ocorre em direção aos linfonodos pré-traqueais, e, eventualmente, para os linfonodos próximos à veia jugular interna.

## Nasofaringe

A nasofaringe, também denominada rinofaringe ou *cavum*, apresenta-se nos recém-nascidos ligeiramente curva até a sua porção mais inferior, alcançando na puberdade um ângulo quase reto a partir da sua porção cefálica em relação à parede posterior. Anteriormente, a nasofaringe relaciona-se com as cavidades nasais (coanas) e estende-se desde a base do crânio (corpo do esfenoide e porção basilar do occipital) até a parte posterior do palato mole. Posteriormente, logo após o teto, em direção inferior, encontra-se o arco anterior do atlas. Nesta zona da faringe, na parte superoposterior, existe uma aglomeração de tecido linfoide, a tonsila faríngea (adenoide), muitas vezes encontrada de forma hipertrófica nas crianças em idade pré-escolar, não raro ocorrendo obstruções quase completas à passagem do ar.

Em ambos os lados da nasofaringe, desembocam nos respectivos óstios faríngeos, direito e esquerdo, as tubas auditivas (tuba de Eustáquio), provenientes do ouvido médio. Ao redor do óstio faríngeo, a cartilagem tubária forma uma saliência, denominada protuberância tubária ou toro tubário (Fig. 1-4). A partir do toro, surge a prega salpingofaríngea, que corresponde ao músculo salpingofaríngeo, perdendo-se gradualmente na parede lateral no sentido da orofaringe. Posteriormente ao toro e à prega salpingofaríngea, está o recesso faríngeo (fosseta de Rosenmüller), uma depressão em forma de fenda. Outra prega, chamada salpingopalatina, encontra-se anteriormente à tuba auditiva, mas é menos pronunciada. Próximo do óstio faríngeo, mais posteriormente, pode ser encontrada uma quantidade variável de tecido linfoide, constituindo a denominada tonsila tubária, fazendo continuidade com a tonsila faríngea, quando se encontra hipertrofiada.

## Orofaringe

A porção oral da faringe, denominada orofaringe ou estomatofaringe, relaciona-se com a cavidade bucal anteriormente pelo istmo orofaríngeo ou istmo das fauces (demarcada anteriormente pelo arco palatoglosso e, posteriormente, pelo arco palatofaríngeo), limitada superiormente pelo palato mole (pelo plano horizontal que passa pelo palato ósseo e posterossuperior das tonsilas palatinas) e inferiormente pela base da língua (ao nível da borda superior da epiglote).

Diferentemente das coanas, que são continuamente abertas, a rima da boca e o istmo das fauces podem ser abertos e fechados por partes moles à sua volta.

A parede lateral da orofaringe é constituída pelo arco palatoglosso (pilar anterior), pelo arco palatofaríngeo (pilar posterior) e a tonsila palatina, esta última situada na fossa tonsilar e delimitada pelos arcos. Na face medial da tonsila palatina ou na sua superfície livre, o epitélio invagina-se, criando depressões, chamadas criptas, podendo conter, no seu interior, acúmulos de tecido de descamação, restos alimentares e neutrófilos degenerados, que recebem o nome de *caseum*.

As tonsilas palatinas, acima de seu tamanho normal e quando posicionadas mais profundamente nas suas fossas, podem não revelar suas verdadeiras dimensões, no entanto, frequentemente, as tonsilas podem ser visualizadas além dos arcos. Para classificar estas hiperplasias, Brodsky sugeriu uma graduação de 0 a 4+, baseando-se como referência a extensão tonsilar a partir do pilar anterior até a linha média:

- 0 = *a tonsila não é visível fora da fossa*.
- 1+ = < 25%.
- 2+ = 25-50%.
- 3+ = 50-75%.
- 4+ = > 75%.

Entretanto, esse sistema de classificação não considera a posição, o formato, a profundidade e a densidade do tecido tonsilar. Algumas tonsilas são bilobuladas, estendendo-se, algumas vezes, em direção à hipofaringe. Estas características anatômicas podem passar despercebidas em exame clínico não minucioso.

A face pré-vertebral da orofaringe forma a parede posterior (ao nível dos corpos da segunda e parte superior da terceira vértebra cervical). Na porção faríngea da língua, estão localizadas as tonsilas linguais, unidas na linha média. Inferiormente, a base da língua liga-se à epiglote pela prega glossoepiglótica mediana e, lateralmente, pelas pregas glossoepiglóticas laterais. Estas três pregas limitam entre si a valécula epiglótica.

Na parede posterior da faringe, durante a deglutição, uma proeminência é formada a partir da ação de fibras do músculo constritor superior e do palatofaríngeo, chamada crista de Passavant, que, conjuntamente com a elevação do palato mole, divide a nasofaringe da orofaringe.

## Laringofaringe

A laringofaringe ou hipofaringe estende-se desde a borda superior da epiglote até a borda inferior da cartilagem cricoide, continuando-se com o esôfago (Fig. 1-4). Dentre as três, subdivisão da faringe é a com maior extensão. Nos primeiros meses de vida, a base da língua e a laringe estão em posição mais cefálica e descem progressivamente nos primeiros 4 anos de idade.

Posteriormente, a porção laríngea da faringe limita-se com parte da terceira até a sexta vértebra cervical. Comunica-se com a laringe pelo ádito da laringe ou a entrada da laringe propriamente dita. O ádito da laringe está delimitado pelas pregas ariepiglóticas, onde, de cada lado externo destas, se encontram os recessos piriformes, depressões que são limitadas lateralmente pelas faces mediais da cartilagem tireoide (inferiormente) e membrana tíreo-hióidea (superiormente). A região pós-cricóidea é a parede anterior da porção inferior da hipofaringe, estendendo-se desde o plano das cartilagens aritenoides até a porção inferior da cartilagem cricoide. As paredes posterior e lateral da laringofaringe são formadas pelos músculos constritor médio e inferior e, internamente, são formadas pelos músculos palatofaríngeo e estilofaríngeo.

## Fisiologia da Faringe

A faringe possui quatro funções principais, faz parte do processo da respiração, da deglutição, da fonação (articulação e ressonância da voz), além de atuar como barreira imunológica para o organismo. A faringe também participa do reflexo do vômito, controlado por um grupo de células nervosas que se situam no bulbo raquidiano, desencadeado quando determinados estímulos entram em contato com a parede posterior e outras áreas sensíveis da orofaringe. Por sua complexidade, nas múltiplas funções que desempenha, a fisiologia da faringe reservaria um capítulo à parte para descrever apropriadamente todos os detalhes nela envolvidos.

Sua função respiratória consiste em permitir a passagem do ar desde as cavidades nasais e a boca até a laringe. Alterações anatômicas ou alterações causadas por inúmeras condições e patologias podem levar à diminuição da passagem aérea na faringe, em maior ou menor grau, entretanto, em alguns indivíduos, a permeabilidade do ar inspirado poderá apresentar-se de forma prejudicada, especialmente, pelo relaxamento da musculatura dilatadora faríngea. Com a idade, geralmente, o tônus da musculatura diminui, estreitando o calibre intraluminal faríngeo, levando a um distúrbio do sono, ocasionando, em alguns casos, severos quadros obstrutivos e as consequentes comorbidades associadas. Morrison demonstrou, através de endoscopia, que colapsos são mais frequentes envolvendo o palato mole e a base da língua (70%), somente o palato (20%) e outras regiões (10%). Mallampati, além de outros autores, com base na observação anatômica alterada, também elaborou índices e classificações, sugerindo, de modo preditivo, a possibilidade de ocorrência de síndrome de apneia-hipopneia do sono (SAHOS).

Cerca de 24 músculos participam das funções da faringe, que incluem a deglutição, a respiração e a fala. Embora a voz seja uma função laríngea, a cavidade bucal, a faringe e a cavidade nasal funcionam como câmera de ressonância. Em relação à faringe e à cavidade nasal, observa-se especial peculiaridade quando são emitidas consoantes como "m" ou "n", por exemplo, além de outros determinados sons, o palato mole não mantém contato com a parede posterior da faringe, e o som sai mais pelo nariz do que pela boca.

A fisiologia da deglutição envolve a interação entre diversos músculos e nervos. Didaticamente, com base nas suas características anatômicas e funcionais, o processo da deglutição pode ser dividido em três etapas (alguns autores classificam como quatro etapas ou fases), a primeira, chamada **oral** ou **bucal**, que é subdividida em duas fases (**fase preparatória oral e fase oral**). A segunda etapa ou **faríngea**, considerada a principal, consiste em ação reflexa e é involuntária. E a terceira etapa, chamada **esofágica**, assim como a **faríngea**, tem como característica a ação involuntária, ao contrário da fase preparatória oral e fase oral que são fases voluntárias. A porção faríngea da deglutição tem início de sua ação através da elevação do palato mole para vedar a nasofaringe, simultaneamente à elevação da língua e a atuação dos músculos constritores da faringe, desviando e impulsionando o alimento para baixo. Os músculos internos da faringe elevam a laringe e em conjunto com a musculatura intrínseca laríngea, ocorre o fechamento das pregas vocais, seguido pelo fechamento das pregas vestibulares e da epiglote. A ação do músculo estilofaríngeo provoca expansão das paredes laterais da laringe, auxiliando a tração da faringe, ao passo que o palatofaríngeo atua encurtando a faringe durante a passagem do bolo alimentar. A redução da pressão do esfíncter esofágico superior, através da contração do músculo constritor inferior da faringe e o relaxamento do músculo cricofaríngeo, concomitante com a ajuda dos movimentos peristálticos e pela força da gravidade, faz com que alimentos líquidos ou sólidos se movimentem em direção ao esôfago. Durante o repouso, o músculo constritor inferior, juntamente com fibras musculares esofagianas superiores, previne a aerofagia. O músculo salpingofaríngeo, além de elevar a laringe e a faringe, propicia a abertura do óstio faríngeo da tuba auditiva na deglutição.

## Anel de Waldeyer

Da disposição anelar que estas estruturas de aglomerados de tecido linfoide apresentam, originou-se o termo anel, descrito, em 1884, pelo anatomopatologista Heinrich Wilhelm von Waldeyer-Hartz. O anel de Waldeyer (ALW) ou anel circunfaríngeo é composto pelas **tonsilas palatinas**, a **tonsila faríngea** (adenoide), **tonsilas peritubárias, tonsilas linguais** e o tecido linfoide que se encontra disperso nas paredes anterior e posterior da faringe; compartilham funções e histologia semelhantes, embora suas repercussões locais e sistêmicas ainda não foram totalmente elucidadas.

Localizado no acesso comum dos sistemas digestório e respiratório, o anel de Waldeyer é classificado como a sede da primeira linha de defesa do organismo. Para designar todo o sistema linfoide relacionado com as mucosas e facilitar o entendimento de sua organização, existe um sistema de siglas: *MALT* (mucosa associada ao tecido linfoide). Cada região recebe o nome (abreviatura) específico à sua área de abrangência. A *MALT* do trato respiratório subdivide-se em *NALT* (tecido linfoide associado ao nariz) e *BALT* (tecido linfoide associado aos brônquios). A *NALT* é composta pelas células linfoides da mucosa faríngea, linfonodos cervicais e os agrupamentos de tecido linfoide que constituem o anel linfático, este, exposto a uma gama bastante variada de microrganismos e antígenos presentes no ar inspirado e nos alimentos consumidos, a ele competindo a captação de informação antigênica e a ativação do processamento da resposta imune humoral e também celular.

Conhecer a compartimentalização das tonsilas que formam o ALW é fundamental para o entendimento dos eventos que envolvem a sua participação na função imunológica. Estruturalmente, as tonsilas palatinas são compostas por um **epitélio escamoso, área extrafolicular e uma área folicular dividida em zona de manto e centro germinativo**. O **epitélio escamoso** do revestimento da superfície é estratificado não ceratinizado, com espessura de 10 a 15 células, que está assentado sobre uma membrana basal íntegra e um tecido conectivo que faz a separação do tecido linfoide subsequente. Este epitélio projeta-se para o interior, criando invaginações ou criptas, em número de 10 a 20, aumentando a área de superfície de captura antigênica.

No epitélio das criptas, são evidenciadas células não epiteliais: macrófagos, linfócitos, linfoblastos, plasmoblastos, plasmócitos, células *M* e dendríticas. As células *M* teriam função de capturar e transportar partículas de antígenos e microrganismos até o estroma folicular. Na **tonsila faríngea e nas tonsilas palatinas**, observa-se uma rede de capilares que vai em direção à superfície da cripta e veias epiteliais altas, situadas na periferia das placas de epitélio reticulado. Esta característica epitelial reticulada ou reticulações são provenientes da descontinuidade da membrana basal das criptas, cujo tecido conectivo apresenta-se reduzido.

A **área extrafolicular** apresenta linfócitos *T*, em especial os *T helper* (*Th*), macrófagos e células produtoras de *IgG* e *IgA*, conferindo a ela um papel na apresentação de antígenos. Na *zona de manto*, existe um predomínio de linfócitos *B*. No **centro germinativo**, estes linfócitos se diferenciam e proliferam, assim como outros imunócitos produtores de *IgM* e *IgG* são encontrados.

Os cinco tipos de imunoglobulinas são produzidos pelas tonsilas, *IgG*, *IgA*, *IgM*, *IgD* e *IgE*, nesta ordem de importância. No subepitélio e na parte mais central do **centro germinativo**, encontra-se a *IgG*. Nas criptas e no centro do folículo, a *IgM*. A *IgA* encontra-se na superfície do epitélio e se difunde por todo o tecido. Dispersos por todos os compartimentos estão a *IgD* e a *IgE*.

O antígeno, uma vez capturado pelas células dendríticas e pelos macrófagos (presentes na parede celular da cripta) ou através da passagem direta entre as células do epitélio críptico, chegará até a **área extrafolicular**. No interior do órgão, após ser processado, através das células processadoras de antígenos (APCs), o antígeno será apresentado aos linfócitos *T* e *B*, nas áreas **extrafolicular e folicular**, respectivamente. Na sequência, ocorrerá a diferenciação das células *B* em células produtoras de anticorpos, além da criação de células *B* e células *T* de memória.

As citocinas, presentes desde a superfície epitelial das tonsilas até o *centro germinativo* ou através do contato direto com as células apresentadoras de antígenos, promovem a ativação dos linfócitos. Elas, além de orquestrar todo este processo, fazem a regulação das interleucinas. A ativação linfocitária é aumentada pela **interleucina 2** (IL-2), e a **interleucina 1** (IL-1), por sua vez, está vinculada à produção de *IgG* e suas subclasses, além de também produzir a *IgA* e a indução do gene *bcl*-2, este responsável por coibir a apoptose de linfócitos *B* imunoativos. A produção *de* **interleucina 6** (IL-6) e a proliferação clonal de células *T* são induzidas pelas células dendríticas foliculares.

A partir de toda esta cascata de interações, células *B* ativadas serão produzidas, seguem para a circulação e se unem à lâmina própria do epitélio do trato respiratório superior e ao tecido glandular, ou se diferenciam em células produtoras de imunoglobulinas localmente. As células imunitárias que produzem *IgG* são encontradas em maior número nas **tonsilas palatinas** e na **tonsila faríngea**, embora também existam, em proporção ligeiramente menor, células produtoras de *IgA* e *IgM*. A *IgA* da **tonsila faríngea** consegue chegar às secreções da faringe após a união com um componente secretor (CS), ao contrário das **tonsilas palatinas**, que não produzem o componente secretor, onde a pequena quantidade de *IgA* que aparece nas secreções das criptas é do tipo monomérica não secretora (sem cadeia J), ocorrendo a difusão da *IgA* através do epitélio de forma passiva, tal qual a *IgG* (encontrada em maior quantidade). A produção plasmocitária e sua extensão clonal ocorrerão quando existir determinada concentração antigênica, por intermédio da diferenciação dos linfócitos *B*, ou em outras palavras, somente existirá proliferação linfocitária (*LB*) nos **centros germinativos**, quando da ocasião de adversidade maior invasora ou altas concentrações antigênicas.

As tonsilas têm um pico de maior atividade entre os 4 e 10 anos de idade, com involução geralmente após a puberdade. São consideradas áreas efetoras e indutoras da resposta imune, lugares de expressão de anticorpos induzidos localmente e de indução de resposta imune em outros órgãos, além do desenvolvimento de resposta imunológica.

Nas infecções crônicas, o epitélio inflamado das criptas sofre alteração celular metaplásica, resultando em diminuição tanto do transporte de antígenos, quanto na diminuição da função dos linfócitos *B*, com consequente redução de anticorpos e de linfócitos nos **centros germinativos**, não obstante, em alguns casos, ocorra um recrudescimento imunológico *Th2* com aumento de ativação de linfócitos *B*.

Embora o real papel, exercido pelo ALW, guarde ainda alguns questionamentos, fisiologicamente, o tecido linfoide é um importante sistema de defesa para o organismo. As pesquisas, que buscam esclarecer os mecanismos das respostas imunológicas, conferidas ao anel de Waldeyer, seguem paralelas e interligadas aos estudos que objetivam nortear os tratamentos clínicos e cirúrgicos.

## BIBLIOGRAFIA

Adams GL, Boies LR, Paparella MM. *Otorrinolaringologia*. Rio de Janeiro: Interamericana; 1978.

Bosma JF, Donner MW. Fisiologia de la boca, faringe y esófago. In: Paparella MM, Shumrick DA. *Otorrinolaringología: ciências básicas y disciplinas afines*. 2ª ed. Buenos Aires: Panamericana, 1987. p. 315-50, vol. 1.

Brodsky L, Kock J. Anatomic correlates of normal and diseased adenoids in children. *Laryngoscope* 1992;102(11):1268-74.

Bullock TH, Preuss TM, Krubitzer LA. *Evolucion of nervous systems: a comprehensive reference*. New York: Academic. 2007.

Burkert S, Haberland EJ, Gudziol H. Olfactory and gustatory disorders: causes, diagnosis and treatment. *MMW Fortschr Med* 2005;147(11):51-53.

Burrows A, Eccles R. Reciprocal changes in nasal resistance to airflow caused by pressure applied to the axilla. *Acta Otolaryngol* 1985;99:154.

Demarco RC, Anselmo-Lima WT. Fisiologia do nariz e seios paranasais. In: *Tratado de otorrinolaringologia*. São Paulo: Roca, 2003. p. 626-39, vol. 1.

Eccles R. Nasal airway resistance and nasal sensation of airflow. *Rhinology* 1992;14:86-90.

Endo LH. Imunofisiologia do anel linfático de Waldeyer. In: Costa SS *et al*. *Otorrinolaringologia: princípios e prática*. 2. ed. Porto Alegre: Artmed, 2006. p. 757-61.

Fischer EW, Palmer CR, Lund VJ. Monitoring fluctuations in nasal patency in children: acoustic rhinometry versus rhinohygrometry. *J Laryngol Otol* 1995;109:503-8.

Flanagan P, Eccles R. Spontaneous changes of unilateral nasal airflow in man: re-examination of the nasal cycle. *Acta Otolaryngol* 1997;117:590-95.

Gilbert NA. Reciprocity versus rhythmicity in spontaneous alterations of nasal airflow. *Chronobiol Int* 1989;6:251-57.

Goodman LS. Gilman A. *The pharmacological basis of therapeutics*. New York: Macmillan, 1985, vol. 1.

Gunter JP, Rohrich RJ, Adams Jr WP. *Dallas rhinoplasty nasal surgery by the masters*. St. Louis: QMP, 2002.

Hasegawa M, Kern EB. The human nasal cycle. *Mayo Clin Proc* 1997;52:28-34.

Heetderks DR. Observation on the reaction of normal nasal mucosa membrane. *Am J Med Sci* 1927;174:231-44.

Kimmelman CP. The systemic effects of nasal obstruction. *Otolaryngol Clin N Am* 1989;22:461-66.

Lund VJ. Comparative anatomy of the maxillary sinus in primates. *Acta Otolaryngol* 1988;105:163-71.

Mallampati SGS *et al.* A clinical sign to predict difficult tracheal intubation: a prospective study. *Can Anesth Soc J* 1985;32:429-34.

Maniglia AJ, Maniglia JJ, Maniglia JV. *Rinoplastia: estética funcional reconstrutiva*. Rio de Janeiro: Revinter, 2002.

McMinn RMH, Hutchings RT, Logan BM. *Atlas colorido de anatomia da cabeça e do pescoço*. São Paulo: Artes Médicas, 1983.

Meyerhoff WL. Fisiologia de la nariz y de los senos paranasales. In: Paparella MM, Shumrick DA. *Otorrinolaringologia: ciencias básicas y disciplinas afines*. 2ª ed. Buenos Aires: Panamericana, 1987. p. 294-314, vol. 1.

Moore KL. *Anatomia orientada para a clínica*. 3. ed. Rio de Janeiro: Guanabara, 1994.

Morrison DL *et al.* Pharyngeal narrowing and closing pressures in patients with obstructive sleep apnea. *Am Rev Respir Dis* 1993;148:606-11.

Netter FK. *Atlas de anatomia humana*. Porto Alegre: Artmed, 1996.

Roithmann R, Jerry C. Obstrução nasal: aspectos gerais. In: Costa SS *et al.* *Otorrinolaringologia princípios e prática*. 2. ed. Porto Alegre: Artmed, 2006. p. 603-18.

Sulsenti G, Palma P. Tailored nasal surgery for normalization of nasal resistance. *Facial Plast Surg* 1996;12(4):333-45.

Surjan Jr L. Tonsils and lymphoepithelial structures in the pharynx as immunobarriers. *Acta Otolaringol* 1987;103:369-72.

Tardy Jr ME, Brown RJ. *Surgical anatomy of the nose*. New York: Raven, 1990.

Weissman JL, Hollyday R. Hypopharynx. In: Som PM, Curtin HG. *Head and neck imaging*. 3rd ed. St Louis: Mosby, 1996. p. 472-87.

Zanini SA. *Cirurgia craniofacial: malformações*. Rio de Janeiro: Revinter, 2000.

# 2

# DIAGNÓSTICO E TRATAMENTO NA CRIANÇA

Denise Manica ■ Otávio Bejzman Piltcher

## INTRODUÇÃO

A respiração oral é uma adaptação na presença de obstrução nasal e/ou faríngea. No entanto, muitas crianças mantêm a postura de boca aberta na ausência de qualquer fator obstrutivo. Com ou sem fator obstrutivo, essa postura de boca aberta pode gerar uma série de consequências morfofuncionais a longo prazo, uma vez que os aspectos anatômicos e fisiológicos da face infantil mudem ao longo de um *continuum* que vai do período neonatal até a adolescência. É importante estar atento para os padrões de crescimento e desenvolvimento, a fim de que as anormalidades sejam reconhecidas, diagnosticadas e adequadamente tratadas. Buscaremos, neste capítulo, abordar a importância do diagnóstico correto, pois o diagnóstico diferencial do respirador oral não se resume à presença ou não de hipertrofia adenotonsilar e/ou alterações nasais. A complexidade desse diagnóstico passa pela compreensão de que existem muitos outros fatores genéticos, estruturais e funcionais que fazem com que essas crianças mantenham a boca aberta mesmo diante de um fluxo nasal completamente adequado.

## CAUSAS DE RESPIRAÇÃO ORAL

A respiração oral é queixa bastante frequente na população pediátrica. Várias são as condições capazes de determinar a obstrução da via aérea (Quadro 2-1). Quando a obstrução se prolonga, podem ocorrer repercussões locorregionais e sistêmicas que serão discutidas a seguir.

A falta de aleitamento materno parece ter um efeito sinérgico com hábitos parafuncionais no desenvolvimento de alterações da oclusão. Thomaz *et al.*[11] mostraram que o aleitamento materno por menos de 6 meses foi associado à

**Quadro 2-1.** Causas de respiração oral

- **Sucção não nutritiva:** chupeta/dedo
- **Fatores anatômicos:** hipertrofia adenotonsilar, desvio septal, corpos estranhos
- **Hábito mantido após tratamento da obstrução**
- **Inflamação:** rinite alérgica e não alérgica
  rinossinusites agudas e crônicas
  hipotireodismo, alergia a proteína do leite de vaca, refluxo
- **Alteração ciliar:** Kartagener, síndrome dos cílios imóveis
- **Alteração do muco:** fibrose cística
- **Síndromes genéticas**
- **Distúrbios neuromusculares**
- **Neoplasias:** angiofibroma juvenil, pólipos, neoplasias malignas
- **Trauma**

classificação da oclusão dentária classe Angle II e III em adolescentes com história de bruxismo.

As tonsilas faríngea e palatina fazem parte do chamado anel linfático de Waldeyer, estrategicamente posicionado na entrada das vias aérea e digestória. Este tecido linfoide é pouco abundante ao nascimento. Em geral, é entre os 4 e 7 anos de idade que alcança seu pico máximo de crescimento. A hipertrofia adenotonsilar é a principal causa de obstrução da via aérea superior e distúrbios do sono em crianças não sindrômicas.[10]

Na criança, o desvio septal pode ser responsável por obstrução já no período neonatal em razão da luxação durante o parto ou compressão durante a gestação. Em crianças maiores, o desvio septal traumático pode ocorrer. No trauma, é importante o diagnóstico diferencial com hematoma septal pela necessidade, no segundo caso, de intervenção imediata.

A respiração oral inicialmente adotada como uma necessidade pode converter-se em um hábito aprendido, que poderá persistir, mesmo quando a causa da obstrução for removida. Provavelmente, a hipoplasia maxilar secundária à respiração oral diminua o tamanho das fossas nasais, perpetuando a respiração oral, mesmo após correção da obstrução nasal primária. Por outro lado, não é possível descartar que uma matriz genética para hipoplasia maxilar não seja o fator primário na adoção da respiração oral pela criança. Lee *et al.*[5] relatam persistência da respiração oral durante o sono em 55% das crianças submetidas à adenotonsilectomia e destaca a respiração oral como fator de persistência e recorrência da apneia do sono após cirurgia, pelo aumento progressivo da resistência da via aérea superior. A terapia miofuncional resultou em melhora clínica e polissonográfica em todos esses pacientes.

A rinite alérgica é hoje considerada um problema de saúde pública, e seu diagnóstico é basicamente clínico. Crianças com rinite alérgica podem ter quadros graves o suficiente para provocar respiração oral predominante e alteração do crescimento facial. Bresolin et al.,[1] comparando 15 crianças com rinite alérgica e respiração oral com 15 controles, mostraram que essas crianças apresentam faces mais longas, maxilas mais estreitas e mandíbulas retrusas.

Crianças sindrômicas e com alterações neuromusculares apresentam respiração oral associada a sinais de controle postural prejudicado e distúrbios de deglutição frequentemente com sialorreia.

## ASPECTOS ANATÔMICOS

A face da criança não é a imagem pequena de um adulto. O rápido crescimento do tecido neural no período fetal explica o tamanho relativamente grande do neurocrânio em relação à face no recém-nascido. A relação craniofacial no recém-nascido é de 3:1. A região frontal é proeminente, e a face, redonda e pequena. As bochechas e o queixo são planos, o nariz é pequeno, e os olhos, relativamente grandes. Consequentemente ao crescimento maxilomandibular (em associação à erupção dos dentes) ocorre o alongamento da face. Esse crescimento vertical continua ao longo da infância, com uma face mais estreita no adolescente e adulto. A relação craniofacial na infância é de 2,5:1 e no adulto de 2:1. As bochechas e o queixo tornam-se mais proeminentes, e o crescimento do nariz diminui o tamanho relativo das órbitas. Este crescimento da face para frente e para baixo determina diferentes tipos faciais: mesofacial (terços faciais proporcionais), braquifacial (aspecto médio-facial largo pela predominância do crescimento horizontal) e dolicofacial (aspecto médio-facial curto pela predominância do crescimento vertical; geralmente associado à mordida aberta esquelética).[9]

A patência da via aérea parece ser peça-chave no desenvolvimento da face e no crescimento do complexo nasossinusal, apesar de fatores genéticos, comportamentais e musculares interagirem para esse desenvolvimento.

As funções orofaciais são influenciadas pelas posições de repouso da língua em contato com o palato, gerando vetores de crescimento. Nos respiradores orais, as forças laterais da língua que contribuem para a expansão do palato estão diminuídas, o que leva a uma força constritiva do bucinador e masseter.

As narinas são pequenas no nascimento e mantêm uma forma circunferencial até puberdade. O formato das narinas da face adulta se desenvolve em associação ao marcado crescimento vertical do nariz durante a adolescência.

Os centros de crescimento ósseo e cartilaginoso do septo e pirâmide nasomaxilar são as forças maiores desse desenvolvimento.

## APRESENTAÇÃO CLÍNICA

A criança com respiração oral apresenta um crescimento desarmônico da face com algumas características típicas descritas no Quadro 2-2. Não é conhecido o tempo de respiração oral clinicamente necessário para que essas alterações ocorram. Isto varia muito entre as crianças e depende do tempo de instalação, época da infância em que o problema iniciou gravidade da obstrução, além de fatores genéticos.

Apesar de não restar dúvidas que a sequência acima é verdadeira, não se pode esquecer que a inversão de fatores, ou seja, uma significativa hipotonia da musculatura também pode levar a toda sequência descrita com resultante maxila atrésica e outras características típicas. Possivelmente outros fatores independentes da obstrução nasal piorem ainda mais o quadro craniomaxilofacial desses pacientes.

Reforçando tal pensamento é o fato de termos crianças portadoras de hipertrofia adenotonsilar com perfis mesofacial e braquifacial com tendência a apresentar menor comprometimento da estética facial e do posicionamento dos dentes. Já crianças com perfil dolicofacial tendem a ter quadros mais graves com maior comprometimento dos órgãos fonoarticulatórios e da estética facial e alterações mais significativas das relações osteodentárias.

As crianças com obstrução de via aérea, além da respiração oral e alteração do crescimento craniofacial, apresentam:

- Distúrbios do sono: os pais referem sono agitado com movimentos bruscos frequentes. O ronco geralmente está presente, e episódios de apneia obstrutiva e engasgos são testemunhados pelos pais. Pela má qualidade do sono, as crianças apresentam irritabilidade e hiperatividade diurna, frequentemente

**Quadro 2-2.** Características típicas do respirador oral
- Maxila atrésica
- Rotação posterior da mandíbula
- Protrusão de incisivos superiores
- Mordidas aberta e cruzada
- Eversão do lábio inferior
- Lábio superior hipodesenvolvido
- Narinas estreitas
- Hipotonia da musculatura perioral

sendo diagnosticados como portadores de transtorno de déficit de atenção de hiperatividade. Muitas vezes são dispersas, com dificuldade de concentração, levando a baixo desempenho escolar. Ao contrário dos adultos, não é comum apresentarem sonolência excessiva diurna. Outra queixa muito comum dos pais é a sudorese excessiva durante o sono, secundária ao esforço e gasto energético para respirar. É comum também as crianças apresentarem enurese que geralmente melhora com a correção da obstrução.

- Alterações de fala: é muito comum a presença de rinolalia fechada. As alterações oclusais e de postura da língua podem dificultar a pronúncia de alguns fonemas ou ainda gerar articulações compensatórias de linguagem. As alterações de fala podem ser agravadas na presença de alterações auditivas associadas.
- Alterações auditivas: a disfunção da tuba auditiva, causada pelos processos inflamatórios recorrentes ou pela obstrução mecânica da rinofaringe, promove o acúmulo de líquido na orelha média, gerando episódios recorrentes de otite média aguda e/ou otite média com efusão.
- Alterações de deglutição com preferência para alimentos líquidos/pastosos.
- Alterações no sistema musculoesquelético: em crianças com apneia do sono ocorre diminuição da produção do hormônio do crescimento, ocasionado pelo predomínio do sono superficial em detrimento das fases mais profundas. Isto é reforçado pela observação de que, após adenotonsilectomia, ocorre melhora do crescimento das crianças mesmo que se mantenha o mesmo aporte calórico. As crianças com obstrução tendem ainda a um desequilíbrio postural global. Para favorecer a respiração, assumem uma postura de cabeça e ombros caídos, além de aumento da lordose lombar e cifose dorsal.
- Alterações cardiopulmonares: crianças mais seriamente afetadas podem desenvolver um quadro de hipoventilação alveolar crônica, levando à hipertensão pulmonar, insuficiência cardíaca de câmaras direitas, *cor pulmonale*, hipertensão arterial sistêmica e arritmias cardíacas. É comum encontrarmos, nas crianças com obstrução mais grave, deformidades torácicas que vão desde retração até *pectus excavatus*.

## DIAGNÓSTICO

A avaliação inicia com a história clínica: presença de obstrução nasal (uni, bilateral ou alternante), tempo e forma de evolução, fatores de piora e melhora, sintomas associados (espirros, prurido, secreção, sangramento, dor, tosse, roncos, apneias, alterações de olfato), uso de medicações sistêmicas e tópicas, história de trauma, tratamentos clínicos e cirúrgicos prévios, história familiar de respiração oral. Presença concomitante de asma, conjuntivite alérgica e eczema atópico são sugestivos de rinite alérgica.

O exame físico do respirador oral inicia com a inspeção externa da face, com observação das características descritas no Quadro 2-2. A presença de cianose infraorbitária da prega nasal horizontal (causada pela frequente "saudação alérgica"), dupla linha de Dennie-Morgan é associada à rinite alérgica.

Segue-se rinoscopia anterior com fotóforo. Ela permite a visualização dos cornetos inferiores (cornetos hipertróficos e pálidos são achados em crianças com rinite alérgica) e de desvios septais anteriores. Na criança menor, apenas com a elevação da ponta nasal ou então com otoscópio, é possível ter uma boa visualização da região anterior do nariz. Nas crianças maiores, é necessário o uso do espéculo nasal.

Na oroscopia, com abaixador de língua (importante se restringir aos dois terços anteriores da língua para não desencadear reflexo nauseoso) e iluminação adequada, é importante a graduação das tonsilas faríngeas, segundo Brodsky (Fig. 2-1).[2]

A endoscopia de via aérea superior, realizada pelo otorrinolaringologista no consultório, é um exame muito importante, sendo o padrão ouro na avaliação do respirador oral: permite diagnóstico diferencial da obstrução, avaliações dinâmica e tridimensional de toda cavidade nasal e faringe, e é praticamente isenta de complicações. Mas dependendo da idade da criança, pode ser bastante desconfortável.

A radiografia simples de *cavum* é frequentemente usada para avaliar o crescimento da tonsila faríngea. É um exame acessível, de rápida obtenção, bem tolerado pelas crianças e, quando realizado de forma adequada, guarda boa correlação com o grau de obstrução, mas não permite diagnóstico diferencial, avaliando apenas a coluna aérea da rinofaringe de forma bidimensional e estáti-

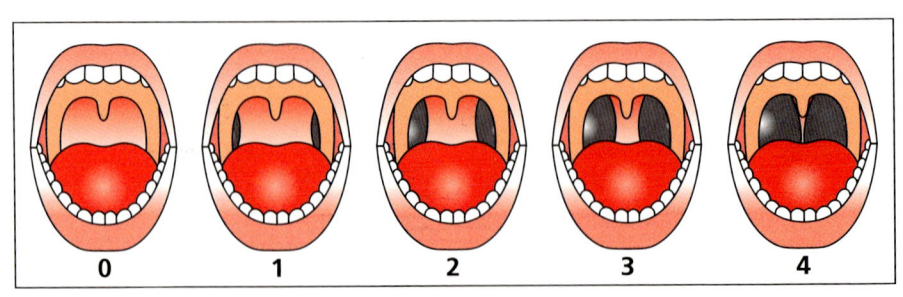

**Fig. 2-1.** Graduação das tonsilas palatinas, segundo Brodsky. Grau 0: tonsilas não ultrapassam os limites da loja tonsilar. Grau 1: tonsilas ocupando menos de 25% da orofaringe.
Grau 2: tonsilas ocupando 25 a 50% da orofaringe. Grau 3: tonsilas ocupando 50 a 75% da orofaringe. Grau 4: tonsilas ocupando mais de 75% da orofaringe.

ca. É um bom exame de triagem e pode ser o único necessário no pré-operatório de adenoidectomia, se compatível com quadro clínico.

A polissonografia de noite inteira é o exame padrão ouro no diagnóstico dos distúrbios do sono. Considerando as dificuldades associadas ao seu custo e à sua realização em crianças e considerando também que o diagnóstico de apneia do sono pode ser feito, na grande maioria das vezes, com base na história clínica e exame físico, a polissonografia fica reservada para os casos em que estes não são compatíveis, crianças sindrômicas, com alterações neuromusculares, com malformações de via aérea, obesas, menores de 3 anos ou com complicações cardiopulmonares. A polissonografia também é indicada, quando o quadro clínico compatível com apneia do sono persiste após a intervenção cirúrgica. Diferente dos adultos, nas crianças considera-se patológico um índice de distúrbio respiratório por hora de sono maior do que 1. As crianças tendem a apresentar quedas mais significativas na saturação de oxigênio em períodos curtos de apneia em relação aos adultos.

A tomografia computadorizada e ressonância magnética são reservadas para casos de suspeita de tumores ou malformações congênitas.

## TRATAMENTO

A criança respiradora oral necessita de uma abordagem multidisciplinar. O pediatra tem papel fundamental na identificação e encaminhamento precoce desses pacientes, o otorrinolaringologista na investigação etiológica e tratamento clínico/cirúrgico (se houver), o fonoaudiólogo na recuperação dos tecidos moles, e o ortodontista na reabilitação dos problemas osteodentários. Isto é particularmente importante no respirador oral sem fator anatômico, onde os tratamentos ortodôntico e fonoaudiológico melhoram a propriocepção, o velamento labial e o tônus muscular.

É importante frisar que 90% das deformidades do crescimento facial se estabelecem até os 12 anos. Desse modo, a correção precoce da obstrução nasal, bem como as intervenções ortopédicas, ortodônticas e fonoterápicas são fundamentais na prevenção de sequelas que certamente estão envolvidas na gênese do ronco e apneia obstrutiva do sono no adulto.

O incentivo ao aleitamento materno é de fundamental importância e é recomendável descontinuar o hábito da sucção não nutritiva (chupeta ou dedo) antes dos 3 anos de vida.

Adenotonsilectomia é o tratamento de escolha, quando há hipertrofia adenotonsilar e obstrução da via aérea, e é curativa na maioria das crianças não sindrômicas. A indicação é baseada na história e exame físico e não há idade mínima para sua realização. Em pacientes com quadro clínico leve, a corticoterapia tópica reduz a magnitude dos sintomas e deve ser a primeira linha de tratamento.[4] Muitos estudos sustentam a ideia de que o tratamento da obstrução resulta em melhora da morfologia facial, apesar de fatores genéticos terem grande impacto na morfologia da arcada dentária.[3,6]

O desvio septal na criança pode ter indicação cirúrgica caso sintomático. Esta questão tem sido motivo de vários debates. Existem escolas que não indicam tal intervenção antes dos 6 anos e, depois disso, da forma menos agressiva possível, pelo receio de poder prejudicar os crescimentos nasal e maxilar. Por outro lado, cada vez mais publicações têm surgido questionando se a correção de um desvio septal significativo e sintomático não teria impacto positivo ao permitir um fluxo nasal adequado com impacto sobre os vetores de crescimento nasofacial. O problema de intervenções muito conservadoras é que, geralmente, os desvios significativos são aqueles em áreas III e IV de Mladina e para tal correção se fazem necessárias intervenções mais agressivas.[7,8] Atualmente, o autor sênior desse capítulo opta por uma técnica videoendoscópica extracorpórea, restando as técnicas mais conservadoras na linha de Metzembaum para desvios caudais isolados, se esses realmente estiverem influenciando a respiração da criança.

Em crianças com rinite alérgica, as orientações quanto à lavagem nasal com soro fisiológico e a higiene ambiental devem ser realizados em todos os pacientes. O corticoide tópico nasal e os anti-histamínicos são as principais substâncias no controle dos sintomas.

## CONSIDERAÇÕES FINAIS

A percepção e a preocupação dos pais acerca da respiração oral e obstrução respiratória nas crianças são muito variáveis. Muitos consideram erroneamente que roncar é um hábito normal. Outros não costumam observar seus filhos no sono, especialmente as crianças maiores. Há ainda os que interpretam os sintomas de obstrução de via aérea, equivocadamente, como resfriados constantes, alergia ou asma. É papel dos profissionais da saúde esclarecer as famílias para os sinais de obstrução respiratória a fim de orientar o tratamento adequado e prevenir suas sequelas. Infelizmente, um grande número de pacientes com respiração oral não tem um fator obstrutivo, e isto é de difícil compreensão no meio leigo, com necessidade ainda maior do envolvimento de equipe multidisciplinar no manejo dessas crianças.

## REFERÊNCIAS BIBLIOGRÁFICAS

1. Bresolin D, Shapiro GG, Shapiro PA *et al*. Facial characteristics of children who breathe through the mouth. *Pediatrics* 1984;73(5):622-25.

2. Brodsky L. Modern assessment of tonsils and adenoids. *Pediatr clin North Am* 1989;36(6):1551-69.
3. Hultcrantz E, Larson M, Hellquist R *et al.* The influence of tonsillar obstruction and tonsillectomy on facial growth and dental arch morphology. *Int J Pediatr Otorhinolaryngol* 1991;22(2):125-34.
4. Kheirandish-Gozal L, Gozal D. Intranasal budesonide treatment for children with mild obstructive sleep apnea syndrome. *Pediatrics* 2008;122(1):e149-55.
5. Lee SY, Guilleminault C, Chiu HY *et al.* Mouth breathing, "nasal disuse," and pediatric sleep-disordered breathing. *Sleep Breath* 2015 Dec.;19(4):1257-64.
6. Lofstrand-Tidestrom B, Hultcrantz E. Development of craniofacial and dental arch morphology in relation to sleep disordered breathing from 4 to 12 years. Effects of adenotonsillar surgery. *Int J Pediatr Otorhinolaryngol* 2010;74(2):137-43.
7. Mladina R, Cujic E, Subaric M *et al.* Nasal septal deformities in ear, nose, and throat patients: an international study. *Am J Otolaryngol* 2008;29(2):75-82.
8. Pilcher O. Septoplasty in children: problem or solution? *Brazilian J Otorhinolaryngol* 2013;79(4):408.
9. Piltcher O, Costa S, Maahs G *et al. Rotinas em Otorrinolaringologia*. Porto Alegre: Artmed, 2015.
10. Randel A. AAO-HNS Guidelines for tonsillectomy in children and adolescents. *Am Fam Physiciam* 2011;84(5):566-73.
11. Thomaz EB, Cangussu MC, Assis AM. Maternal breastfeeding, parafunctional oral habits and malocclusion in adolescents: a multivariate analysis. *Int J Pediatr Otorhinolaryngol* 2012;76(4):500-6.

# 3

# DIAGNÓSTICO E TRATAMENTO NO ADULTO

Gerson Schulz Maahs ▪ Lucas Gerhard Peter Maahs
Thomas Peter Maahs ▪ Kevin Maahs Klein ▪ Heithor Castro Sell

## INTRODUÇÃO

A queixa de respirar pela boca é comum na clínica de médicos, odontólogos e fonoaudiólogos. O paciente que respira pela boca pode não ter queixa objetiva de obstrução nasal, competindo ao médico otorrinolaringologista identificar as causas deste padrão respiratório e estabelecer o adequado tratamento que frequentemente terá a contribuição da odontologia e fonoaudiologia.

A respiração bucal é definida como a alteração da passagem do fluxo aéreo, que deveria ser feito pelas fossas nasais, mas que por algum motivo passa a ser feito pela boca. Estes motivos vão desde alterações orgânicas a hábitos viciosos.[3]

As causas que desencadeiam a respiração bucal podem iniciar precocemente e devem ser identificadas e tratadas para o adequado desenvolvimento da face. No nascimento, a criança é uma respiradora nasal por excelência. A obstrução do nariz no recém-nascido, pelo fato de o mesmo ter o palato mole comprido e a laringe alta, é um quadro dramático, pois ele não consegue respirar pela boca. Assim, o padrão de respiração pelo nariz é imperativo nos primeiros meses de vida.

Aos 6 meses de idade, a criança já possui o dobro do tamanho da cavidade nasal, enquanto que, externamente, o nariz duplica seu tamanho aos 7 e triplica aos 14 anos de idade. A criança com 3 anos já está com praticamente 90% do crânio desenvolvido com uma relação de 1:8 com a face, enquanto que, no adulto, a relação é de 1:2. Portanto, durante toda a infância, a face crescerá muito mais que o crânio, sendo que a velocidade de crescimento facial é muito maior nos primeiros 4 anos de vida. A face tende a crescer para a frente e para baixo, o que definirá os tipos faciais: mesofacial, braquifacial e dolicofacial.[11,18] O crescimento orofacial atingirá 90% da dimensão do adulto aos 11 anos de idade.[8]

A prevalência de respiração bucal decorrente da obstrução nasal ou faríngea é alta no adulto. Estima-se que um terço da população adulta conviva com esse sintoma, acarretando impacto na qualidade de vida e nos distúrbios do sono.[21] Os pacientes que apresentam obstrução nasal crônica tendem a respirar pela boca, o que pode aumentar a resistência faríngea e o colapso da via aérea, sendo um fator de risco para a síndrome da apneia obstrutiva do sono. Quando a boca está aberta, a musculatura dilatadora da faringe perde eficiência, o que contribui para a patogênese do paciente apneico.[12]

O paciente adulto com queixa de respiração bucal deverá ser inicialmente avaliado pelo otorrinolaringologista. Etiologicamente, a respiração bucal no adulto pode ser desencadeada por alterações de partes moles que obstruem a via aérea, cavidades com as dimensões reduzidas por desproporções esqueléticas e posturas adquiridas por este padrão de respiração ao longo do tempo. A associação destas causas é frequentemente observada, especialmente, em pacientes com queixas crônicas.

## QUADRO CLÍNICO

A história clínica é fundamental, e devem ser pesquisadas consultas pregressas a otorrinolaringologistas e pediatras, bem como problemas do sistema estomatognático na fonoaudiologia e odontologia. Muitas vezes, os fatores etiológicos remontam desde a infância com tentativas e insucessos de tratamento que se perpetuam ao longo do tempo. O paciente respirador bucal tende a dissociar seus problemas dentários da respiração e cabe ao profissional de saúde demonstrar a importância desta correlação. Procedimentos cirúrgicos de via aérea superior, como adenoidectomia, tonsilectomia ou cirurgias nasais, devem ser pesquisados, assim como tratamentos odontológicos para corrigir más oclusões. É frequente adolescentes e adultos jovens consultarem por queixa respiratória na vigência de tratamentos ortodônticos de longa data e sem a atenção devida para o problema.

Quanto ao exame físico, a avaliação de um paciente com queixa de respiração bucal se inicia com a inspeção da face do paciente, visto que existem padrões faciais característicos de pacientes respiradores bucais. Tomes, em 1872, já descreveu a *fáscie adenoideana*, relatando que crianças com respiração bucal apresentavam arcos dentários estreitos em forma de V.[23]

Em 1873, Meyer, na Dinamarca, descreveu a hipertrofia das tonsilas faríngeas, denominando "vegetações adenoideanas", e associou este achado à síndrome caracterizada por respiração bucal, roncos, expressão facial típica, perda auditiva associada a infecções otológicas repetitivas e alterações características da fala.[6] Características faciais definem a "síndrome da face longa", que são: altura facial anterior excessiva, protrusão dos incisivos superiores, estreitamento das narinas, lábio superior curto e inclinação do plano mandibular.[5,19] O otorrinolaringologista deve assim identificar as causas do padrão respiratório bucal e, uma vez identificada a etiologia da obstrução nasal, tratar adequadamente.

O processo que leva à obstrução nasal implica na compreensão da função e forma do nariz. A percepção da passagem do fluxo aéreo nasal é uma sensação subjetiva, sendo difícil quantificar e qualificar. Escalas de qualidade de vida têm sido aplicadas para obstrução nasal, o questionário NOSE (*Nasal Obstruction Symptom Evaluation*) e modelo de escala visual analógica (VAS – *Visual Analogic Scale*) são interessantes na avaliação da obstrução nasal e qualidade de vida, porém, são mais utilizados em pesquisas clínicas.[17,19,20]

Os testes objetivos para aferição funcional do nariz incluem a rinomanometria e rinometria acústica. A rinometria acústica permite determinar a área transversal da cavidade nasal em distintos pontos, é bidimensional e tem melhor acurácia para medidas de área e volume nos primeiro 5 cm da cavidade nasal. Já a rinomanometria avalia a permeabilidade nasal, medindo o fluxo aéreo e pressão nas cavidades nasais. Os resultados da rinometria acústica e rinomanometria são controversos quando confrontados com o questionário NOSE, reservando suas aplicações, também para o ambiente de pesquisa.[17]

## CAUSAS E TRATAMENTO

O nariz funcional exige que as estruturas internas (septo, cornetos nasais) e externas (cartilagens alar maior e menor, ossos próprios nasais) estejam harmonicamente posicionados, facilitando o fluxo aéreo nasal, uma vez que a ocorrência de anormalidades estruturais resulte em prejuízos na respiração. Além do nariz, patologias da faringe levam o paciente a ter um quadro de respiração bucal, especialmente na região da oro e nasofaringe.

As causas mais comuns de obstrução nasal no adulto são:

A) Desvio septal e válvula nasal.
B) Rinoescoliose nasal.
C) Hipertrofia de cornetos inferiores.
D) Polipose nasossinusal.
E) Neoplasias nasossinusais.
F) Hipertrofia de tonsilas e adenoides.

## Desvio Septal e Válvula Nasal

A válvula nasal é a região mais estreita da cavidade nasal e, consequentemente, é a região de maior resistência ao fluxo aéreo nasal (Fig. 3-1).[4,9] Pequenas alterações nesta área (lei de Poiseullie) impactam na respiração do paciente.

A área valvular é dividida em:

- *Válvula interna:* definida pela borda caudal das cartilagens maior e septal.
- *Válvula externa:* definida pelo arcabouço ósseo da abertura piriforme e a cabeça do corneto inferior.

A insuficiência da válvula pode ser causada por diferentes situações, cujas etiologias são classificadas em primárias (congênitas ou adquiridas) ou secundárias (oriundas de traumas e cirurgias prévias) (Quadro 3-1).

As deformidades do septo nasal são frequentes e, geralmente, não causam alteração na respiração. Crianças que nascem de parto normal apresentam mais desvios do septo nasal do que aquelas que nascem por cesariana, chegando a um percentual respectivamente de 22 e 4%, com uma média de 20% das cri-

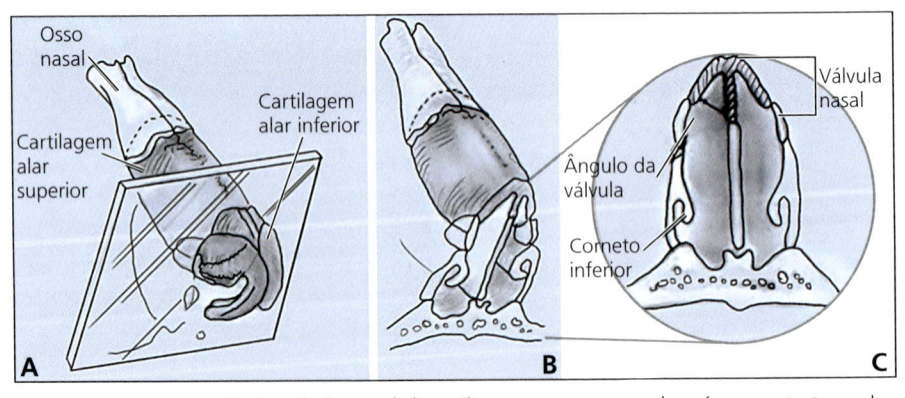

**Fig. 3-1.** (**A**) Topografia da válvula nasal; (**B** e **C**) cortes representando a área e estruturas da válvula nasal.

**Quadro 3-1.** Insuficiência de válvula nasal

| Causas de Insuficiência de Válvula Nasal |
|---|
| - Desvio de septo nasal |
| - Hipertrofia dos cornetos inferiores |
| - Anormalidades anatômicas das cartilagens |
| - Estreitamento da abertura piriforme |
| - Estenose da válvula – cicatriz, queimadura |
| - Queda da ponta nasal |
| - Paralisia facial |

anças em idade escolar.[2] O grau e a localização do desvio septal são fatores que determinarão a gravidade dos sintomas.[10] Quanto à localização, o desvio pode estar na base do septo ou ser alto (bloqueia o meato médio por compressão da concha média) e mais posterior (esporão septal) ou mais anterior (área da válvula, desvio caudal).

O desvio septal é causa de obstrução direta do fluxo aéreo no lado do desvio (convexo), mas poderá ser no lado oposto (côncavo), em razão da hipertrofia vicariante do corneto inferior. Sintomas relacionados com o bloqueio da fossa nasal, como ressecamento excessivo, formação de crostas com ulceração e sangramentos na área do desvio, podem ocorrer. Determinados pacientes com desvio septal podem não apresentar queixa obstrutiva, mas sim alterações estéticas (desvio da pirâmide nasal) ou rinossinusites de repetição, especialmente no caso de desvios que bloqueiam o meato médio.[1]

O desvio septal nos primeiros 3 cm da cavidade nasal ocasiona maior grau de obstrução nasal por comprometer a área da válvula nasal (Fig. 3-2).[13] Os desvios caudais do septo, além da obstrução do nariz, modificam a relação entre a columela e as narinas, causando defeitos na posição e na simetria da ponta nasal (Fig. 3-3).

O exame físico do paciente deve começar pela inspeção do nariz e sua relação com a face. Atenção deve ser dada para pacientes com maxila atrésica, face longa e com retrognatismo maxilomandibular, pois frequentemente apresentam desvio do septo nasal.[2] Desvios da linha média, ângulo de rotação da ponta, estreitamentos e pinçamentos na área da válvula devem ser pesquisados tanto em repouso, quanto na inspiração. A palpação nasal avalia o grau de sustentação do nariz, especialmente na porção cartilaginosa (ponta nasal). A manobra de Cottle consiste nas retrações superior e lateral da pele malar junto à asa nasal e ocasiona a abertura da válvula nasal. Quando a manobra resultar em uma melhora da respiração, suspeita-se de patologia valvular. A manobra de Brachman tem o mesmo objetivo e consiste em aumentar a área da válvula com o auxílio de um instrumento endonasal. O exame dinâmico consiste em elevar a ponta nasal e pedir ao paciente para observar a mudança do fluxo nasal, seguido da rinoscopia anterior com o espéculo nasal. A endoscopia rígida ou flexível complementa a avaliação da cavidade nasal, especialmente nos desvios mais posteriores ou na avaliação da extensão de um desvio já diagnosticado na rinoscopia anterior. A endoscopia proporciona melhor compreensão da relação do septo nasal com a parede lateral do nariz, sendo interessante para o diagnóstico de patologias associadas.

Quanto aos exames complementares, a tomografia poderá ser útil principalmente na avaliação de casos complexos, em que o exame físico normalmen-

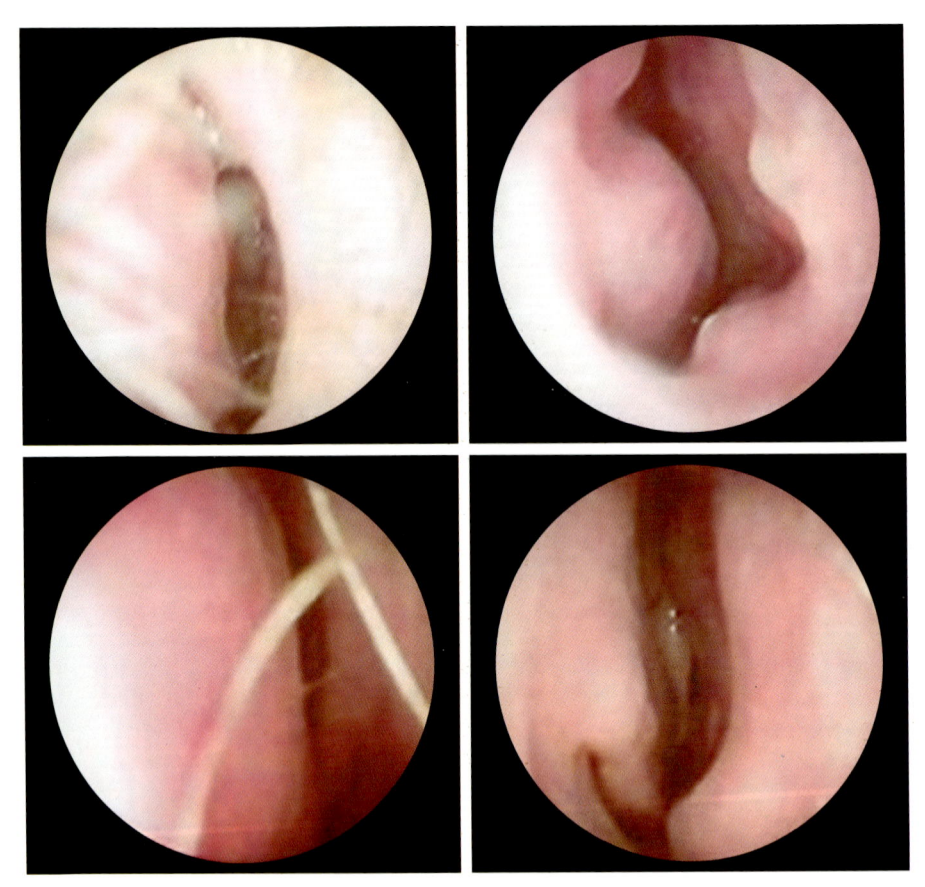

**Fig. 3-2.** Desvio septal e hipertrofia de corneto inferior.

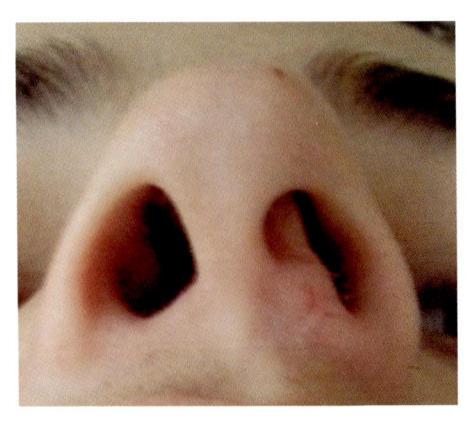

**Fig. 3-3.** Desvio caudal da cartilagem quadrangular.

te é inconclusivo, e contribui para avaliar os seios paranasais, que poderão estar comprometidos por patologia inflamatória advinda do próprio desvio septal. A associação do desvio septal com patologias, como concha média bulhosa, rinossinusites crônicas, hipoplasias de seios maxilares e pólipos, pode ser mais bem identificada com a tomografia computadorizada.[1]

A rinomanometria e a rinometria acústica apresentam menor sensibilidade e especificidade para o diagnóstico de desvio septal, quando comparadas à tomografia e, principalmente, ao exame físico pela rinoscopia anterior e endoscopia. Portanto, não são exames utilizados rotineiramente na prática clínica.[2,14]

O tratamento para o desvio septal e para patologias da válvula nasal é na maioria das vezes cirúrgico. A septoplastia pelas técnicas de Cottle, Metzembaum, Killiam setorial e Swinging-door são as mais utilizadas para a correção do desvio e objetivam alinhar a estrutura osteocartilaginosa. A cirurgia implica no conhecimento destas várias técnicas cirúrgicas, que poderão ser mescladas conforme a indicação e experiência do cirurgião. Considera-se que o planejamento é mais tático do que técnico, e o objetivo é melhorar o fluxo aéreo pelas cavidades nasais, resultando em melhora na qualidade de vida.[16,22]

O manejo da válvula nasal em casos de insuficiência ou estenose compreende também uma multiplicidade de técnicas, e sua indicação será particular a cada profissional e a cada caso.

## Rinoescoliose Nasal

A rinoescoliose nasal é comumente chamada de "nariz torto" e caracteriza-se pelo desvio externo da pirâmide nasal combinado com a deformidade do septo. A causa, na maioria dos pacientes, é traumática, e, algumas vezes, a patologia é adquirida no parto. No entanto, o desvio congênito do nariz tem sido observado em algumas famílias.

O desvio pode ser concomitantemente da pirâmide óssea e da porção cartilaginosa. O nariz, especialmente se o trauma ocorreu na infância, apresentará grandes assimetrias dos ossos, cartilagens e tecidos moles. Geralmente, nessas situações, o septo apresenta uma variedade de desvios, sendo anteriormente desviado para uma fossa nasal e mais posteriormente para o lado contralateral (desvio em S). Nestes casos, a válvula nasal e o vestíbulo nasal geralmente estão acometidos pelo desvio, e a obstrução nasal ocorre em ambos os lados.

Em algumas situações, a pirâmide óssea está alinhada, e o desvio é somente da porção cartilaginosa do nariz. Se isto ocorrer, mais comumente o septo caudal estará desviado, e a válvula nasal estará comprometida no lado da convexidade do desvio.

O tratamento do nariz desviado é realizado com uma rinosseptoplastia e objetiva resultados estéticos e funcionais.[10]

## Hipertrofia de Cornetos Inferiores

A obstrução nasal advinda da hipertrofia das conchas inferiores é muito comum. Durante muitas décadas, a septoplastia isoladamente foi realizada no intuito de desobstruir as fossas nasais e melhorar a respiração, porém o resultado não foi satisfatório em muitos pacientes. A introdução do tratamento dos cornetos modificou o resultado cirúrgico.

O papel dos cornetos nasais na redução do fluxo aéreo é bem conhecido e, quando a hipertrofia é diagnosticada como causa da obstrução, o tratamento consiste em atuar na causa do problema.[1]

Os tipos de hipertrofia de conchas são:

- *Hipertrofia compensatória:* é uma reação fisiológica para reduzir o tamanho e normalizar a configuração do espaço respiratório de uma cavidade nasal patológica. É frequentemente visto em pacientes com desvio do septo nasal e ocorre em ambos os cornetos médio e inferior.
- *Concha média bulhosa:* o osso da concha apresenta uma célula aerada recoberta de mucosa, sendo uma extensão do próprio etmoide. Está presente em 15% da população. A concha, quando bulhosa, causa obstrução do meato médio nasal, resultando em obstrução nasal e rinossinusites de repetição.
- *Hipertrofia da concha secundária à patologia nasal:* as maiores causas de aumento dos cornetos médios e inferiores sãs as rinites, que podem ser subdivididas em: alérgica e não alérgica. A rinite não alérgica pode ser eosinofílica, idiopática, ocupacional, do idoso, hormonal, gestacional, medicamentosa e do esporte. O tratamento clínico implica em diferenciar o tipo de rinite que terá tratamento específico para cada paciente. O processo inflamatório crônico quando não tratado clinicamente ocasionará o aumento das conchas nasais, causando obstrução.[15] Sua origem é inflamatória, porém sem a participação do mecanismo alérgico. A patologia apresenta os mesmos sintomas da rinite alérgica, mas não é mediada por reação de hipersensibilidade do tipo I (IgE específica, que ocorre na alérgica). A ausência de alergia é confirmada pela pesquisa de IgE específica negativa, tanto no teste cutâneo, como no teste sérico (RAST).

A rinite alérgica é o quadro mais frequentemente encontrado, e os principais sintomas, além da obstrução nasal, são prurido, espirros em salva e rinorreia com secreção posterior. No exame físico das conchas, identifica-se uma mucosa edemaciada, com uma coloração referida como anêmico/azulada e secreção nasal hialina. Alguns exames complementares, como a citologia nasal, dosagem de IgE total e específicas e exames de imagem, podem ser requisitados para o melhor diagnóstico. O tratamento clínico compreende lavagem nasal com solução fisiológica, anti-histamínicos e corticosteroides tópicos e sistêmicos.

A cronicidade dos quadros de rinite poderá ocasionar insucesso terapêutico, sendo comum a refratariedade do quadro. Quando a obstrução nasal não for corrigida pelos tratamentos clínicos, uma opção é a redução cirúrgica dos cornetos inferiores, também chamada turbinoplastia. A cirurgia das conchas apresenta uma variabilidade de técnicas cirúrgicas, sendo a redução uniforme de parte da porção mucosa do corneto inferior, com ou sem a remoção da parte óssea, a técnica de eleição do autor.

## Polipose Nasossinusal

O termo polipose nasossinusal é utilizado para a existência de pólipos múltiplos, mas não para os casos de pólipos únicos, como ocorre no caso do pólipo antrocoanal.

A polipose é definida como um processo inflamatório crônico da mucosa nasal, cuja fisiopatologia é motivo de controvérsia, visto que são inúmeras as teorias que explicam o assunto. Provavelmente, os pólipos são a expressão nasal de distintas doenças.

Os pólipos nasais são geralmente moles, brilhantes, translúcidos, levemente acinzentados ou rosados, pedunculados e presos a uma base na concha média, bula etmoidal, processo uncinado e óstios maxilares e etmoidais. Os pólipos são considerados formações não neoplásicas e podem ocupar a fossa nasal, acarretando a obstrução da fossa nasal.[22]

A associação da polipose à alergia, processo infeccioso sinusal crônico, infecção fúngica e doenças sistêmicas, como a fibrose cística e Síndrome de Kartagener, deve ser investigada para a melhor compreensão e manejo do caso.

O tratamento da polipose pode ser clínico e/ou cirúrgico. Clinicamente, os corticoides tópicos e sistêmicos têm-se mostrado eficazes na diminuição do tamanho dos pólipos. A cirurgia é uma alternativa para pacientes refratários aos tratamentos clínicos. Atualmente, a cirurgia assistida por endoscópio e a utilização de instrumentais cirúrgicos específicos proporcionam técnicas mais acuradas e resultados mais satisfatórios no manejo da doença.[7]

## Neoplasias Nasossinusais

Neoplasias podem levar a uma obstrução nasal crônica e ocasionam resultados trágicos, quando não diagnosticados corretamente. Os sintomas da presença de uma neoplasia são comuns aos de rinossinusites alérgicas e infecciosas e são frequentemente tratados como tais. A atenção deve ser redobrada, quando a sintomatologia for unilateral. As neoplasias que ocorrem na fossa nasal e nos seios paranasais podem ser benignas ou malignas e, apesar da sobreposição da sintomatologia inicial com a de uma patologia inflamatória, a associação de epistaxe, a unilateralidade, manifestações orbitárias (diplopia) e edema associados remetem o paciente a um exame otorrinolaringológico acurado, sendo fundamental a endoscopia nasal. Exames de imagem contrastado, como a tomografia computadorizada e ressonância magnética, são úteis na investigação clínica.

As neoplasias benignas mais frequentemente observadas são o papiloma invertido, neoplasias fibro-ósseas (displasia fibrosa, fibroma ossificante, tumor de células gigantes) e mesenquimais (osteoma, angiofibroma juvenil). Já entre as malignas, a mais comum é o carcinoma epidermoide, seguido de uma variedade de neoplasias malignas.

Uma vez estabelecido o diagnóstico definitivo, o tratamento será individualizado de acordo com as características clínicas, radiológicas e histológicas.

## Hipertrofia de Tonsilas e Adenoides

O anel de Waldeyer é um sistema formado por aglomerado de tecido linfoide na naso e orofaringe, sendo imunologicamente competente na produção de imunoglobulinas e integrando o tecido linfoide associado às mucosas (MALT – *mucosa associated lymphoide tissue*). A MALT também está presente nos tratos respiratório, digestório e urogenital, correspondendo a 50% de todo tecido linfoide do organismo. O anel de Waldeyer é indutor e efetor de resposta imune dos tipos celular e humoral, permitindo a formação de memória imunológica, indução de anticorpos locais e reação imunológica em outros órgãos.

O anel de Waldeyer é constituído pelas tonsilas palatinas (amígdalas palatinas), tonsila faríngea (adenoides) e tonsilas tubária e lingual. O tecido linfoide está em constante atividade imunológica, o que pode levar à hipertrofia reacional, especialmente entre os 3 e os 10 anos de idade. As funções imunológicas declinam lenta e progressivamente durante a puberdade, sendo mais tardiamente nas tonsilas palatinas.

O tecido adenoideano durante a infância apresenta um ciclo de crescimento, assim como a nasofaringe, que sofre modificações em sua forma e volume pelo crescimento do crânio e da face. A nasofaringe na criança é menor e apresenta forma achatada. Com o processo de crescimento, ela se torna maior e mais ogival.[11] A hipertrofia de adenoides no adulto é pouco frequente, pois, além disso, o tecido linfoide da rinofaringe involui consideravelmente em torno dos 12 anos de idade. A história de obstrução nasal por aumento de adenoides pode ser recente ou antiga. Quando a situação for de uma evolução mais recente, o médico deve ter atenção para o diagnóstico diferencial de doenças linfoproliferativas ou mesmo de carcinomas de rinofaringe. A hipertrofia de adenoides do adulto é mais comum em pacientes fumantes e pode ser reacional a infecções, especialmente pelo vírus de Epsteinn-Barr e pelo HIV.

A endoscopia flexível nasal é o padrão ouro para diagnóstico de hipertrofia das adenoides, pois avalia com precisão a relação do seu volume com a rinofaringe. O exame endoscópico é dinâmico e supera o estudo radiológico do *cavum*, que não apresenta a sensibilidade adequada para a avaliar o grau de obstrução junto à coana e à característica do tecido, que é importante no diagnóstico diferencial com as neoplasias.

O tratamento da hipertrofia de adenoides é cirúrgico, denominado adenoidectomia. A cirurgia é realizada de caráter ambulatorial, sob anestesia geral, e é recomendado estudo anatomopatológico para afastar o diagnóstico de neoplasia.

A hipertrofia de tonsilas palatinas é mais comum do que a de adenoides no adulto (Fig. 3-4). A sintomatologia é de respiração bucal, mais evidente durante o sono. O paciente frequentemente refere roncos e, não raramente, outras queixas de apneia obstrutiva do sono. O tratamento de tonsilas obstrutivas é também cirúrgico.

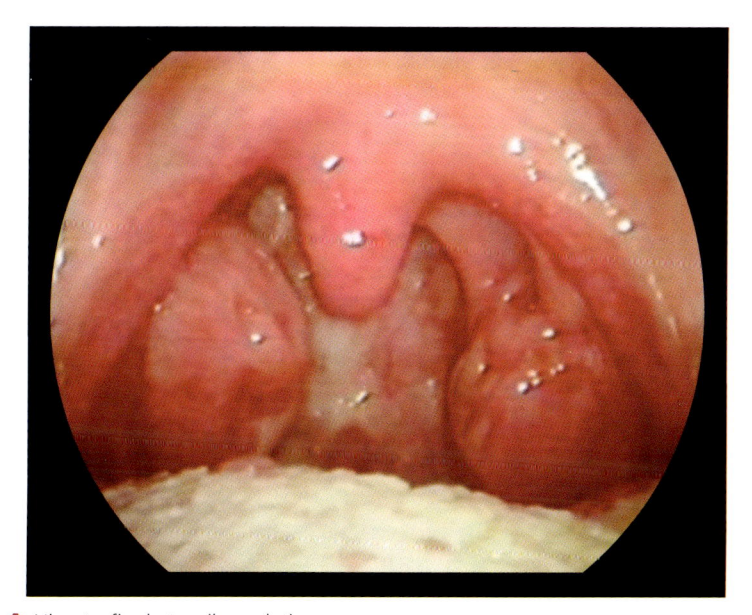

**Fig. 3-4.** Hipertrofia de tonsilas palatinas.

## CONCLUSÃO

A respiração bucal no adulto pode ser a continuidade de um padrão respiratório já adquirido na infância. O otorrinolaringologista deve estar preparado para identificar a etiologia deste padrão respiratório, pois o sucesso do tratamento depende da sua acurada compreensão. Ainda, destaca-se que respirar pela boca não possui causas estritamente nasais. Deformidades esqueléticas e o simples hábito de respirar pela boca devem sempre ser investigados. Quando identificados, ambos necessitarão de tratamento combinado multidisciplinar, e isto será fundamental no sucesso terapêutico.

## REFERÊNCIAS BIBLIOGRÁFICAS

1. Almeida WL, Pamponet M, Araújo NA. Rinologia – Técnicas cirúrgicas – Septoplastia. Cap. 24: 239-47. In: Campos CAH, Costa HOO. *Tratado de Otorrinolaringologia*. São Paulo: Roca, 2003, 914p.
2. Aziz T, Biron VL, Ansari K *et al*. Measurements tools for the diagnosis of nasal septal deviation: a sistemic review. *J Otolaryngol Head Neck Surg* 2014;43:11.
3. Barroso BG. *Diagnóstico e prevenção dos distúrbios miofuncionais*. File:///B/DISMIO. HTM, 1997.
4. Bloching MB. Disorders of the nasal valve area. *GMS Curr Otorhinolaryngol Head Neck Surg* 2007;6:Doc 07.
5. Cooper BC. Nasorespiratory function and orofacial development. *Otolorinolaryngol Clin North Am* 1989;22(2):413-41.
6. Feldmann H. The nasopharynx and pharyngeal tonsil in the history of otology and rhinology. Pictures from the history of otorhinolaryngology, presented by instruments from the collection of the Ingolstadt Medical History Museum. *Laryngorhinootologie* 1999;78(5):280-89.
7. Georgalas C, Cornet M, Adriaensen G *et al*. Evidence-based surgery for chronic rhinosinusitis with an without nasal polyps. *Curr Allergy Asthma Rep* 2014;14(4):427.
8. Guilleminault C, Huang YS, Quo S *et al*. Teenage sleep-disordered breathing: recurrence of syndrome. *Sleep Med* 2013;14(1):37-44.
9. Hilberg O. Objective measurement of nasal airway dimensions using acoustic rhinometry: methodological and clinical aspects. *Allergy* 2002;57(70):5-39.
10. Huizing E, Groot JAM. *Functional reconstructive nasal surgery*. Rio de Janeiro: Thieme, 2015, 428p.
11. Katyal V, Pamula Y, Martim AJ *et al*. Craniofacial and upper airway morphology in pediatric sleep-disordered breating: systematic review and meta-analysis. *Am J Orthod Dentofacial Orthop* 2013;143(1):20-33.
12. Kim EJ, Choi JH, Kim KW *et al*. The impacts of open-mouth breathing on upper airway space in obstructive sleep apnea: 3-D MDCT analysis. *Eur Arch Otorhinolaryngol* 2011;268(4):533-39.
13. Lavinsky-Wolff M, Migliavacca R. Rinosseptoplastia funcional. *Programa de Atualização em Otorrinolaringologia* 2012;7(3):119-47.
14. Melo AC, Gomes AO, Cavalcanti AS *et al*. Acoustic rhinometry in mouth breathing patients: a systematic review. *Braz J Otorhinolaryngol* 2015;81(2):212-18.

15. Mion O, Mello Jr JF. Rinologia – Doenças – Rinites não-alérgicas. Cap. 6: 50-67. In: Campos CAH, Costa HOO. *Tratado de Otorrinolaringologia*. São Paulo: Roca, 2003, 720p.
16. Moore M, Eccles R. Objective evidence for the efficacy of surgical management of the deviated septum as a treatment for chronic nasal obstruction: a systematic review. *Clin Otolaryngol* 2011;36(2):106-13.
17. Petersen SC, Wolff ML, Barone CR *et al.* Efeito da cirurgia dos cornetos inferiores na rinosspetoplastia: ensaio clínico randomizado com avaliação de qualidade de vida e medidas de rinometria acústica. *Revista HCPA* 2012;32(Supl):117.
18. Piltcher O, Costa S, Maahs GS *et al. Rotinas em otorrinolaringologia*. Porto Alegre: Artmed, 2015. 476p.
19. Posnick JC, Agnihotri N. Consequences and management of nasal airway obstruction in the dentofacial deformity patient. *Curr Opin Otolaryngol Head Neck Surg* 2010;18(4):323-31.
20. Rhee JS, Sullivan CD, Frank DO *et al.* A systematic review of patient-reported nasal obstruction scores: defining normative and symptomatic ranges in surgical patients. *JAMA Facial Plast Surg* 2014;16(3):219-25.
21. Stefanini R, Tufik S, Soares MC *et al.* Systematic evaluation of the upper airway in the adult population of São Paulo, Brazil. *Otolaryngol Head Neck Surg* 2012;146(5):757-63.
22. Stewart MG, Smith TL, Weaver EM *et al.* Outcomes after nasal septoplasty: results from the Nasal Obstruction Septoplasty Effectveness (NOSE) study. *Ortolaryngol Head Neck Surg* 2004;130(3):283-90.
23. Tomes CH. On the developmental origin of the V-shaped contracted maxilla. *Mouth Rev Dent Surg* 1872;1:2.

# 4

# REPERCUSSÕES OTOLÓGICAS

Letícia Petersen Schmidt Rosito ■ Maurício Noschang Lopes da Silva
Fábio André Selaimen ■ Sady Selaimen da Costa

## INTRODUÇÃO

A perda de audição é o déficit sensorial mais prevalente no mundo, podendo apresentar-se em diferentes graus e ser uni ou bilateral. A perda auditiva pode ser iniciada em qualquer idade e, dependendo de como se manifesta em cada pessoa, pode levar a diferentes prejuízos na comunicação. Se presente desde o início da infância, pode ser determinante para atrasar ou impedir o desenvolvimento da linguagem oral. Quando inicia na idade adulta, geralmente causa dificuldades na comunicação e pode estar associada a sintomas, como zumbido e plenitude aural. Toda pessoa, em que há suspeita de perda de audição, deve realizar uma avaliação com otorrinolaringologista, pois há tratamentos específicos para cada causa.

A otite média representa uma das doenças mais prevalentes, constituindo-se em um problema de saúde pública no Brasil e no mundo. Estima-se que anualmente sejam gastos cerca de 5 bilhões de dólares com esta condição nos Estados Unidos e que ela seja a segunda maior causa de consultas ambulatoriais neste país na população de menores de 15 anos.[1,2,5] A otite média com efusão (OME), por sua vez, é definida como o acúmulo de líquido mucoide (otite média secretora) ou seroso (otite média serosa) na orelha média sem sinais e sintomas de infecção aguda (a) e corresponde à causa mais comum de perda auditiva na criança.

A etiologia da OME, em geral, é multifatorial, típica de crianças, com a imaturidade da tuba auditiva e do sistema imunológico, desempenhando papéis importantes. Infecções de vias aéreas superiores, inflamação secundária a processos alérgicos, obstrução mecânica por adenoides ou anomalias craniofaciais estão muito associadas a esta doença.[3] A respiração oral pode ser causada tanto por fatores relacionados com a oclusão dentária, quanto por obstrução nasal. Roncos e processos alérgicos nasossinusais são fatores aos quais o examinador deve ficar atento, como fatores de risco para obstrução nasal e, consequente, desenvolvimento da OME.

Cerca de 90% das crianças apresentam OME em algum momento antes da idade escolar, mais frequentemente entre os 6 meses e os 4 anos. No primeiro ano de vida, mais que 50% das crianças terão OME, aumentando para mais de 60% até os 2 anos. A maioria dos episódios irá se resolver espontaneamente em 3 meses, mas cerca de 30 a 40% das crianças apresentam OME recorrente, e 5 a 10% dos episódios duram um ano ou mais.

## FISIOPATOLOGIA

A presença de efusão na orelha média (OM) pode ser correlacionada com a obstrução nasal e consequente respiração oral, pois a obstrução anatômica ou funcional da tuba auditiva gera uma sequência de eventos na fisiologia da OM. A tuba auditiva tem por funções primordiais a aeração e limpeza da orelha média, através da sua comunicação com a rinofaringe e equalização das pressões com o meio externo. Obstrução anatômica do óstio da tuba auditiva, como pela hipertrofia de adenoides, ou funcional, por processos inflamatórios de origem infecciosa ou alérgica da mucosa da rinofaringe, são as principais causas de disfunção tubária.

O funcionamento inadequado da tuba leva à hipóxia na OM e ao extravasamento de líquido intravascular para o extravascular, ficando o espaço preenchido por transudato. Este quadro denomina-se otite média serosa. Com a persistência da hipóxia, há cronificação das alterações na mucosa, com surgimento de células caliciformes secretoras de muco. A partir deste ponto, há o preenchimento da OM por um líquido com características de um exsudato, o que define a otite média secretora (OMS). A otite média pode progredir com distúrbios na membrana timpânica, como retração, perfuração ou mesmo a formação de colesteatoma. No entanto, não é possível associar esta evolução apenas à obstrução nasal, sendo necessários outros fatores predisponentes.

Com base nestas informações, é possível entender a perda auditiva causada pela obstrução nasal e subsequente otite média. Para a adequada transmissão do som do meio externo até a janela oval da cóclea, onde a energia sonora é transformada em estímulo elétrico para viajar pelo nervo auditivo, uma série de condições ideais se faz necessária. Quando a OM fica preenchida por líquido, há uma redução da mobilidade da membrana timpânica e da cadeia ossicular, reduzindo a capacidade de condução da onda sonora da orelha externa para a cóclea. Este tipo de perda auditiva chama-se condutivo.

## MANIFESTAÇÕES CLÍNICAS

A OME é diagnosticada pela avaliação otorrinolaringológica. A anamnese fornece pistas do diagnóstico como obstrução nasal crônica, hipoacusia, atraso no desenvolvimento de linguagem em crianças e repetidas otites médias agudas. Os pacientes adultos referem claramente a sensação de redução da audição, abafamento ou ouvido cheio. Ao exame físico, a realização da otoscopia é de suprema importância, devendo ser treinada por médicos generalistas e pediatras. A partir da definição de um padrão de normalidade (Fig. 4-1), podem-se identificar os casos que apresentem alterações características. A membrana timpânica (MT) é íntegra e permite a visualização de líquido na OM através dela. Isto pode ser percebido pela presença de bolhas ou nível hidroaéreo na OM. Também pode-se perceber a coloração mais amarelada da MT, aumento na opacidade e aumento na vascularização radial, todos estes sinais sugestivos de efusão na OM (Figs. 4-2 e 4-3). Na acumetria, pode-se verificar a presença de hipoacusia condutiva através do Teste de Rinné, que resulta negativa na maioria dos casos com efusão na orelha média.

Os exames complementares mais úteis são a audiometria tonal e a impedanciometria. A audiometria é o exame que mostra o tipo e o grau de perda auditiva. Como o paciente com OME apresenta função coclear normal, a audiometria evidencia uma diferença entra a curva de via óssea (função coclear) e a de via aérea (condução sonora das orelhas externa e média). Esta diferença é denominada *gap* aero-ósseo (Fig. 4-4). A hipoacusia gerada pela OME geralmente é de grau leve a moderado. A impedanciometria mostra redução na mobilidade do sistema timpanossicular através de uma curva de distância e

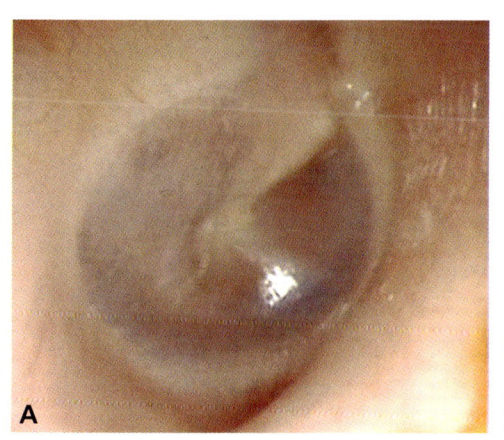

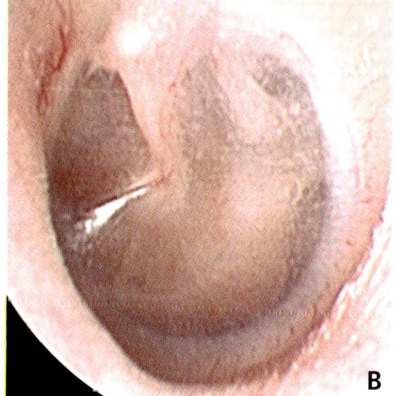

**Fig. 4-1.** (**A** e **B**) Otoscopia normal. Atentar para as características de uma membrana timpânica: integridade, posição neutra, coloração âmbar e semitransparência.

**Fig. 4-2.** (A-C) Otite média serosa – membrana com integridade preservada, posição neutra, coloração amarelada e semitransparência diminuída, podendo ser visualizadas bolhas e/ou nível líquido.

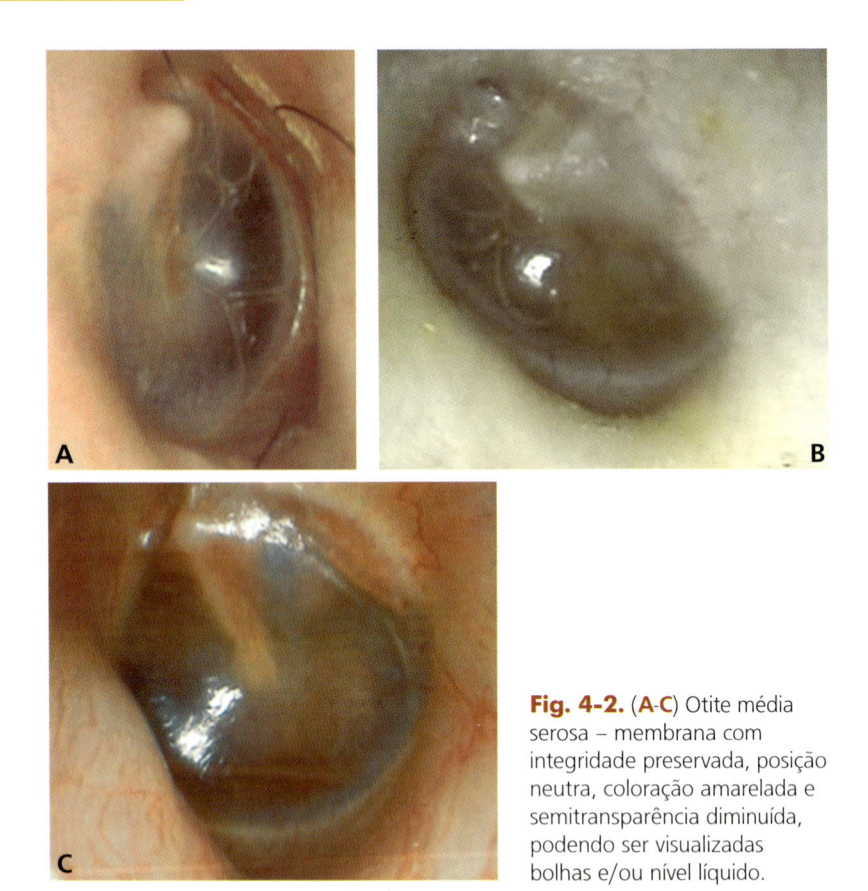

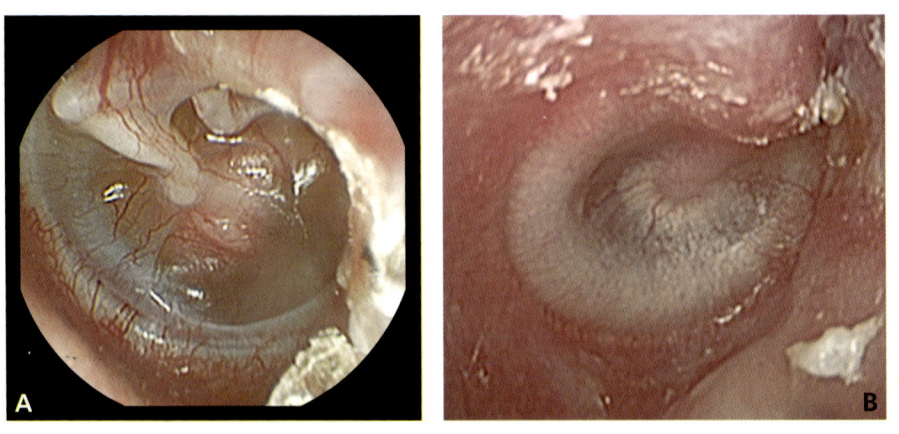

**Fig. 4-3.** (A e B) Otite média secretora – membrana com integridade preservada, posição retraída, coloração amarelada e opacidade mais marcada, podendo ser identificado aumento da vascularização radial.

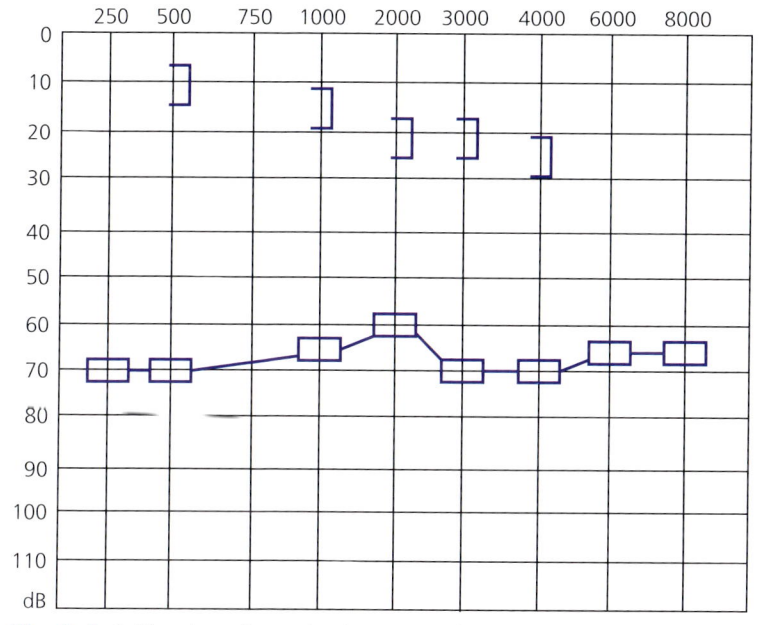

**Fig. 4-4.** Gráfico de audiometria, demonstrando limiares de via óssea normais e limiares de via aérea com perda auditiva, caracterizando o GAP aero-ósseo.

pressão. A curva normal é a curva do tipo A, e a curva característica da OME é a do tipo B.

## OBSTRUÇÃO NASAL E PERDA AUDITIVA

As duas principais causas de respiração oral capazes de causar OME são a rinite alérgica e a hipertrofia das tonsilas faríngeas (adenoides).

### Rinite Alérgica

A rinite é definida como a inflamação da mucosa nasal. A rinite alérgica (RA) é definida quando a inflamação é resultado de uma resposta mediada por IgE. A resposta alérgica é mediada por uma reação de hipersensibilidade tipo I. Ela ocorre após a exposição a alérgenos previamente sensibilizados, como pólen, ácaros, fungos, alimentos ou insetos. É uma doença extremamente prevalente, afetando cerca de 20% da população dos Estados Unidos.

Os sintomas são obstrução nasal, pruridos nasal e ocular, espirros e coriza. Os achados no exame físicos são hipertrofia dos cornetos nasais, palidez da mucosa nasal e presença de secreção hialina abundante na cavidade nasal. A RA pode estar associada a outras doenças atópicas, como asma e dermatite atópica.

Diversos estudos relacionam RA com otite média com efusão.[4,6] Imagina-se que a presença de secreção nasal constante, edema da mucosa nasal e aumento dos cornetos leve à obstrução do fluxo aéreo nasal e redução da função da tuba auditiva. Portanto, diante de pacientes com respiração oral, torna-se fundamental a avaliação de sintomas alérgicos para se instituir o tratamento adequado. Independente da coexistência de otite média, a terapêutica para a RA deve ser iniciada.

O tratamento medicamentoso é com base no uso de corticosteroides tópicos nasais, como a budesonida, fluticasona e mometasona. Nos casos refratários podem ser associados anti-histamínicos sistêmicos, como a loratadina, desloratadina ou fexofenadina. Há ainda casos mais severos que podem necessitar de outras classes de drogas, como antileucotrienos ou mesmo imunoterapia. Todos os pacientes devem receber orientações sobre controle ambiental de atopia. Isto engloba afastamento de animais de estimação; abstenção de tabagismo e fumo passivo; remoção de tapetes e carpetes; evitar odores fortes, como perfumes e materiais de limpeza; além da higienização da poeira e filtros de ar- condicionado.

## Hipertrofia de Adenoides

As adenoides correspondem a um tecido linfático que se localiza na nasofaringe, sendo que sua hipertrofia geralmente resulta em obstrução nasal, respiração bucal e roncos. Uma vez que esteja localizada junto aos óstios das tubas auditivas na nasofaringe, podem determinar obstrução das mesmas, resultando em diminuição da ventilação das orelhas médias e OME. Também é considerada um fator importante para infecção de orelha média, pois pode ser um reservatório de patógenos.

A hipertrofia de adenoides pode ser diagnosticada tanto pelo RX de *cavum* quanto, mais atualmente, pelo exame de nasofibrolaringofaringoscopia realizado durante a avaliação otorrinolaringológica. Consideram-se adenoides hipertrofiadas aquelas que obstruem mais de 75% do *cavum*.

O tratamento da hipertrofia de adenoides consiste na sua remoção através de cirurgia (adenoidectomia). É o tratamento de escolha para casos com obstrução nasal, quando a causa é a hipertrofia das adenoides, mas também pode ser usada como adjuvante no tratamento da OME.

## TRATAMENTO

A perfuração da membrana timpânica com aspiração da secreção da orelha média (timpanotomia) e colocação de tubo de ventilação (TV) melhora significativamente a audição, reduz a prevalência de efusão, pode reduzir a incidência de otite média aguda recorrente, e também fornece um mecanismo de drenagem e de administração tópica de antibióticos.

A timpanotomia com colocação de TV indicada, se a OME persistir por mais de 3 meses do início do quadro, se ele for conhecido, ou do momento do diagnóstico, se o tempo de início for desconhecido. O procedimento está especialmente indicado, se houver comprovação (através de audiometria) de perda auditiva. O teste de Rinné negativo, indicando perda condutiva, também é um fator importante quando aplicável. Cerca de 20-50% das crianças que são submetidas à colocação dos TV podem necessitar de repetidas cirurgias.

Provou-se que a adenoidectomia é efetiva em prevenir TV de repetição em vários estudos nos últimos 30 anos, podendo chegar a 50% de redução. A adenoidectomia associada também está indicada sempre que a mesma for obstrutiva e determine sintomas respiratórios.[7]

## REFERÊNCIAS BIBLIOGRÁFICAS

1. Bluestone CD. In: Vanghan VC, McKay RJ, Behrman RE. *Nelson's Textbook of Pediatrics*. Philadelphia: WB Saunders, 1997.
2. Costa SS. *Contribuição ao estudo da otite média crônica*. Dissertação de Mestrado. Faculdade de Medicina da USP – Ribeirão Preto, 1991.
3. Eliçora Sª, Öztürk M, Sevinç R et al. Risk factors for otitis media effusion in children who have adenoid hypertrophia. *Int J Pediatr Otorhinolaryngol* 2015 Mar.;79(3):374-77.
4. Kwon C, Lee HY, Kim MG et al. Allergic diseases in children with otitis media with effusion. *Int J Pediatr Otorhinolaryngol* 2013 Feb.;77(2):158-61.
5. Paparella MM. Current concepts in otitis media. *Henry Ford Hosp Med J* 1983,31(1):30-36.
6. Passali D, Passali GC, Lauriello M et al. Nasal allergy and otitis media, a real correlation? *Sultan Qaboos Univ Med J* 2014 Feb.;14(1):e59-64.
7. Wang MC, Wang YP, Chu CH et al. The protective effect of adenoidectomy on pediatric tympanostomy tube re-insertions: a population-based birth cohort study. *PLoS One* 2014 July 1;9(7).

# 5

# ASPECTOS COGNITIVOS DOS PROBLEMAS RESPIRATÓRIOS

Berenice Dias Ramos ▪ Renata Di Francesco

## QUE É COGNIÇÃO?

Cognição é o conjunto de habilidades cerebrais necessárias para o processamento humano da informação. Tais habilidades envolvem atenção, memória, linguagem, raciocínio, criatividade, capacidade de resolução de problemas entre outras funções. A integração destas funções permite a interpretação, os ajustes do comportamento, a comunicação e o relacionamento consigo mesmo, com o mundo e com as outras pessoas.

## PROBLEMAS RESPIRATÓRIOS E SONO

Para podermos analisar a repercussão dos problemas respiratórios na cognição, é preciso entender que a maioria deles é decorrente de alterações no sono.

Os distúrbios do sono são comuns na infância e na adolescência. O sono agitado e os frequentes despertares são muito relatados nas nossas clínicas. Os distúrbios do sono, especialmente em crianças pequenas, têm efeitos psicológicos deletérios, e existe uma associação significativa com os distúrbios cognitivos. Vários estudos demonstraram a associação entre distúrbios do sono e déficit cognitivo diurno, problemas de comportamento, mau desempenho escolar e desatenção na infância, o que pode acarretar transtornos familiares.

Cerca de 1 em cada 4 crianças em idade escolar apresenta respiração oral e roncos. As crianças com problemas respiratórios estão em maior número em classes de reforço escolar e, comparadas às crianças sem problemas respiratórios, apresentam atraso na aquisição da linguagem escrita.

## SONO E APRENDIZAGEM

Desde que nascemos, e mesmo antes do nascimento, estamos aprendendo. Possuímos cerca de 100 bilhões de neurônios, que possuem a capacidade de aprender e que se comunicam entre si por um incalculável número de conexões sinápticas. Um neurônio pode estabelecer sinapses com milhares de outros neurônios, ao mesmo tempo em que recebe informações vindas de outros milhares de células nervosas. Toda a vez que aprendemos algo, novas conexões sinápticas são formadas.

Durante todo o dia, somos expostos a inúmeras experiências. A grande maioria delas não precisa ser memorizada, apenas um pequeno número ficará na nossa lembrança, e é justamente durante o sono, que esta consolidação ocorrerá.

A consolidação do traço de memória, portanto, ocorre durante o sono. A privação ou a fragmentação do sono impede ou prejudica a aprendizagem, ao passo que o sono normal facilita a aprendizagem. É durante o sono que os mecanismos eletrofisiológicos e moleculares, envolvidos na formação de sinapses mais estáveis, estão em funcionamento.

O sono promove, em adultos e crianças, a integração entre as novas palavras aprendidas e o conhecimento já existente.

O sono promove também os processos de abstração gramatical necessários para o aprendizado da linguagem na criança.

## ESTÁGIOS DO SONO E CONSOLIDAÇÃO DA MEMÓRIA

O sono normal apresenta vários estágios alternantes:

- Sono REM (*Rapid Eye Movements*): movimentos periódicos rápidos dos olhos.
- Sono NREM (*Non-Rapid Eye Movements*): pode ser subdividido em quatro estágios – estágios 1 (transição entre vigília e sono), 2, 3 e 4.

A alternância entre estes ciclos é extremamente importante para a memória. A criança, que tem o sono interrompido pelos episódios de apneia, modifica o padrão do sono, o que interfere negativamente na consolidação da memória.

Experimentalmente, a fragmentação do sono com distúrbio de sua estrutura cíclica prejudica a retenção de palavras durante uma noite. Quando ocorre o mesmo nível de fragmentação, mas os ciclos são preservados, não há prejuízo da lembrança das palavras.

As ondas SWS (*slow wave sleep*) do sono, que predominam no estágio inicial e o sono REM, que predomina em um estágio mais tardio, atuam diferentemente nos traços de memória, dependendo a que sistema de memória estes traços pertencem.

Estudos do sono têm demonstrado que as memórias declarativas que dependem do hipocampo necessitam do sono NREM, enquanto que aspectos não declarativos da memória, como memória procedural, memória implícita e emocional, necessitam do sono REM.

Outros estudos concluem que as ondas SWS parecem atuar na consolidação da informação da memória declarativa (memória consciente para fatos e eventos), enquanto a consolidação das informações não declarativas depende do sono NREM (não somente SWS).

Existem evidências de um envolvimento do estágio 2 do sono no aprendizado motor: o treinamento de tarefas motoras aumenta o tempo do sono neste estágio. A memória para uma tarefa motora simples pode estar prejudicada pela privação específica do estágio 2 do sono.

Vários fatores foram identificados: os ganhos dependentes do sono são mais robustos sob condições explícitas de aprendizado, isto é, se os sujeitos são informados sobre qual é a habilidade a ser aprendida, comparado ao aprendizado implícito. Como o aprendizado das memórias declarativas é explícito e geralmente intencional, os resultados sugerem que a codificação explícita favorece o acesso à consolidação da memória durante o sono.

Estudos demonstraram que após o aprendizado de uma sequência de atos motores, quando antes do sono era prometido um prêmio em dinheiro, no dia seguinte, os resultados eram melhores.

Estes achados indicam que o processo de consolidação que ocorre durante o sono é dirigido por fatores motivacionais que fortalecem a memória.

O sono não beneficia igualmente todos os tipos de memória e muito ainda há para compreender.

## CLASSIFICAÇÃO DOS DISTÚRBIOS DO SONO

- Síndrome da Apneia Central do Sono (SACS).
- Síndrome da Apneia Obstrutiva do Sono (SAOS).
- Síndromes de Hipoventilação/Hipóxia relacionadas com o sono.
- Outros Distúrbios Respiratórios do Sono (DRS).

Os distúrbios respiratórios relacionados com o sono são classificados em:

- *Ronco primário:* é definido, segundo a Classificação Internacional dos Distúrbios do Sono (ICSD-2), como a presença de ruído característico de ronco durante o sono, na ausência de alterações na saturação da oxiemoglobina, nas variáveis das medidas ventilatórias e no eletroencefalograma. Trata-se de forma mais leve de desconforto respiratório do sono não associada a microdespertares ou à obstrução da via aérea.

- *Síndrome da Resistência Aumentada da Via Aérea Superior (SRVAS):* é uma condição em que ocorre limitação ao fluxo aéreo, aumento da resistência da via aérea superior (VAS), aumento da pressão negativa intratorácica, associados a microdespertares, levando à fragmentação do sono e sonolência excessiva. Por definição, estas alterações ocorrem na ausência de apneias, hipopneias e/ou dessaturação significativa da oxiemoglobina. O aumento da resistência da VAS é avaliado pelo aumento do esforço respiratório. A SRVAS para a maioria dos pesquisadores é considerada um estágio inicial da SAOS, com as mesmas características fisiopatológicas.
- *Síndrome da Apneia Obstrutiva do Sono (SAOS):* é uma doença de causa multifatorial não totalmente esclarecida, decorrente, em parte, de alterações anatômicas da via aérea superior e do esqueleto craniofacial associadas a alterações neuromusculares da faringe. É caracterizada por eventos recorrentes de obstrução da via aérea superior durante o sono, associados a sinais e sintomas clínicos. A obstrução manifesta-se de forma contínua, envolvendo um despertar relacionado com o esforço respiratório aumentado, uma limitação, redução (hipopneia) ou cessação completa (apneia) do fluxo aéreo na presença dos movimentos respiratórios. A interrupção da ventilação resulta, em geral, em dessaturação da oxiemoglobina e, ocasionalmente, em hipercapnia. Os eventos são frequentemente finalizados por microdespertares.

## PREVALÊNCIA DOS DISTÚRBIOS DO SONO

Os distúrbios respiratórios relacionados com o sono são prevalentes, mas nem sempre diagnosticados ou tratados adequadamente. A SAOS é uma das entidades clínicas mais encontradas na população pediátrica, e suas consequências envolvem sonolência excessiva, déficits cognitivos e doenças cardiovasculares.

O ronco está presente em 10% das crianças, e a apneia, em torno de 0,9 a 4,3%. Entre crianças obesas a prevalência de SAOS chega a 20 a 30%.

## ETIOLOGIA DOS DISTÚRBIOS RESPIRATÓRIOS DO SONO (DRS)

A obstrução nasal e consequente respiração oral são um sinal de suspeita de distúrbio respiratório do sono. Várias podem ser as suas causas, como rinites, desvio septal e mais comumente o aumento das tonsilas faríngea e palatina.

O crescimento desproporcional de tonsilas faríngeas (adenoide) e tonsilas palatinas (amígdalas) reduz o calibre da via aérea, sendo a causa mais comum de DRS em crianças pré-escolares e escolares. Outras situações associadas podem ser a obesidade e as características craniocervicofaciais.

Outros fatores etiológicos incluem: micrognatia, macroglossia e retrognatia. Algumas síndromes, como Pierre Robin ou Down, hipotireoidismo, malformação de Arnold Chiari e distrofias neuromusculares, podem ocasionar SAOS.

A maioria das crianças com SAOS tem hipertrofia adenotonsilar e, ao contrário dos adultos, não é obesa. Por outro lado, nas crianças pequenas, o atraso do crescimento é frequente, e em adolescentes é comum a obesidade.

Estudos revelam que fatores estruturais têm um papel importante na SAOS, e a avaliação endoscópica das crianças com SAOS demonstrou que elas têm uma via aérea superior mais estreita do que as das crianças controle.

## SINTOMATOLOGIA

As crianças com DRS apresentam história de roncos, com dificuldades respiratórias durante o sono e respiração oral. A agitação relatada durante o sono deve-se à procura por uma posição na cama que permita à criança uma melhor permeabilidade da via aérea, como, por exemplo, a hiperextensão do pescoço. Os relatos de queda da cama também são frequentes. Os pais referem retrações supraclaviculares, respiração paradoxal e episódios de aumento do esforço respiratório associado à interrupção do fluxo de ar. Estes episódios são seguidos de engasgos, agitação e eventualmente despertares. Cianose é muito rara. Como resultado pode-se ter hipoxemia e hipercarpnia, o que também aumenta a agitação.

A ruptura ou fragmentação do sono, frequentemente, manifesta-se como hiperatividade, desatenção, concentração pobre, impulsividades, problemas de comportamento, labilidade emocional e pobre desempenho escolar.

Na criança com DRS, os sintomas mais associados são ronco, sonolência excessiva diurna (SED), distúrbio de aprendizado, além de sonambulismo e soniloquio. Criança com relato de ronco alto e frequente tem 3,5 vezes maior chance de ter DRS, assim como criança com SED, distúrbio de aprendizado e do sexo masculino. A combinação dos sintomas ronco com SED ou ronco com distúrbio de aprendizado tem uma alta especificidade (97 e 98,9%, respectivamente), mas uma baixa sensibilidade (8,7 e 4,4%, respectivamente).

O diagnóstico correto e o tratamento precoce dos distúrbios do sono na infância podem levar à melhora das funções cognitivas e dos distúrbios comportamentais.

## QUANDO DEVEMOS SOLICITAR POLISSONOGRAFIA (PSG) NA CRIANÇA?

A PSG é recomendada para todas as crianças que apresentam roncos frequentes e necessitam ser diferenciados de pacientes com SAOS.

A presença de quadros sindrômicos, doença neuromuscular e obesidade são fatores a se ponderar para a solicitação de PSG em crianças. A diferenciação de quadros de origem central e a estimativa da gravidade da apneia são importantes na prevenção de complicações perioperatórias na criança após a tonsilectomia. Além disso, nem sempre o tamanho tonsilar é indicativo da necessidade da intervenção cirúrgica e frequentemente os pais não desejam realizar a cirurgia e subestimam os sintomas apresentados pela criança.

Para diagnóstico de SAOS é considerado critério diagnóstico índice de apneia (IA) superior a 1, com saturação inferior a 89% e/ou com $PCO_2$ expiratório superior a 45 mmHg por mais do que 10% do tempo total do sono.

## FISIOPATOLOGIA DOS SINTOMAS COGNITIVOS

A hipóxia intermitente, a fragmentação e a ruptura do sono estão presentes na SAOS e são suspeitas de causar disfunção do córtex pré-frontal e prejudicar as funções executivas e, portanto, as funções cognitivas.

As perturbações das funções do córtex pré-frontal têm sido implicados em déficits observados em crianças com TDAH. Acredita-se que o córtex pré-frontal desempenhe um papel crítico na regulação da excitação, sono e atenção.

## SINTOMAS COGNITIVOS E COMPORTAMENTO

A ruptura ou fragmentação do sono, frequentemente manifesta-se como hiperatividade, desatenção, concentração pobre, impulsividades, problemas de comportamento, labilidade emocional e pobre desempenho escolar.

Crianças com distúrbios respiratórios do sono apresentam como principais consequências neurocognitivas a desatenção (71%) e o déficit da inteligência verbal (40%).

Estes sintomas já estão presentes em crianças pequenas (pré-escolares) com prejuízos na inibição, memória de trabalho, planejamento, sequência de comportamento, autorregulação e flexibilidade. As crianças com DRS apresentam, ainda, problemas comportamentais, além de prejuízo da linguagem, atenção visual sustentada, habilidade visoespacial e nas funções executivas, fluência e planejamento.

É importante lembrar que nas crianças pré-escolares a otite média aguda recorrente e/ou a efusão crônica na orelha média são altamente prevalentes e que também costumam provocar atrasos no desenvolvimento da linguagem e distúrbios do sono e comportamentais. A associação do problema otológico ao problema respiratório agravaria a sintomatologia.

Problemas de comportamento e déficits documentados nas funções executivas colocam estas crianças em risco para o sucesso de integração social e prontidão escolar que diz respeito aos aspectos socioemocionais.

Adolescentes também podem apresentar concentração pobre, sintomas depressivos, sonolência diurna, sendo, nas crianças menores, comum a hiperatividade.

Mesmo crianças, apenas com ronco primário, podem apresentar problemas de comportamento e ter distúrbios neurocognitivos semelhantes àquelas com resistência das vias aéreas ou apneia. Em comparação a crianças normais, as roncadoras, também, apresentam problemas de memória, linguagem e coordenação visoespacial e pobre desempenho acadêmico. Crianças com ronco primário mostram um risco para hiperatividade e desatenção, quando comparadas a crianças que nunca roncaram.

Sintomas diurnos de desconforto respiratório do sono sobrepõem-se com os de transtorno de déficit de atenção e hiperatividade (TDAH). As principais características do TDAH (p. ex., desatenção, hiperatividade e impulsividade) são manifestações frequentes de DRS na infância, e, portanto, a relação entre essas duas doenças é de grande interesse. Crianças com TDAH são mais propensos a roncar do que seus pares, com alguns estudos sugerindo que o ronco é mais comum em pacientes com o subtipo hiperativo/impulsivo de TDAH.

## TRATAMENTO DOS DISTÚRBIOS RESPIRATÓRIOS

O diagnóstico correto e o tratamento precoce dos distúrbios do sono na infância podem levar à melhora das funçoes cognitivas e dos distúrbios comportamentais.

O fator mais comumente associado à SAOS em crianças é o aumento das tonsilas faríngea e palatina, assim, a adenotonsilectomia é o procedimento mais realizado. Brietzke e Gallagher demonstraram que a normalização da PSG ocorre em 82,9% das crianças sem outras comorbidades, submetidas à adenotonsilectomia.

Crianças escolares testadas um ano após adenotonsilectomia, quando comparadas a controles, mostraram melhora no comportamento, assim como no desempenho cognitivo.

Melhora de medidas acadêmicas, como recordação visual retardada, atenção a curto prazo, memória de trabalho e funcionamento executivo são observados. Estes resultados são consistentes com relatos anteriores de que o tratamento DRS leva à melhoria no desempenho escolar.

Descreve-se melhora nas funções matemáticas, embora ainda abaixo do desempenho de pacientes sem problemas respiratórios. Subtestes relacionados com a capacidade de abstração verbal, a eficiência com problemas de aritmética e de aprendizagem, memória visual e verbal também melhoraram após a cirurgia, e esses declínios podem estar ligados intimamente ao concomitante déficit de atenção sustentada, dada a estreita associação entre estes domínios cognitivos.

Recentemente, um estudo controlado mostrou que crianças entre 4 e 9 anos, 7 meses após adenotonsilectomia, não apresentaram melhora do desempenho cognitivo quando comparadas a crianças com apneia obstrutiva do sono, porém não submetidas a procedimento cirúrgico. Apresentaram, entretanto, melhora dos problemas de comportamento. As crianças que se submetem à adenotonsilectomia para SAOS ainda podem ter algum grau de doença residual, outra possibilidade é que os danos do sistema nervoso central de SAOS, em idades precoces, podem apresentar comprometimento cognitivo irreversível. Deve-se considerar, ainda, que o curto período de 7 meses pode ser insuficiente para melhora cognitiva.

Crianças mais velhas tendem a mostrar mais fracas associações, possivelmente sugerindo uma janela de vulnerabilidade no cérebro em desenvolvimento.

## CONSIDERAÇÕES FINAIS

Os distúrbios cognitivos são altamente prevalentes na infância. O tratamento das crianças com estes problemas representa um desafio para todos os profissionais. A possibilidade de identificar fatores causais precocemente e resolvê-los modifica o prognóstico destes pacientes. Uma anamnese detalhada e um exame físico minucioso, avaliando a postura, as vias aéreas, a arcada dentária, associado a uma boa otoscopia, permitem identificar inúmeras alterações passíveis de tratamento.

Sabe-se que os primeiros anos de vida são a época de maior neuroplasticidade: a época em que os distúrbios cognitivos são mais facilmente tratáveis.

Compete aos profissionais, envolvidos no atendimento de crianças, estarem atentos aos problemas respiratórios, evitando postergar o diagnóstico e o tratamento destes problemas, prevenindo, dessa forma, as consequências cognitivas.

## BIBLIOGRAFIA

Abreu RR, Rocha RL, Lamounier JA et al. Etiology, clinical manifestations and concurrent findings in mouth-breathing children. *J Pediatr* (Rio J) 2008;84:529-35.

American Academy of Sleep Medicine. ICSD-2. *International classification of sleep disorders. Diagnostic and coding manual.* 2nd ed. Westchester: American Academy of Sleep Medicine, 2005.

Amitai A, Kozminsky E, Leiberman A et al. Adenotonsillectomy improves neurocognitive function in children with obstructive sleep apnea syndrome. *Sleep* 2003 Dec. 15;26(8):999-1005.

Associação Brasileira de Otorrinolaringologia e Cirurgia Cérvico-facial, Sociedade Brasileira de Neurologia, Sociedade Brasileira de Cardiologia, Sociedade Brasileira de Pediatria, Sociedade Brasileira de Pneumologia e Tisiologia. *Apneia Obstrutiva do Sono e Ronco Primário: Diagnóstico,* 2012.

Beebe DW, Gozal D. Obstructive sleep apnea and the prefrontal cortex: towards a comprehensive model linking nocturnal upper airway obstruction to daytime cognitive and behavioral deficits. *J Sleep Res* 2002;11:1-16.

Blunden S, Lushington K, Kennedy D. Cognitive and behavioral performance in children with sleep-related obstructive breathing disorders. *Sleep Med Rev* 2001;5:447-61.

Brietzke SE, Gallagher D. The effectiveness of tonsillectomy and adenoidectomy in the treatment of pediatric obstructive sleep apnea/hypopnea syndrome: A meta-analysis. *Otolaryngol Head Neck Surg* 2006;134.979-84.

Brockmann PE, Urschitz MS, Schlaud M et al. Primary snoring in school children: prevalence and neurocognitive impairments. *Sleep Breath* 2012;16:23-29.

Carskadon, MA; Dement, WC – Normal human sleep: an overview. Em Kryger, MH; Roth, T; Dement, WL; Eds – Principles and practice of sleep medicine. 1st ed. Philadelphia, W. B. Sounders Company 1994. p. 943-96.

Di Francesco RF, Passerotti G, Paulucci B, Miniti A. Respiração oral na criança: repercussões diferentes de acordo com o diagnóstico. *Rev Bras Otorrinolaringol* 2004;70(5):665-70.

Friedman BC, Hendeles Chedid KAK, Di Francesco RC et al. A influência da respiração oral no processo de aprendizagem da leitura e escrita em crianças pré-escolares. *Rev Psicopedag* 2004;21:157-63.

Garetz S. Behavior, cognition, and quality of life after adenotonsillectomy for pediatric sleep-disordered breathing: summary of the literature *Otolaryngol Head Neck Surg* 2008;138:S19.

Giordani B, Hodges EK, Guire KE et al. Changes in neuropsychological and behavioral functioning in children with and without obstructive sleep apnea following tonsillectomy. *J Int Neuropsychol Soc* 2012;18:212-22.

Goodwin JL, Kaemingk KL, Mulvaney SA et al. Clinical screening of school children for polysomnography to detect sleep-disordered breathing: the Tucson Children's Assessment of Sleep Apnea study (TuCASA). *J Clin Sleep Med* 2005;1:247-54.

Karimzadeh P. Psycho-cognitive behavioral problems in sleep disordered children. *Neural Regen Res* 2012 Mar. 15;7(8):635-39.

Landau YE, Bar-Yishay O, Greenberg-Dotan S et al. Impaired behavioral and neurocognitive function in preschool children with obstructive sleep apnea. *Pediatr Pulmonol* 2012;47(2):180-88.

Mitchell RB, Kelly J. Behavioral changes in children with mild sleep-disordered breathing or obstructive sleep apnea after adenotonsillectomy. *Laryng* 2007 Sept.;117(9):1685-88.

Montgomery-Downs HE, Gozal D. Snore-associated sleep fragmentation in infancy: mental development effects and contribution of secondhand cigarette smoke exposure. *Pediatrics* 2006;117:e496-e502.

O'Brien LM. The neurocognitive effects of sleep disruption in children and adolescents child adolesc psychiatric. *Clin N Am* 2009;18:813-23.

Petry C, Pereira UM, Pitrez PMC et al. Prevalência de sintomas de distúrbios respiratórios do sono em escolares brasileiros. *Rev Bras Otorrinolaringol* 2006;72(3):394-99.

Rauchs G, Desgranges B' Foret J et al. The relationships between memory systems and sleep stages. *J Sleep Res* 2005;14:123-40.

Riesgo RS. Anatomia da aprendizagem. In: Rotta NT, Ohlweiler L, Riesgo RS. *Transtornos da aprendizagem: abordagem neurobiológica e multidisciplinar.* Porto Alegre: Artmed, 2006, 480p.

Wamsley EJ, Tucker M, Payne JD et al. Dreaming of a learning task (is associated with enhanced sleep-dependent memory consolidation. *Curr Biol* 2010;20:850-55.

# Seção II
# Aspectos Odontológicos

# 6

## Padrão Respiratório e Morfologia Craniofacial

Eliane Oliveira Serpa ▪ Geraldo Fagundes Serpa

A respiração nasal tem papel fundamental no crescimento e desenvolvimento normal das estruturas orofaciais, sendo descrita como primordial para o equilíbrio da função biológica. Quando existe obstrução nasal, independentemente da etiologia, a respiração estará afetada, levando a várias alterações, em maior ou menor grau, em função do tempo de evolução do processo obstrutivo e de uma série de alterações que são objeto de estudos.[1,24,29]

A obstrução nasal com padrão de respiração bucal em crianças é uma apresentação clínica comum e frequentemente está associada ao aumento das adenoides e tonsilas (Fig. 6-1). Tais crianças apresentam maior risco de apneia obstrutiva do sono, clinicamente diagnosticada quando há ronco, sonolência diurna excessiva, inquietação e cessação da respiração por pelo menos cinco vezes em 1 hora de sono, cada episódio com duração de, aproximadamente, 10 segundos. Se a situação for negligenciada, a longo prazo pode resultar em situações clínicas graves.[5,10]

Na literatura especializada há consenso no que se refere à etiologia da Respiração Bucal. Como causas mais frequentes são apontadas alterações como hipertrofia de adenoides e tonsilas, rinite alérgica, desvio de septo, hipertrofia de cornetos.[1,6,17,28]

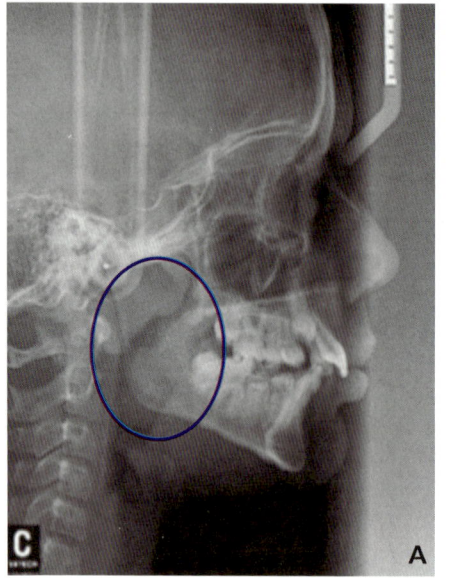

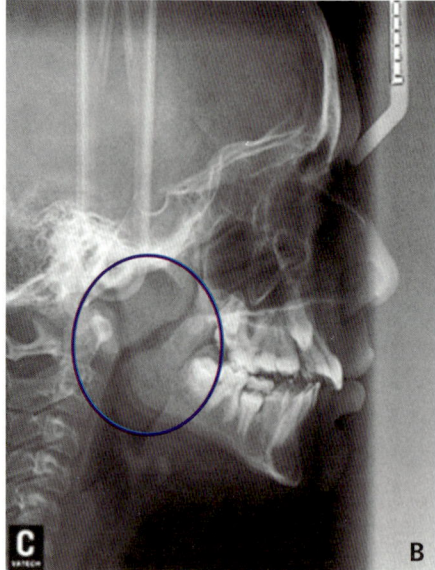

**Fig. 6-1.** (**A** e **B**) Adenoide e tonsila hipertróficas.

A adoção da RB, decorrente da existência de patologia obstrutiva, leva a uma série de consequências amplamente descritas na literatura, que configuram a chamada Síndrome do Respirador Bucal, caracterizada por alterações craniofaciais e dentárias, dos órgãos fonoarticulatórios, das funções bucais, como a mastigação, a deglutição e a fonoarticulação, assim como das funções corporais. Além disso, associadas ao mal-estar ou ao desconforto crônico de respirar pela boca, estas alterações podem comprometer a autoestima e a sociabilização, sendo os malefícios da RB notórios também em termos de impacto negativo na qualidade de vida do indivíduo.[2,25]

A respiração bucal pode trazer muitos problemas de saúde, como alterações no tônus muscular orofacial, alterações oclusais, mastigação e padrão de deglutição alterados, distúrbios da fala, padrão esquelético facial, distúrbios do sono, distúrbios alimentares, dificuldades escolares e alterações posturais; no gênero feminino, no posicionamento cefálico, e no masculino, em membros inferiores.[8,10,15] O equilíbrio corporal dos escolares com RB, em ambos os sexos, mostrou estar mais prejudicado em relação aos escolares sem RB. O paciente com RB pode apresentar conflito sensorial, anteriorização da cabeça, anteriorização dos ombros, dificuldades de aprendizagem entre outros.[21] Os resultados de estudo com adultos respiradores bucais na infância mostram alterações posturais, sobretudo na coluna lombar e cabeça, que são mantidas durante toda a vida.[16] Ocorre também alteração da posição da cabeça com aumento significativo dos ângulos que relacionam a posição da cabeça com a coluna cervical, resultando em redução da lordose cervical e proclinação da cabeça.[23]

Para melhor compreensão da morfologia craniofacial em respiradores bucais classificaremos em alterações sagitais, transversais e verticais da face.

## ALTERAÇÕES SAGITAIS

A análise cefalométrica de telerradiografias laterais evidencia diferenças esqueléticas e de vias aéreas superiores entre adolescentes respiradores bucais e respiradores nasais. Os respiradores bucais apresentam SNA (ângulo sela, nasio e ponto A), ANB (ângulo formado pelos pontos A, násio e B), A-Nperp, convexidade facial, IMPA (inclinação do incisivo inferior) e sobremordida significativamente menores, rotação da mandíbula para trás e para baixo e aumento do *overjet* (Fig. 6-2).[4,7,14,30]

Os maxilares apresentam-se retrognatas em razão da obstrução das vias aéreas superiores, resultando em hipoplasia do seio maxilar e estreitamento da

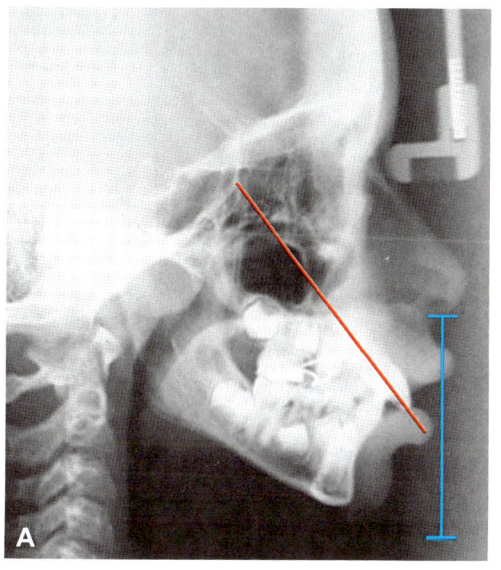

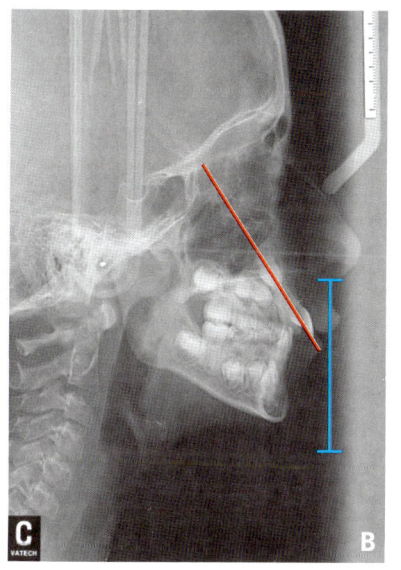

**Fig. 6-2.** (**A** e **B**) Alterações sagitais e verticais: vestibularização dos incisivos superiores, aumento do terço inferior da face.

cavidade nasal. Dessa forma a respiração bucal interfere na posição anteroposterior da maxila, em razão de uma redução do fluxo de ar na cavidade nasal.[4]

Crianças respiradoras bucais apresentaram o mesmo padrão cefalométrico observado em pacientes com Síndrome da Apneia Obstrutiva do Sono: a tendência a ter retrusão de mandíbula, juntamente com maior inclinação dos planos mandibular e oclusal, e tendência a ter maior inclinação do incisivos superiores. O espaço aéreo apresenta-se muito reduzido nos pacientes respiradores bucais, assim como observado em pacientes com apneia.[11]

As variáveis dentárias e esqueléticas, associadas à respiração bucal, apresentam aumento da gravidade da infância até a adolescência. Em crianças até 12 anos pode ocorrer associação entre respiração bucal e classe II de Angle e mandíbula curta e retruída. Em adolescentes, a partir dos 12 anos, a respiração bucal está associada à classe II, aumento da altura facial anteroinferior mandíbula curta. Para adultos, a partir dos 19 anos ocorre leve associação entre respiração bucal e classe II de Angle e diferença significativa na largura da mandíbula, em média 2,4 mm mais larga que as mandíbulas de pacientes respiradores nasais.[22]

## ALTERAÇÕES TRANSVERSAIS

Crianças com respiração bucal têm maior prevalência de mordida cruzada posterior do que a população em geral no mesmo estágio de desenvolvimento. A respiração bucal causada por obstrução de adenoide e rinite alérgica pode resultar em mordida cruzada na dentição decídua, mista ou permanente.[14,19,27]

O tamanho da arcada superior e a morfologia do palato sofrem influência da respiração bucal. A obstrução das vias aéreas superiores acarreta hipoplasia dos seios maxilares, resultando em estreitamento da cavidade nasal, ocorre redução da pressão da língua contra o palato, reduzindo a dimensão transversal do arco superior. O palato apresenta significativa constrição e aumento da altura, quando comparados às mesmas estruturas dos respiradores nasais.[4,13] Na mandíbula, observam-se aumento da largura e maior comprimento total mandibular.[3,20]

Em decorrência dessas alterações esqueléticas ocorrem alterações na face como crescimento estreito e alongado, mandíbula baixa e incompetência labial (Figs. 6-3 a 6-5).[17,20]

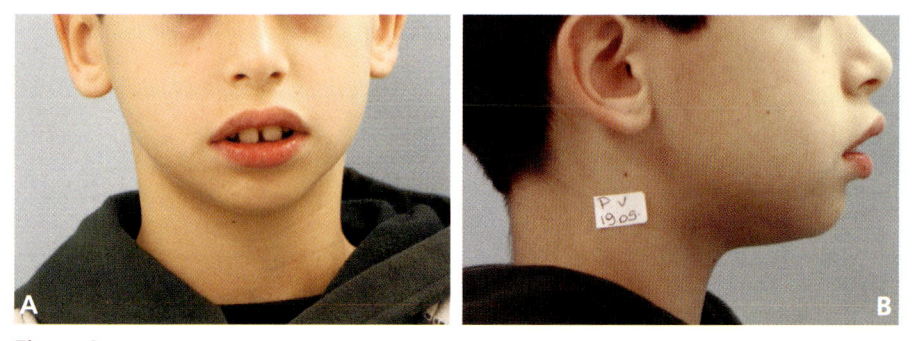

## PADRÃO RESPIRATÓRIO E MORFOLOGIA CRANIOFACIAL

**Fig. 6-3.** (**A** e **B**) Ausência de selamento labial e hipotonia muscular.

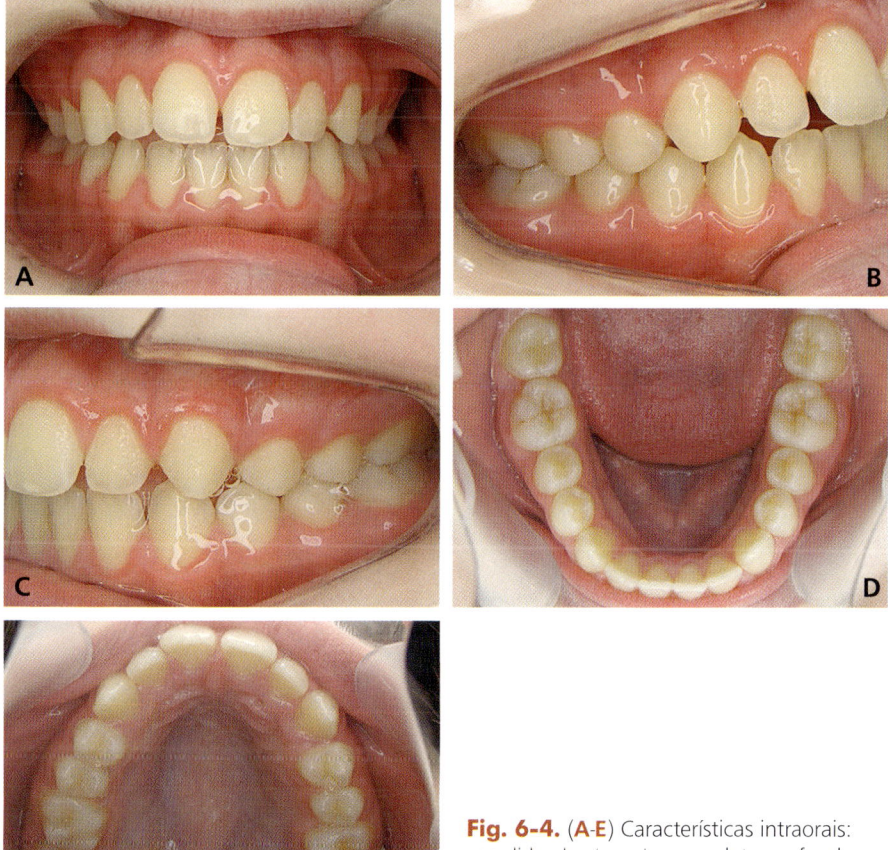

**Fig. 6-4.** (**A-E**) Características intraorais: mordida aberta anterior, palato profundo, aumento da inclinação dos incisivos superiores, interposição lingual anterior.

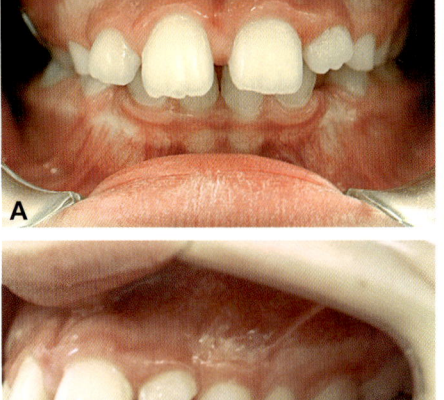

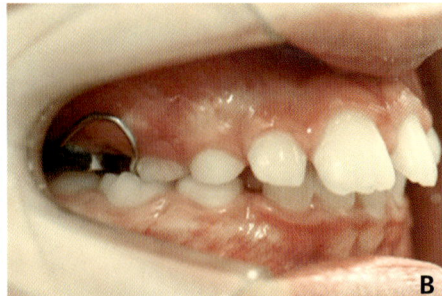

**Fig. 6-5.** (A-C) Características intraorais: atresia maxilar, mordida cruzada posterior, vestibularização dos incisivos superiores.

## ALTERAÇÕES VERTICAIS

As alterações verticais são as mais significativas nos respiradores bucais.

Avaliações realizadas por meio de telerradiografias e análise cefalométrica mostram que os respiradores bucais apresentam aumento do ângulo goníaco, ângulo do plano palatino, ângulo do plano oclusal e ângulo do plano mandibular, resultando em aumento da altura facial anterior e redução da altura facial posterior pela rotação da mandíbula para baixo e para trás (giro horário). Como fator agravante, ocorre secreção anormal de hormônio do crescimento durante a noite, provocando menor crescimento do ramo mandibular.[20] Considera-se que o respirador bucal apresente padrão vertical de crescimento facial em decorrência do aumento desses ângulos (Figs. 6-4, 6-6 e 6-7).[4,7,12,26,30,56]

Entre as características oclusais dos respiradores bucais prevalecem a mordida aberta anterior, mordida cruzada posterior, má oclusão classe II de Angle e mordida aberta posterior.[7,15] A língua assume uma posição mais baixa na cavidade bucal e ocorre um desequilíbrio entre as forças da língua e das bochechas Estas alterações esqueléticas e dentárias verticais resultam em selamento anormal labiolingual, provocando alteração funcional de fala, mastigação e deglutição.[7,18,27]

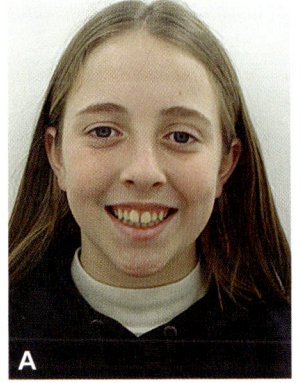

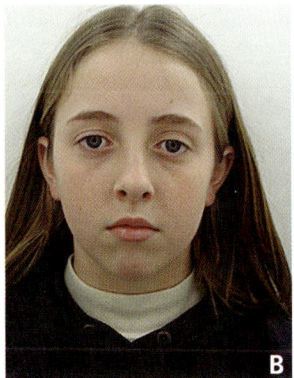

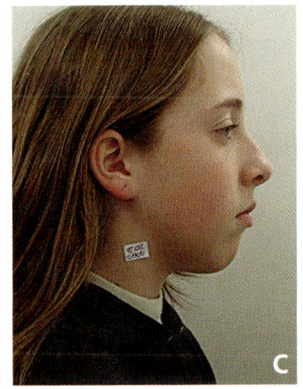

**Fig. 6-6.** (**A-C**) Características faciais: crescimento vertical, hipotonia muscular orofacial, selamento labial compressivo.

## GRANDEZAS CEFALOMÉTRICAS PARA ANÁLISE DO RESPIRADOR BUCAL

Para avaliarmos cefalometricamente o paciente respirador bucal, alguns pontos anatômicos devem ser identificados:[4,11,12,13,16,20,22,24,28,30]

- S: ponto sela: centro geográfico da sela túrcica.
- N: ponto násio: ponto mais anterior da sutura frontonasal.
- A: ponto A ou subespinhal: ponto localizado na maior concavidade do contorno anterior da maxila.
- B: ponto B ou supramentoniano: ponto localizado na maior concavidade da sínfise mandibular.
- ENA: espinha nasal anterior: ponto localizado nas extremidades anterior e superior da maxila.
- ENP: espinha nasal posterior: ponto localizado nas extremidades posterior e superior da maxila.
- Go: ponto gônio: formado pela bissetriz do ângulo formado pelo plano mandibular e a tangente, a borda posterior do ramo da mandíbula.
- Gn: ponto gnátio: formado pela bissetriz do ângulo formado pelo plano mandibular e a tangente da porção mais anterior do mento.
- Me: ponto mentoniano: ponto mais inferior do contorno da sínfise mentoniana.
- Ar: ponto articular: intersecção da base do crânio e superfície posterior do côndilo.

A partir da identificação dos pontos anatômicos, medidas lineares e angulares podem ser obtidas (Fig. 6-7):

- Ângulo SNA: relação anteroposterior da maxila em relação à base de crânio: valor normal: 82°.
- Ângulo SNB: relação anteroposterior da mandíbula em relação à base de crânio: valor normal: 80°.
- Ângulo ANB: relação maxilo-mandibular: valor normal: 2°.
- Ângulo SN: plano oclusal (tangente às cúspides dos molares e pré-molares ou molar decíduo): inclinação do plano oclusal: valor normal: 14°.
- Ângulo SN.Gn: eixo y de crescimento: valor normal 67°.
- Ângulo SN.Go.Gn: inclinação do plano mandibular: valor normal 32°.

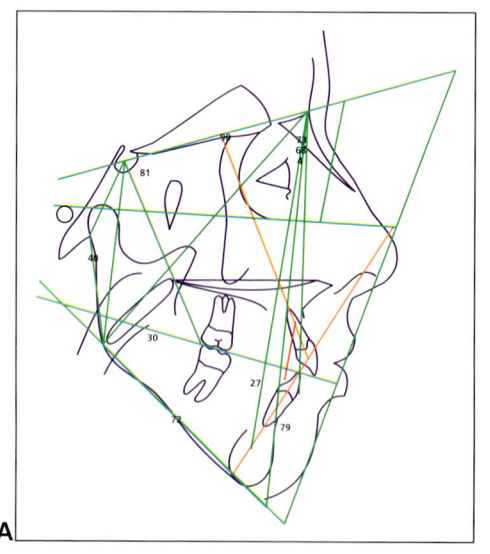

| Medida | Valor | Normal | Diferença | Classificação |
|---|---|---|---|---|
| SNA | 73,29 | 82,0 | -8,71 | |
| SNB | 68,84 | 80,0 | -11,16 | |
| ANB | 4,44 | 2,0 | 2,44 | |
| Ang. Y de crescimento (S.NGn) | 81,87 | 67,0 | 14,87 | |
| Plano oclusal (S.N Ocl) | 30,78 | 14,0 | 16,78 | |
| 1.NS (Incl incisivo superior) | 96,39 | 103,0 | -6,61 | |
| 1.NB (Incl incisivo inferior) | 27,13 | 25,0 | 2,13 | |
| AFAI - Altura Facial Anteroinferior (ENA-Me) | 79,58 mm | 62,6 ± 4,5 | 16,98 | Aumentada |
| (S.N) (Go.Gn) | 55,60 | 32,0 | 23,60 | |
| S.Go | 67,05 mm | 71,0 ± 6 | -3,95 | Normal |
| N.Me | 137,78 mm | 114,0 ± 6 | 23,78 | Grande |
| S.G0 % N.Me | 48,66 % | 63,5 ± 1,5 | -14,84 | Vertical |
| Altura do ramo GoC.Ar | 40,16 mm | 44,0 ± 5 | -3,84 | Normal |
| Corpo mandibular (GoC.Me) | 72,82 mm | 71,0 ± 5 | 1,82 | Normal |

**Fig. 6-7.** (**A**) Telerradiografia lateral e análise cefalométrica; (**B**) relatório de grandezas cefalométricas: crescimento vertical da face.

- Ar.Go: altura do ramo mandibular: valor normal: 44 mm (11 anos).
- Go.Me: comprimento do corpo da mandíbula: valor normal: 71 mm (11 anos).
- Altura facial anterior: distância N.Me.
- Altura facial posterior: distância entre S e GO.
- Relação normal entre S.Go% N.Me: 63%.
- AFAI: altura facial anteroinferior: distância entre ENA e mentoniano: valor normal varia de 60 a 80 mm.
- 1.NS: inclinação do incisivo superior: valor normal: 22°.
- 1.NB: inclinação do incisivo inferior: valor normal: 25°.

Pode-se concluir que há interação entre a função respiratória e o padrão de crescimento facial. Diferenças morfológicas são encontradas entre os pacientes respiradores bucais e respiradores nasais, identificando um papel etiológico da disfunção respiratória.[6,10,13]

A respiração bucal, quando presente na fase de crescimento e desenvolvimento da criança, pode interferir no padrão de crescimento craniofacial, acarretando importantes alterações em diversos órgãos, estruturas e sistemas da região craniocérvico-orofacial, já que 90% do desenvolvimento craniofacial ocorre até os 12 anos de idade. Pode também modificar a morfologia dentofacial e as funções estomatognáticas, além de repercutir negativamente nos aspectos cognitivos e psicossociais. Considerada um desvio no processo fisiológico da respiração, a respiração bucal é uma síndrome multifatorial, que necessita, para o êxito de seu tratamento, do diagnóstico precoce e atuação de vários profissionais, principalmente odontopediatra, ortodontista, pediatra, otorrinolaringologista, fonoaudiólogo e fisioterapeuta, conferindo-lhe, assim, um caráter multidisciplinar.[9,18,29]

## REFERÊNCIAS BIBLIOGRÁFICAS

1. Barbosa CCN, Barbosa OLC. AA influência da respiração bucal no crescimento craniofacial. *Ortodontia* 2010;43(5):540-45.
2. Branco MFC. *Avaliação comportamental de crianças com síndrome do respirador bucal* [dissertação]. Belém: Universidade Federal do Pará, 2012.
3. Caixeta ACP, Andrade Jr IA, Pereira TBJ et al. Dental arch dimensional changes after adenotonsillectomy in prepubertal children. *Am J Orthod Dentofacial Orthop* 2014;145:461-68.
4. D'Ascanio L, Lancione C, Pompa G et al. Craniofacial growth in children with nasal septum deviation: A cephalometric comparativ estudy. *Int J Pediatr Otorhinolaryngol* 2010;74:1180-83.
5. Faria PTM, Ruellas ACO, Matsumoto MAN et al. Dentofacial morphology of mouth breathing children. *Braz J Otorhinolaryngol* 2002;13(2):129-32.
6. Fasunla AJ, Onakoya PA, Ogunkunle OO et al. Routine electrocardiography request in adenoidectomy: is it necessary? *Indian J Otolaryngol Head Neck Surg* 2011 Oct.;63(4):330-35.

7. Gungor AY, Tukkahraman H. Effects of airway problems on maxillary growth: A review. *Eur J Orthod* 2009;3:250-54.
8. Harari D, Redlich M, Hamud T *et al.* The effect of mouth breathing versus nasal breathingon dento facial and craniofacial development in orthodontic patients. *Laryngoscope* 2010;120(10):2089-93.
9. Hitos SF, Arakaki R, Solé D *et al.* Oral breathing and speech disorders in children. *J Pediatr* (Rio J) 2013 July.-Aug.;89(4):361-65.
10. Ianni Filho D, Bortolini MM, Lopes ML. Contribuição multidisciplinar no diagnóstico e no tratamento das obstruções da nasofaringe e da respiração bucal. *R Clin Ortodon Dental Press* 2006;4(6):90-101.
11. Indriksone I, Jakobsone G. The influence of craniofacial morphology on the upper airway dimensions. *Angle Orthod* 2015;85(5):874-80.
12. Juliano ML, Machado MAC, Carvalho LBC *et al.* Mouth breathing children have cephalometric patterns similar tothose of adult patients with obstructive sleep apnea syndrome. *Arq Neuropsiquiatr* 2009;67:3-8.
13. Lessa FCR, Enoki C, Feres MFN *et al.* Breathing mode influence in craniofacial development. *Braz J Otorhinolaryngol* 2005;71(2):156-60.
14. Lione R, Buongiorno M, Franchi L *et al.* Evaluation of maxillary arch dimensions and palatal morphology in mouth-breathing children by using digital dental casts. *Int J Pediatr Otorhinolaryngol* 2014;78(1):91-5.
15. Luzzi V, Ierardo G, Viscogliosi A *et al.* Allergic rhinitis as a possible risk fator for malocclusion: a case-control study in children. *Int J Paediatr Dent* 2013;23(4):274-78.
16. Malhotra S, Pandey RK, Nagar A *et al.* The effect of mouth breathing on dentofacial morphology of growing child. *J Indian Soc Pedod Prev Dent* 2013;30(1):27-31.
17. Milanesi JM, Borin G, Corrêa EC *et al.* Impact of the mouth breathing occurred during childhood in thea dult age: biophotogrammetric postural analysis. *Int J Pediatr Otorhinolaryngol* 2011 Aug.;75(8):999-1004.
18. Motonaga SM, Berte LC, Anselmo-lima WT. Respiração bucal: causas e alterações do sistema estomatognático. *Rev Bras Otorrinolaringol* 2000;66(4):373-79.
19. Munoz ICL, Orta PB. Comparison of cephalometric patterns in mouth breathing and nose breathing children. *Int J Pediatr Otorhinolaryngol* 2014;75(7):1167-72.
20. Peltomaki T. The effect of mode of breathing on craniofacial growth-revised. *Eur J Orthod* 2007;29:426-29.
21. Roggia B, Correa B, Pranke GI *et al.* Postural control of mouth breathing school aged children regardinggender. *Pro Fono* 2010 Oct.-Dec.;22(4):433-38.
22. Rossi RC, Rossi NJ, Rossi NJ *et al.* Dentofacial characteristics of oral breathers in diferente ages: a retrospective case-control study. *Prog Orthod* 2015;16:23. Acesso em: 5 Setembro 2015. Disponível em: <http://www.ncbi.nlm.nih.gov/pubmed/26174032>
23. Sabatucci A, Raffaeli F, Mastrovicenzo M *et al.* Breathing pattern and headposture: changes in craniocervical angles. *Minerva Stomatol* 2015;64(2):59-74.
24. Serpa EO. *Relações das diferentes patologias nasorrespiratórias, com as alterações morfológicas orofaciais em crianças respiradoras bucais* [dissertação]. Santa Maria: Universidade Federal de Santa Maria. 2002.
25. Soares AHR, Martins AJ, Lopea MCB *et al.* Qualidade de vida em crianças e adolescentes: uma revisão bibliográfica. *Ciência & Saúde Coletiva* 2011;16(7):3197-206.
26. Souki BQ, Lopes PB, Pereirta TBJ *et al.* Mouth breathing children and cephalometric pattern: Does thest age of dental development matter? *Int J Pediatr Otorhinolaryngol* 2012;76:837-41.

27. Souki BQ, Pimenta GB, Souki MQ *et al*. Prevalence of malloclusion among breathing children: Do expectations meet reality? *Int J Pediatr Otorhinolaryngol* 2009;73:767-73.
28. Souza JBR, Anselmo-Lima WT, Valera FCP *et al*. Cephalometric assessment of the mandibular growth pattern in mouth-breathing children. *Int J Pediatr Otorhinolaryngol* 2005;69(3):311-17.
29. Tanaka O, Fabianski ST, Karakida LM *et al*. Modificações no pogônio e no nariz de acordo com o modo respiratório. *Dental Press J Orthod* 2011;16(6):78-83.
30. Ucar FI, Ekizer A, Uysal T. Comparison of craniofacial morphology, head posture and hyoid position with diferente breathing patterns. *Saudi Dent J* 2012;24:135-41.

# 7

# Características Clínicas Odontológicas na Criança e no Adulto

Guilherme Fritscher ■ Angélica Fritscher

A abordagem do paciente respirador bucal envolve diversos aspectos, tanto odontológicos, quanto médicos. Entender isso faz parte da rotina para o atendimento da criança durante seu desenvolvimento até a vida adulta.

Quando acompanhamos o crescimento de uma criança, podemos perceber as alterações morfológicas que nela acontecem quando existem hábitos parafuncionais, como uso prolongado do bico, sucção do dedo entre outros. Em geral esse tipo de comportamento gera uma atresia transversa da maxila, dessa forma ocasionando um aprofundamento do palato duro e também mordida aberta anterior.[7]

Crianças que apresentam ronco normalmente estão associadas à constrição maxilar, alongamento do palato mole, encurtamento mandibular e alargamento da base da língua.[7]

Estabelecer uma relação direta entre causa e efeito é complicado porém percebe-se que os pacientes com mordida aberta anterior geralmente se tornam respiradores bucais.

No adulto, algumas características, como reposicionamento inferior do osso hioide, altura posterior de face diminuída e mandíbula retruída, contribuem para uma redução do espaço faríngeo, e com isso interferem na respiração bucal e na predisposição da apneia.[8]

A angulação do incisivo superior aumentada parece estar relacionada com a apneia do sono. Este dado isolado pode não significar um fator de risco, porém pode predizer uma respiração bucal e, dessa forma, interferir na respiração noturna (Fig. 7-1).[8]

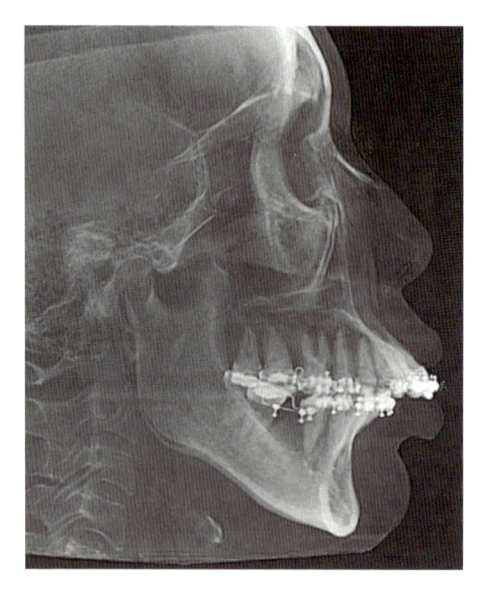

**Fig. 7-1.** Paciente Classe II, com diminuição de espaço aéreo, diminuição da altura posterior e retrusão mandibular. Vestibularização dos incisivos superiores sugere predisposição à respiração bucal.

Estabelecer uma evolução desde a infância até a fase adulta ainda nos remete a algumas dúvidas, porém é fundamental traçar alguns aspectos importantes que poderão demonstrar indicativos de apneia no futuro.

A dificuldade de respiração em crianças vem sendo mais amplamente discutida ultimamente. Morbidades significativas têm sido encontradas nestes pacientes, e sua interferência e consequências para o futuro são discutidas.[14] A criança que ronca provavelmente apresenta aspectos que serão encontrados na vida adulta. Hoje as médias de idade para o diagnóstico da apneia nos diversos centros variam de 30-70 anos de idade, tendo os 50 anos como uma média.[14]

Em um estudo com 94 adultos, compararam-se pacientes que apresentavam ronco e apneia (59) com aqueles que apresentavam ronco sem apneia (35). Realizou-se cefalometria lateral para avaliar possíveis diferenças. Encontrou-se uma maior prevalência de retrusão maxilar (ANB < 0), retrusão mandibular (ANB > 0), retrusões maxilar e mandibular (SNA e SNB); um posicionamento mais inferior e anterior do osso hioide; uma maior espessura do palato mole; língua maior; maior comprimento da faringe; nos pacientes que apresentavam apneia. Importante salientar que os pacientes obesos apresentavam menos alterações faciais, e aqueles obesos com retrusão facial apresentaram resultados mais severos no exame de polissonografia.[22]

Ronco afeta até 26% das crianças com idade escolar. Respiração bucal pode ser uma consequência à resistência nasal aumentada, e é uma variável forte e independente no ronco. Esta resistência nasal pode ser encontrada em crianças com congestão nasal crônica, tonsilas ou adenoides aumentadas. Por outro lado a respiração bucal pode levar a infecções respiratórias e com isso aumentar os tecidos linfáticos na região.[19]

A diminuição da saturação da respiração nasal influencia diretamente a alteração do desenvolvimento das estruturas craniofaciais, em especial no sistema neuromuscular e ossos da face. Quando comparados a crianças com respiradores bucais e nasais, percebe-se um posicionamento mais anterior e inferior do osso hioide no primeiro grupo.[23]

Crianças com deficiência respiratória nasal podem apresentar algumas características típicas, que podem-se manifestar isoladas ou juntas. Deficiência de desenvolvimento do osso zigomático e do terço médio da face; presença de olheiras; atresia transversa da maxila com palato ogival; rotação posterior da mandíbula com mordida cruzada posterior e mordida aberta anterior, gerando um crescimento dolicofacial; hipotonia de lábios e posturas corporal e de cabeça inadequadas são algumas dessas características que podem estar presentes.[23] Sendo que esses reflexos se apresentarão na idade adulta (Fig. 7-2).

Acredita-se que a respiração bucal na criança leve a um crescimento dolicofacial, aumentando o terço inferior da face, e com isso levando a uma rotação horária da mandíbula. Crianças obesas com SAOS apresentam um aumento na resistência nasal, levando à alteração de naso e rinofaringe, o que também resulta em um agravamento do quadro.[23]

Diversos estudos têm tentado relacionar os distúrbios respiratórios em crianças de acordo com dados demográficos e antropométrico. Em relação à raça, não há estudos que forneçam dados para apontar uma clara predileção por determinados grupos, embora alguns estudos mostraram maior ocorrência em afro-americanos do que na população caucasiana. Em relação ao sexo há uma predileção pelo sexo masculino, e que se acentua com a puberdade, com uma proporção entre 1,5 e 2 meninos para cada menina. Entretanto não se encontram diferenças em relação à idade para a ocorrência dos distúrbios respiratórios. O ronco pode ser ouvido desde bebês com semanas de vida até adultos jovens.[14]

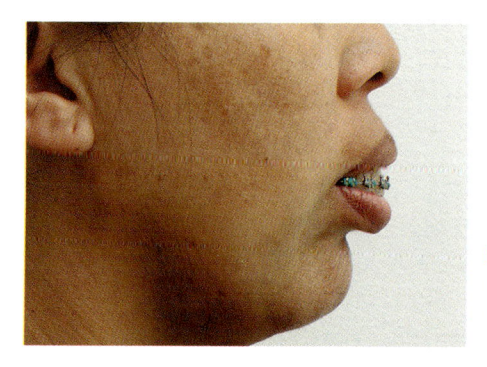

**Fig. 7-2.** Perfil de paciente adulto respirador bucal. Hipotonicidade labial, excesso vertical de maxila, falta de selamento labial.

Em relação ao peso da criança não existem dados suficientes que associem o excesso de peso à dificuldade respiratória. Embora alguns trabalhos mostrem uma possível ocorrência maior em obesos, a maioria desses estudos não consegue classificar a forma de obtenção de dados sobre o peso.[14]

Em contraste aos distúrbios respiratórios ou SAOS nos adultos, onde há um predomínio na associação à obesidade, os sintomas desses distúrbios na criança estão mais associados à hipertrofia adenotonsilar, crescimento facial padrão dolicofacial, alergias e respiração bucal. No padrão dolicofacial, apresentam plano mandibular aumentado, atresia de palato e severo apinhamento dentário tanto na maxila, quanto na mandíbula.[9]

Em estudo na Turquia com 491 crianças com idade entre 6-8 anos, não se encontrou diferença entre grupos com obesidade e não obesos. Já a hipertrofia tonsilar apresentou um risco 3,7 vezes maior de sofrer de distúrbio respiratório. Mordida cruzada representou um risco 3,3 vezes maior, e um perfil convexo da face apresentou um risco de 2,6 vezes maior que os pacientes com perfil normal de face.[10]

*Dental sleep medicine*, assim chamado em inglês, é um campo em rápido crescimento dentro da medicina do sono e compreende uma série de aspectos na saúde do indivíduo. Como resultados disso o cirurgião-dentista tem sido convidado a fazer parte da equipe multidisciplinar para o tratamento dessa patologia. Discute-se o papel que a morfologia da face e a saúde bucal podem interferir no quadro de apneia obstrutiva do sono. Também se discute de que forma o paciente portador de SAOS pode ter sua condição bucal agravada.[1]

A apneia do sono é uma doença multifatorial que, nos últimos anos, vem sendo dada uma grande importância, com estudos sendo publicados nos mais variados países e por diferentes áreas da saúde.

Padrões faciais estão relacionados com a apneia obstrutiva do sono. Esta alteração morfológica em especial dos ossos gnáticos podem alterar de forma mecânica a via aérea superior e propiciar uma atresia maior do espaço da via aérea.[18] Desvio septal, encurtamento mandibular, retroposicionamento mandibular, volume excessivo da língua, isto tudo reflete no aspecto intrabucal.[6]

Uma das características dos pacientes com SAOS é o fato de dormir com a boca aberta. Com base nisso tem-se estudado a relação que a respiração bucal pode afetar de alguma forma a condição de saúde dentária e seu periodonto de inserção.[1] Quando se aborda a relação SAOS e condição odontológica é exatamente pelo fato de esses pacientes potencialmente serem respiradores bucais.

A doença periodontal é uma doença crônica do periodonto que produz uma resposta inflamatória em resposta ao biofilme bacteriano que se acumula nos dentes. Tem-se abordado a relação positiva entre essa patologia e a SAOS.

Em revisão sistemática de associação entre periodontite e apneia do sono com dados até outubro de 2014, encontrou-se uma relação positiva entre a doença periodontal e o distúrbio do sono. Entretanto, o tratamento periodontal não mostrou eficácia nos resultados para o tratamento da SAOS.[4]

A apneia pode representar um fator de risco para o desenvolvimento de periodontite, uma vez que os pacientes com SAOS grave apresentem um risco de 1,5 vez maior de possuir a doença periodontal, em especial em adultos jovens.[2,11,20] Em um estudo com 687 coreanos entre 47 e 77 anos encontrou-se uma prevalência de 17% de periodontite e 46,6% de SAOS, sendo que 60% dos portadores de periodontite também possuíam SAOS.[21]

Alguns artigos, entretanto, não conseguem associar a SAOS à periodontite, mesmo nos casos moderados a grave, embora possam mostrar maior prevalência de biofilme nos dentes dos pacientes com distúrbio do sono.[12,13] Nizam et al. estudaram alguns marcadores salivares e sanguíneos na expectativa de encontrar relação positiva entre a doença periodontal e SAOS, porém tal situação não se confirmou. Portanto, apontar qual a real relação entre as duas patologias ainda é incerta.[16]

Mordida aberta tem sido associada à gengivite persistente. Algumas razões vêm sendo discutidas, como com a diminuição da ação de proteção da saliva, e o consequente ressecamento da mucosa bucal poderia propiciar infecções. Além disso outras teorias relatando que a falta de fricção do lábio poderia propiciar um maior acúmulo de placa também sao descritas, porém não há um consenso acerca disso.

Em relação a CPO-d (cariados, perdidos ou obturados por dente) alguns autores nao têm achado correlação com a SAOS, mesmo nos casos graves de apneia.[1] Em pacientes pediátricos, em uma análise com 30 crianças árabes portadoras de SAOS, notou-se que elas possuíam menos cáries, menos acúmulo de biofilme bacteriano, com melhor higiene bucal e subsequente menor inflamação gengival.[3]

O tratamento mais comum e eficaz para a apneia é o uso da CPAP (pressão positiva contínua nas vias aéreas). Pacientes que fazem uso desse dispositivo costumam reclamar de boca seca em 44% dos casos. Sangramento gengival e halitose também são queixas comuns. Trinta e oito por cento dos pacientes usuários do CPAP têm interesse em usar algum dispositivo intraoral para eliminar o uso do CPAP.[25]

Crianças com deficiência respiratória nasal podem apresentar algumas características típicas, que podem-se manifestar isoladas ou juntas. Deficiência de desenvolvimento do osso zigomático e do terço médio da face; presença de olheiras; atresia transversa da maxila com palato ogival; rotação posterior da mandíbula com mordida cruzada posterior e mordida aberta anterior, gerando um crescimento dolicofacial; hipotonia de lábios e postura corporal e de cabeça inadequado são algumas dessas características que podem estar presentes.

Alguns estudos conseguiram relacionar a asma com uma maior prevalência de cáries em idade pré-escolar. Associado a isso pacientes asmáticos consumiam maior quantidade de açúcar e apresentavam uma respiração oral. A importância da respiração oral nesse modelo não fica clara pois existe o fator açúcar que certamente é o fator de risco mais importante.[24] Contrapondo esses dados, em estudo também com crianças entre 3 e 5 anos não se observou a mordida aberta como um fator de risco para cárie, inclusive encontrando resultados piores também em crianças sem *overjet*.[15]

Outras condições que podem estar associadas à respiração bucal são mau hálito e também a possibilidade de infecções oportunistas, como a miíase. A respiração bucal pode estar associada a mau hálito.[5,17]

O importante é entender que a respiração bucal é um dos quadros presentes na apneia do sono, e que isso traz repercussões clínicas odontológicas para o indivíduo, e deve ser analisada individualmente para cada paciente. Não se deve limitar o atendimento odontológico ao atendimento momentâneo desse paciente, e sim procurar entender que forma a respiração bucal pode estar interferindo nesse paciente e estar atento ao que se deve fazer para prevenir possíveis sequelas futuras.

## REFERÊNCIAS BIBLIOGRÁFICAS

1. Acar M, Turkan I, Ozdas T et al. Obstructive sleep apnea syndrome does not negativelly affect oral and dental health. *J Laryngol Otol* 2015;129(1):68-72.
2. Ahmed NE, Sanders AE, Sheats R et al. Obstructive sleep apnea in association with periodontitis: a case-control study. *J Dent Hyg* 2013;87(4):188-99.
3. Al-hammad NS, Hakeem LA, Salama FS. Oral health status of children with obstructive sleep apna and snoring. *Pediatr Dent* 2015;37:35-39.
4. Al-Jewari TS, Al-Jasser R, Almas K. Periodontitis and obstructive sleep apnea's bidirectional relationship: a systematic review and meta-analysis. *Sleep Breath* 2015.
5. Cetin OE, Eksi F, enyurt SZ et al. A case of gingival myiasis caused by Wohlfahrtia magnifica. *Mikrobiyol Bul* 2014 July;48(3):512-17.
6. Chi L, Comyn FL, Keenan BT et al. Heritability of craniofacial structures in normal subjects and patients with sleep apnea. *Sleep* 2014;37(10):1689-98.
7. Di Francesco R, Monteiro R, Paulo MLM et al. Craniofacial morphology and sleep apnea in children with obstructed upper airways: diferences between genders. *Sleep Medicine* 2012;13:616-20.
8. Gungor AY, Turkkanhraman H, Yilmaz HH et al. Cephalometric comparison of obstructive sleep apnea and healthy controls. *Eur J Dent* 2013;7:48-54.
9. Huynh E, Emami E, Hekman JI et al. Interactions bettween sleep disorders and oral diseases. *Oral Diseases* 2014;20:236-45.
10. Ikavalko T, Tuomilehto H, Pahkala R et al. Craniofacial morphology but not excess body fat is associated with risk of having sleep-disordered breathing: the PANIC study (a questionary-based inquiry in 6-8 year olds). *Eur J Pediatr* 2012;171(12):1747-52.

11. Keller JJ, Wu CS, Chen YH et al. Association between sleep apnea and chronic periodontitis: a population-based study. *J Clin Periodontol* 2013;40(2):111-17.
12. Lee RWW, Petocz P, Prvan T et al. Prediction of obstructive sleep apnea with craniofacial photografic analysis. *Sleep* 2009;32(1):46-52.
13. Loke W, Girvan T, Ingmundson P et al. Investigating the association between obstructive sleep apnea and periodontitis. *J Periodotol* 2015;86(2):232-43.
14. Lumeng JC, Chervin RD. Epidemiology of pediatric obstructive sleep apnea. *Proc Am Thorac Soc* 2008;5:242-52.
15. Marquezan M, Marquezan M, Faraco-Junior IM et al. Association between occlusal anomalies and dental caries in 3- to 5 year-old Brazilian children. *J Orthod* 2011;38:8-14.
16. Nizan N, Basoglu OK, Tasbakan MS et al. Do salivar and serum collagenases have a role in an association between obstructive sleep apnea syndrome and periodontal disease? A preliminary case-control study. *Arch Oral Biol* 2015;60:134-43.
17. Patil PS, Pujar P, Poornima S et al. Prevalence of oral malodour and its relationship with oral parameters in Indian children aged 7–15 years. *Eur Arch Paediatr Dent* 2014;15:251-58.
18. Pinto JA. *Ronco e apneia do sono*. Rio de Janeiro: Revinter, 2000, 275p.
19. Piteo AM, Lushington K, Roberts RM et al. Prevalence of snoring and associated factors in infancy. *Sleep Med* 2011;12:787-92.
20. Sanders AE, Essick GK, Beck JD et al. Periodontitis and sleep disordered breathing in the hispanic community health study – study of latinos. *Sleep* 2015 Aug. 1;38(8):1195-203.
21. Seo WH, Cho ER, Thomas RJ et al. The association between periodontitis and obstructive sleep apnea: a preliminar study. *Sleep Breath* 2015;48(4):500-6.
22. Shering D, Vowles N, Antic R et al. Obstructive sleep apnoea: a review of the orofacial implications. *Australian Dent J* 2001;46(3):154-65.
23. Sin S, Wooton DM, Mc Donough JM et al. Anterior nasal resistence in obese children with obstructive sleep apnea syndrome. *Laringoscope* 2014;124(11):2640-44.
24. Stensson M, Wendt LK, Koch G et al. Oral health in preschool children with asthma. *Int J Paediatr Dent* 2008 July;18(4):243-50.
25. Tsuda H, Moritsuchi Y, Higuchi Y et al. Oral health under use of continuous positive airway pressure and interest in alternative therapy in patients with obstructive sleep apnea: a questionaire-based survey. *Gerodontology* 2015.

# 8

# Atuação da Ortodontia e Ortopedia Facial

Marcia Angelica Peter Maahs

## INTRODUÇÃO

O sistema estomatognático (SE) possui como componentes básicos os ossos do crânio e da face, os dentes e seus elementos de suporte, a articulação temporomandibular (ATM) e os músculos mastigatórios e da mímica facial. A ação conjunta ou isolada destes componentes é responsável pelas funções do SE que são sucção, deglutição, respiração, mastigação, fala, gustação e a postura da cabeça e do pescoço.[62] Em situação de normalidade, a respiração deve ser nasal, para que o ar inspirado chegue aos pulmões umedecido, aquecido e filtrado, sendo a respiração oral (RO) uma condição patológica, que pode levar a alterações estruturais e funcionais, como as alterações dentofaciais.[2,23,34,40,87] É considerado respirador oral o indivíduo que respira predominantemente pela boca por um período de, pelo menos, seis meses, a partir de qualquer idade, independentemente da causa.[19] A obstrução da via aérea superior por causas descritas nos capítulos da área médica pode levar à hipoplasia da cavidade nasal e rotação posterior da mandíbula; que levam a alterações esqueléticas faciais, como o retrognatismo de maxila e de mandíbula e a atresia maxilar transversa.[24] Estas características foram observadas no caso clínico das Figuras 8-1 e 8-2, em que foram utilizadas telerradiografias de perfil com medidas cefalométricas de Steiner[79] e a medida de Wits,[38] para avaliação anteroposterior inicial e de reestudo, após a terapia ortopédica. A atresia maxilar também pode atuar como fator obstrutivo da via aérea e contribuir com a ocorrência de RO.[33,45] Portanto, muitas vezes fica difícil estabelecer se a alteração primária é por obstrução nasal crônica ou maxilofacial, porém ambas precisam ser diagnosticadas e tratadas.[18,87] A relação entre a RO e má oclusão já vem sendo estabelecida há muito tempo, e já, em 1907, a RO era considerada por Angle como a mais potente causa de má

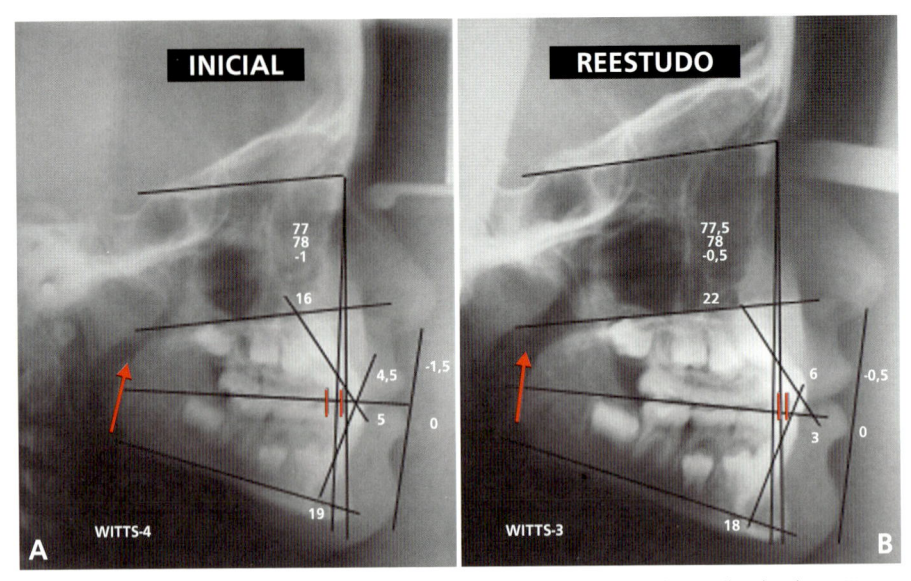

**Fig. 8-1.** Caso clínico 1: melhora do posicionamento anteroposterior da maxila, da Classe III esquelética e do perfil labial demonstradas por meio de alterações das medidas cefalométricas de Steiner[79] e a medida de Wits,[38] entre as telerradiografias de perfil inicial (**A**) (7 anos e 1 mês) e de reestudo (**B**) (7 anos e 6 meses) em paciente com queixa de RO e ronco. Foi realizado tratamento ortopédico facial interceptativo para Classe III esquelética por retrognatismo maxilar com mordida cruzada anterior e posterior por meio de Expansão Rápida da Maxila (ERM) e Tração Reversa. As setas indicam as adenoides hipertrofiadas no espaço aéreo faríngeo em sentido anteroposterior, porém não obstrutivas, segundo a avaliação do otorrinolaringologista. A paciente relatou melhora na respiração e no ronco após o procedimento.

oclusão.[5] A ortodontia e a ortopedia facial atuam na prevenção do crescimento e desenvolvimento craniofaciais desfavoráveis em crianças com RO, e participam do diagnóstico etiológico e tratamento da RO tanto em crianças, quanto em adultos, contribuindo, assim, com a melhora respiratória de forma direta (aumentando a permeabilidade aérea nasal) ou indireta (melhorando aspectos dentofaciais relacionados com a RO).[70] Dentre outros aspectos odontológicos de risco aumentado na RO, estão a gengivite e a cárie dentária, decorrentes do ressecamento interno da boca nestes pacientes, que aumenta o acúmulo de placa bacteriana.[18] Estes devem ser eliminados previamente ao tratamento ortodôntico e controlados durante sua realização; e sua presença junto a outros fatores pode gerar halitose, que também é comum em RO.[1] A relação entre disfunção temporomandibular (DTM) e RO também vem sendo pesquisada.

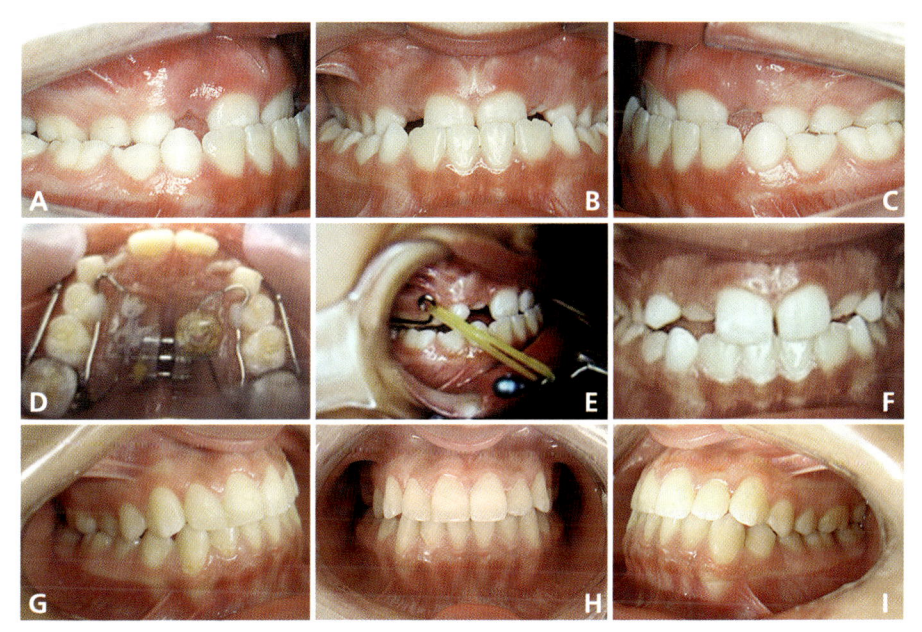

**Fig. 8-2.** Caso clínico 1: aspecto clínico dentário. (**A-C**) Fotografias inicias (7 anos e 1 mês) – dentadura mista, Classe I de Angle com mordida cruzada anterior e posterior; (**D**) expansão rápida da maxila com disjuntor de Haas modificado; (**E**) tração reversa da maxila com máscara facial de Petit; (**F**) descruzamento total da mordida, após 5 meses de tratamento; (**G-I**) paciente com 12 anos de idade após o término das trocas dentárias. Além do tratamento supracitado foi utilizado arco lingual fixo como mantedor de espaço durante as trocas dentárias.[28]

## PRINCIPAIS FATORES ETIOLÓGICOS DENTOESQUELÉTICOS RELACIONADOS COM RO

Etiologicamente, as más oclusões podem ser de origem esquelética, dentária ou muscular, e seus fatores etiológicos podem ser congênitos ou adquiridos.[25,31] São congênitos, quando a causa é hereditariedade, e adquiridos, quando as causas são fatores externos, como a RO, que é considerada um hábito oral deletério.[2] Ambos os fatores geram distúrbios no crescimento e desenvolvimento craniofacial, levando a deformidades dentofaciais que são facilmente detectadas por trazerem alterações funcionais e estéticas.[57] Dentre os fatores etiológicos ortodônticos relacionados com RO, encontram-se as alterações esqueléticas que podem diminuir o tamanho da via aérea respiratória, como a atresia maxilar transversa e o palato profundo.[45] Também existem alterações que levam à dificuldade de vedamento labial, facilitando a entrada de ar pela boca, como a sobressaliência aumentada e a mordida aberta anterior.[52] Além disso, existem as causas funcionais de RO que são atribuídas à falta de aleitamento materno, uso de chupetas e bicos de mamadeira inadequados e ao hábito de sucção digital, principalmente o polegar, que contribuem para deformações anatômicas das estruturas orais, comuns nestes pacientes, como o aprofundamento do palato.[46,66] Alterações miofuncionais também podem contribuir com a ocorrência de RO, e esta é dita funcional, quando ocorre por hábito de respirar pela cavidade oral.[12]

## DIAGNÓSTICO DAS MÁS OCLUSÕES E A IMPORTÂNCIA DA AVALIAÇÃO DO ESPAÇO AÉREO FARÍNGEO (EAF)

O diagnóstico das más oclusões é realizado por meio da anamnese, exame clínico e avaliação da documentação ortodôntica, e as características de RO podem ser identificadas em qualquer uma destas etapas. Além da documentação ortodôntica inicial, o tratamento ortodôntico requer acompanhamento radiográfico. Muitas vezes, é necessária documentação ortodôntica para reestudo dos casos durante o tratamento, e ao final sempre deve ser solicitada para avaliação e registro dos resultados obtidos. Esta documentação é composta por fotografias da face e intraorais, modelos das arcadas dentárias e radiografias variadas com diferentes finalidades, que podem variar desde uma simples radiografia panorâmica (Fig. 8-3), radiografias periapicais, interproximais e oclusais, radiografia de mão e punho, telerradiografia de perfil (Fig. 8-1) ou frontal com análise cefalométrica (Fig. 8-4); até radiografias mais específicas e/ou sofisticadas, como as da articulação temporomandibular, tomografia computadorizada convencional ou de feixe cônico que permitem imagens tridimensionais, ressonância magnética entre outras, e ainda fotografias tridimensionais e estereolitografia. Os tipos de exames solicitados dependem da idade do paciente e do tipo de problema a ser investigado, podendo ser analógicos e/ou digitais.[25,57,67] Alguns destes exames auxiliam na identificação de características de pacientes com RO, como as fotografias da face e intraorais, e as telerradiografias e análises cefalométricas (Figs. 8-1 e 8-3). Na telerradiografia de perfil, podem-se visualizar adenoides hipertrofiadas no sentido anteroposterior, como apontado pelas setas na Figura 8-1, e, nestes casos, o paciente deve ser encaminhado ao otorrinolaringologista para avaliar se são obstrutivas. Em relação às análises cefalométricas, a frontal, dentre outras funções, identifica as assimetrias faciais e auxilia na identificação de atresia maxilar (Fig. 8-4); e a lateral, auxilia na diferenciação da origem das más oclusões (esquelética e/ou dentária). Na análise cefalométrica lateral, podem ser utilizados cefalogramas dos mais diversos autores para auxiliar no diagnóstico do padrão esquelético de Classe I, Classe II ou Classe III (conceituados posteriormente neste capítulo), da presença de prognatismo ou retrognatismo de maxila e/ou de mandíbula, do padrão de crescimento e tipologia facial, do padrão dentário (posição e inclinação

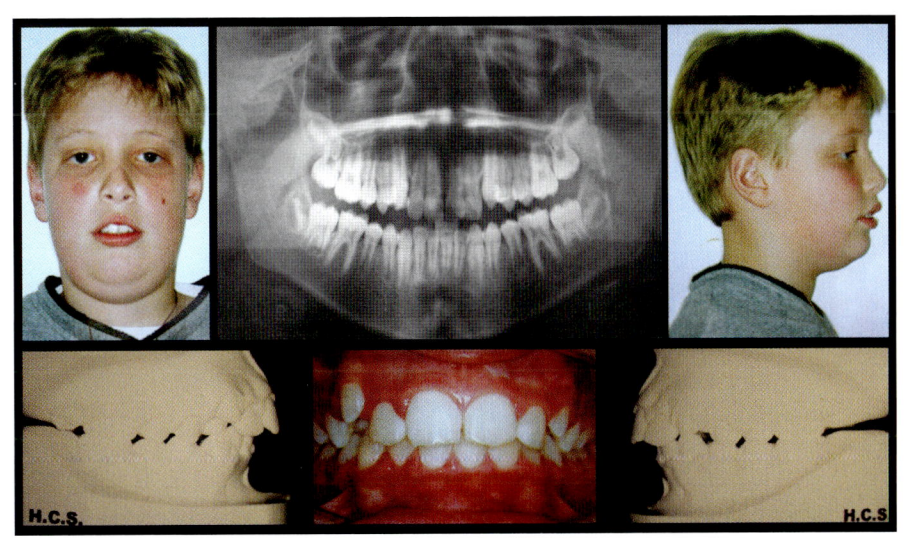

**Fig. 8-3.** Caso clínico 2 inicial: paciente com 9 anos e 10 meses, fase final de dentadura mista (53 quase esfoliando), queixa de canino alto, RO e sialorreia noturna. Características faciais: hiperpigmentação suborbital, narinas estreitas, dificuldade de vedamento labial e perfil facial convexo. Classe II de Angle, divisão 1 e esquelética, sobremordida e sobressaliência aumentadas, presença de todos os dentes, inclusive os germes dos terceiros molares e linha média inferior desviada para o lado direito.

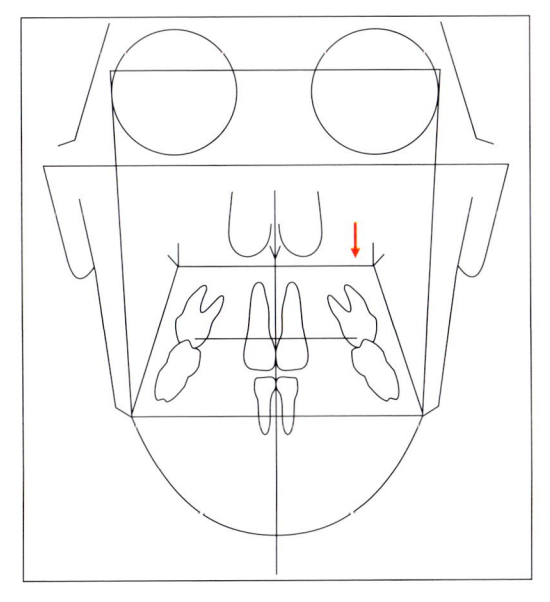

**Fig. 8-4.** Análise cefalométrica frontal de paciente com RO e atresia maxilar.

anteroposterior dos incisivos superiores e inferiores) e do padrão estético (relacionado com o tipo de perfil facial tegumentar)[13,65] (Fig. 8-5). Além disso, em telerradiografia de perfil é importante que se realize a avaliação do EAF visualmente sempre que esta for solicitada, independentemente de o paciente apresentar sintomas de problemas respiratórios, para averiguar algum estreitamento evidente deste espaço (Fig. 8-6). Conforme necessidade de cada caso, estaria indicado realizar análise cefalométrica para mensurar a ocorrência e quantidade de estreitamento do EAF, principalmente nos pacientes que apresentam sintomas de problemas respiratórios. Também é importante que o ortodontista esteja apto a avaliar se houve algum posicionamento inadequado da cabeça na tomada radiográfica que possa interferir negativamente nesta avaliação.[22] Conforme o grau de estreitamento, o ortodontista deve optar por alternativas de tratamento que possam beneficiar o alargamento do EAF, ou pelo menos não piorá-lo. Por exemplo, nos casos que apresentam prognatismo mandibular extremo com indicação cirúrgica de recuo esquelético, o procedimento pode levar à diminuição do EAF e, portanto, deve ser realizado com muita cautela ou até mesmo evitado, quando possível, principalmente em pacientes que já apresentam esta via estreitada com sintomatologia de problemas respiratórios.[82] Na telerradiografia de perfil, também pode ser realizada a avaliação das modificações no EAF, medindo-o antes, durante e após o tratamento ortocirúrgico, por exemplo[50,51] (Fig. 8-6). Este espaço também pode ser avaliado tridimensionalmente com a Tomografia Computadorizada de

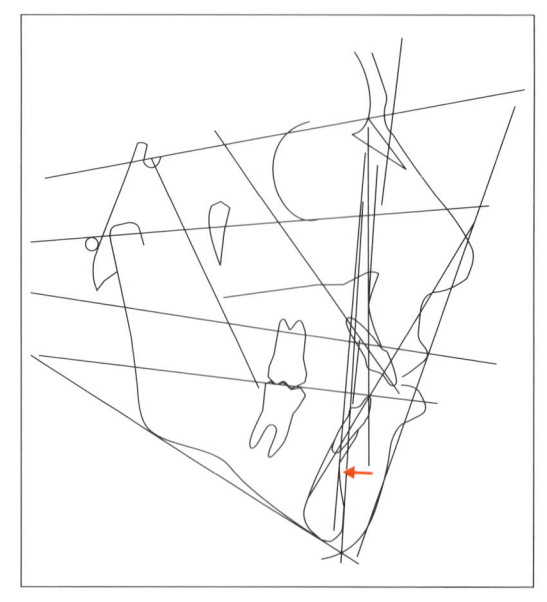

**Fig. 8-5.** Análise cefalométrica lateral de paciente com RO e retrognatismo mandibular

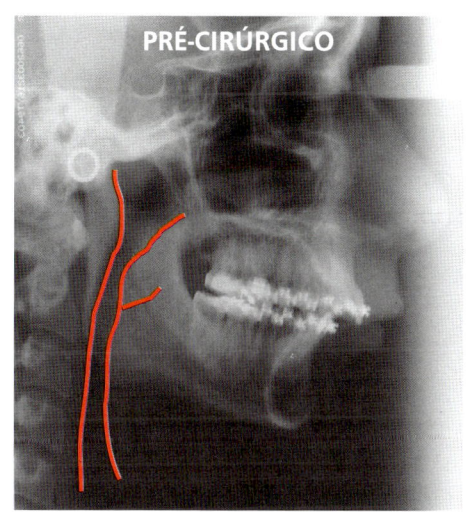

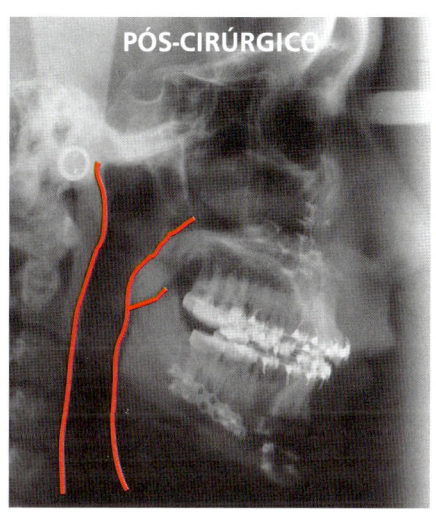

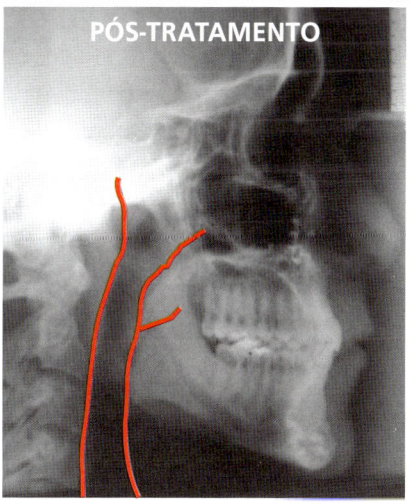

**Fig. 8-6.** EAF no pré-cirúrgico, pós-cirúrgico e pós-tratamento ortocirúrgico de Classe II esquelética por avanço maxilomandibular.[50]

Feixe Cônico (TCFC), inclusive para ver modificações ocasionadas por tratamento ortopédico em fase de crescimento.[63] A TCFC tornou possível adquirir as imagens de todo complexo maxilofacial em volume digital, que pode ser transformado em imagens multiplanares, permitindo a obtenção das telerradiografias de perfil entre outras radiografias, podendo diminuir o número de tomadas radiográficas. Além disso, o *software* por meio de suas ferramentas permite obter mensurações relativas as estruturas ósseas e avaliações dos tecidos moles em 3D, o que inclui as vias aéreas superiores. Dessa forma, existe a possibilidade de decisões mais racionais quanto ao tratamento em indivíduos em crescimento com EAF diminuído, visando minimizar a influência etiológica do padrão respiratório no desenvolvimento da má oclusão.[88]

## TIPOLOGIA FACIAL E RO

Quanto à tipologia facial, a face humana apresenta características próprias e peculiares, podendo ser classificada em três tipos básicos, que têm relação com a variação do formato e da configuração craniofacial, tanto no sentido vertical, como no horizontal (Fig. 8-7). Estas características influenciam diretamente a oclusão dentária, a harmonia facial, a musculatura orofacial e as funções estomatognáticas.[68] Existem diversas formas de se classificar os tipos faciais, sendo que uma das mais utilizadas mantém relação direta com o crescimento craniofacial e divide a face em: dolicofacial (predomínio do crescimento vertical, ou seja, há uma predominância dos vetores de crescimento e desenvolvimento da face maior no sentido inferior do que no anterior); mesofacial (os vetores de crescimento e desenvolvimento facial apresentam-se em harmonia com a face, crescendo desenvolvendo-se de modo equilibrado para baixo e para frente); e braquifacial (maior crescimento no sentido horizontal, onde o vetor de crescimento e desenvolvimento facial é maior no sentido anterior que no inferior, caracterizado pela musculatura forte, contendo o vetor vertical). Cada tipo facial apresenta características estéticas, ósseas, musculares e funcionais próprias.[13] Também podem ser chamadas de face longa, média ou curta.[43] Todavia, deve-se ter em mente que nem sempre todas as características próprias estarão presentes, pois cada pessoa é única e pode apresentar diferentes compensações, que dependem do grau da má oclusão e do padrão de crescimento craniofacial.[68] A RO pode ocorrer em qualquer tipo de face, porém está mais relacionada com a

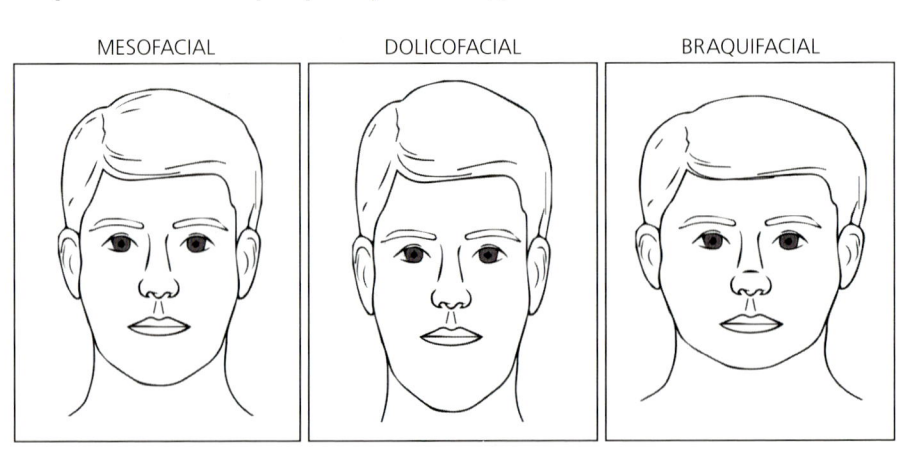

**Fig. 8-7.** Tipologia facial.

dolicofacial em que é comum a altura facial inferior aumentada com tendência à mordida aberta anterior esquelética e dificuldade de vedamento labial. No braquifacial, apesar das câmaras nasais e a nasofaringe serem mais largas, verticalmente são mais curtas; e, no mesofacial, os vetores de crescimento e desenvolvimento craniofaciais são harmoniosos, favorecendo a apresentar menos alterações das funções do SE.[43]

## CONSIDERAÇÕES SOBRE O TRATAMENTO ORTODÔNTICO E ORTOPÉDICO FACIAL EM RO

A inter-relação entre as alterações oclusais e a RO exige o tratamento conjunto entre otorrinolaringologista, ortodontista e fonoaudiólogo, sempre com avaliação prévia do primeiro para averiguar a presença de fator obstrutivo nasal.[78] O fonoaudiólogo trata da correção dos problema miofuncionais e da RO funcional.[12] A ortodontia e a ortopedia facial são responsáveis por tratar as más oclusões, podendo contemplar a melhora da RO. As causas esqueléticas são tratadas por meio de recursos ortopédicos, e as causas dentárias por meio de recursos ortodônticos, porém frequentemente ocorrem alterações dentoesqueléticas que exigem a associação de ambas. O tratamento pode ser preventivo, quando realizado em fase de dentadura decídua (Fig. 8-8), interceptativo, quando realizado em fase de dentadura mista (Fig. 8-9) e, corretivo, quando realizado em fase de dentadura permanente (Fig 8-10).

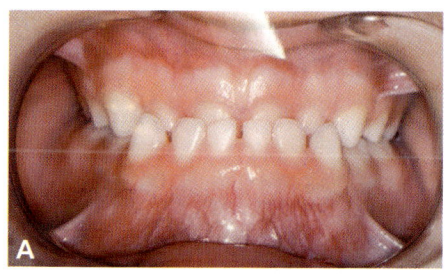

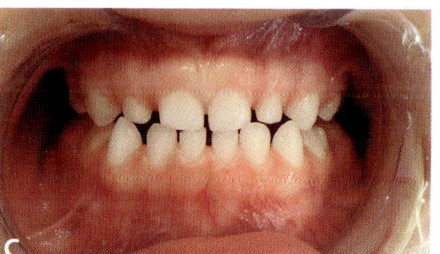

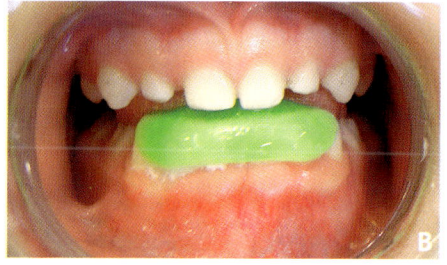

**Fig. 8-8.** Caso clínico 3: (**A**) paciente com 3 anos e 6 meses em fase de dentadura decídua com mordida cruzada anterior, já havia realizado adenoamigdalectomia com melhora da RO; (**B**) tratamento preventivo utilizando um plano inclinado fixo; (**C**) oclusão adequada e maxila liberada da possível restrição de crescimento anterior em razão da má oclusão.

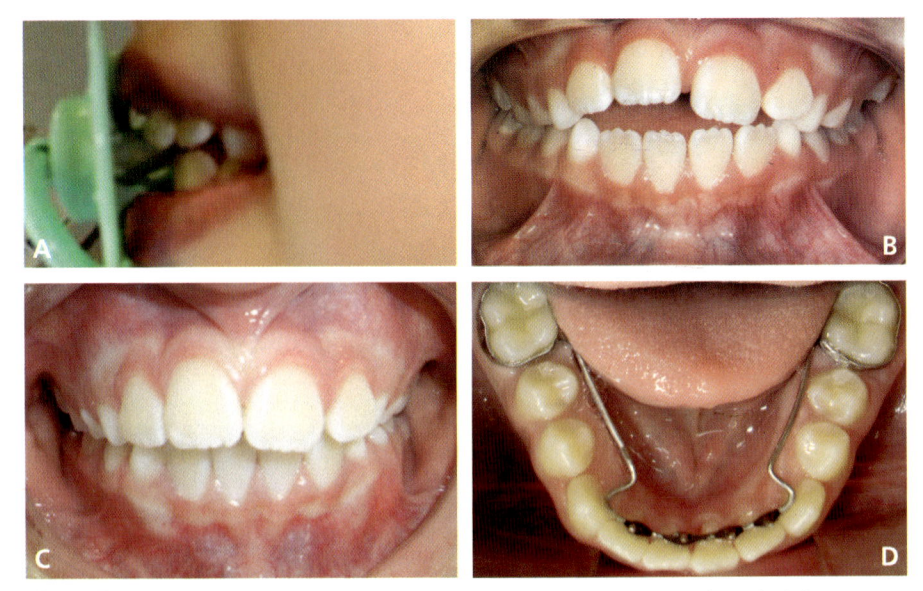

**Fig. 8-9.** Caso clínico 4: (**A** e **B**) paciente com 7 anos e 11 meses, portadora de rinite alérgica, em fase de dentadura mista, mordida aberta anterior maior na região do incisivo central superior direito decorrente do hábito da chupeta ali posicionada e interposição lingual na deglutição e na fala, (**C**) mordida aberta anterior corrigida, após 5 meses de tratamento interceptativo com arco lingual com esporões, semelhante ao da Figura **D** e abandono concomitante do hábito de chupeta.

Os tratamentos preventivos e interceptativos geralmente não são conclusivos, mas podem minimizar os problemas a serem tratados de forma corretiva, sendo importantíssimo conscientizar os pais e pacientes, neste sentido, desde o início do tratamento.[25,57,61] Dependendo do tipo de má oclusão e da maturidade emocional da criança, o tratamento pode ser iniciado em torno de 4 anos de idade. Devem ser tratados precocemente os problemas que possam interferir no crescimento e desenvolvimento dentofacial adequado, visando também aos benefícios respiratórios.

Para o tratamento das más oclusões existem diversos tipos de aparelhos ortodônticos e ortopédicos, que podem ser fixos, removíveis ou uma combinação de ambos. Normalmente, aparelhos fixos utilizando bráquetes ortodônticos fazem parte do tratamento corretivo, e existem diversas técnicas que podem ser utilizadas. Os bráquetes podem ser de metal ou de materiais mais estéticos, além de poderem ser ativados por meio de ligaduras elásticas ou metálicas, ou serem autoligáveis. E, ainda, podem ser utilizados aparelhos linguais ou alinhadores removíveis invisíveis entre outros. Esta escolha pode ter a participação do paciente no que se refere a preferir um aparelho mais estético,

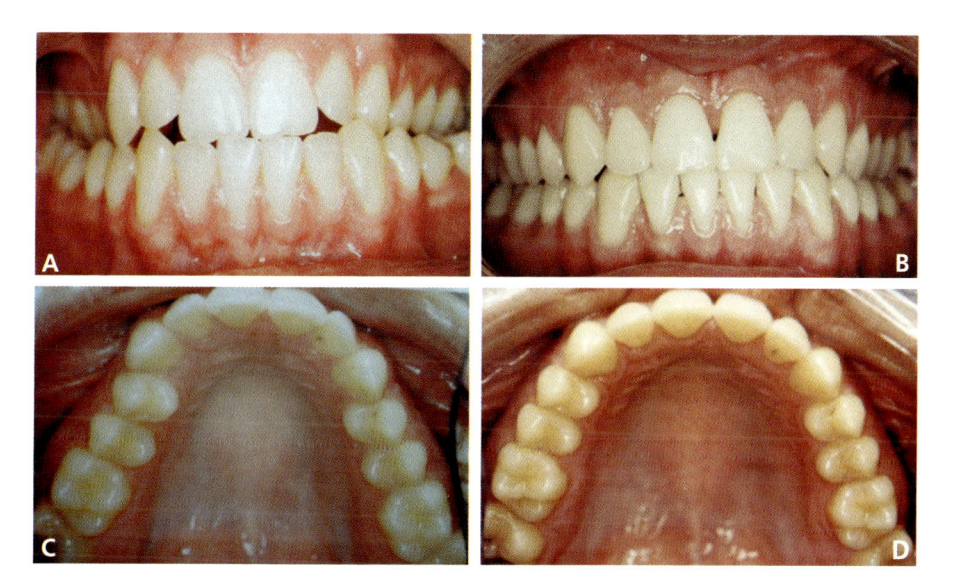

**Fig. 8-10.** Caso clínico 5: inicial (**A** e **B**) – paciente com 26 anos e 5 meses, com queixa de RO, apresentava Classe I esquelética com leve retrognatismo maxilomandibular e Classe III dentária, atresia transversa maxilar, mordida cruzada posterior bilateral e mordida em topo anterior, linha média inferior 2 mm desviada para o lado esquerdo, diagnóstico de hipertrofia de cornetos inferiores e desvio de septo nasal; final (**C** e **D**) – paciente com 30 anos, largura maxilar e oclusão adequadas com relato clínico de melhora da RO, após ter realizado disjunção maxilar cirurgicamente assistida e turbinoplastia bilateral inferior e septoplastia no mesmo ato cirúrgico, seguidos de tratamento ortodôntico com aparelho fixo e elástico de Classe III.

assim como aparelho fixo ou removível. O planejamento do tratamento ortodôntico e/ou ortopédico facial é individualizado para cada paciente, com base no diagnóstico do caso e objetivos do tratamento. Os tipos de tratamento ortodôntico e/ou ortopédico a serem utilizados dependem do tipo de má oclusão, da fase da dentadura, do padrão de crescimento e da colaboração do paciente no uso das aparatologias, que é muito importante quando se trata de aparelhos e acessórios removíveis. Os avanços tecnológicos têm auxiliado cada vez mais na otimização do tratamento ortodôntico, porém, o que realmente rege um bom tratamento é o diagnóstico adequado e o domínio da técnica a ser utilizada pelo profissional, com base em conhecimento científico e experiências prévias. Sendo assim, não existe o melhor aparelho, mas sim o tratamento mais adequado para cada situação.

Nas situações de discrepâncias maxilomandibulares severas, em que modificação do crescimento e camuflagem ortodôntica não representam uma solução, a cirurgia ortognática associada ao tratamento ortodôntico é indicada.[67]

Normalmente é realizada em adultos, mas em situações especiais também pode ser realizada em fase de crescimento.[81]

Após a finalização do tratamento ortodôntico, é recomendado o uso de contenções ortodônticas para evitar recidiva da má oclusão, e existem vários tipos podendo ser fixos ou removíveis, estando duas exemplificadas na Figura 8-11. O tempo para utilização das contenções é variável, podendo ser até eternas em alguns casos, e depende da idade, do tipo de má oclusão tratada e da existência de problemas miofuncionais e hábitos orais deletérios, que incluem a RO por hábito. Para contribuir com a estabilidade dos resultados ortodônticos, além das contenções, é importante a busca da eliminação dos hábitos orais deletérios e das alterações miofuncionais assim que detectadas. Para tal, muitas vezes, é requerido o auxílio de psicólogos e fonoaudiólogos.[56,76]

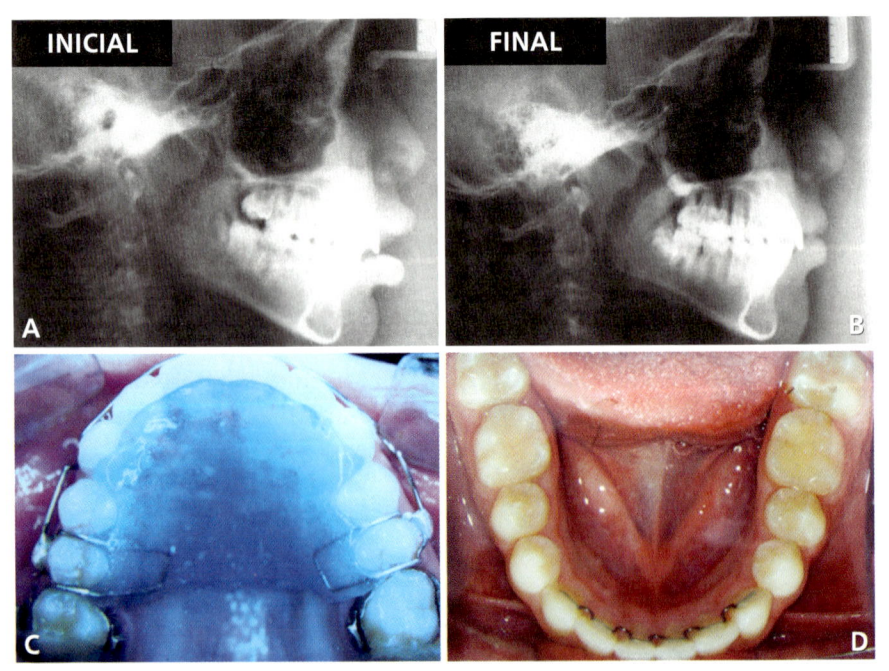

**Fig. 8-11.** Caso clínico 2: (**A** e **B**) telerradiografia de perfil inicial (9 anos e 3 meses) e final (11 anos e 4 meses) demonstrando a presença de adenoides hipertrofiadas, porém não obstrutivas segundo avaliação do otorrinolaringologista, e a melhora da má oclusão e do vedamento labial. (**C** e **D**) Contenções utilizadas: superior- removível tipo Placa de Hawley com grampos de Adams no 15 e 25; inferior -3 a 3 com fio 0,6 mm colada em todos os dentes e contornada para facilitar a higienização com fio dental.

## MÁS OCLUSÕES MAIS RELACIONADAS COM A RO

A seguir estão descritos os diferentes tipos de más oclusões mais relacionadas com a RO, e para facilitar foram divididas de acordo com os sentidos (vertical, transversal e anteroposterior). Porém, deve-se ter em mente que dificilmente as más oclusões se apresentam isoladas, normalmente estão associadas a outros tipos nos outros sentidos. Para identificação das características anormais de uma oclusão, é importante ter conhecimento das características de normalidade em cada fase do desenvolvimento dentário, em que devem ocorrer contatos corretos dos dentes superiores e inferiores durante a mastigação, e ausência de rotações e inclinações dentárias incorretas.[57] Segue a classificação, apresentando algumas modalidades de tratamento e os benefícios respiratórios com a correção da má oclusão.

### Sentido Vertical

- **Mordida Aberta Anterior (MAA)**

Também é chamada de sobremordida ou *overbite* ou trespasse vertical negativo, que é quando há ausência de oclusão entre os incisivos superiores e inferiores, dificultando o vedamento labial e facilitando a entrada de ar pela boca, podendo atuar como um componente de RO[52,58] (Figs. 8-9B e 8-12A). Pode ser de origem esquelética e/ou dentária, e também pode ser consequência de RO, em que normalmente existe incompetência labial e postura mais baixa da língua, levando a sua interposição entre os dentes durante a deglutição e a fala e a instalação da MAA.[25,31,57,67,73,86] A postura da língua inadequada em repouso também é considerada fator etiológico de MAA e entre outros fatores, como mobilidade e tônus, pode ser decorrente de alterações no frênulo lingual.[7,53] Na população infantil, a MAA é frequentemente causada pelos hábitos orais de sucção de chupeta, sucção do polegar ou de vários dedos e interposição lingual durante a deglutição e a fala.[3] As modalidades de tratamento dependerão da idade, do tipo de dentadura e da origem da MAA e levarão a sua correção que proporcionará adequado vedamento labial, dificultando a entrada de ar pela boca e, dessa forma, a ortodontia e a ortopedia facial estarão contribuindo de forma indireta no tratamento da RO. Em fase de dentadura decídua, até em torno de 4 anos de idade, quando existe o hábito de chupeta e/ou digital, normalmente o simples abandono do hábito leva à melhora espontânea da MAA.[31] Depois desta fase, principalmente no início da dentadura mista, o hábito de sucção é considerado deletério e necessita de intervenção.[77] Dentre algumas formas de tratamento, podem ser utilizados direcionadores, como esporões linguais, ou impedidores de língua, como a grade palatina removível ou fixa, o que depende da postura da língua e de características da oclusão[7] (Figs. 8-9D e 8-12B e D). Normalmente, a

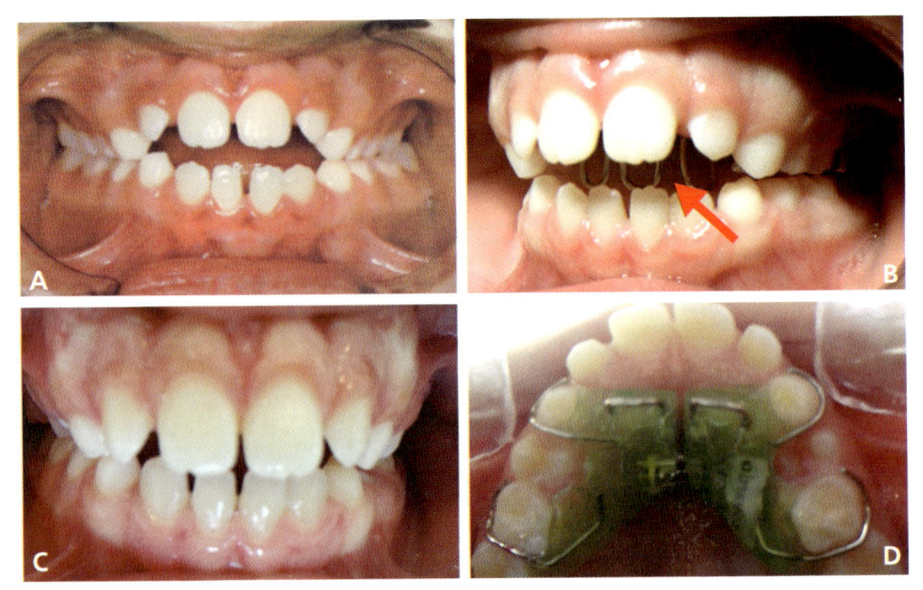

**Fig. 8-12.** Caso clínico 6: (**A**) paciente com 8 anos e 10 meses em fase de dentadura mista, respirador oral encaminhado pelo otorrinolaringologista, portador de Classe II esquelética, mordida aberta anterior com interposição lingual na deglutição e na fala e mordida cruzada posterior funcional do lado esquerdo; (**B**) o tratamento interceptativo foi realizado com arco em W de porter modificado contendo grade palatina fixa, conjuntamente com acompanhamento otorrinolaringológico e tratamento fonoaudiológico; (**C**) resultado obtido 10 meses depois com relato de melhora do padrão respiratório; (**D**) como contenção foi instalado aparelho removível superior com parafuso expansor e grade palatina, até a realização da segunda etapa do tratamento para Classe II, na fase de surto de crescimento puberal.

instalação do aparelho ortodôntico fixo é realizada em fase final de dentadura mista, e, muitas vezes, impedidores ou direcionadores de língua ainda são utilizados simultaneamente. Aparelhos extraorais de puxada alta, mentoneiras verticais e *bite-blokcs* também podem ajudar em fase de surto de crescimento puberal, controlando a verticalidade da face, impedindo a extrusão dos molares e permitindo um giro anti-horário da mandíbula.[89] A ancoragem esquelética (miniplacas ou miniparafusos) pode ser utilizada para intrusão dos molares e elásticos intraorais verticais para extrusão dos incisivos.[80,89] Em MAA de origem esquelética após cessado o crescimento, e com grau de severidade no qual somente o tratamento ortodôntico não corrigiria, é indicada a cirurgia ortognática associada ao aparelho fixo para correção.[25,57,67] Muitas vezes na contenção ortodôntica, ainda são necessários direcionadores, impedidores ou auxiliares para o reposicionamento de língua associados, como um orifício no aparelho removível superior, próximo à região da papila incisiva e/ou ponteiras por lingual dos incisivos inferiores, como simples ganchos colados.

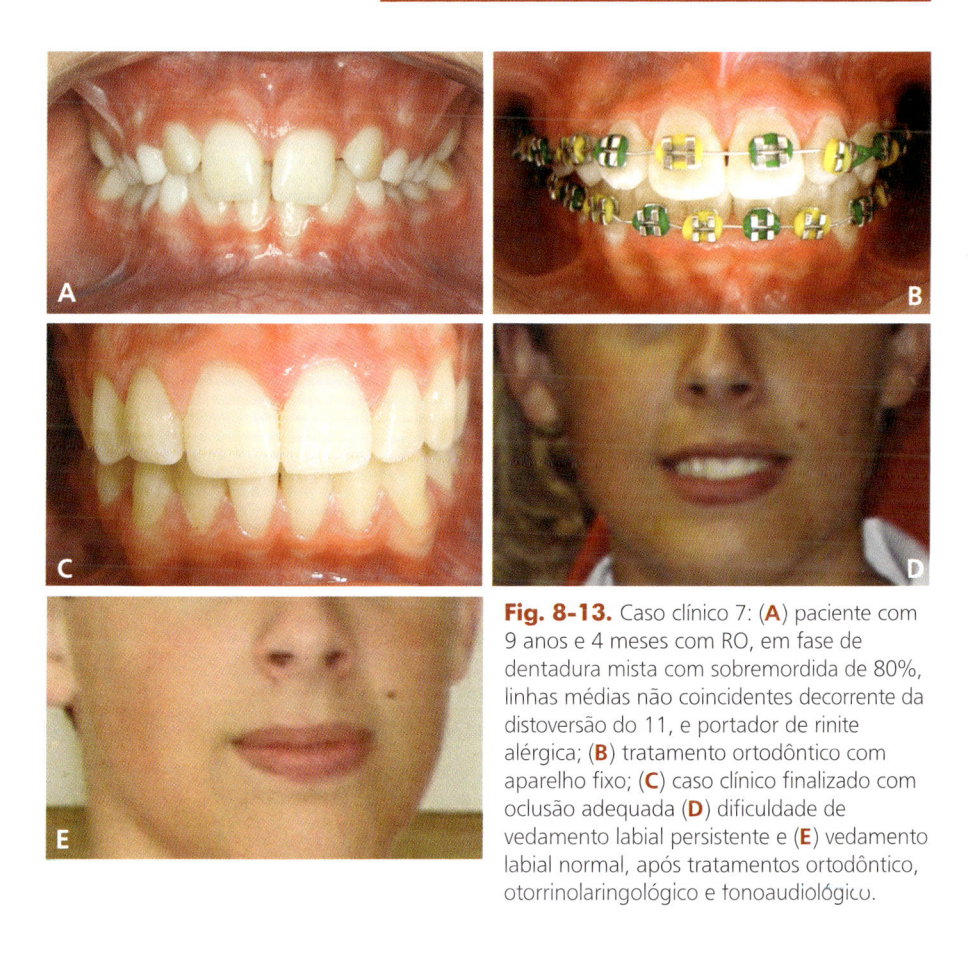

**Fig. 8-13.** Caso clínico 7: (**A**) paciente com 9 anos e 4 meses com RO, em fase de dentadura mista com sobremordida de 80%, linhas médias não coincidentes decorrente da distoversão do 11, e portador de rinite alérgica; (**B**) tratamento ortodôntico com aparelho fixo; (**C**) caso clínico finalizado com oclusão adequada (**D**) dificuldade de vedamento labial persistente e (**E**) vedamento labial normal, após tratamentos ortodôntico, otorrinolaringológico e fonoaudiológico.

No sentido vertical, também existe a **mordida profunda ou sobremordida ou *overbite* exagerados** (Fig. 8-13A). Sobremordida é a distância entre as bordas dos incisivos superiores e inferiores perpendicular ao plano oclusal (até 3 m de trespasse vertical são considerados normais). Esta alteração está relacionada com a diminuição da dimensão vertical dentoalveolar, geralmente relacionada com a redução da dimensão vertical da face, favorecendo o vedamento labial e a respiração nasal, porém também pode estar presente em pacientes dolicofaciais e respiradores orais[20] (Fig. 8-13).

## Sentido Transversal
### Mordida Cruzada Posterior (MCP)

É quando ocorre uma relação vestibulolingual anormal de um dente ou grupo de dentes posteriores em oclusão, podendo ser uni ou bilateral[20] (Fig. 8-10). A origem pode ser esquelética, dentária ou uma combinação de ambas, e a análise cefalométrica frontal pode auxiliar na sua diferenciação.[69] Quando as faces vestibulares dos dentes posteriores superiores e inferiores encontram-se em um mesmo plano, e não chega a cruzar a mordida, chama-se de **mordida posterior de topo**, e pode ocorrer em um ou mais dentes. É comum ocorrer mordida cruzada unilateral por acomodação mandibular para um dos lados ao fechamento, buscando estabilidade nos contatos oclusais, mas quando a mandíbula é manipulada em relação cêntrica, percebe-se uma mordida em topo bilateral[47] (Fig. 8-14). Nestes casos, a MCP é chamada funcional e ocorre um desvio da linha mediana dentária inferior para o mesmo lado da mordida cruzada. A causa pode ser uma atresia transversa da maxila ou do arco dentário superior que tornam inábil uma oclusão adequada por diferença de largura entre maxila e mandíbula, e acaba ocorrendo o desvio buscando uma melhor oclusão entre os dentes superiores e inferiores para mastigação. Algumas vezes, é realizado o descruzamento da mordida, adequando a largura das arcadas dentárias superior e inferior, porém, em determinados momentos, o paciente segue cruzando a mordida por memória muscular. Neste casos, podem ser utilizados recursos ortodônticos, como uma extensão em acrílico na placa removível de contenção, direcionando o fechamento da mordida, para auxiliar na correção desta memória muscular, conjuntamente com o tratamento fonoaudiológico.[30]

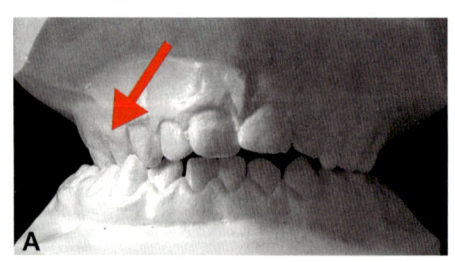

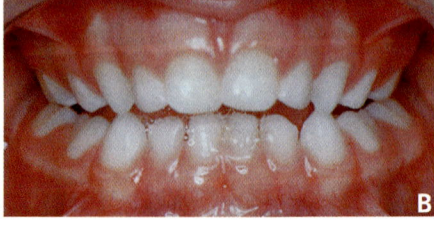

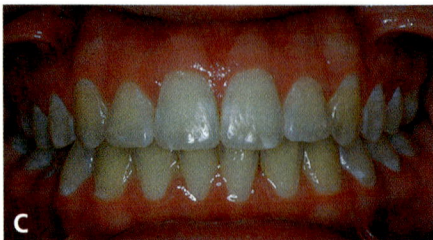

**Fig. 8-14.** Caso clínico 8: (**A**) imagem inicial da oclusão de frente em máxima intercuspidação habitual de paciente com 5 anos e queixa de RO, dentadura decídua, degrau mesial e mordida cruzada funcional do lado direito com desvio da linha média inferior para este mesmo lado, sobressaliência aumentada e havia realizado adenoidectomia; (**B**) imagem inicial da oclusão de frente em relação cêntrica – mordida em topo bilateral e coincidência das linhas médias, e sobressaliência segue aumentada; (**C**) oclusão obtida aos 12 anos e 4 meses, depois de ter realizado tratamento ortodôntico em 3 fases: preventivo para expansão rápida da maxila com disjuntor encapsulado, interceptativo com placa lábio ativa e aparelho extraoral para tratamento da Classe II com vestibuloversão dos incisivos superiores e linguoversão dos incisivos inferiores e corretivo com aparelho fixo e elásticos de Classe II.

A postura baixa de língua em RO, em razão da busca do ar pela boca, impede que haja o pressionamento adequado do palato, levando ao seu aprofundamento decorrente do desequilíbrio entre os músculos da língua e os músculos bucinadores, ficando estes com ação maior sobre a arcada dentária superior bilateralmente, deslocando-a para palatino e para vestibular, provocando MCP e aumento do terço inferior da face.[18] Quando a MCP é por causa esquelética, como em razão da atresia maxilar transversa, também ocorre um estreitamento transversal do nariz e diminuição do volume nasal, levando à diminuição da passagem de ar.[45] Dessa forma, o tratamento ortopédico que visa a alargamento da maxila por meio de sua expansão rápida, também chamada de disjunção maxilar, para descruzar a mordida, pode trazer benefícios no aumento da permeabilidade aérea nasal, e a ortodontia e ortopedia facial estarão contribuindo de forma direta no tratamento da RO[33,45,59] (Fig. 8-15). Este procedimento foi relatado pela primeira vez por Angell, em periódico de 1860, e leva ao alargamento da maxila através da sutura palatina mediana em pacientes jovens em fase de crescimento, e por meio da disjunção maxilar cirurgicamente assistida em pacientes adultos.[4,11,54] No caso clínico da Figura 8-10, foi utilizado um aparelho disjuntor de Hyrax, semelhante à Figura 8-15C e realizada cirurgia para reabertura da sutura palatina mediana que já se encontrava consolidada com o crescimento, permitindo, assim, a expansão rápida da maxila (ERM). Observa-

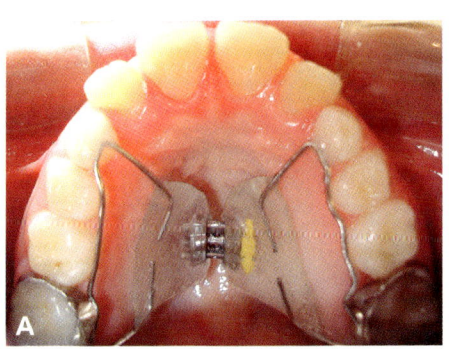

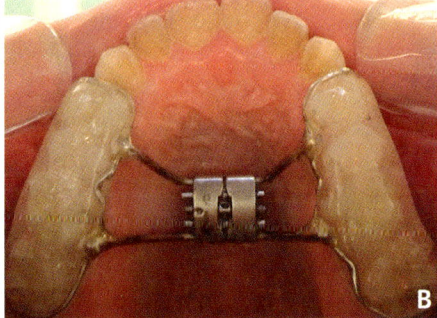

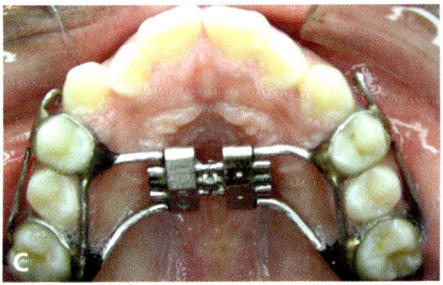

**Fig. 8-15.** Exemplos de disjuntores maxilares: (**A**) disjuntor do tipo Haas modificado (dentomucossuportado); (**B**) disjuntor encapsulado do tipo McNamara (dentossuportado); (**C**) disjuntor do tipo Hyrax (dentossuportado) com ganchos vestibulares para tração reversa.

se melhor passagem de ar pelo nariz após este procedimento, e tanto após ERM, quanto após a ERM cirurgicamente assistida, ocorrem mudanças sobre a cavidade nasal, causando um aumento na sua largura.[10,16] Este aumento pode levar à diminuição da resistência aérea nasal na região da válvula nasal, explicando a melhora na passagem de ar pelo nariz.[60] A área de resistência nasal pode ser avaliada por meio da rinometria acústica, e o aumento do fluxo aéreo nasal medindo no pré- e pós-procedimento pode ser verificado pela rinomanometria, porém geralmente é verificado apenas pelo relato dos pacientes em relação à melhora da passagem de ar pelo nariz pós-procedimento.[84] A ERM também pode levar ao alargamento da nasofaringe.[27] A verificação de abertura da sutura palatina mediana pode ser por meio de uma radiografia oclusal de maxilla total pré- e pós-procedimento, assim como pelo surgimento ou aumento clínico de diastema entre os incisivos centrais superiores, neste caso chamado de diastema artificial[21] (Fig. 8-16). Este não é fisiológico, e, normalmente, se

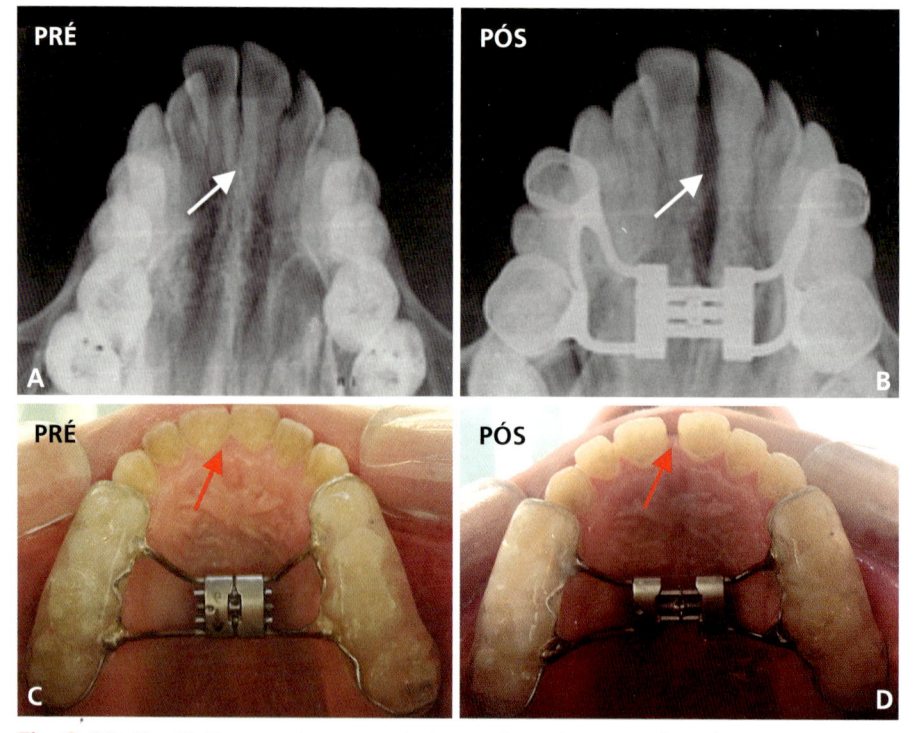

**Fig. 8-16.** (**A** e **B**) Abertura da sutura palatina mediana vista em radiografias oclusais da maxila totais pré e pós ERM. (**C** e **D**) Abertura da sutura palatina mediana indicada pela abertura de diastema entre os incisivos centrais superiores após ERM.

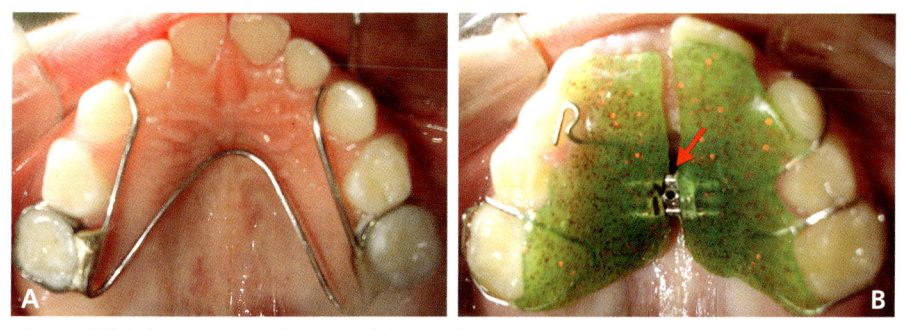

**Fig. 8-17.** (**A**) Arco em W de Porter; (**B**) aparelho removível superior com parafuso expansor.

autocorrige após o procedimento. **Diastemas** são espaços (ausência de ponto de contato) entre os dentes.[25,57,67] O descruzamento da mordida, mesmo quando a causa é dentária, sem atuação ou com pouca atuação ortopédica, também pode estar contribuindo na melhora de aspectos da RO, pois estará melhorando espaço orgânico intraoral para postura lingual mais superior e reorganização do padrão muscular. Neste sentido, aparelhos como arco em W de Porter, do qual derivou o quadri-hélice, idealizado por Ricketts, e o aparelho removível superior com parafuso expansor podem ser utilizados[72] (Fig. 8-17).

## Sentido Anteroposterior
### ▪ Sobressaliência Aumentada

A sobressaliência também é chamada de trespasse horizontal ou *overjet*. É aumentada quando a distância entre as bordas incisais dos incisivos superiores e inferiores paralela ao plano oclusal, se encontra acima de 3 mm, sendo que o normal é entre 1 a 3 mm (Fig. 8-18). Pode ter origem esquelética em razão de prognatismo maxilar e/ou retrognatismo mandibular, ou dentária por vestibuloversão dos incisivos superiores e/ou linguoversão dos incisivos inferiores, assim como combinações esqueléticas e dentárias.[25,57,67] Muitas vezes está associada ao hábito de interposição labial inferior na deglutição e na fala, ou até mesmo em repouso, que pode ser sua causa ou consequência. Está relacionada com RO por dificultar o vedamento labial, facilitando a entrada de ar pela boca; ou pode ser decorrente da RO, em razão da hipotonia do lábio superior e postura baixa de língua que impede que haja o pressionamento adequado do palato, levando a seu aprofundamento, e deslocando a arcada superior para palatino bilateralmente e para vestibular.[18] A pressão negativa do ar entrando e saindo pela boca também contribui com a ocorrência do aprofundamento do palato e vestibuloversão da arcada superior.[18,33] Uma das alternativas de tratamento é a utilização do aparelho extraoral (AEO) que pode melhorar a postura labial e a vestibulover-

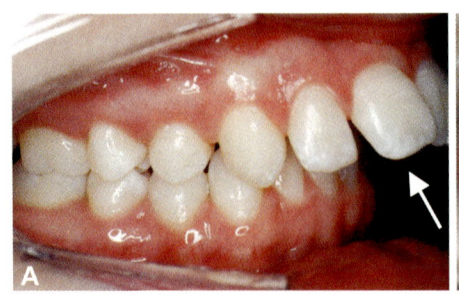

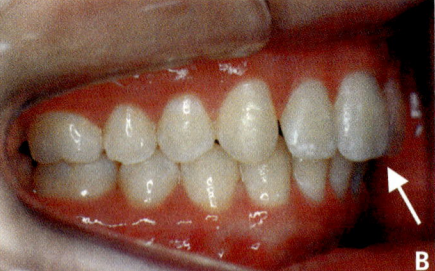

**Fig. 8-18.** Caso clínico 9: (**A**) inicial – paciente com 11 anos e 3 meses apresentava Classe II de Angle, divisão 1 e esquelética por prognatismo maxilar, mordida profunda, sobressaliência aumentada indicada pela seta, dificuldade de vedamento labial em repouso e sialorreia noturna. (**B**) Final – oclusão obtida aos 13 anos e 11 meses, após tratamento ortopédico/ortodôntico com aparelho extraoral, aparelho fixo, barra transpalatina removível e elásticos de Classe II. Observar a correção da sobressaliência aumentada indicada pela seta, o que permitiu um melhor vedamento labial.

são dos incisivos superiores, e a maioria dos pacientes necessita da realização conjunta do tratamento ortodôntico com aparelho fixo, para obtenção de uma oclusão dentária adequada[37] (Fig. 8-19). Em casos de interposição labial inferior pode-se utilizar um aparelho funcional, chamado Placa Lábio- ativa ou *Lip Bumper ou Bumper*, para impedir a interposição e permitir que os incisivos superiores

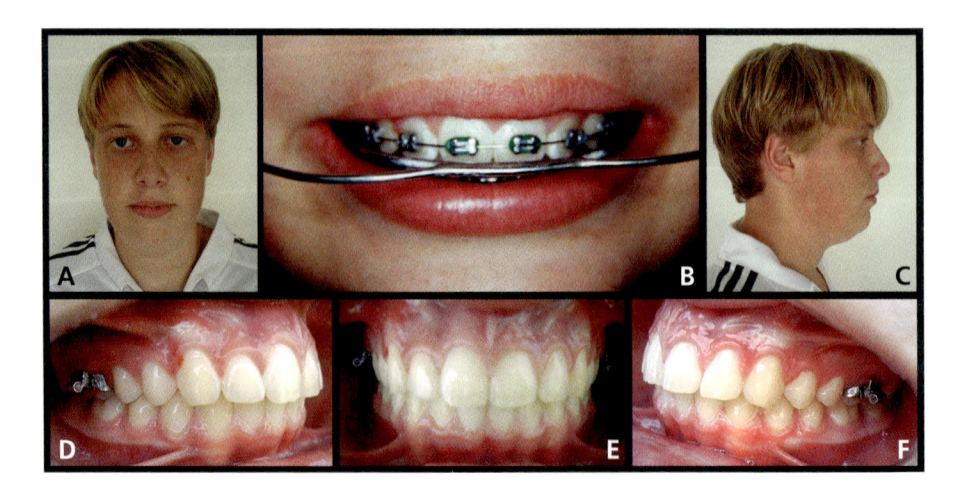

**Fig. 8-19.** (**B**) Caso clínico 2 em tratamento com aparelho extraoral e aparelho fixo (**A, C-F**) Fase de contenção aos 15 anos e 3 meses, ainda com a presença dos anéis ortodônticos para utilização do aparelho extraoral, como contenção durante a fase de crescimento ativo. Observar a obtenção de vedamento labial adequado, coincidência das linhas médias e Classe I de Angle e de caninos.

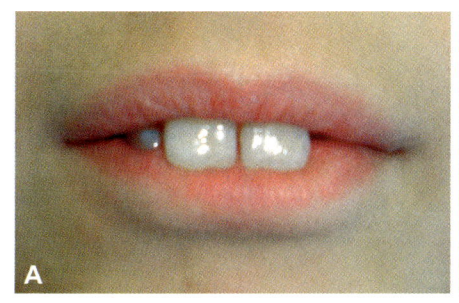

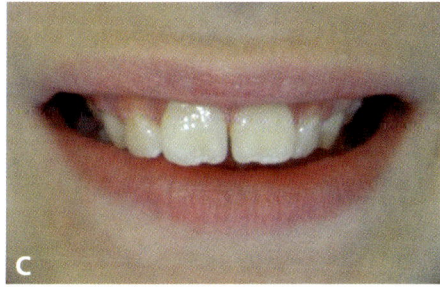

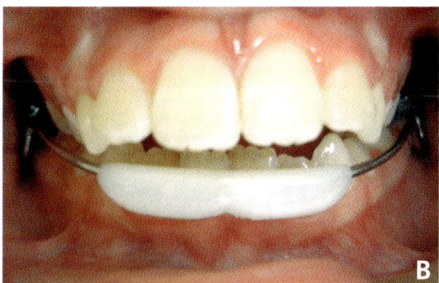

**Fig. 8-20.** (**A**) Vista externa de paciente com hábito de interposição labial inferior em repouso; (**B**) exemplo de placa lábio ativa (PLA) pré-fabricada, utilizada em fase de dentadura mista, encaixada em tubos soldados por vestibular dos primeiros molares permanentes inferiores, podendo ser removida para alimentação e higiene oral; (**C**) vista externa do afastamento labial inferior, obtido com o uso de PLA na paciente **A**, utilizada para impedir a interposição labial inferior e permitir que os incisivos superiores em vestibuloversão e os incisivos inferiores em linguoversão assumam posições mais adequadas.

adquiram uma inclinação mais palatina[49] (Fig. 8-20). A posição dos incisivos inferiores também pode melhorar, quando estes se encontram em linguoversão, pois o aparelho afasta o lábio inferior da arcada dentária inferior, favorecendo a ação dos músculos da língua que levarão os incisivos inferiores para vestibular.[50] A correção da sobressaliência aumentada proporcionará um adequado vedamento labial, favorecendo a respiração nasal, e a ortodontia e ortopedia facial estarão contribuindo de forma indireta no tratamento da RO.

### ▪ Mordida Cruzada Anterior (MCA)

Também chamada de sobressaliência negativa ou *overjet* negativo. Ocorre quando os incisivos inferiores situam-se vestibulares aos incisivos superiores (Fig. 8-8A). Pode ser uma MCA de origem esquelética, quando existe retrognatismo maxilar e/ou prognatismo mandibular ou apenas dentária, quando o cruzamento ocorre por palatoversão dos incisivos superiores e/ou vestibuloversão dos incisivos inferiores. Quando a sobremordida e a sobressaliência forem nulas, ou seja, a face vestibular dos incisivos superiores e inferiores estiverem em um mesmo plano, chama-se **mordida anterior de topo**, que também necessita ser corrigida.[20] Muitas vezes, a mordida anterior de topo ou a MCA acompanham a MCP, e a ERM pode favorecer sua correção, pois esta pode levar ao deslocamen-

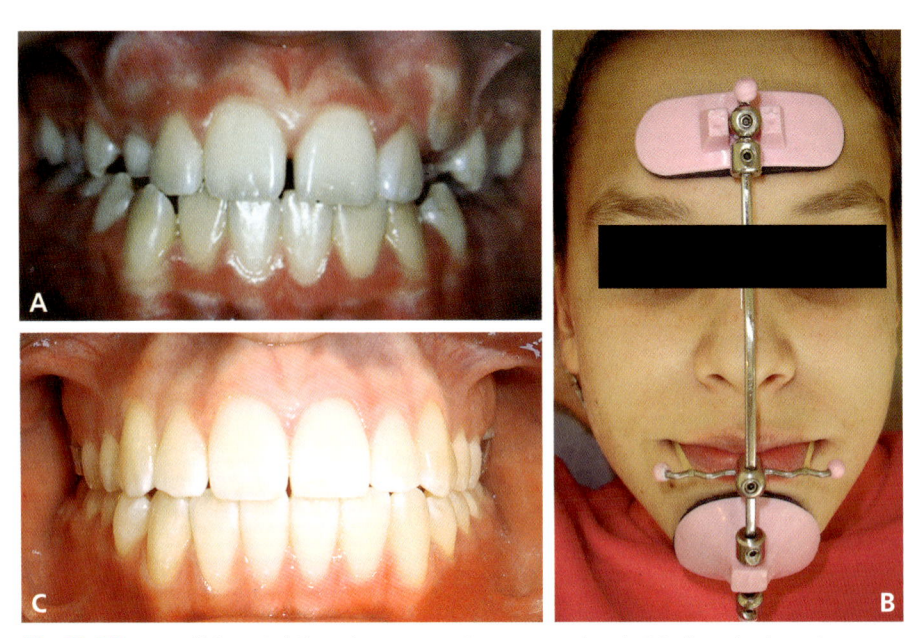

**Fig. 8-21.** Caso clínico 10: (**A**) paciente com 10 anos e queixa de RO, fase de dentadura mista, Classe III de Angle, retrognatismo maxilar e prognatismo mandibular leves, atresia maxilar transversa, mordida cruzada funcional do lado direito, apinhamento dentário inferior e adenoides hipertrofiadas, porém não obstrutivas; (**B**) tração reversa da maxila utilizando a máscara facial de Petit; (**C**) oclusão final obtida após ERM com disjuntor maxilar do tipo Hyrax, tração reversa da maxila, aparelho fixo e elásticos de Classe III.

to da maxila para inferior e anterior.[71] A correção da MCA leva à adequação dos espaços orgânicos intraorais, favorecendo a realização adequada das funções do SE, que inclui a respiração nasal; e além disso, a não correção poderia levar à restrição do crescimento anteroposterior da maxila, em pacientes em fase de crescimento. Existem várias modalidades de tratamento ortodôntico, podendo ser utilizados aparelhos como um simples plano inclinado fixo (Fig. 8-8B) ou removível, para correção de MCA de origem dentária, até uma tração reversa da maxila por meio de uma máscara facial após ERM prévia (Fig. 8-21) em MCA de origem esquelética, por retrognatismo maxilar[8,9].

### ▪ Classificação de Angle

Embora existam outras classificações das más oclusões desenvolvidas por autores diversos ao longo dos anos no sentido anteroposterior, a classificação de Angle ainda é a mais conhecida e utilizada, e por isso será referenciada neste capítulo.[5] (Fig. 8-22) Esta reúne os casos clínicos semelhantes em classes para facilitar o seu estudo e manejo, e baseia-se na relação anteroposterior maxilomandibular, permitindo a classificação desta relação no primeiro contato clínico com o paciente. É utilizada em fase de dentaduras mista e permanente, quando os primeiros molares superiores e inferiores permanentes se encontram presentes. Angle considerou que o primeiro molar maxilar permanente estaria invariavelmente na posição correta, sendo que a maxila também apresentaria uma posição estável em relação à base do crânio, embora pesquisas cefalométricas subsequentes não tenham substanciado esta hipótese, e se saiba que problemas de crescimento ósseo, muscular e dentário possam influenciar no posicionamento deste dente. Por-

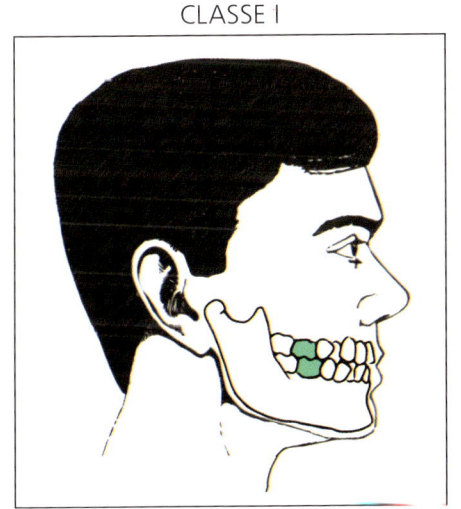

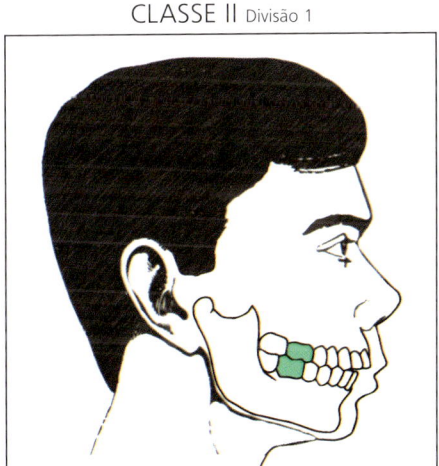

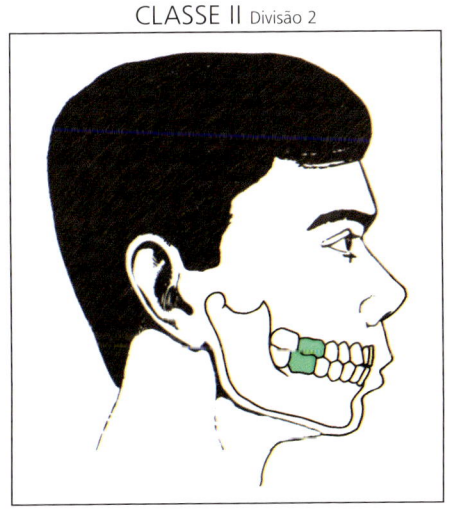

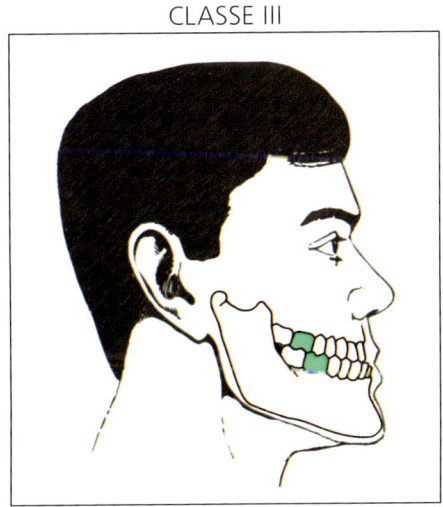

**Fig. 8-22.** Classificação de Angle.

tanto, a Classificação de Angle precisa ser complementada pela análise cefalométrica lateral para confirmação do padrão esquelético. Más oclusões nos outros sentidos também podem ocorrer em qualquer uma das classes da classificação de Angle, como as descritas anteriormente e outras, como más posições dentárias individuais e/ou em grupo. Dentre estas, encontram-se o **apinhamento dentário** (Fig. 8-23A), que é a discrepância na relação entre o tamanho dos dentes e o tamanho dos maxilares, resultando em quebra de contato e rotação dos dentes e os **diastemas** (Fig. 8-24A). É importante saber que diastemas generalizados na região anterior são fisiológicos em fase de dentadura decídua (Fig. 8-8C), e entre os incisivos superiores, na fase inicial de dentadura mista[57]. Em outras fases e outras localizações da arcada dentária, são considerados não fisiológicos, sendo

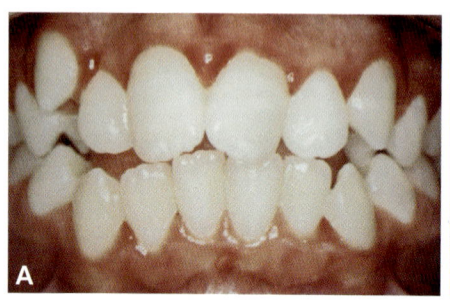

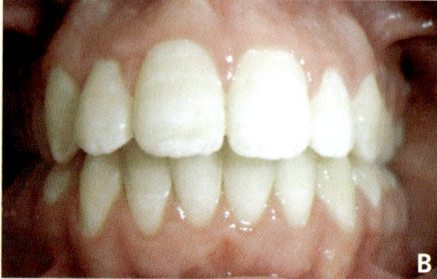

**Fig. 8-23.** Caso clínico 11: (**A**) Classe I, em fase de dentadura permanente, discrepância entre tamanho dentário e esquelético, apinhamento dentário anterior, superior e inferior, atresia maxilar transversa, sobremordida diminuída, postura baixa e anteriorizada e interposição da língua na deglutição e na fala, desvio da linha média inferior para o lado esquerdo, gengivite e interposição e diagnóstico de desvio de septo nasal; (**B**) oclusão obtida após os tratamentos ortodôntico, otorrinolaringológico e fonoaudiológico e melhora da gengivite.

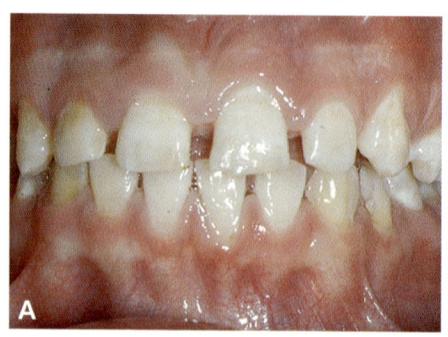

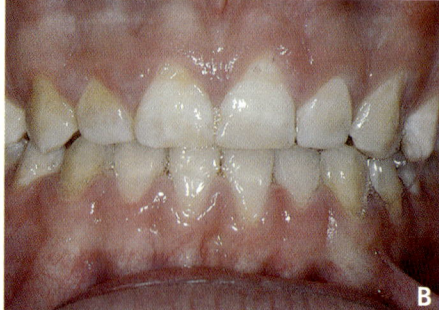

**Fig. 8-24.** Caso clínico 12: (**A**) Classe I, em fase de dentadura permanente, malformação dos tecidos dentários e, discrepância entre tamanhos dentário e esquelético, diastemas generalizados, postura baixa e anteriorizada e interposição da língua na deglutição e na fala, desvio da linha média inferior para o lado direito e superior correta na mesial do 21 e diagnóstico de rinite alérgica; (**B**) oclusão obtida após os tratamentos ortodôntico, otorrinolaringológico e fonoaudiológico.

frequentes em pacientes com RO, e podem decorrer da postura inadequada da língua, associada à discrepância entre tamanhos dentário e esquelético (Fig. 8-24A). Um ligeiro apinhamento transitório pode ocorrer entre os incisivos no início da fase de dentadura mista como característica de normalidade, porém, em pacientes com RO, pode acontecer decorrente da pressão negativa do ar, entrando pela cavidade oral, provocando desarmonias oclusais, associadas à discrepância entre tamanhos dentário e esquelético[18,57] (Fig. 8-23A). Segue a Classificação de Angle (Classe I, Classe II e Classe III), acrescida de comentários sobre os padrões esquelético, de crescimento, dentário e estético nas diferentes Classes, enfatizando as alterações ortopédicas e ortodônticas, e apresentando algumas modalidades de tratamento que possam contemplar também a melhora da RO.

## Classe I

Também chamada de neutroclusão, segundo Angle, é quando há uma relação normal da mandíbula em relação à maxila no sentido anteroposterior, e com a base do crânio. Esta pode ser verificada por meio da oclusão entre o primeiro molar superior e o primeiro molar inferior permanentes, sendo que a cúspide mesiovestibular do primeiro molar superior permanente articula-se no sulco mesiovestibular do primeiro molar inferior permanente (Fig. 8-22). Porém, após o surgimento da análise cefalométrica, se sabe que apesar de terem uma relação normal entre si, a maxila e a mandíbula podem estar retrognatas ou prognatas em relação à base do crânio[25,57,67] (Fig. 8-25A). O retrognatismo maxilomandibular está associado ao estreitamento do EAF, podendo favorecer a problemas respiratórios.[48] Geralmente, o perfil facial é reto ou ortognata (Fig. 8-26B), e a Classe I pode ocorrer em qualquer tipologia facial, mas ocorre comumente no mesofacial. O tratamento é direcionado ao tipo de má oclusão associada[57,67] (Classe I com diastemas) (Fig. 8-24A). A melhora da RO em Classe I poderá ocorrer, por exemplo, com o tratamento de MAA e/ou biprotrusão dentária (incisivos superiores e inferiores em vestibuloversão), melhorando o vedamento labial, e o tratamento de atresia maxilar por meio da ERM.[52,60] O tratamento cirúrgico com avanço maxilomandibular, quando indicado, também pode levar à melhora dos problemas respiratórios em pacientes com retrognatismo maxilomandibular, pois pode levar ao aumento do espaço aéreo faríngeo.[55]

## Classe II

Também chamada de distoclusão, é quando há uma relação "distal" da mandíbula em relação à maxila, e o sulco mesiovestibular do primeiro molar inferior permanente articula-se posteriormente à cúspide mesiovestibular do primeiro molar superior permanente (Fig. 8-22). A Classe II pode ser **divisão 1** – distoclusão em que os incisivos superiores estão em vestibuloversão extrema, ou **divisão 2** – distoclusão em que os incisivos centrais superiores estão quase normais ou em palatoversão, enquanto os incisivos laterais superiores estão em vestibuloversão e mesioversão; e apresentar **subdivisões** quando a distoclusão ocorre somente de um lado, direito ou esquerdo, da arcada dentária[25,57,67] (Figs. 8-3, 8-18A e 8-22). No entanto, por meio da análise cefalométrica, além de retrognatismo mandibular, pode-se verificar a ocorrência de prognatismo maxilar, ou até mesmo uma combinação de retrognatismo mandibular e prognatismo maxilar[57] (Fig. 8-25B e C). Geralmente, os pacientes apresentam o perfil facial convexo e retrognata[57,67] (Fig. 8-26A). Os pacientes com Classe II e prognatismo maxilar e/ou vestibuloversão dos incisivos superiores podem apresentar dificuldade de vedamento labial por sobressaliência aumentada relacionados com RO. Aqueles com retrognatismo mandibular conjuntamente ou isolado, que leva ao estreitamento do espaço aéreo faríngeo, podem ter problemas respiratórios.[48] No entanto, a RO também pode levar à alteração do processo de crescimento e desenvolvimento craniofacial, levando ao estreitamento transversal da maxila associado ao seu crescimento posterior, provocando uma rotação mandibular para baixo e para posterior, acarretando uma retrusão mandibular progressiva.[34] Por estes aspectos a RO é comum nos pacientes de Classe II, principalmente nos dolicofaciais. Existem muitas alternativas de tratamento, que dependerão da idade do paciente e das características da má oclusão. Para corrigir as discrepâncias ortopédicas faciais, em fase de crescimento, existem aparelhos ortopédicos mecânicos e funcionais. O tratamento do retrognatismo mandibular pode responder bem a aparelho ortopédico funcional de avanço mandibular, como o Bionator de Balters (Fig. 8-27), por exemplo, e em casos de prognatismo maxilar e retrognatismo mandibular conjuntamente, pode-se utilizar aparelho funcional unicamente ou junto com força mecânica de AEO.[14,31,35] Dentre os aparelhos ortopédicos faciais de ação mecânica mais utilizados, encontra-se o AEO, indicado para os casos de prognatismo maxilar, porém seu uso também é preconizado por alguns autores quando existe retrognatismo mandibular, sendo que a restrição do crescimento anterior da maxila e a permissão do crescimento normal da mandíbula melhorariam a relação esquelética de Classe II[37,74] (Fig. 8-19). O momento ideal de iniciar sua utilização para efeitos ortopédicos é na fase de surto de crescimento puberal, quando se conseguem resultados mais efetivos. Um dos métodos para avaliar se o paciente já se encontra nesta fase pode ser as radiografias de mão e punho junto com a idade cronológica.[42] Além de restringir o deslocamento maxilar para anterior, este aparelho também é utilizado para distalização dos molares superiores e melhorar a relação maxilomandibular, percebendo-se a melhora da postura labial e da vestibuloversão dos incisivos

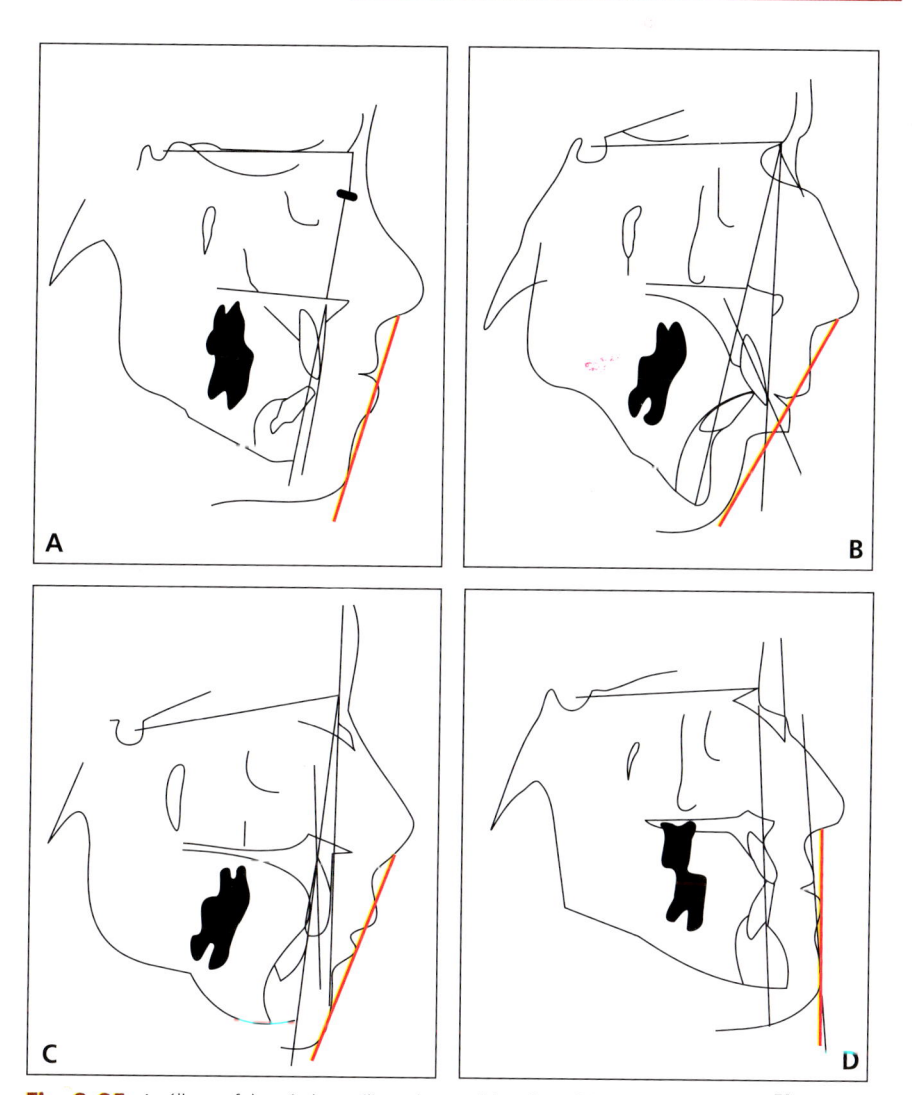

**Fig. 8-25.** Análise cefalométrica utilizando medidas do cefalograma de Steiner:[79] (**A**) Classe I. (**B**) Classe II, divisão 1. (**C**) Classe II, divisão 2. (**D**) Classe III. A linha S de Steiner (em vermelho) é utilizada como referência para avaliar a posição anteroposterior dos lábios em relação ao nariz e mento, e está demonstrando a posição mais comum em cada padrão esquelético.

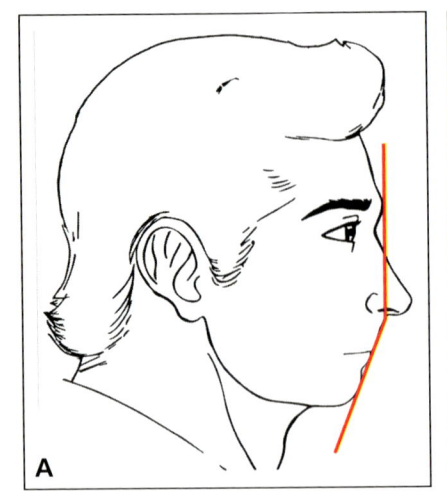

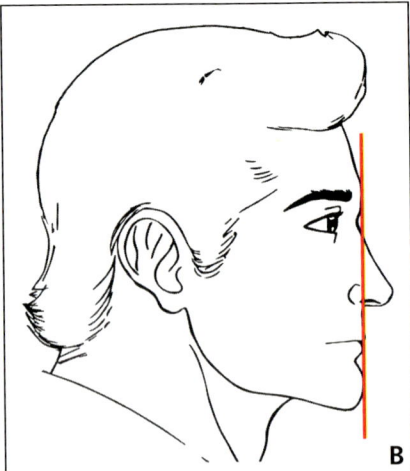

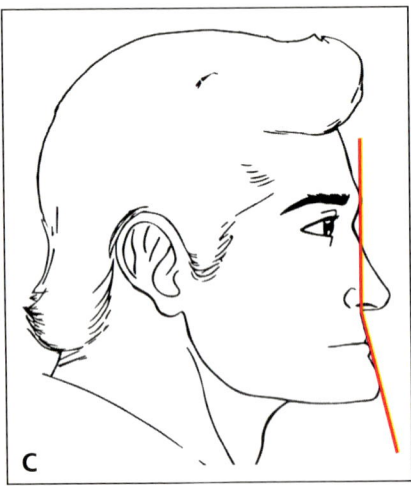

**Fig. 8-26.** Ângulo de convexidade da face:[44] (**A**) perfil convexo; (**B**) perfil reto; (**C**) perfil côncavo.

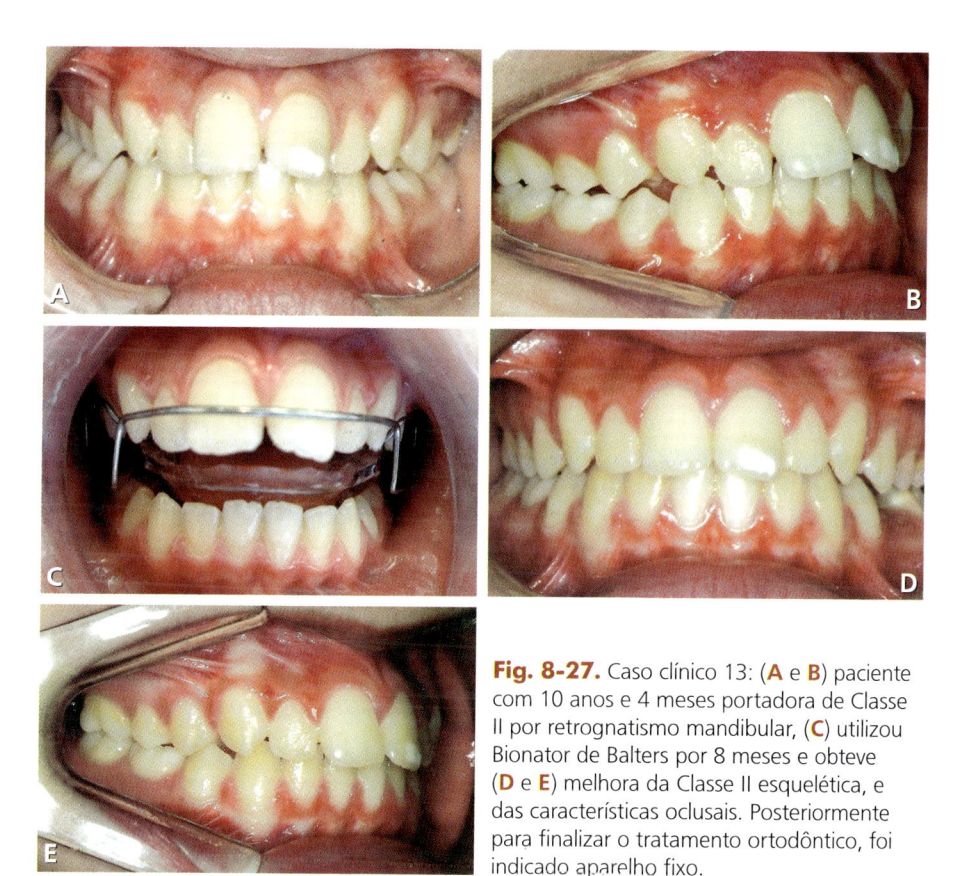

**Fig. 8-27.** Caso clínico 13: (**A** e **B**) paciente com 10 anos e 4 meses portadora de Classe II por retrognatismo mandibular, (**C**) utilizou Bionator de Balters por 8 meses e obteve (**D** e **E**) melhora da Classe II esquelética, e das características oclusais. Posteriormente para finalizar o tratamento ortodôntico, foi indicado aparelho fixo.

superiores[37] (Figs. 8-11 e 8-19). A maioria dos pacientes necessita também da realização do tratamento ortodôntico com aparelho fixo, para obtenção de uma oclusão dentária adequada (Fig. 8-19). Muitas vezes, utilizam-se elásticos intermaxilares, como os de Classe II, associados ao aparelho fixo, auxiliando na correção. Estes podem ser apoiados em acessórios do próprio aparelho fixo (Fig. 8-28). A ancoragem esquelética (como os mini-implantes ou miniplacas) também é acessório que pode ser utilizada no tratamento da Classe II.[75] Quando a má oclusão de Classe II é causada por discrepâncias esqueléticas graves e não existe mais crescimento ativo, como no adulto, esta deve ser tratada com cirurgia ortognática juntamente ao tratamento ortodôntico com aparelho fixo.[25] No tratamento da Classe II, o benefício respiratório pode ocorrer principalmente em razão da melhora do vedamento labial nos casos com sobressaliência aumentada e/ou MAA, devido a correção da discrepância ortopédica e/ou dentária anteroposterior e/ou vertical; decorrente da utilização da ERM quando existe

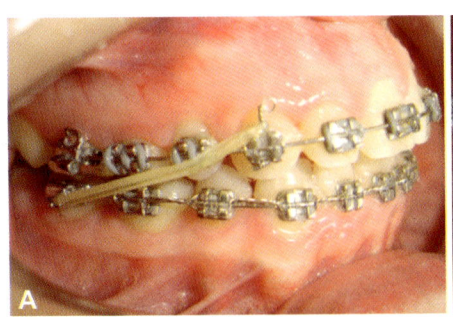

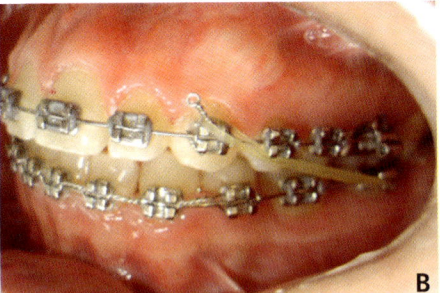

**Fig. 8-28.** (**A** e **B**) Elásticos de Classe II.

atresia maxilar transversa e da melhora no posicionamento anteroposterior da mandíbula, nos casos de avanço cirúrgico mandibular, que pode levar ao aumento do EAF aos níveis retrolingual e retropalatal.[18,52,60,83] Além disso, a Classe II muitas vezes requer o avanço cirúrgico maxilomandibular, que pode levar ao aumento do EAF, principalmente aos níveis de oro e hipofaringe.[50,51]

## Classe III

Também chamada de mesioclusão quando há uma relação "mesial" da mandíbula em relação à maxila, e o sulco mesiovestibular do primeiro molar permanente inferior articula-se anteriormente à cúspide mesiovestibular do primeiro molar permanente superior (Fig. 8-22). A análise cefalométrica demonstra que a maxila também pode estar retrognata, ou até mesmo existir uma combinação de prognatismo mandibular e retrognatismo maxilar (Fig. 8-25D). A Classe III também pode ter **subdivisões** quando a mesioclusão ocorre somente de um lado, direito ou esquerdo, da arcada dentária. Normalmente, os pacientes apresentam perfil facial côncavo, e prognata[57] (Fig. 8-26C). A Classe III pode ocorrer em qualquer tipologia facial, mas quando ocorre em dolicofaciais, está mais associada à RO, e o retrognatismo maxilar está associado ao estreitamento do EAF, podendo favorecer a problemas respiratórios.[48,64] Nestes casos, um tratamento que tem demonstrado ótimos resultados é a ERM, associada à protração ortopédica mecânica da maxila em fase de crescimento[8] (Fig. 8-2). Dentre os aparelhos ortopédicos faciais de ação mecânica mais utilizados com este fim se encontra a máscara facial de tração reversa da maxila, e existem diversos tipos, sendo a de Petit uma das mais utilizadas (Fig. 8-21B). A ERM prévia à protração maxilar é realizada porque normalmente em Classe III é necessária a busca do equilíbrio transversal da oclusão, adequando a largura da maxila à mandíbula e, além disso, acredita-se que a ERM leve a uma atividade celular intensa nas suturas maxilares, podendo proporcionar resultados mais expressivos a essa intervenção.[6] A ERM associada à máscara facial de tração reversa da maxila também é indicada para os casos de retrognatismo maxilar e leve prognatismo mandibular.[26] Geralmente este tratamento requer a finalização da oclusão com aparelho fixo, no qual podem ser utilizados elásticos de Classe III associados (Fig. 8-29). A ancoragem esquelética, como os mini-implantes, também auxilia na correção da Classe III, e miniplacas associadas a elásticos de Classe III também podem ser utilizadas para tratamento ortopédico da Classe III.[17,75] O prognóstico do paciente que apresenta prognatismo mandibular é desfavorável, e uma das alternativas de tratamento em fase de crescimento é a mentoneira, porém seu uso deve ser por muito tempo para um resultado efetivo (desde a dentadura mista até o final do crescimento), o que dificulta a adesão por parte do paciente.[36,41] Dependendo de a magnitude da discrepância esquelética poder ter indicação de cirurgia ortognática ou tratamento ortodôntico de compensação no final do crescimento puberal.[36] Quando existe a associação de retrognatismo maxilar e prognatismo mandíbular, os aparelhos ortopédicos funcionais podem ser uma boa alternativa de tratamento.[29] No tratamento da Classe III, o benefício respiratório pode ocorrer principalmente em razão da ERM e avanço cirúrgico maxilar, sendo que neste pode ser observado o aumento do espaço aéreo nasofaríngeo.[32,60]

É comum a utilização do termo Classe II ou III esquelética, tentando complementar a classificação de Angle que é dentária. Porém, nem sempre o padrão esquelético coincide com o padrão dentário, e podem ocorrer Classes II ou III dentárias por alteração dentoalveolar. Por exemplo, na Classe II dentária pode ocorrer uma relação molar de Classe II em uma relação esquelética normal de Classe I, que pode ser por protrusão dos dentes superiores em relação aos inferiores ou retrusão dos dentes inferiores em relação aos superiores; na Classe III dentária pode ocorrer uma relação molar de Classe III em uma relação esquelética normal de Classe I, que pode ser por retração dos dentes superiores em relação aos inferiores ou protrusão dos dentes inferiores em relação

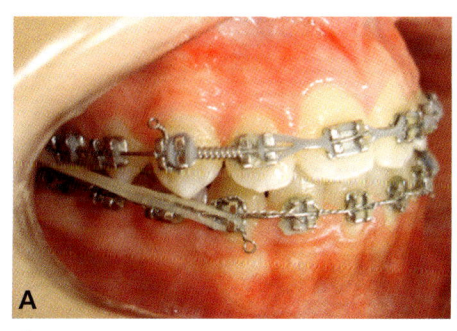

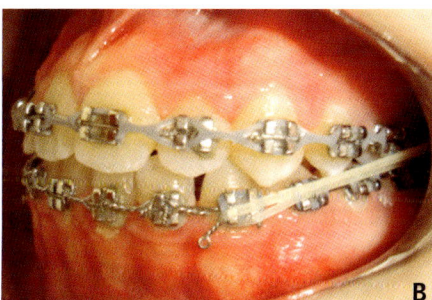

**Fig. 8-29.** (**A** e **B**) Elásticos de Classe III.

aos superiores. Outro aspecto importante é que, dentre as falhas da classificação de Angle, está a possibilidade de classificação errônea em razão da movimentação que o primeiro molar permanente superior pode sofrer na arcada.[20] Além disso, podem ocorrer ausências e migrações dentárias, impossibilitando a classificação de Angle, havendo necessidade do ortodontista conhecer outros tipos de classificação. Para auxiliar, utiliza-se a relação de oclusão entre os caninos, e diz-se que os caninos estão em Classe I, quando o canino superior oclui na ameia entre o canino e o primeiro pré-molar inferiores; em Classe II, quando o canino superior oclui mesialmente a esta ameia e Classe III quando o canino superior oclui distalmente a esta ameia.[57,67]

Em fase de dentadura decídua, utiliza-se uma variante da classificação de Angle, e os dentes utilizados como referência para classificação são os segundos molares decíduos em razão da semelhança destes com os primeiros molares permanentes. Utiliza-se a relação das faces distais dos segundos molares decíduos para classificar em plano terminal reto (equivalente à Classe I de Angel), degrau distal (equivalente à Classe II de Angle) e degrau mesial (não maior que 2 mm, equivalente à Classe I, e maior de 2 mm, equivale à Classe III de Angle) (Fig. 8-30). Em fase de dentadura mista, pode ocorrer qualquer uma das 3 Classes de Angle, no entanto, uma relação que seria de Classe II, meio cúspide, na dentadura permanente; na dentadura mista, pode ser classificada como Classe I. Isto se deve ao fato de que o primeiro molar permanente inferior tem quase total possibilidade de deslizar para anterior mais do que o superior durante as trocas dentárias e engrenar em Classe I na dentadura permanente, e além disso em 75% dos casos a mandíbula tem um componente horizontal de crescimento maior do que a maxila.[65] O ortodontista deve ter conhecimento de todas estas variantes para juntamente com a análise cefalométrica obter um diagnóstico correto. A análise cefalométrica é mais utilizada a partir da fase de

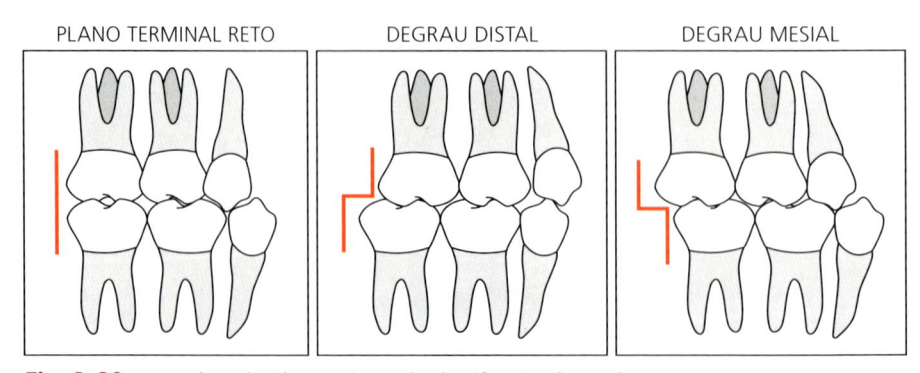

**Fig. 8-30.** Dentadura decídua: variante da classificação de Angle.

dentadura mista, mas, em alguns casos, pode ser necessária em fase de dentadura decídua, existindo diferentes análises cefalométricas para cada fase, além de existirem variações entre as medidas entre as diferentes etnias.[15]

## CONSIDERAÇÕES FINAIS

O resultado do tratamento ortodôntico depende, principalmente, da resposta individual de cada paciente, do tipo de tratamento, de uma boa higiene oral, da colaboração do paciente no uso das aparatologias indicadas, de sua frequência às consultas e da abordagem adequada pelo ortodontista.

Em muitos casos, extrações dentárias são indicadas para compensar, por meio de reposicionamento dentário, o problema esquelético existente ou em busca de espaço para alinhamento e nivelamento dos dentes, podendo até favorecer a respiração nasal quando ocorre um vedamento labial adequado ao final do tratamento ortodôntico. Por outro lado, em pacientes com RO, seria adequado buscar alternativas sem extrações, quando possível, e realizar, por exemplo, desgastes dentários interproximais e/ou distalização dentária, no intuito de não diminuir espaços orgânicos intraorais que possam levar à desorganização miofuncional e favorecer a ocorrência de problemas respiratórios. Portanto, na decisão entre extrair ou não, além de levar em consideração os aspectos da oclusão e estéticos, como o perfil facial, também devem ser considerados os aspectos funcionais.

Nos pacientes em que o padrão de crescimento e desenvolvimento craniofacial é desfavorável ao resultado obtido pelo tratamento ortodôntico e ortopédico facial e/ou o paciente não utiliza adequadamente as contenções, pode ser necessário o retratamento, e em alguns casos com necessidade de cirurgia ortognática simultânea. Porém, mesmo assim, sempre é válido o tratamento em fase de crescimento, sendo que pode ser conclusivo.

Em casos mais graves de RO, pode ocorrer a apneia do sono, e algumas crianças com RO apresentam a morfologia craniofacial semelhante àquela observada em pacientes adultos com Síndrome da Apneia Hipopneia Obstrutiva do Sono (SAHOS).[39,85] Nestes casos, a ortodontia e a ortopedia facial podem estar auxiliando na prevenção da SAHOS por causas esqueléticas. Portanto, a atuação da ortodontia e ortopedia facial na RO é participar do seu diagnóstico etiológico e tratamento, podendo este ser de forma direta ou indireta, conforme descrito anteriormente.

---

Nota: As figuras são do arquivo pessoal da Dra. Marcia Maahs.

# REFERÊNCIAS BIBLIOGRÁFICAS

1. Albuquerque J, Santos A, Gonçalves S et al. A importância do cirurgião-dentista na prevenção, diagnóstico e tratamento da halitose. *Odontol Clin Cient* 2004;3(3):169-72.
2. Almeida RA, Pedrin RRA, Almeida MR et al. Etiologia das más oclusões- causas hereditárias e congênitas, adquiridas gerais, locais e proximais (hábitos bucias). *Dental Press Ortodon Ortop Facial* 2000;5(6):107-29.
3. Almeida RR, Santos SCBN, Santos ECA et al. Mordida aberta anterior - Considerações e apresentação de um caso clínico. *Dental Press Ortodon Ortop Facial* 1998;3(2):17-29.
4. Angel EH. Treatment of irregularities of the permanent or adult tooth. *Dental Cosmos* 1860;540(4):599-601.
5. Angle EH. *Malocclusions of the teeth*. 7th ed. Philadelphia: SS White, 1907, 128p.
6. Araújo EA, Araújo CV. Abordagem clínica não- cirúrgica no tratamento da má oclusão de Classe III. *Rev Dental Press. Ortodon Ortop Facial* 2008;13(6):128-57.
7. Artese A, Drummond S, Nascimento JM et al. Critérios para o diagnóstico e tratamento estável da mordida aberta anterior. *Dental Press J Orthod* 2011;16(3):136-61.
8. Baccetti T, McGill JS, Franchi L et al. Skeletal effects of early treatment os class III malocclusion with maxillary expansion and face-mask therapy. *Am J Orthod Dentofacial Orthop* 1998;113(3):333-43.
9. Bayrak S, Tun ES. Treatment of anterior dental crossbite using bonded resin-composite aloperst case reports. *Eur J Dent* 2008;2(2):3003-6.
10. Berrentin- Felix G, Yamashita RP, Nary Filho H et al. Short- and- long- term effect of surgically assited maxilary expansion on nasal airway size. *J Craniofac Surg* 2006;17(6):1045-49.
11. Betts NJ, Vanarsdall RL, Barber HD et al. Diagnosis and tretament of transverse maxillary deficiency. *Int J Adult Orthodon Orthognath Surg* 1995;10(2):75-96.
12. Bianchini AP, Guedes ZCF, Hitos S. Respiração oral: causa x audição. *Rev CEFAC* 2009;11(1):38-43.
13. Bianchini EMG. *A cefalometria nas alterações miofuncionais orais- diagnóstico e tratamento fonoaudiológico*. 5. ed. Carapicuíba: Pró- fono, 2002.
14. Bigliazzi R, Kessner CA, Faltin Jr K. Estudo das alterações anatômicas e morfológicas em pacientes Classe II, divisão 1º, com retrognatismo mandibular tratados com o bionator de Balters, empregando-se a análise das contrapartes de Enlow. *Dental Press Ortodon Ortoped Facial* 2000;5(2):9-19.
15. Bugg JL, Canavati PS, Jennings RE. A cepahlometric study for preschool children. *J Dent Child* 1973;40(2):103-4.
16. Cappellette Jr M, Cruz OL, Carlini D et al. Evaluation of nasal capacity before and after rapid maxillary expansion. *Am J Rhinol* 2008;22(1):74-77.
17. Cevidanes L, Baccetti T, Franchi L et al. Comparison of two protocols for maxillary protraction: bone anchors versus face mask with rapid maxillary expansion. *Angle Orthod* 2010;80(5):799-806.
18. Cintra CFSC, Castro FFM, Cintra PPVC. The dentalfacial alterations presente in mouth breathing. *Rev Bras Alergia Imunologia* 2000;23(2):78-83.
19. Costa JR, Pereira SRA, Mittri G et al. Relação da oclusão dentária com a postura de cabeça e coluna cervical em crianças respiradoras orais. *Rev Paul Pediatr* 2005;23(2):88-93.
20. Cunha ACPP, Goluchi GGS, Souza LBR. *Ortodontia e fonoaudiologia na prática clínica*. Rio de Janeiro: Revinter, 2011, 266p.

21. David SMN, Castilho JCM, Ortolani CLF et al. Avaliação e mensuração da sutura palatina mediana por meio da radiografia oclusal total digitalizada em pacientes submetidos à expansão rápida maxilar. *Dental Press Ortodon Ortoped Facial* 2009; 14(5):62-8.
22. De Ponte FS, Brunelli A, Marchetti E et al. Cephalometric study of posterior airway space in patients affected by Class II occlusion and treated with orthognatic surgery. *J Craniofac Surg* 1999;10(3):252-59.
23. Di Francesco RC. Definindo a respiração oral. In: Krakauer LH, Di Francesco RC, Marhcesan IQ. (Eds.). *Conhecimentos essenciais para entender bem a respiração oral*. São José dos Campos: Pulso, 2003.
24. Faria PTM, Ruellas ACO, Matsumoto MAN et al. Dentofacial morphology of mouth breathing children. *Bras Dent J* 2002;13(2):129-32.
25. Ferreira FV. *Ortodontia: diagnóstico e planejamento clínico*. São Paulo: Artes Médicas, 1996, 495p.
26. Freitas SMR, Jovani FM. A máscara facial de tração reversa em combinação com a expansão palatina rápida: método de tratamento de escolha para interceptação precoce das más oclusões de Classe III. *Rev Ortodontia* 1996;29(3):82-88.
27. Galarreta FWM. *Effect of rapid maxillary expansion on the nasopharynx and nasal volume: assessment by magnetic resonance imaging and acoustic rhinometry*. 2010. 102s. Thesis (Doctoral)- Faculdade de Medicina de Ribeirão Preto, Universidade de São Paulo, Ribeirão Preto, 2010.
28. Gatti FS, Maahs MAP, Berthold TB. Arco Lingual como mantedor de espaço na perda precoce de dentes decíduos. *RFO- UPF* 2012;17(1):91-95.
29. Goh G, Kaan SK. Dentofacial orthopaedic correction of maxillary retrusion with the protaction facemask: a literature rewiev. *Aust Orthod J* 1992;12(3):143-50.
30. Gonçalves TS, Izquierdo AM, Maahs MAP et al. Mordida cruzada posterior funcional: uma alternativa de tratamento. *Ortodon Gaúch* 2004;8(2):33-43.
31. Graber TM. *Ortodoncia. Teoria y práctica*. 3. ed. México: Interamericana, 1980.
32. Greco JM, Frohberg U, Van Sickels JE. Cephalometric Analisys of long-term airway space changes with maxillary osteotomies. *Oral Surg Oral Med Oral Pathol* 1990;70(5):552-54.
33. Haas AJ. Rapid expansion of the maxillary dental arch and nasal cavity by opening the midpalatal suture. *Am J Orthod* 1961;31(2):73-90.
34. Harvold EP, Tomer BS, Chieici G. Primate experiments on oral respiration. *Am J Orthod Dentof Orthop* 1981;79(4):359-72.
35. Henriques JCH, Almeida RR, Freitas MR et al. Ativador combinado com a ancoragem extrabucal: considerações sobre a sua construção. *Ortodontia* São Paulo 1992;25(3):67-72.
36. Henriques JFC, Silva CMS, Neves LS et al. Intervenção não cirúrgica da má oclusão de Classe III: quando e como tratá-la. *R Clin Ortodon Dental Press* 2006;4(6):1-10.
37. Henriques RP, Henriques JFC, Almeida RR et al. Estudo das alterações decorrentes do uso do aparelho extrabucal de tração occipital na correção da má- oclusão de Classe II, 1º divisão. 2007;12(4):72-83.
38. Jacobson A. The WITS apphraisal of jaw disharmony. *Am J Orthod* 1975;67(2):125-38.
39. Juliano MG, Machado MAC, Carvalho LBC et al. Mouth breathing children have cephalometric patterns similar to those of adult patients with obstructive sleep apnea syndrome. *Arq Neuropsiquiatr* 2009;67(3-B):860-65.
40. Junqueira P. *Amamentação, hábitos orais e mastigação: Orientações, cuidados e dicas*. 2. ed. Rio de Janeiro: Revinter, 2000, 26p.

41. Koo D, Leopoldina LC, Quintão CCA *et al.* Avaliação de forças ortopédica no tratamento de má-oclusão de Classe III esquelética. *J Bras Ortodon Ortop Facial* 2005;10(55):110-16.
42. Kopecky GR, Fishman LS. Timing of cervical headgear treatment based on skeletal maturation. *Am J Orthod Dentofacial Orthop* 1993;104:162-69.
43. Krakauer LH. Alteração de funções orais nos diversos tipos faciais. In: Marchesan IQ *et al.* (Eds.). *Tópicos em fonoaudiologia*. São Paulo: Lovise, 1995. p. 147-54, v. 2, cap. 9.
44. Legan HL, Burstone CJ. Soft tissue cephalometric analysis for orthognatic surgery. *J Oral Surg* 1980;38:744-51.
45. Linder Aronson S. Dimensions of face and palate in nose breathers and in habitual mouth breathers: a follow-up examination. *Odontol Revy* 1963;14:187-200.
46. Lione R, Franchi L, Ghislanzoni LT *et al.* Palatal surface and volume in mouth-breathing subjects evaluated with three-dimensional analysis of digital dental casts – a controled study. *Eur J Orthod* 2015 Feb.;37(1):101-4.
47. Locks A, Weissheimer A, Ritter DE *et al.* Mordida cruzada posterior: uma classificação mais didática. *Dental Press* 2008;13(2):146-58.
48. Lowe AA, Santamaria JD, Fleetham JA. Facial morphology and obstructive sleep apnea. *Am J Orthod Dentofacial Orthop* 1986;90(6):484-91.
49. Maahs MAP, Barcellos JC, Prietsch JR. Tratamento ortodôntico com placa lábio ativa na dentição mista: relato de caso e revisão de literatura. 2005;46(1):74-79. Revista da Faculdade de Odontologia de Porto Alegre.
50. Maahs MAP, Ferreira ES, Puricelli E. Stability of pharyngeal airway space after maxillomandibular advancement surgery in patients with class II malocclusion. *RFO* 2011;16(2):154-60.
51. Maahs MAP, Puricelli E, Maahs GS *et al.* Modificações da dimensão do espaço aéreo faríngeo decorrentes do avanço maxilo-mandibular em pacientes com maloclusão de classe II. *Ortodon Gaúch* 2005;9(1):13-22.
52. Marchesan IQ. *Fundamentos em fonoaudiologia – Aspectos clínicos da motricidade oral*. Rio de Janeiro: Guanabara Koogan, 1998.
53. Marchesan IQ. Protocolo de avaliação do frênulo lingual. *Rev CEFAC* 2010;12(6):977-89.
54. Mazziero ET, Henriques JFC, Freitas MR. Estudo Cefalométrico em norma frontal das alterações dentoesqueléticas após a expansãoo rápida da maxila. *Ortodontia* São Paulo. 1996;29(1):31-40.
55. Mehra P, Downie M, Pita MC *et al.* Pharingeal airway space changes after counterclockwise rotation of the maxillomandibular complex. *Am J Orthod Dentofacial Orthop* 2001;120(2):154-59.
56. Mendes ACS, Costa AA, Nemr K. O papel da fonoaudiologia na ortodontia e na odontopediatria: avaliação do conhecimento dos odontólogos especialistas. *Rev CEFAC* 2005;7(1):60-67.
57. Moyers RE. *Ortodontia*. 4. ed. Rio de Janeiro: Guanabara Koogan, 1991, 483p.
58. Ngan P, Fields HW. Open bite: a review of etiology and management. *Pediatr Dent* 1997;19(2):91-98.
59. Normando ADC, Ribeiro KCF, Sotão AB *et al.* Os efeitos da expansão o rápida da maxila sobre o fluxo aéreo nasal: revisão da literatura e apresentação de um caso clínico. *Rev Para Odont*, Belém 1996;1(2):19-26.
60. Oliveira De Felipe NL, Da Silveira AC, Viana G *et al.* Relationship between rapid maxillary expansion and nasal cavity size andairway resistance: short-and long-term effects. *Am J Orthod Dentofacial Orthop* 2008;134(3):370-82.

61. Oltramari PVP, Garib DG, Conti ACCF et al. Tratamento ortopédico da Classe III em padrões faciais distintos. *Dental Press Ortodon Ortop Facial* 2005;10(5):72-82.
62. Paiva HJ et al. *Noções e conceitos básicos em oclusão, disfunção temporomandibular e dor orofacial*. São Paulo: Santos, 2008, 458p.
63. Palomino- Gómez SP. *Tomografia computadorizada de feixe cônico para avaliação do tratamento de Calsse II, divisão 1º com o aparelho Herbst no espaço aéreo faríngeo.* 2010. 92f. Dissertação (mestrado)- Universidade Estadual Paulista, Faculdade de Odontologia de Araraquara. Disponível em: <http//hdl.handle.net/11449/95781>.
64. Pereira AC, Jorge TM, Ribeiro Jr PD et al. Características das funções orais de indivíduos com má oclusão Classe III e diferentes tipos faciais. *Dental Press Ortodon Ortop Facial* 2005;10(6):111-19.
65. Pereira CB, Mundstock CA, Berthold TB. *Introdução a cefalometria radiográfica.* 4. ed. Porto Alegre: UFRGS, 2010, 232p.
66. Prates NS, Magnani MBBA, Valdrighi HC. Respiração bucal e problemas ortodônticos – causas e efeitos. *Rev Paulista Odontologia* 1997;4:14-19.
67. Proffit WR, Fields HW, Sarver DM. *Ortodontia contemporânea.* 5. ed. Rio de Janeiro: Elsevier, 2012, 754p.
68. Ramires RR, Ferreira LP, Marchesan IQ et al. Tipologia facial aplicada a fonoaudiologia: revisão de literatura. *Rev Soc Bras Fonaudiol* 2010;15(1):140-45.
69. Ricketts RM. *Cefalometria progressiva*. Paradigma 2000. California: Instituto Americano para Educação Bioprogressiva, 1996. p. 64-120.
70. Rubin RM. The orthodontist's responsability in prevention facial deformity. In: McNamara Jr JA. *Naso-respiratory function and craniofacial growth*. Ann Arbor: University of Michigan, 1979.
71. Scanavini MA, Reis SAB, Simões MM et al. Avaliação comparativa dos efeitos maxilares da expansão rápida da maxila com os aparelhos de Haas e Hyrax. *Dental Press Ortodon Ortop Facial* 2006;11(1):60-71.
72. Scollo SB. Quad Helix en acción. *Rev Soc Odontl Plata* 1992;5(9):69.
73. Shaphiro PA. Stability of open bite treatment. *Am J Orthod Dentofacial Orthop* 2002;121(6):566-68.
74. Shimizu RH, Ambrosio AR, Shimizu IA et al. Princípios biomecânicos do aparelho extrabucal. *Dental Press Ortodon Ortop Facial* 2004;9(6):122-56.
75. Shimizu RH, Andrighetto AR, Melo ACM et al. *Ancoragem esquelética em Ortodontia- mini- implante- miniplaca- Abordagem multidisciplinar.* 2. ed. São Paulo: Santos, 2013, 254p.
76. Silva EL. Hábitos bucais deletérios. *Rev Para Med* 2006;20(2):47-50.
77. Silva Filho OG, Gonçalves RMG, Maia FA. Sucking habits: clinical managements in dentistry. *J Clin Pediat Dent* 1991;15(3):137-56.
78. Souza LBR. A atuação da fonoaudiologia na oclusão neutra, nas más oclusões e nas DTMs. In: Paiva HJ et al. *Noções e conceitos básico em oclusão, disfunção temporomandibular e dor orofacial.* São Paulo: Santos, 2008.
79. Steiner CC. Cephalometric in clinical practice. *Angle Orthod* 1959;29(1):8-29.
80. Subtelny HD, Sakuda M. Open bite: diagnosis and treatment. *Am J Orthod* 1964;50(5):337-58.
81. Teixeira AOB, Medeiros PJ, Capelli Jr J. Intervenção ortocirúrgica em paciente adolescente com acentuada displasia esquelética de Classe III. *Dent Press Ortodon Ortop Facial* [online] 2007;12(5):55-62.
82. Tselnik M, Pogrel MA. Assesment of the pharyngeal airway space after mandibular setback surgery. *J Oral Maxillofac Surg* 2000;58(3)282-85.

83. Turnbull NR, Battagel JM. The effects of orthognatic surgery on pharyngeal airway dimensions and quality of sleep. *J Orthod* 2000;27(3):135-47.
84. Vidotti BA, Trindade IEK. Os efeitos da expansão rápida da maxila sobre a permeabilidade nasal avaliados por rinomanometria e rinometria acústica. *Dental Press Ortodon Ortop Facial* 2008;13(6):59-65.
85. Wald ER. Rhinitis and acute and chronic sinusites. In: Blustone CD, Stool SE, Kenna M. *Pediatric otolaryngology*. Philadelphia: Saunders, 1996. p. 1843-58.
86. Yashiro K, Takada K. Tongue muscle activity after orthodontic treatment os anterior open bite: a case report. *Am J Orthod Dentofacial Orthop* 1999;115(6):660-66.
87. Zicari AM, Albani F, Ntrekou P et al. Oral breathing and dental malocclusions. *Eur J Paediatr Dent* 2009;10(2):59-64.
88. Zinsly SR, Moraes LC, Moura P et al. Assessment of pharyngeal airway space using cone- bean computed tomography. *Dental Press J Orthod* 2010;15(5):150-58.
89. Zuroff JP, Chen SH, Shapiro PA et al. Orthodontic treatment of anterior open-bite malocclusion: stability 10 years postretention. *Am J Orthod Dentofacial Orthoped* 2010;137(3):1-30.

# 9

# INDICAÇÕES DA ORTOPEDIA FUNCIONAL DOS MAXILARES

Luciane Quadrado Closs ■ Stefan Cardon

## INTRODUÇÃO

A Ortodontia é a mais antiga das especialidades da Odontologia, tendo sido a primeira a se organizar de fato e de direito mundialmente. Esta informação foi registrada em relatos de historiadores da Odontologia.[21]

Historicamente, iniciou-se a Especialização do tratamento ortodôntico com surgimento de metais preciosos nos Estados Unidos e Canadá. No período entre 1925 e 1965, foi utilizada basicamente aparelhagem ortodôntica fixa. Já na Europa, a abordagem mais dogmática de oclusão, liderada por Angle, teve menos impacto. Com as dificuldades após a 2ª Guerra Mundial, a utilização de aparelhos removíveis à base de acrílico autopolimerizável facilitou a ascensão do uso dos aparelhos removíveis funcionais.[9,12]

Nas décadas de 1950 e 1960, a Ortodontia americana não utilizava aparelhos removíveis, como rotina, talvez porque o resultado obtido pelos profissionais europeus no posicionamento detalhado dos dentes não atingisse o padrão de perfeição exigido pelos ortodontistas norte-americanos.[10]

A partir de 1985, houve um entendimento mundial de que as duas especialidades deveriam ser complementares e trabalhadas associadamente. A partir de julho de 1986, o periódico internacional de maior impacto mundial, o *American Journal of Orthodontics*, troca de nome e passa a ser chamado de *American Journal of Orthodontics and Dentofacial Orthopedics*.[9]

No Brasil, a Ortodontia é reconhecida como especialidade, desde 1968. Ainda que houvesse a crença, por parte da comunidade científica, de que a Ortopedia Funcional dos Maxilares deveria estar associada à especialidade da Ortodontia, em 2001, a Ortopedia Funcional dos Maxilares passou a ser reconhecida como uma especialidade distinta dentro da Odontologia.

De acordo com o CRO (Conselho Regional de Odontologia), a Ortopedia Funcional dos Maxilares é a especialidade que tem como objetivo tratar a má oclusão por meio de recursos terapêuticos, que utilizem estímulos funcionais, visando ao equilíbrio morfofuncional do sistema estomatognático e/ou à profilaxia e/ou ao tratamento de distúrbios craniomandibulares, recursos estes que provoquem estímulos de diversas origens, com base no conceito da funcionalidade dos órgãos.

## ENTENDENDO CONCEITOS BÁSICOS

- *Ortodontia:* especialidade que estuda, diagnostica e trata as más oclusões dentárias através da **movimentação dentária**.
  Quando o procedimento de tratamento visa corrigir as **desarmonias ósseas**, além do alinhamento dentário, diz-se que o tratamento é também **ortopédico** (ósseo).
- *Ortopedia dentofacial:* busca modificar o padrão de crescimento e a estrutura óssea facial. Objetiva promover um crescimento facial mais harmônico pela mudança do ambiente muscular funcional ao redor da dentição em desenvolvimento.
- *Aparelhos funcionais*: são aparelhos ortopédicos usados para influenciar o esqueleto facial de crianças em fase de crescimento, agindo na área do côndilo, das suturas e região dentoalveolar.
  Os aparelhos funcionais não agem nos dentes da mesma forma que os aparelhos mecânicos (molas, elásticos...), mas **anulam** as forças naturais nos casos danosos ou as **transmitem** e **guiam**, quando indicado (atividade muscular deficiente, crescimento desfavorável, erupção dentária diferenciada).
- *Força ortodôntica:* força aplicada a um dente/conjunto de dentes, por aparelho fixos ou removíveis, levando à movimentação dentária.
- *Força ortopédica:* é aplicada em ossos e/ou grupos de dentes, com o intuito de influenciar na direção do crescimento ósseo. Podem variar de 400 a 1.400 g, sem causar dor ou efeito colateral, pois são dissipadas em uma área grande.
  - Tipos de força ortopédica mecânica:
    1. Aparelho disjuntor.
    2. Máscara de protração maxilar.
    3. Aparelho extraoral.
  - Força ortopédica **funcional**:
    - Forças aplicadas pela oclusão (400-500 g) e musculatura orofacial, por meio dos aparelhos funcionais.

## CARACTERÍSTICAS DO RESPIRADOR BUCAL

O paciente respirador bucal, ao manter a boca constantemente aberta, evita que a língua permaneça na sua posição ideal, em contato com o palato. Dessa maneira, ocorre uma compressão externa da maxila, alterando os desenvolvimentos ósseo e muscular da face. O palato duro altera sua forma, podendo tornar-se mais atrésico e profundo. Ao subir, o palato pode pressionar o septo cartilaginoso para cima e para frente, desviando-o.[15-17,23]

A respiração pela boca exige uma alteração postural, que permita a abertura da via aérea bucal. A criança permanece com os lábios entreabertos, a língua repousa mais inferior e anteriormente, sem estabelecer contato com a abóbada palatina. Além disso, a mandíbula é deslocada para baixo e para trás, o que libera os dentes posteriores para uma erupção passiva, proporcionando um aumento da altura facial anteroinferior e também da convexidade facial. As respirações bucal e nasal alteradas podem ser consideradas fatores etiológicos para algumas más oclusões: deglutição tipo visceral, predisposição à mordida aberta, mordida cruzada e uma ligeira deflecção da cabeça. Estes fatores levariam ainda à má oclusão de Classe II (arco superior projetado em relação ao inferior), atresia maxilar, apinhamento nos arcos superiores e inferiores e um padrão de crescimento facial mais vertical.[11,17]

## DIAGNÓSTICO E TRATAMENTO DO RESPIRADOR BUCAL

Georges Laurens, médico otorrinolaringologista francês, entendia, ainda no início da década de 1930, que toda vez que uma obstrução mecânica se fazia presente, a permeabilidade nasal seria restabelecida pela intervenção cirúrgica. Entretanto, ele descreveu que algumas crianças apresentavam características como "fácies adenoidiana" com deficiente desenvolvimento maxilar, cuja deformação poderia, por volta dos 6 anos, ser revertida por meio de expansão transversal com a utilização do Monobloco de Pierre Robin ou pela disjunção maxilar. Cita ainda os "insuficientes funcionais" como pacientes que apresentam fossas nasais normais e, ainda assim, respiração oral. Segundo o autor, a esses pacientes estariam indicadas mioterapia e fisioterapia respiratória.[14]

No início da década de 1960, Korkhaus relacionava características morfológicas do maxilar superior e do palato com os desenvolvimentos nasal e sinusal. Pela proximidade dessas estruturas, parecia claro que as deformações do maxilar superior, com a presença de um palato profundo, estavam associadas a um hipodesenvolvimento e estreitamento das cavidades nasais.[13] Mc Namara explora em sua revisão de literatura estudos que associam a respiração oral a alterações no padrão de crescimento facial, ainda que existam evidências de que tipos faciais distintos respondem morfologicamente de forma individual aos desvios funcionais respiratórios.[18] Contudo, não é possível efetuar tratamento com alguns aparelhos funcionais, se o paciente apresentar respiração nasal comprometida. Caso exista obstrução nasorrespiratória, levando a uma postura lingual anterior compensatória, o paciente não poderá tolerar um aparelho acrílico de grande volume na cavidade oral.[11,12]

## APARELHOS ORTOPÉDICOS FUNCIONAIS NA RESPIRAÇÃO ORAL

A avaliação para possibilidade de tratamento com aparelhos funcionais deverá ser precedida de uma avaliação dos fatores etiológicos primários dos respiradores bucais: alterações/desvios de septo nasal, esporão, fraturas, hiperplasia de adenoides, tonsilas inflamadas, cornetos nasais hipertróficos, rinite alérgica e hábitos bucais deletérios: sucção de dedo, mamadeira ou outros objetos.

## MECANISMO DE AÇÃO DOS APARELHOS ORTOPÉDICOS FUNCIONAIS

A proposta da terapia funcional é modificar o ambiente funcional da dentição para promover uma função normal. Os aparelhos funcionais são desenhados para controlar as forças aplicadas à dentição pelos tecidos moles circundantes e pelos músculos que promovem a posição e o movimento mandibular. Um novo padrão de comportamento funcional é estabelecido para dar suporte a uma nova posição de equilíbrio pela eliminação de fatores ambientais ou intrínsecos em uma má oclusão em desenvolvimento.[3]

A terapia funcional objetiva interceptar a má oclusão, estimulando o crescimento pela aplicação de forças favoráveis a um adequado desenvolvimento esquelético.

Uma vez diagnosticado os fatores etiológicos primários, é importante normalizar e restabelecer a morfologia das arcadas dentárias e musculatura orofacial.

Dependendo da deficiência transversa observada, pode estar indicado o uso da disjunção maxilar por meio de aparelhos ortopédicos fixos (capítulo anterior), previamente ao uso de aparelhos ortopédicos funcionais. Estes aparelhos, por meio da abertura da sutura palatina mediana, permitem um alargamento das arcadas e da base do nariz, de forma rápida. Dessa maneira, levam a uma melhora imediata da capacidade respiratória, bem como proporcionam mais espaço para posicionamento da língua e consequente vedamento labial.

## OBJETIVOS DO TRATAMENTO COM APARELHO FUNCIONAL

- Manter ou aumentar as dimensões transversas das arcadas (maxila e mandíbula) por meio de afastamento da musculatura, que, de forma incorreta, estabelece a sua constrição.
- Promover avanço mandibular com consequente aumento do espaço bucal e estímulo ao correto posicionamento maxilo-mandibular durante a posição habitual de repouso.
- Melhorar o posicionamento da língua, estimulando o contato de seu dorso com o palato.
- Estabelecer uma boa relação entre os incisivos superiores e inferiores.
- Propiciar o vedamento dos lábios, estimulando e tonificando a musculatura hipotônica.
- Obter, como resultado de todas essas adaptações, um melhor relacionamento entre as bases ósseas e um melhor posicionamento da língua, das arcadas dentárias e dos tecidos moles peribucais.[4]

## TIPOS DE APARELHOS FUNCIONAIS

### Breve Histórico

Podem-se buscar as origens da aparatologia funcional a partir de 1879, quando Norman William Kingsley introduziu um aparelho, o *bite-jumping*, com a propriedade de reposicionar a mandíbula anteriormente, a partir de sua posição habitual. Em 1902, Pierre Robin desenvolveu o Monobloco, indicado para estimular a atividade da musculatura facial e restabelecer a oclusão normal, pela modificação das relações intermaxilares. O aparelho apresentava-se como uma estrutura acrílica única, bimaxilar, que se estendia pelas faces linguais dos dentes superiores e inferiores e com um parafuso expansor no palato. Fora desenhado especificamente para pacientes com micrognatia e glossoptose, associadas a *facies* adenoidiana, respiração bucal e palato profundo entre outros sinais clínicos. Tais características vieram a se tornar conhecidas como Síndrome de Pierre Robin, cuja abordagem era complementada com exercícios musculares e respiratórios. O Monobloco foi o precursor do Ativador, aparelho desenvolvido na Noruega, a partir da década de 1920, por Vigo Andresen, juntamente com Karl Häupl e que se tornou largamente utilizado na Europa. Este aparelho foi fruto de uma modificação realizada em uma contenção removível superior em que foi incorporada uma mordida construtiva, tornando-se a base da escola norueguesa. O Ativador influenciou a escola germânica e fomentou novas ideias e melhorias nos sistemas até então utilizados.[22]

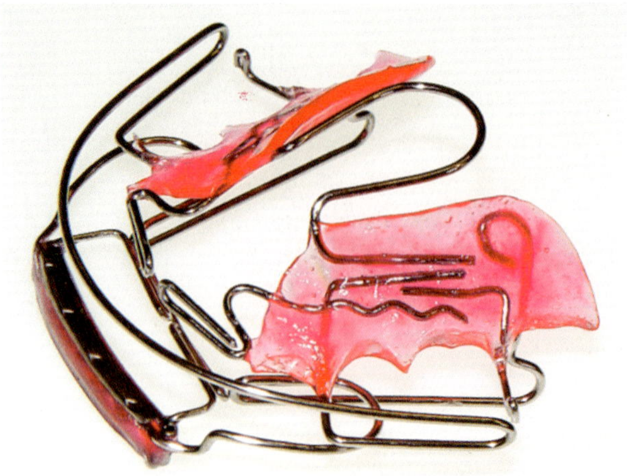

**Fig. 9-1.** Modelador elástico de Bimler Standard. (Arquivo pessoal Dr. Stefan Cardon.)

A partir de 1949, Hans Peter Bimler desenvolveu um aparelho para a correção da má oclusão Classe II divisão 1, que denominou de modelador elástico (Fig. 9-1). O aparelho apresentava um volume significativamente menor do que seus antecessores e permitia, por sua elasticidade, maior liberdade de movimentos. Além disso, a conexão entre as partes superior e inferior, realizada com fios e não com acrílico, permitia novos e progressivos avanços mandibulares.[22] Os fios ajustavam-se à dentição em oclusão com os molares em relação Classe I, impondo, dessa forma, um reposicionamento mandibular. Observou que, além desta mudança de postura, havia a expansão do arco superior e deduziu que esta era o resultado da transmissão cruzada dos movimentos mandibulares transversais. Praticamente, todos os aparelhos funcionais, desenvolvidos a partir de então, usaram uma ou outra de suas inovações.[10]

## Regulador de Função de Frankel

Aparelho composto por escudos vestibulares que eliminam ou diminuem a pressão da musculatura peribucal. Este mecanismo rompe o equilíbrio entre as musculaturas peribucal e interna, aumentando a atuação das forças produzidas internamente pela língua no sentido lateral, produzindo o aumento da largura dos arcos. As fibras musculares transmitem a tensão produzida pelos escudos ao periósteo, ocasionando o aumento lateral do osso alveolar, possibilitando uma movimentação de corpo dos dentes para vestibular.[9] Para Fränkel, este era um aparelho de ginástica bucal onde a fisioterapia, a ginástica labial e o treinamento muscular são partes integrantes de uma ortopedia funcional dos maxilares.[6,7]

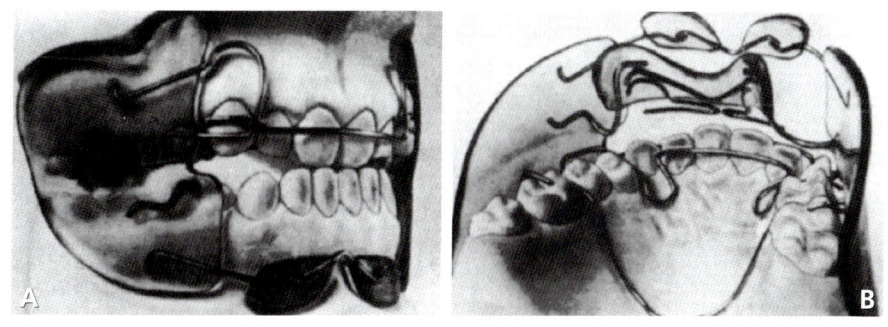

**Fig. 9-2.** (**A** e **B**) Regulador de função de Frankel (Graber, 1994).

A indicação dos diferentes tipos de aparelho de Fränkel dependerá da relação anteroposterior entre maxila e mandíbula (FR I, II ou III) e/ou vertical (FR IV) (Fig. 9-2).

## Twin-Block

Aparelho desenvolvido por William Clark que consiste em blocos de acrílico, um apoiado na maxila e outro na mandíbula, com um plano inclinado entre eles, fazendo com que a mandíbula seja posicionada mais anteriormente (Fig. 9-3). Eles são indicados para uso por tempo integral, fazendo com que o equilíbrio funcional seja estabelecido sob controle neurológico em resposta ao estímulo repetitivo tátil.[3]

Podem ainda ser associados acessórios ao aparelho, como um parafuso expansor, com o intuito de auxiliar no desenvolvimento transverso da maxila e grade ou pelotas giratórias acrílicas fixadas no aparelho superior com a finalidade de estimular propriocepção da língua. Ghodke *et al.*[8] (2014) estudaram os efeitos do aparelho Twin Block nas dimensões de passagem de ar em crianças e adolescentes com Classe II por retrusão mandibular, constatando aumento em profundidade da orofaringe e hipofaringe (Figs. 9-4 a 9-7).

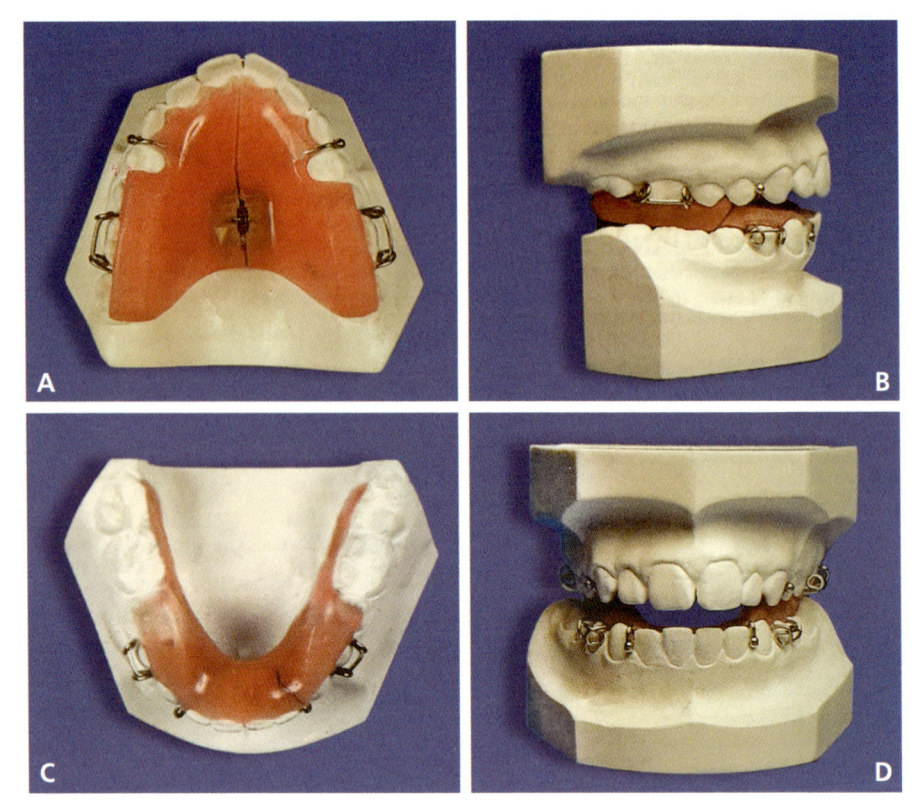

**Fig. 9-3.** (**A-D**) Aparelho tradicional Twin Block. Clark, *W. Twin Block Functional Therapy Mosby* (1988).

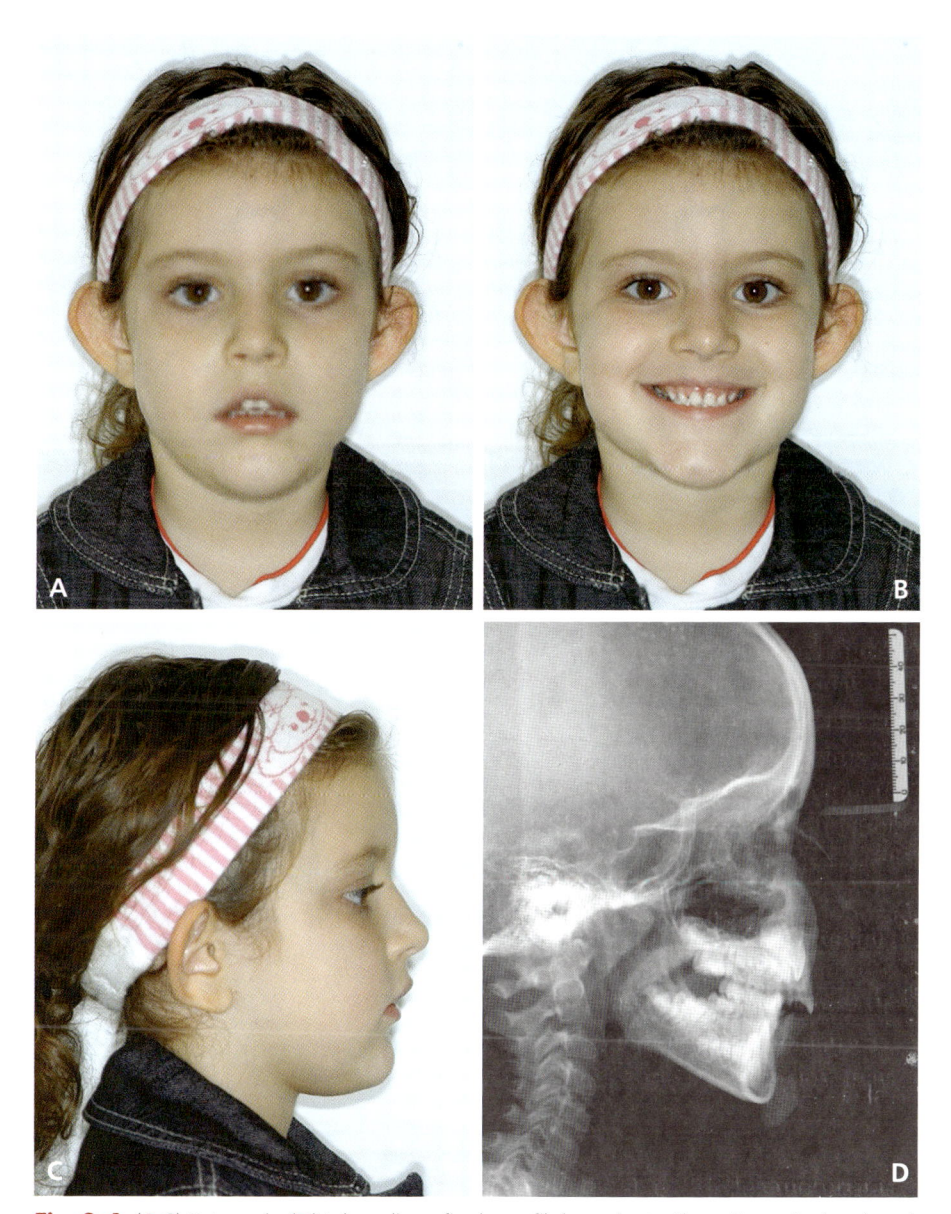

**Fig. 9-4.** (**A-C**) Extraorais; (**D**) telerradiografia de perfil de paciente Classe II, respiradora bucal (Arquivo pessoal Dra. Luciane Quadrado Closs.)

**Fig. 9-5.** (**A-E**) Intraorais: sobressaliência e sobremordida aumentados com maxilas profunda e atrésica.
(Arquivo pessoal Dra. Luciane Quadrado Closs.)

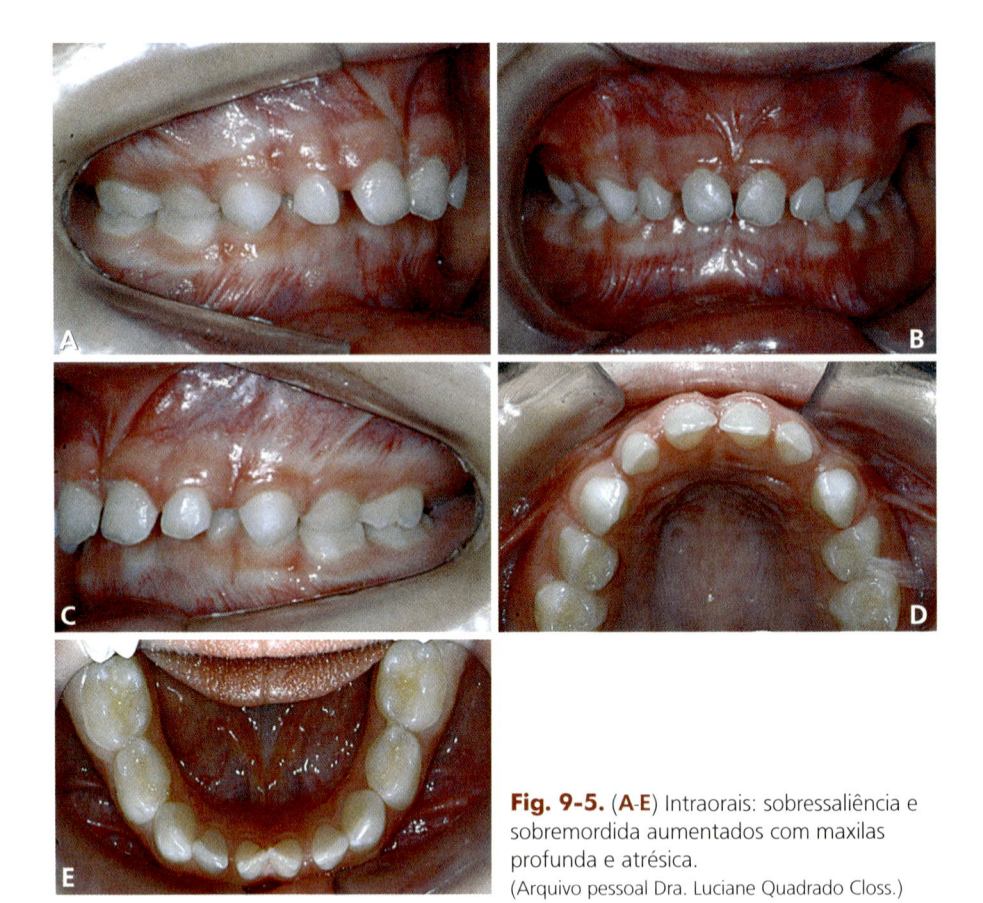

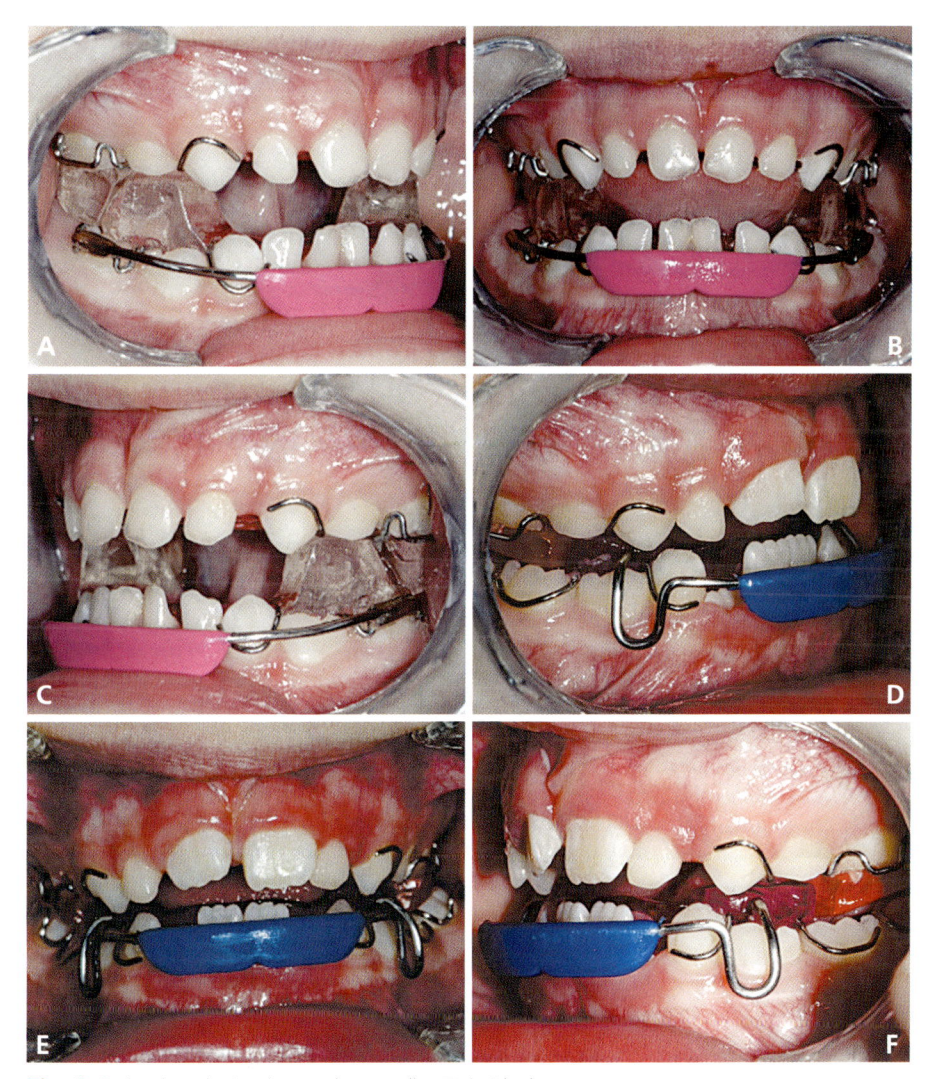

## Indicações da Ortopedia Funcional dos Maxilares 137

**Fig. 9-6.** (**A-F**) Evolução do uso do aparelho Twin Block. (Arquivo pessoal Dra. Luciane Quadrado Closs.)

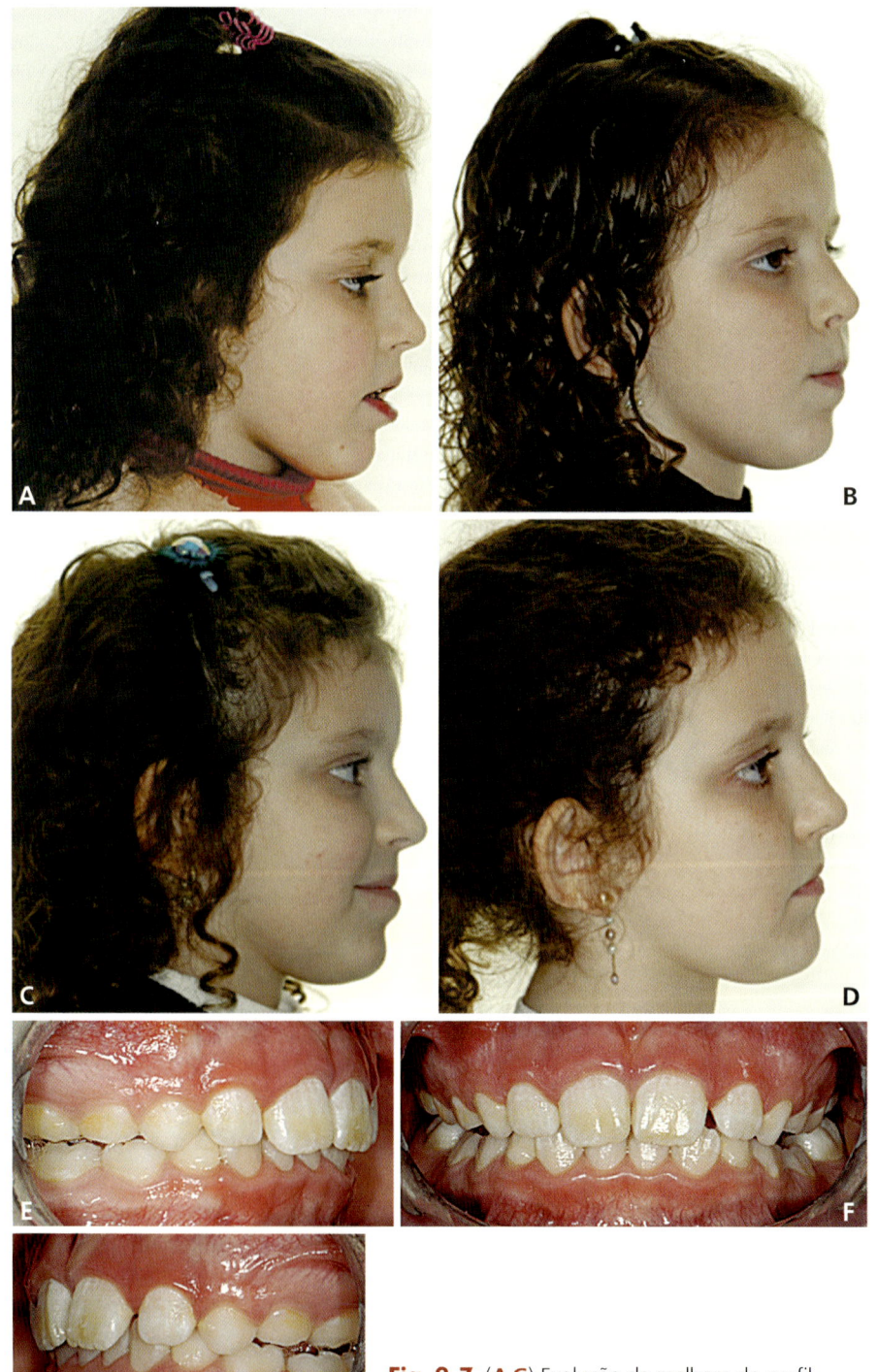

**Fig. 9-7.** (**A-G**) Evolução da melhora do perfil, selamento labial e posicionamento dentário.
(Arquivo pessoal Dra. Luciane Quadrado Closs.)

## Bionator de Balters

O Bionator é um aparelho ortopédico funcional, desenvolvido por Wilhelm Balters, na década de 1950. Tem ação bimaxilar, modifica a postura da mandíbula, e sua função é obter o espaço bucal ideal, corrigindo a posição e a função da língua, lábios e bochechas, mediante o estímulo de forças fisiológicas (Fig. 9-8). Dessa maneira, tornam-se possíveis levar ao pleno desenvolvimento as forças de crescimento próprias do organismo.[5] O aparelho de Balters assemelha-se ao Ativador de Andresen e Häupl, porém, com menos volume, permitindo que as crianças possam falar normalmente. Para Balters, o espaço da língua era essencial para permitir o máximo de liberdade de movimento e conforto durante o uso contínuo do aparelho. Balters considerou a língua como fator essencial para o desenvolvimento da dentição, sendo vantajoso para casos de mordida profunda.[10]

Aparelhos funcionais promoveriam o posicionamento da ponta da língua na papila incisiva, permitindo que o dorso da língua se desloque posteriormente, relaxando o músculo hioglosso e reduzindo a tração do osso hioide. Nessa situação, o hioide assumiria uma posição mais fisiológica, reduzindo a tração exercida sobre a sínfise para baixo e para trás pelos músculos digástrico (ventre anterior) e gênio-hióideo.[19]

## Ativador Aberto Elástico de Klammt

Discípulo de Bimler, Georg Klammt considerava que os aparelhos de Bimler eram muito frágeis e buscou combinar alguns de seus elementos com um Ativador em que o acrílico anterior foi substituído por um segundo arco vestibular, o que lhe conferia maior elasticidade. Com o aparelho reduzido em seu volume, o uso diário tornou-se possível. O novo aparelho ficou conhecido como o Ativador Aberto Elástico de Klammt e apresenta semelhanças ao Bionator, apesar de ter sido desenvolvido separadamente (Figs. 9-9 e 9-10). A diferença principal estava na

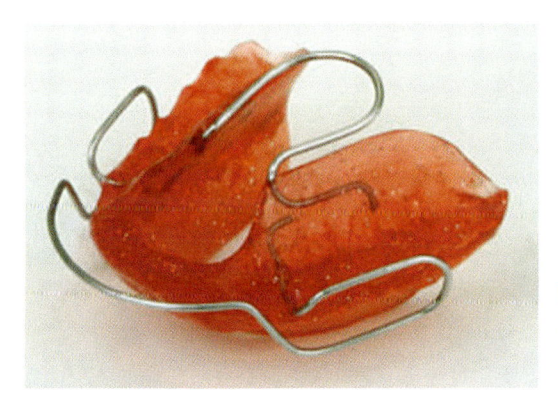

**Fig. 9-8.** Bionator base. Indicado para casos de retrognatismo mandibular.
(Fonte: www.cetrobh.com.)[2]

**Fig. 9-9.** (**A-E**) Menina de 12 anos com retrognatismo mandibular e respiração oral tratada com aparelho de Klammt, seguido de ortodontia corretiva fixa. (Arquivo pessoal Dr. Stefan Cardon.)

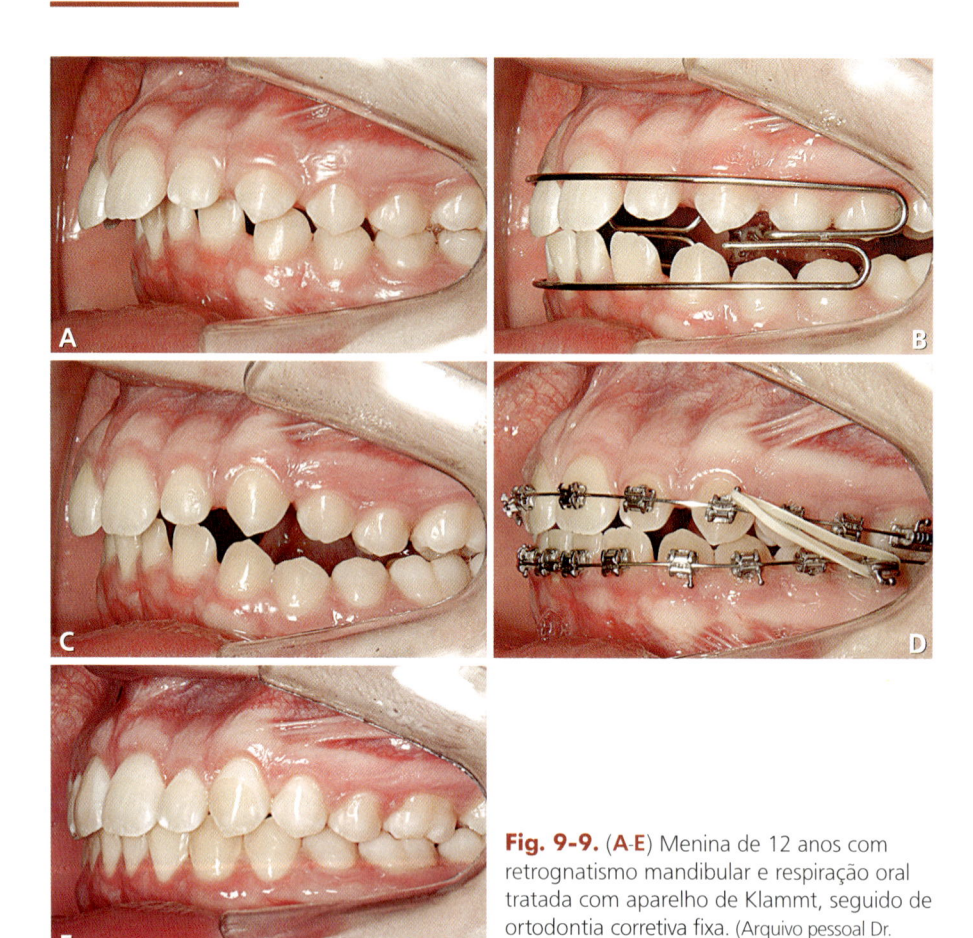

**Fig. 9-10.** (**A e B**) Ativador aberto elástico de Klammt, na mesma paciente em posição no arco superior. A mudança de postura da mandíbula e modo de ação bimaxilar é uma característica dos aparelhos ortopédicos funcionais. (Arquivo pessoal Dr. Stefan Cardon.)

elasticidade e possibilidade de movimentos mais livres da mandíbula. Klammt também considerava a língua como um fator essencial, pela transmissão de impulsos ao aparelho que, por sua vez, transmitia aos processos alveolares.[10]

## CONSIDERAÇÕES FINAIS

Ao longo das últimas décadas, muitos profissionais, principalmente europeus, tiveram a oportunidade de estudar e desenvolver diferentes aparelhos, incorporando a estes uma enorme variedade de recursos e indicações clínicas. As novas e promissoras gerações de aparelhos, que se sucediam, beneficiavam-se da experiência obtida a partir dos seus antecessores. Novos *designs* modificavam forma, tamanho e recursos incorporados, assim como diferentes graus de flexibilidade ou rigidez que permitiram oferecer diferentes estímulos a todo o sistema estomatognático, sejam dentes, articulações temporomandibulares, ossos maxilares e, não menos importantes, aos tecidos moles. A possibilidade de incorporar elementos favoráveis a uma melhor posição da língua e musculatura peribucal em repouso e função, assim como um reposicionamento mandibular mais fisiológico, tornou os aparelhos funcionais importantes aliados na normalização morfofuncional da face em desenvolvimento, incluindo, nessa perspectiva, também a função nasal.

A abordagem multi e transdisciplinar do paciente respirador bucal deveria ser vista como rotina e estimulada em sua plenitude, tendo em vista que a atuação conjunta e responsável das diferentes áreas do conhecimento humano contribui, indubitavelmente, não somente para os adequados desenvolvimentos morfológico e funcional da face, neste caso específico, mas para o restabelecimento da saúde em seu termo mais amplo.

## REFERÊNCIAS BIBLIOGRÁFICAS

1. Almeida RR et al. Etiologia das más oclusões: causas hereditárias e congênitas, adquiridas gerais, locais e proximais (hábitos bucais). *Rev Dent Press Ortodon Ortop Facial* 2000;5(6):107-29.
2. Cetro – Centro de treinamento e especialização em odontologia. Disponível em: <http://www.cetrobh.com/categorias/bionator>
3. Clark WJ. Twin block functional therapy applications. *Dentofacial Orthopedics* 2002;2:18-19.
4. Droschl H. Der bionator in der interzeptiven Behandlung Indikation und Grenzen. *ZWR* 1984;93(10):786-92.
5. Faltin CO, Faltin Jr K. Bionator de balters. *Rev Dent Press Ortodon Ortop Maxilar* 1998;3(6):70-95.
6. Fränkel R. *Técnica y manejo del regulador de función*. Barcelona: Científico-Medica, 1975, 152p.
7. Fränkel R. The practical meaning of the functional matrix in orthodontics. *Transactions of the European Orthodontic Society* 1969;45:207-19.

8. Ghodke S *et al*. Effects of twin-block appliance on the anatomy of pharyngeal airway passage (PAP) in class II malocclusion subjects. *Progr Orthod* 2014;15(1):68.
9. Graber T, Rakosi T, Petrovic A. *Ortopedia dentofacial com aparelhos funcionais*. 2. ed. Rio de Janeiro: Guanabara Koogan, 1997, 500p.
10. Graber TM, Neumann B. *Aparelhos ortodônticos removíveis*. 2. ed. São Paulo: Panamericana, 1987, 691p.
11. Graber TM. *Ortodontia princípios e técnicas atuais*. Rio de Janeiro: Guanabara Koogan, 2002, p. 467-96.
12. Graber TM. The "three M's": Muscles, malformation, and malocclusion. *Am J Orthod* 1963;49(6):418-50.
13. Korkhaus G. Present orthodontic thought in Germany: jaw widening with active appliances in cases of mouth breathing. *Am J Orthod* 1960;46(3):187-206.
14. Laurens G. *Compêndio de oto-rino-laringologia*. Livraria do Globo. Tradução da última edição francesa de 1931.
15. Linder – Aronson S, Woodside DG, Lundstrom A: Mandibular growth direction following adeinodectomy. *Am J Orthod* 1986;89:273.
16. Linder – Aronson S. Adenoids – their effort s on mode of breathing and nasal airflow and theri relationshio to characteristics of the facial skeleton and the dentition. *Acta Otolaryngol* 1970;265(Suppl):1.
17. Lowe AA *et al*. Cephalometric comparisons of craniofacial and upper airway structure by skeletal subtype and gender in patients with obstructive sleep apnea. *Am J Orthod Dentofacial Orthop* 1996;110(6):653-64.
18. Mcnamara Jr JA. Influence of respiratory pattern on craniofacial growth. *Angle Orthodontist* 1981;51(4):269-300.
19. Ramirez-Yañez GO, Mahony D. Treatment of anterior open bite with the bimler functional appliance: report of three cases. *Dentistry* 2014;4:250.
20. Tikku T *et al*. Dimensional Changes in Maxillary Sinus of Mouth Breathers. *J Oral Biol Craniofac Res* 2013;3(1):9-14.
21. Vilella OV. O desenvolvimento da ortodontia no Brasil e no mundo. *Rev Dent Press Ortod Ortop Facial* 2007;12(6):131-56.
22. Wahl N. Orthodontics in 3 millennia. Chapter 9: Functional appliances to mid-century. *Am J Orthod Dentofacial Orthop* 2006;129(6):829-33.
23. Woodside DG, Metaxas A, Altuna G. The influence of functional appliance therapy on glenoid fossa remodeling. *Am J Orthod Dentofacial Orthop* 1987;92(3):181-9.

# Seção III
# Aspectos Fonoaudiológicos

# 10

## Promoção e Prevenção em Saúde – Uma Abordagem em Saúde Coletiva

Fabiana de Oliveira ▪ Rafaela Soares Rech

## INTRODUÇÃO

Este capítulo visa à discussão do tema da promoção e prevenção em saúde com ênfase na Respiração Oral. Não serão aprofundados os aspectos teóricos e técnicos, pois, os demais capítulos abordarão o tema. Propõe-se uma reflexão em relação à temática, considerando os dados epidemiológicos que apontam para a importante prevalência deste distúrbio.

A patogênese da Respiração Oral é complexa e multifatorial, as causas podem ser locais e sistêmicas, relacionadas, principalmente, com malformações, maus hábitos e doenças das vias respiratórias.[15] É de suma importância ressaltar que as alterações causadas se cruzam e formam um círculo vicioso de consequências prejudiciais que interferem nas funções vitais dos pacientes.[36] Estas consequências podem ser severas, tanto imediatas quanto a longo prazo.[10] Influenciarão no crescimento, interferindo em prejuízos corporais anatômicos e fisiológicos, metabólicos, comportamentais, cardiovasculares, cognitivos e fonatórios.[5,25,30,37] A Respiração Oral pode ser considerada uma manifestação evidente de um padrão sindrômico que não afeta apenas a esfera física, mas também social e psicocognitiva de um indivíduo.[5,25,31,37]

Em relação à etiologia, destaca-se a rinite alérgica como o principal fator, bem como a relação entre a rinite alérgica e a asma, doenças que, epidemiologicamente, frequentemente, coexistem. Dessa forma, a Respiração Oral pode representar a presença de outras importantes alterações respiratórias que possuem altas taxas de prevalência na população, sobretudo infantil, segundo estudos nacionais e internacionais.[9] Na infância, período crucial para o desenvolvimento integral do indivíduo, vários são os dados de alterações psíquicas e comportamentais, com ênfase para a aprendizagem escolar.[27]

Torna-se inegável, portanto, a atuação negativa da Respiração Oral sobre a qualidade de vida do paciente. Diversos estudos apontam para a importância do diagnóstico precoce, em colaboração com uma equipe multiprofissional, composta por médicos, ortodontistas, fisioterapeutas, odontopediatras, fonoaudiólogos, o mais rapidamente possível, podendo evitar infecções frequentes, alterações nas funções do sistema estomatognático, alterações dentofaciais, comportamentais entre outras.[23,24] Como a Respiração Oral conduz à redução da capacidade vital, intelectiva e psicológica, a necessidade desta síndrome ser abordada em caráter precoce é cada vez mais imperiosa para que se possa restituir o bem-estar e a dinamização da vida do paciente.[27] Entretanto, considerando a perspectiva de saúde atual, é necessário investir não somente no tratamento da Respiração Oral, como também direcionar esforços na promoção e na prevenção em saúde com foco nesta problemática e suas consequências.

Estudos referentes à prevalência são poucos na literatura, sobretudo no Brasil. Os dados variam em torno de 5%, 10-15% e 75%, com relação ao sexo, e observa-se um discreto predomínio feminino, quando comparado ao masculino.[10,17,32,34] As populações estudadas, na grande maioria, foram com amostras pequenas, de conveniência, em clínicas ou serviços específicos.[1]

## PROMOÇÃO E PREVENÇÃO EM SAÚDE

Os conceitos de Promoção e Prevenção em saúde são sistematicamente empregados, atualmente, no discurso da área de saúde. A partir da implantação do Sistema Único de Saúde com a constituição de 1988 e a lei orgânica 8.080 de 1990, a promoção e a prevenção deixam de ser condições secundárias e passam a ter um papel decisivo nas instâncias da estrutura sanitária, indo bem além do processo curativo, que, até então, era a prioridade dos sistemas de saúde. Segundo o Art. 196 da Constituição Federal, "A saúde é direito de todos e dever do Estado, garantido mediante políticas sociais e econômicas que visem à redução do risco de doença e de outros agravos e ao acesso universal e igualitário às ações e serviços para sua promoção, proteção e recuperação".[16] A mudança de *status* da promoção e prevenção coaduna com a mudança do paradigma sanitário, em que a saúde é vista em sua positividade. A dimensão da saúde é ampliada de tal forma que, por vezes, é difícil estabelecer os limites com os outros campos de conhecimento e de práticas. Lida-se com algo tão amplo como a própria noção de vida, o que envolve por um lado ações do âmbito global de um Estado e, por outro, a singularidade e autonomia dos sujeitos, ultrapassando muito a esfera da saúde em si.[11]

Comumente ocorre a indistinção, sobretudo na prática, dos conceitos de Promoção e Prevenção em Saúde. Observa-se que a perspectiva da Promoção por ser mais ampla e demandar uma abordagem intersetorial acaba sendo confundida com a Prevenção. Dentre os significados do termo prevenir, encontramos "preparar, chegar antes de, impedir que se realize".[12] As ações de prevenção buscam evitar a ocorrência dos agravos, tanto através do controle da transmissão dos mesmos, quanto pela redução dos riscos de adoecimento. Os dados epidemiológicos possuem grande importância na definição das necessidades de prevenção e contribuem para o planejamento das ações. Já a Promoção em Saúde requer uma visão mais aberta do processo saúde-doença, tem como sentidos o fomentar, o originar, o impulsionar, e o objetivo não está localizado na doença em si, mas na transformação das condições de vida.[11]

Um dos marcos da Promoção em saúde é a Conferência Internacional realizada em Otawa, em 1986, além de outras três importantes Conferências Internacionais sobre Promoção de Saúde; Adelaide (WHO, 1988), Sundsvall (WHO, 1991) e Jacarta (WHO, 1997), que desenvolveram as suas bases conceituais e políticas. Na América Latina, em 1992, realizou-se a Conferência Internacional de Promoção de Saúde (OPAS, 1992), trazendo o tema formalmente para o contexto sub-regional. Dessa forma, o conceito mais moderno de promoção de saúde surgiu e se desenvolveu, de forma mais vigorosa nos últimos 20 anos, nos países em desenvolvimento, particularmente no Canadá, Estados Unidos e países da Europa Ocidental.[8]

Ao representar uma estratégia promissora para enfrentar os diversos e complexos problemas de saúde que afetam as populações humanas, partindo de uma concepção ampla do processo saúde-doença e de seus determinantes, a Promoção de Saúde propõe a articulação de saberes técnicos e populares, e a mobilização de recursos institucionais e comunitários, públicos e privados. O termo está associado a um conjunto de valores, como qualidade de vida, solidariedade, cidadania, equidade, participação social entre outros. Refere-se também a uma combinação de estratégias que visa à responsabilização múltipla, seja pelos problemas, seja pelas soluções propostas para os mesmos, incluindo, assim, ações do Estado (políticas públicas saudáveis), da comunidade (reforço da ação comunitária), de indivíduos (desenvolvimento de habilidades pessoais), do sistema de saúde (reorientação do sistema de saúde) bem como de parcerias intersetoriais.[8]

Conforme abordado anteriormente, o conceito e, principalmente, a prática voltada à Promoção de Saúde trazem um conjunto de elementos que vão além do setor saúde propriamente, embora seu conceito inicial, que era o de caracterizar um nível de atenção da medicina preventiva, ainda muitas vezes prevaleça.[18] Como vimos, a Prevenção e a Promoção de Saúde possuem conceitos distintos e é possível afirmar que exista uma radical e ao mesmo tempo pequena diferença entre eles. Radical pelo fato de implicar mudanças significativas na maneira de articular e usar o conhecimento na organização e execução das práticas em saúde, o que implica em uma mudança profunda na concepção de saúde, e pequena, porque ambos se valem do conhecimento científico, sem ele não há como promover, nem prevenir. A prevenção pode ser considerada algo mais concreto, mais diretamente aplicável na prática de saúde, no entanto, a ideia da Promoção de Saúde precisa estar sempre no horizonte das ações, deve ser o guia das práticas, pois representa um enfoque não somente técnico, mas principalmente político, em torno do processo saúde-doença-cuidado.[11]

Na visão atual, não se desvincula a promoção da prevenção, são processos que caminham juntos. A prevenção sozinha costuma ser restringida a um conjunto de regras e normativas iguais para todos, descontextualizada da realidade das pessoas. Uma ação unilateral, em que o que importa é o que o profissional de saúde "informa", "passa", "orienta", "ensina" e muito pouco o que o paciente ou usuário do sistema de saúde realmente entende e consegue mudar no seu cotidiano.

## ALEITAMENTO MATERNO E HÁBITOS ORAIS

A Respiração Oral é considerada um complexo problema de saúde pública. Na prática clínica odontológica, observa-se um aumento progressivo de pacientes respiradores orais, portadores de má oclusões diversas.[20] Fenômeno que demonstra a importância da prevenção e promoção de saúde, visto que os pacientes apresentam diferenças morfológicas na arcada dental em relação àqueles que possuem respiração nasal cientificamente evidenciado.[7]

Entre as políticas públicas de saúde destacamos como sendo de grande relevância no que se refere à Promoção de Saúde no contexto da Respiração Oral aquelas voltadas ao Aleitamento Materno. O Brasil tem incluído na sua agenda de prioridades a promoção, proteção e apoio ao aleitamento materno. Esta se constitui em uma **Linha de Cuidado**, sob a responsabilidade da Área Técnica de Saúde da Criança e Aleitamento Materno do Departamento de

Ações Programáticas Estratégicas da Secretaria de Atenção à Saúde do Ministério da Saúde. Visa a elaborar as diretrizes políticas e técnicas para a atenção integral à saúde da criança e apoia a sua implementação tanto nos estados, quanto nos municípios.

Pode-se afirmar que, embora o aleitamento materno possa ser considerado no país como uma prática universal, considerando que 95% das crianças iniciam a amamentação, a mesma ainda é abandonada precocemente, estando distante da recomendação da OMS.[26]

A importância do aleitamento materno para as áreas de saúde se justifica pelo fato de este proporcionar adequação do padrão respiratório, levando a um adequado crescimento e desenvolvimento craniofacial.[4] O aleitamento materno natural tem sido abordado de maneira interdisciplinar, envolvendo diversos profissionais da saúde, entre eles, dentistas, médicos, fonoaudiólogos, enfermeiros, nutricionistas e psicólogos, sob pontos de vista diversos (nutricional, imunológico e psicossocial).[13]

Sabe-se que existe uma íntima relação entre a amamentação e o desenvolvimento adequado da anatomia e fisiologia das estruturas bucais que aprimoram as funções de sucção, mastigação, deglutição, respiração e fonoarticulação.[6] Sendo assim, a amamentação natural, até pelo menos o sexto mês de vida da criança, prevenirá distúrbios miofuncionais orais, beneficiando o desenvolvimento das funções estomatognáticas.[14]

Como promoção de saúde, qualquer profissional engajado no incentivo ao aleitamento materno pode ser o responsável em desenvolver a capacitação da mulher em relação à amamentação.[6] Por isso, a importância, durante o período pré-natal, da educação e do preparo para a amamentação, especialmente entre as mães iniciantes, contribuindo para o sucesso do aleitamento materno. Neste período, a atuação junto às lactantes sobre os benefícios da amamentação aumenta a sua habilidade e confiança.[3]

Outra importante temática, que precisa ser discutida, pois é um importante fator de risco para a instalação da Respiração Oral, refere-se aos hábitos orais deletérios. Estes são comuns na população em geral, principalmente na infância. Entre os mais prevalentes podem-se citar sucção digital, sucção de chupeta e interposição lingual.[38] Tais hábitos orais podem levar a más oclusões dentárias e interferir no crescimento craniofacial, alterando as funções de fala, respiração, mastigação e deglutição.[2] Sendo que as más oclusões mais prevalentes relacionadas com os hábitos orais deletérios se encontram a mordida aberta anterior, mordida cruzada posterior e sobressaliência excessiva.[10]

Um estudo em população de baixa renda mostrou que a presença de hábitos orais deletérios promoveu alterações fonoaudiológicas, odontológicas e otorrinolaringológicas. As crianças que possuíam hábitos orais deletérios estavam mais propensas a desenvolverem alterações otorrinolaringológicas, levando a infecções frequentes do sistema respiratório e consequente Respiração Oral.[10]

A prevenção dos hábitos orais passa por diferentes aspectos visto que fatores de ordens social, econômica, cultural estão envolvidos. Somente uma abordagem multiprofissional poderá ser efetiva, e principalmente se a mesma atuar de forma interdisciplinar, ou seja, através da colaboração interprofissional.[22] Esta se relaciona com o princípio da integralidade, fundamentado na visão ampliada do indivíduo e/ou grupo, considerando os diversos aspectos do ser humano: seus contextos familiar, social, ambiental etc. Para que ela ocorra, é necessário que o trabalho coletivo se sobreponha à visão compartimentada das especificidades profissionais, atuando na concretização da melhoria da qualidade do cuidado em todas as suas dimensões, incluindo a promoção e a prevenção em saúde.

Neste sentido, a Educação em Saúde é uma importante forma de intervenção que visa à promoção de saúde no processo de conscientizações individual e coletiva de responsabilidades e de direitos à saúde. A partir deste enfoque, deve-se buscar as estratégias didáticas que levem a uma transformação dos indivíduos, ampliando sua capacidade de compreensão da complexidade dos determinantes de ser saudável.[22]

É preciso que as áreas que atuam diretamente no tratamento da Respiração Oral e de suas consequências possam rever a maneira como tem atuado no que se refere à promoção e prevenção das principais causas deste agravo à saúde. Na Fonoaudiologia, é necessário buscar outras formas de intervir junto às famílias e às crianças, principalmente em relação aos hábitos orais deletérios, pois não se tem mostrado eficaz o formato de orientação utilizado. Ainda é muito grande o número de crianças que fazem uso de chupetas, mamadeiras e sucção digital, interferindo diretamente no tempo de amamentação e levando a alterações diversas ligadas ou não à Respiração Oral.[19,33] O fato de informar sobre os malefícios destes hábitos não tem tido o impacto desejado. É preciso, a partir de uma concepção mais integral e coletiva, propor ações que promovam uma reflexão e uma mudança neste comportamento de oferta dos artifícios, como chupeta e mamadeira. Tem-se mostrado muito forte o apelo cultural, e infelizmente este é um fator pouco estudado e considerado no trabalho preventivo.

Torna-se essencial a identificação de abordagens mais eficazes para o auxílio na minimização de hábitos deletérios e inclusão de hábitos mais saudáveis pela população, além de ampliação na adesão dos tratamentos em saúde. O aconselhamento breve é uma das formas encontradas por alguns profissionais de saúde. Entre estas, a Entrevista Motivacional (EM) tem provado ser eficaz na mudança de comportamentos não saudáveis, aumentando a motivação e o compromisso do paciente com o tratamento. Trata-se de um método de comunicação diretivo, centrado na pessoa, cujo objetivo é aumentar a motivação intrínseca para a mudança pela exploração e resolução da ambivalência. Em essência orienta os pacientes a convencerem a si próprios sobre a mudança necessária em suas vidas.[21,28-30]

## CONCLUSÃO

Diante das evidências das alterações causadas pela Respiração Oral sob diferentes aspectos que afetam a qualidade de vida dos indivíduos a reflexão sobre a promoção de saúde e a prevenção é necessária. Compreender a dimensão e a relevância destas para o modelo de saúde atual é fundamental, bem como suas interfaces. A revisão das propostas de prevenção, sobretudo dos hábitos orais deletérios, torna-se cada vez mais uma necessidade para sua eficácia. Abordagens diferenciadas que visem ao entendimento integral do indivíduo, nos aspectos sociais, ambientais e culturais certamente contribuirão para uma mudança nos indicadores epidemiológicos atuais.

## REFERÊNCIAS BIBLIOGRÁFICAS

1. Abreu RR, Rocha RL, Lamounier JA et al. Prevalência de crianças respiradoras orais. J Pediatria 2008;84(5):467-70.
2. Adair O, Steven M. Non – Nutritive sucking. In: Annual session american academy of pediatric dentistry. Philadelphia: AAPD, 1997.
3. Almeida RVD, Nogueira Filho JJ, Jardim MCA. Prevalência de maloclusão e sua relação com hábitos bucais deletérios em escolares/Malocclusion prevalence and its association with deleterious oral habits in schoolchildren. Pesq Bras Odontoped Clin Integr 2002 Jan.-Abr.;2(1):43-45.
4. Antunes LS, Antunes LAA, Convino MPF et al. Amamentação natural como fonte da prevenção em saúde. Cien Saude Colet 2008;13(1):103-9.
5. Aznar T, Galan AF, Marina I et al. Dental arch diameters and relationship to oral habits. Angle Orthod 2006;76:441-45.
6. Bervian J, Fontana M, Caus B. Relação entre amamentação; desenvolvimento motor bucal e hábitos bucais – Revisão de literatura. RFO 2008;13(2):76-81.
7. Brasil. Ministério da Saúde. Pesquisa Nacional de Demografia e Saúde da Criança e da Mulher – PNDS 2006. Brasília: Ministério da Saúde; 2009. p. 195-212.
8. Buss PM. Promoção da Saúde e Qualidade de vida. Cien Saude Colet 2000;5(1):163-77.
9. Campanha SMA, Lincoln MSF, Fontes MJF. O impacto da asma, da rinite alérgica e da respiração oral na qualidade de vida de crianças e adolescentes. Revista CEFAC 2008;10(4):513-19.
10. Cavassani VGS et al. Hábitos orais de sucção: estudo piloto em população de baixa renda. Rev Bras Otorrinolaringol 2003;69(1):106-10.
11. Czeresnia D. (Ed.). Promoção da saúde: conceitos, reflexões, tendência. Rio de Janeiro: Fiocruz, 2003, 176p.

12. Ferreira ABH. *Novo Dicionário da Língua Portuguesa*. Rio de Janeiro. Nova Fronteira, 1986.
13. Gimenez CMM, Moraes ABA, Bertoz AP et al. Prevalência de más oclusões na primeira infância e sua relação com as formas de aleitamento e hábitos infantis. *R Dental Press Ortodon Ortop Facial*, Maringá 2008;13(2):70-83.
14. Giugliani ERJ. Problemas comuns na lactação e seu manejo. *J Pediatr*, São Paulo 2004;80(5 Suppl):S147-54.
15. Holik F. Relation between habitual breathing through the mouth and muscular activity of the tongue. *Cesk Stomatol* 1957;57:170-80.
16. Júnior JC. *Constituição brasileira* 1988. Forense Universitária, 1988.
17. Kharbanda OP et al. Oral habits in school going children of Delhi: a prevalence study. *J Indian Soc Pedod Prev Dent* 2003;21(3):120-24.
18. Leavell S, Clark EG. *Medicina preventiva*. São Paulo: McGraw-Hill, 1976.
19. Legovic M, Ostric L. The effects of feeding methods on the growth of the jaws in infants. *J Dent Child* 1991;58:253-54.
20. Lofstrand–Tidestrom B et al. Breathing obstruction in relation to craniofacial and dental arch morphology in 4 – year – old children. *Eur J Orthod* 1999;21:323-32.
21. Lundahl B, Burke BL. The effectiveness and applicability of motivational interviewing: a practice-friendly review of four meta analyses. *J Clin Psychol* 2009;65(11):1232-45.
22. Machado MFAS et al. Integralidade, formação de saúde, educação em saúde e as propostas do SUS: uma revisão conceitual. *Cien Saude Colet* 2007;12(2):335-42.
23. Marchesan IQ. A equipe de trabalho no respirador oral. In: Krakauer LH, Francesco R, Marchesan IQ. (Eds.). *Respiração oral*. São José dos Campos: Pulso, 2003. p. 163-67.
24. Marchesan IQ. Avaliação e terapia dos problemas da respiração. In: Marchesan IQ. *Fundamentos em fonoaudiologia – Aspectos clínicos da motricidade oral*. Rio de Janeiro: Guanabara Koogan; 1998. p. 23-36.
25. McGuinness NJ, McDonald JP. Changes in natural head position observed immediately and one year after rapix maxillary expansion. *Eur J Orthod* 2006;28(2):126-34.
26. Mendes ACR, Valença AMG, Lima CCM. Associação entre aleitamento, hábitos de sucção não nutritivos e maloclusões em crianças de 3 a 5 anos. *Ciência Odontológica Brasileira*, Paraíba 2008;11(1):67-75.
27. Menezes VA, Granville-Garcia AF. Síndrome da respiração oral: alterações clínicas e comportamentais. *Arquivos em Odontologia* 2009;45(3).
28. Miller WR, Rollnick S. *Motivational interviewing. Preparing people for change*. 2nd ed. New York, NY: Guilford, 2002.
29. Miller WR, Yahne CE, Moyers TB et al. A randomized trial of methods to help clinicians learn motivational interviewing. *J Consulting Clin Psychol* 2004;72(6):1050-62.
30. Moss Giacomello MS, Caccianigia GL, Baldini A et al. Correzione fisiopatologica tra deglutizione atipica e scapole alate. 10° Congresso Nazionale del Collegio dei Docenti di Odontoiatria. Rome, Italy, 2003.
31. Moss ML, Rankow RM. The role of the functional matrix in mandibular growth. *Angle Orthod* 1968;38(2):95-103.
32. Page DC, Mahony D. The airway, breathing and orthodontics. *Todays FDA* 2010;22(2):43-47.
33. Pereira, Thayse Steffen. *Associação entre a manutenção de hábitos orais deletérios e as estruturas e funções do sistema estomatognático em crianças de 0 a 12 anos*. [Dissertação Mestrado] Universidade Federal de Ciências da Saúde de Porto Alegre. Curso de Pós-Graduação em Ciências da Reabilitação. Porto Alegre, 2015, 65p.
34. Polanco CMS, et al. *Respiración bucal*. Ortodoncia, edição especial; 9:5-11.

35. Rahal A, Krakauer LH. Avaliação e terapia fonoaudiológica com respiradores bucais. *R Dental Press Ortodon Ortop Facial* 2001;6(1):83-86.
36. Solow B, Kreiborg S. Soft-tissue stretching: a possible control factor in craniofacial morphogenesis. *Scand J Dent Res* 1977;85(6):505-7.
37. Takahashi S, Ono O, Ishiwata Y *et al.* Effect of changes in the breathing mode and body position on tiungue pressure with respiratory-related oscillations. *Am J Orthod Dentofac Orthop* 1999;155:239-46.
38. Zuanon ACC, Oliveira MF, Giro EMA *et al.* Relação entre hábito bucal e maloclusão na dentadura decídua. *J Bras Odontopediatr Odontol Bebê* 2000;1(12):105-8.

# 11
# OS BENEFÍCIOS DA AMAMENTAÇÃO NATURAL PARA A RESPIRAÇÃO

Sheila Tamanini de Almeida

Os benefícios da amamentação natural devem ser cada vez mais divulgados no intuito de mostrar a sua importância tanto para o bebê e para a mãe, quanto para seus familiares. Diversas áreas de saúde podem atuar nesse sentido, tendo melhores resultados se atuarem em equipes multi e interdisciplinares.[18,52] A Fonoaudiologia pode participar com o aconselhamento em relação à prevenção das alterações das funções do sistema estomatognático de sucção, deglutição, mastigação e respiração, patologias da comunicação, otites médias e instalação de hábitos orais inadequados.[31]

O tipo de alimentação do lactente pode influenciar significativamente seu desenvolvimento global (mental, comportamental e neuropsicomotor) pelo valor nutritivo e afetivo do ato de amamentar. A amamentação ainda na sala de parto, na primeira hora de vida, é associada a um maior estímulo afetivo e neurológico, possibilitando um melhor desenvolvimento cognitivo no futuro.[2,31] Uma criança que não passou pela amamentação natural, ou o fez por um período reduzido de tempo, pode desenvolver deglutição atípica, distúrbios fonoarticulatórios e neurossensoriais. Os hábitos orais deletérios também podem instalar-se, como a sucção não nutritiva (sucção digital e/ou chupeta), no sentido de suprir o menor número de sucções que uma amamentação artificial (mamadeira) proporciona, não atingindo o êxtase emocional necessário para saciação.[31,33] Neste contexto, podem ocorrer alterações da arcada dentária, do palato e das demais estruturas estomatognáticas, repercutindo futuramente na má oclusão dentária e, por conseguinte, na articulação dos sons da fala e respiração.[4,31] Como promoção de saúde, a prevenção deve ser no sentido de conscientizar os profissionais quanto à necessidade de controle das condições em que se processa o desenvolvimento das estruturas do sistema estomatognático durante a primeira infância.[18,28,31,52]

## CONTEXTO DA AMAMENTAÇÃO NATURAL

A Organização Mundial de Saúde (OMS) preconiza que a amamentação natural (AN) é a prática alimentar ideal para o crescimento e desenvolvimento saudável de bebês, e estes devem ser amamentados exclusivamente em seio materno pelos primeiros 6 meses de vida para atingir o desenvolvimento, crescimento e saúde ideais.[60] A AN preenche as necessidades nutricionais da criança, proporcionando imunoproteção, prevenindo doenças infecciosas e diarreias, retardando a exposição da criança a alergênicos, além do importante estreitamento no relacionamento mãe e filho.[43,46,61] Também reduz a morbimortalidade, protegendo contra a síndrome da morte súbita do lactente, doenças respiratórias agudas, pneumonias, asma, otite média, distúrbios gastrointestinais e outras infecções.[1,9,10,21,26] Além disso, a sucção realizada na mama possibilita o adequado desenvolvimento das estruturas do sistema estomatognático, favorecendo a maturação adequada de todo o complexo craniofacial do bebê.

A OMS ainda orienta que devem ser adotadas políticas nacionais abrangentes sobre a alimentação de bebês e crianças, incluindo orientações sobre como garantir alimentação adequada de lactentes e crianças pequenas em circunstâncias excepcionalmente difíceis e a necessidade de garantir que todos os serviços de saúde protejam, promovam e apoiem o Aleitamento Materno Exclusivo (AME) e a alimentação complementar oportuna e adequada com a continuidade da AN.[60]

No Brasil, o Ministério da Saúde desenvolve diversas ações para que as recomendações da OMS sejam cumpridas, como a Iniciativa Hospital Amigo da Criança (IHAC), a Norma Brasileira de Comercialização de Alimentos para Lactentes e Crianças de Primeira Infância, Bicos, Chupetas e Mamadeiras (NBCAL), os Bancos de Leite Humano, o Método Canguru de Atenção Humanizada ao Recém-Nascido de Baixo Peso e a Iniciativa Unidade Básica Amiga da Amamentação (IUBAAM).[7] Idealizada em 1990, pela OMS e pelo UNICEF, a IHAC tem por objetivo reduzir os elevados índices de desmame precoce, mobilizando os profissionais e estabelecimentos de saúde para que apoiem o AME. A IHAC está ligada ao Programa Nacional de Incentivo ao Aleitamento Materno (PNIAM/MS), coordenado pelo Ministério da Saúde.[57]

Com todas essas ações para proteger, promover e apoiar a prática do AME, este tem aumentado sua prevalência mundial. Contudo, o Brasil continua apresentando baixos índices de AME no sexto mês de vida da criança, mesmo que tenha aumentado com o passar dos anos.[3,4,8,12,13,34,38,58,59] Os principais fatores frequentemente encontrados como influência na descontinuidade e causas para desmame precoce, no Brasil, são: idade materna, escolaridade,[53,58] local de residência, primiparidade e utilização de chupeta.[11-13,20,29,41,53,59]

A amamentação natural é o método mais seguro de alimentação para os recém-nascidos. Somente a partir dos 6 meses, deve-se iniciar a complementação com outros alimentos, mantendo a AN até, pelo menos, os 2 anos de idade. Nos primeiros dias de vida, o bebê se alimentará de colostro, um leite denso e amarelado, repleto de substâncias nutritivas, rico em proteínas, sais minerais e determinados anticorpos. Este é importante no início da vida, quando o bebê deve-se adaptar ao novo mundo externo e precisa compensar a perda de peso para iniciar bem o seu crescimento. Em torno do terceiro ou quarto dia, o colostro modifica seu aspecto, tornando-se mais claro e cremoso, até que diminuem as proteínas e aumenta o conteúdo de açúcares, indispensáveis para o crescimento dos tecidos cerebrais, e de gordura, que se transformam em energia. O leite materno é uma importante fonte de água, o que garante o equilíbrio hídrico do organismo do bebê, e de substâncias nutritivas, como proteínas, lipídios, carboidratos, enzimas, células vivas, vitaminas e sais minerais (o leite materno apresenta uma quantidade suficiente de vitaminas C, D e E, além de cálcio, fósforo e um pouco de ferro).[31,51] A AN é um ato essencial para o desenvolvimento do recém-nascido, pois o leite da mãe está na temperatura adequada para amamentar e é o único alimento completo e equilibrado que nutre todas as necessidades do bebê, não causa alergias e é muito menos rejeitado pelo mesmo.[31]

## SISTEMA ESTOMATOGNÁTICO E A AMAMENTAÇÃO NATURAL

Durante a amamentação natural, o bebê deve realizar a pega correta no seio materno. O bebê realiza uma abertura ampla da boca, abocanhando não apenas o mamilo, mas também cerca de dois terços da auréola, formando um lacre perfeito entre as estruturas orofaciais e a mama. Para a formação desse lacre, na parte anterior, os lábios estão virados para fora (sendo que o lábio superior e a língua são os principais responsáveis pelo vedamento adequado) e a língua envolve o mamilo (canolamento) e ultrapassa a gengiva inferior, apoiando-se na mesma, executando um movimento ondulatório de fora para dentro. A finalidade desse lacre consiste na formação do vácuo intraoral (com presença de pressão negativa), formado por movimentos suaves e em ritmo constante da mandíbula associados aos movimentos de lábios, bochechas e coxins de gordura (bolsas de gordura localizadas na bochecha que auxiliam na sustentação das estruturas orais para o acoplamento perfeito à mama).[31,47]

No que se refere ao crescimento e desenvolvimento do sistema estomatognático, o crescimento facial harmônico ocorre por meio dos movimentos realizados pelo bebê na ordenha, momento em que os maxilares são estimulados a crescerem de forma bem direcionada. Além disso, a AN proporciona amadurecimento oral, estimulando a tonicidade muscular e o desenvolvimento da articulação temporomandibular, promovendo espaço suficiente para a erupção dos dentes.[17] Por isso, é importante que os profissionais de saúde conheçam esses benefícios e possam participar na orientação das mães em relação às vantagens desta prática.

A amamentação melhora o desenvolvimento mandibular, fortalece a musculatura do queixo, amolda o palato duro em forma de U pela flexibilidade do tecido mamário humano, permitindo um alinhamento correto dos dentes e reduzindo a incidência de má oclusão, além de prevenir a ocorrência de deglutição atípica, já que a ação da língua no aleitamento materno é caracterizada por movimentos peristálticos, e não de pistão ou de apertar, como ocorre na sucção da mamadeira.[42] A amamentação favorece o desenvolvimento do sistema estomatognático para que, posteriormente, a criança realize a mastigação de maneira efetiva. Além disso, o recém-nascido mantém a respiração nasal, impedindo a instalação da síndrome do respirador oral e suas consequências.[16] Os adequados crescimento e desenvolvimento do sistema estomatognático certamente refletirão na fala da criança, já que a boca se constitui no principal órgão articulador, e a fala adequada depende da posição e mobilidade da língua, presença e posição dos dentes, mobilidade de lábios e bochechas e posição mandibular, com a finalidade de promover um espaço intraoral adequado para a articulação dos sons e ressonância.[55]

## AMAMENTAÇÃO NATURAL E RESPIRAÇÃO

Diversos estudos citam a importância da amamentação exclusivamente natural não somente quanto a sua importância nutritiva, imunológica e afetiva, mas também como um dos principais fatores de prevenção à respiração predominantemente oral.[5,15,16,23,25,27,36,37,39,44,48-50]

Carvalho *et al.* (2002) afirmam que crianças que ordenham o peito materno mantêm lábios vedados e estabelecem correto padrão de respiração nasal.[15] Santa'anna (1999) avaliou que o principal meio de prevenção à Síndrome do Respirador Oral seria amamentação, pois esta, além de suprir as necessidades nutritivas e emocionais das crianças, faz com que esta desenvolva de maneira adequada as estruturas faciais e orais.[48] Durante a amamentação a criança estabelece o padrão correto de respiração, mantém adequadamente as estruturas orais, facilitando a evolução do sugar para o mastigar (futuramente). Ao executar o simples movimento de sucção ela faz uma série de movimentos de "ordenha" que são estímulos neurofuncionais para o correto desenvolvimento da musculatura perioral e estabelecimento de um bom vedamento labial, além de estímulo para o correto posicionamento mandibular, corrigindo o retrognatismo natural após o nascimento.

Trawitzkilvv et al. (2005) concluíram que respiradores nasais possuem um período de amamentação natural maior e que os hábitos deletérios de sucção e mordida são encontrados com maior frequência em crianças respiradoras orais.[56] Por volta dos 5 meses, a AN mostra-se como um fator de proteção importante para a prevenção da perda do vedamento labial, mantendo-se até em torno dos 16 meses. Contudo, é por volta dos 12 meses que a AN é capaz de atingir o seu auge na proteção da perda do vedamento labial. O ato da amamentação possibilita o aumento da força de vedamento labial, prevenindo o reflexo condicionado indesejável da respiração oral, por imprimir ao bebê a necessidade de utilizar a via nasal para respirar.[6,40,41]

De acordo com Barbosa et al. (2009), o surgimento da respiração oral ocorre em decorrência da perda do vedamento labial como consequência da falta dos fatores de proteção para este último (amamentação natural e a respiração nasal) e a maior ocorrência dos fatores de risco: sucção de chupeta e ronco.[6] Carvalho et al. (2009) verificam em estudo com crianças entre 3 e 5 anos de idade que a mordida aberta está estatisticamente associada à respiração oral, ao uso de mamadeiras e chupetas.[14] Ferreira et al. (2010) afirmam que a ocorrência de hábitos bucais deletérios está ligada à duração insuficiente da AN; 65,7% das crianças analisadas do estudo foram amamentadas por um período inferior a 6 meses.[24] Neto et al. (2009) afirmam que os fatores de proteção associados à manutenção do vedamento labial são a AN e a estimulação da respiração nasal, enquanto o uso de mamadeira, alterações respiratórias e o uso de chupeta são os principais fatores de risco para a perda do vedamento labial.[41]

Neto et al. (2009) desenvolveram um estudo de coorte prospectiva propondo determinar os fatores de risco associados ao desenvolvimento da respiração oral nos primeiros períodos do desenvolvimento infantil. Para responder a suas questões acompanharam 67 crianças até em média 2 anos e 5 meses, verificando dados sobre respiração oral, mista, vedamento labial, alterações respiratórias, estimulação da respiração nasal, ronco habitual ao dormir, uso de mamadeira, sucção de chupeta, sucção de dedo e amamentação. A partir dos resultados apresentaram a "Hipótese da Gênese da Respiração Bucal" em que salientam, entre outros conceitos, que a instalação da síndrome do respirador oral ocorre desde o momento em que há perda do vedamento labial, como consequência da interação de fatores positivos e negativos sobre os complexos neurológico, ósseo e muscular; e hábitos de sucção nutritivos e não nutritivos e as alterações respiratórias nos primeiros meses de vida funcionariam como fatores negativos condicionantes ao vedamento labial, enquanto a amamentação e a estimulação da respiração nasal da criança funcionariam como fatores positivos condicionantes.[41]

Outro estudo do tipo epidemiológico, desenvolvido por Santos (2011) mediante um corte transversal da população de Caraguatatuba (São Paulo), em 950 crianças de ambos os gêneros, analisou a relação entre o desmame precoce e a prevalência de respiração predominantemente oral e problemas oclusais em crianças de 6 a 13 anos.[49]

Com relação à população estudada, o autor concluiu que: a) a amamentação exclusivamente materna foi fundamental para o estabelecimento do padrão respiratório nasal nas crianças, e a falta da amamentação exclusivamente materna demonstrou relação direta no estabelecimento da respiração predominantemente oral; b) a amamentação exclusivamente materna foi fundamental para o estabelecimento das relações oclusais normais nas crianças, e a falta da amamentação exclusivamente materna demonstrou relação direta no estabelecimento de problemas oclusais na criança; c) quanto maior o tempo de amamentação exclusivamente materna, maior a probabilidade de as crianças desenvolverem padrão respiratório nasal.[49]

## DESMAME PRECOCE E A RESPIRAÇÃO

O desmame precoce pode levar à ruptura do desenvolvimento motor orofacial adequado, provocando alterações na postura e força dos órgãos fonoarticulatórios e prejudicando as funções de mastigação, deglutição, respiração e articulação dos sons da fala. A falta da sucção fisiológica ao peito pode interferir no desenvolvimento motor orofacial, possibilitando a instalação de má oclusão, respiração oral e alteração motora-oral.[40,49,50]

O padrão nasal de respiração pode sofrer influências negativas do desmame precoce. O lactente com AN mantém a postura de repouso de lábios ocluídos e respiração nasal como já mencionado anteriormente.[49,50] Quando ocorre o desmame precoce, a postura de lábios entreabertos do bebê é mais comum, facilitando a respiração oral. Um estudo de Leite *et al.* (1999), observando 100 crianças com idade entre 2 e 11 anos, verificou que as que receberam mamadeira exibiram 40% a mais de respiração oral.[32] A criança que recebeu amamentação natural nos primeiros meses de vida apresentou maior possibilidade de ser um respirador nasal, assim como a falta de amamentação natural pode ser um dos fatores que contribuem para o surgimento da respiração oral ou oronasal.[35]

Kaufmann *et al.*, (2012) em um estudo com bebês até o terceiro mês de vida, dizem que "não se sabe se quem recebe mamadeira já desmamou ou se desmamou porque recebeu mamadeira (causalidade reversa)".[30] De toda forma, a utilização de meios artificiais está significativamente associada ao desmame precoce tanto neste estudo, quanto em diversos outros, o que confirma que a utilização de mamadeira é um fator de risco para o término da AN em bebês, principalmente quanto a sua exclusividade na dieta infantil.[22,30,45]

Straub et al. (1961) apontam que o aleitamento artificial interfere na realização das funções de mastigação, sucção e deglutição e pode levar à presença de alterações na musculatura orofacial, na postura de repouso dos lábios e da língua, alterações na formação da arcada dentária e alterações no palato.[54] Davis e Bell et al. (1991) verificaram, em um estudo longitudinal, realizado com 108 crianças, a existência de associação significativa entre crianças que receberam mamadeira e a presença de má oclusão anteroposterior, frisando que o aleitamento materno diminui o risco desse problema.[19]

Warkentin et al. (2013) citam como hipóteses que a utilização de chupeta reduz as mamadas do bebê, já que a necessidade de sucção é suprida pela chupeta, o que leva a menos estímulos para produção de leite e ao desmame precoce e que a utilização de chupeta pode esconder dificuldades maternas na amamentação, como ansiedade e insegurança, que também podem levar a um futuro desmame antes do esperado.[59]

Complementando, Campagnolo et al. (2012), sobre a utilização de chupetas, relatam que a movimentação da musculatura da face e a forma de sugar de crianças que utilizam chupetas são diferentes daquelas que não a utilizam. Ainda afirmam que o uso da chupeta é uma das causas da 'confusão de bicos', em que a criança que utiliza bicos artificiais tem eficiência de mamada reduzida, diminuindo a produção de leite materno e, por consequência, facilitando o desmame precoce.[13]

## COMENTÁRIOS FINAIS

Com base nas ideias expostas neste capítulo e a partir do que a literatura especializada pode contribuir, delineiam-se alguns tópicos sobre amamentação natural e respiração:

- A AN proporciona amadurecimento oral, estimula a tonicidade muscular e o desenvolvimento da articulação temporomandibular, promovendo espaço suficiente para a erupção dos dentes, melhora o desenvolvimento mandibular, fortalece a musculatura do queixo, amolda o palato duro em forma de U pela flexibilidade do tecido mamário humano.
- A amamentação favorece o desenvolvimento do sistema estomatognático para que, posteriormente, a criança realize a mastigação de maneira efetiva. Os adequados crescimento e desenvolvimento do sistema estomatognático

refletirão na fala da criança, e esta depende da posição e mobilidade da língua, presença e posição dos dentes, mobilidade de lábios e bochechas e posição mandibular, com a finalidade de promover um espaço intraoral adequado para a articulação dos sons e ressonância.
- A amamentação exclusivamente materna favorece o estabelecimento do padrão respiratório nasal nas crianças e quanto maior for o tempo de amamentação exclusivamente materna, maior é a probabilidade de as crianças desenvolverem padrão respiratório nasal.
- Os profissionais de saúde devem conhecer estes benefícios e podem participar na orientação das mães e suas famílias em relação às vantagens desta prática.

## REFERÊNCIAS BIBLIOGRÁFICAS

1. Aguiar H, Silva AI. Aleitamento materno: a importância de intervir. *Acta Méd Port* 2011;24(1):889-96.
2. Andalaft RB, Gibbons AP, Padeiro RM et al. A influência do aleitamento materno no desenvolvimento neuropsicomotor. *Rev Paulista de Pediatr* 1999;17(1):20-24.
3. Arantes CIS, Oliveira MM, Vieira TCR et al. Aleitamento materno e práticas alimentares de crianças menores de seis meses em Alfenas, Minas Gerais. *Rev Nutr* 2011;24(3):421-29.
4. Araújo CMT, Silva GAT, Coutinho SB. Aleitamento materno e uso de chupeta: repercussões na alimentação e no desenvolvimento do sistema sensório motor oral. *Rev Paulista Pediatr* 2007;25(1):59-65.
5. Baldrighi SEZM, Pinzan A, Zwicker CVD et al. A importância do aleitamento natural na prevenção de alterações miofuncionais e ortodônticas. *Rev Dental Press Ortodon Ortop Facial* 2001;6(5):111-21.
6. Barbosa RW, Oliveira AE, Zandonade E. Fatores associados ao surgimento da respiração bucal nos primeiros meses do desenvolvimento infantil. *Rev Bras Crescimento Desenvolv Hum* 2009;19(2):237-48.
7. Barreto CA, Silva LR, Christoffel MM. Aleitamento materno: a visão das puérperas. *Rev Eletr Enf* 2009;11(3):605-11.
8. Bezerra VLVA, Nisiyama AL, Jorge AL et al. Exclusive breastfeeding and factors related to early weaning: a comparative study between 1999 and 2008. *Rev Paul Pediatr* 2012;30(2):173-79.
9. Boccolini CS, Carvalho ML, Oliveira MIC et al. O papel do aleitamento materno na redução das hospitalizações por pneumonia em crianças brasileiras menores de 1 ano. *J Pediatr* 2011;87(5):399-404.
10. Brew BK, Kull I, Garden F et al. Breastfeeding, asthma, and allergy: a tale of two cities. *Pediatr Allergy Immunol* 2012;23(1):75-82.
11. Buckstegge AK, Assunção LRS, Ferreira FM et al. Weaning and associated factors in children from low-income communities. *Rev Odontol UNESP* 2014;43(3):172-79.
12. Caminha MFC, Filho MB, Serva VB. Tendências temporais e fatores associados à duração do aleitamento materno em Pernambuco. *Rev Saúde Pública* 2010;44(2):240-820
13. Campagnolo PDB, Louzada MLC, Silveira EL et al. Práticas alimentares no primeiro ano de vida e fatores associados em amostra representativa da cidade de Porto Alegre, Rio Grande do Sul. *Rev Nutr* 2012;25(4):431-39.

14. Carvalho CM et al. Prevalência de mordida aberta anterior em crianças de 3 a 5 anos em CABEDELA/PB e relação com hábitos bucais deletérios. *Pesq Bras Odontoped Clin Integ* 2009;9(2):205-10.
15. Carvalho GD. *Breastfeeding seen under the functional and clinical aspects of odonthology.* [Internet] 2002. Acesso em: 10 Nov. 2002. Disponível em: <http://www.aleitamento.org.br/arquivos/gabi.htm>.
16. Carvalho GD. O recém-nascido não necessita de mamadeiras ou chupetas. *Rev Secretários Saúde* 1998;1(1):4-5.
17. Carvalho MR. Mamadeiras e chupetas são desnecessárias [Internet]. Acesso em: Abr. 1999. Disponível em: <http://www.alternex.com.br/~ibfanrio>
18. Castelli CTR, Maahs MAP, Almeida ST. Identificação das dúvidas e dificuldades de gestantes e puérperas em relação ao aleitamento materno. *Rev CEFAC* 2014 Ago.;16(4):1178-86. Citado em: 19 Dez. 2015. Disponível em: <http://www.scielo.br/scielo.php?script=sci_arttext&pid=S1516-18462014000401178&lng=pt>
19. Davis DW, Bell PA. Infant feeding practices and occlusal outcomes: a longitudinal study. *J Can Dent Assoc* 1991;57:593-94.
20. Demétrio F, Pinto EJ, Assis AMO et al. Fatores associados à interrupção precoce do aleitamento materno: um estudo de coorte de nascimento em dois municípios do Recôncavo da Bahia, Brasil. *Cad Saúde Pública* 2012;28(4):641-54.
21. Dieterich CM, Felice JP, O'Sullivan E et al. Breastfeeding and health outcomes for the mother-infant dyad. *Pediatr Clin North America* 2013;60(1):31-48.
22. Ducci AL, Vannuchi MTO, Tacla MTG et al. Prevalência e Fatores Associados ao Aleitamento Materno Exclusivo em Menores de Seis Meses no Município de Rolândia – PR. *Rev Min Enferm* 2013;17(2):381-89.
23. Fagundes ALA, Leite ICG. Amamentação e maloclusão: revisão da literatura. *J Bras Fonoaudiol* 2001;2(8):229-32.
24. Ferreira FV, Marchionatti AM, Oliveira MDM et al. Associação entre a duração do aleitamento materno e sua influência sobre o desenvolvimento de hábitos orais deletérios. *Rev Sul-Bras Odontol* 2010;7(1):35-40.
25. Gama FVA, Solviero VM, Bastos EPS et al. Amamentação e desenvolvimento: função e oclusão. *J Bras Ortodontia Ortop Maxilar* 1997;2(11):17-20.
26. Garcia MV, Azevedo MF, Testa JRG et al. Influência do tipo de amamentação nas condições de orelha média de lactentes. *Braz J Otorhinolaryngol* 2012;78(1):8-14.
27. Gava LR, Jacinto SR. *Diferentes tipos de aleitamento influenciando na relação maxilo-mandibular de recém-nascidos* [Monografia] – Piracicaba: Especialização da Universidade Estadual de Campinas, 1997.
28. Gimenez CMM, Moraes ABA, Bertoz AP et al. Prevalência de más oclusões na primeira infância e sua relação com as formas de aleitamento e hábitos infantis. *R Dental Press Ortodon Ortop Facial* 2008;13(2):70-83.
29. Gusmão AM, Béria JU, Gigante LP et al. Prevalência de aleitamento materno exclusivo e fatores associados: estudo transversal com mães adolescentes de 14 a 16 anos em Porto Alegre, RS, Brasil. *Cien Saude Colet* 2013;18(11):3357-68.
30. Kaufmann CC, Albernaz EP, Silveira RB et al. Alimentação nos primeiros três meses de vida dos bebês de uma coorte na cidade de Pelotas, Rio Grande do Sul. *Rev Paul Pediatr* 2012;30(2):157-65.
31. Kurtz L, Maahs MAP, Bonamigo AW et al. Promoção do Aleitamento Materno em um Contexto Interdisciplinar. *Rev de Atenção Saúde* 2015;13(43):46-52.

32. Leite CA, Bezerra PKM, Moura C. Aleitamento natural, aleitamento artificial, hábitos de sucção e maloclusões em pré-escolares brasileiros. *Rev Saúde Pública* 2007;9(2):194-204.
33. Leite ICG, Rodrigues CC, Faria AR et al. Associação entre aleitamento materno e hábitos de sucção não nutritivos. *Rev Assoc Paul Cir Dent* 1999;53:151-55.
34. Lima DB, Fujimori E, Borges ALV et al. Feeding in the two first years of life. *Rev Esc Enferm USP* 2011;45(2):1705-9
35. Lusvarghi L. Identificando o respirador bucal. *Rev Assoc Paul Cir Dent* 1999;53:265-73.
36. Martins FJ. *Como e porque amamentar*. São Paulo: Sarvier, 1987.
37. Medeiros U. Aleitamento materno – Aspectos de interesse bucal. Acesso em: 20 Jul. 2003. Disponível em: <http://www.ceaodontofono.com.br?publicacoes/set00 aleitamento.html>
38. Brasil. Ministério da Saúde. *II Pesquisa de prevalência de aleitamento materno nas capitais brasileiras e Distrito Federal*. Brasil: Ministério da Saúde, 2009.
39. Moreira J. *Aleitamento materno – Aspectos de interesse bucal*. Acesso em: 15 Nov. 2003. Disponível em: <http://www.ceaodontofono.com.br/publicacoes/set00_ aleitamento.html>
40. Neiva FCB, Cattoni DM, Ramos JLA et al. Desmame precoce: implicações para o desenvolvimento motor-oral. *J Pediatria* 2003;79(1):7-12.
41. Neto ETS, Zandonade E, Emmerich AO et al. Analysis models for variables associated with breastfeeding duration. *Rev Paul Pediatr* 2013;31(3):306-14.
42. Palmer B. Breastfeeding & the oral cavity: a comentary. *J Human Lactation* 1998;14(2):93-98.
43. Passanha A, Cervato-Mancuso AM, Silva MEMP. Protective elements of breast milk in the prevention of gastrointestinal and respiratory diseases. *Rev Bras Crescimento Desenvolv Hum* 2010;20(2):351-60.
44. Queluz DP; Gimenez, CMM. Aleitamento e hábitos deletérios relacionados à oclusão. *Rev Paul Odont* 2000;22(6):16-20.
45. Ramos CV, Almeida JAG, Saldiva SRDM et al. Prevalência do aleitamento materno exclusivo e os fatores a ele associados em crianças nascidas nos Hospitais Amigos da Criança de Teresina – Piauí. *Epidemiol Serv Saúde* 2010;19(2):115-24.
46. Rosa R, Martins FE, Gasperi BL et al. Mãe e filho: os primeiros laços de aproximação. *Esc Anna Nery* 2010;14(1):105-12.
47. Sanches MTC. Manejo clínico das disfunções orais na amamentação. *J Pediatr* 2004;80(5):147-54.
48. Sant'anna AT. *Alterações posturais e sistêmicas do respirador bucal – Importância no desenvolvimento infantil*. 2003. Disponível em: <http://www.ceaodontofono.com.br/ publicacoes/jul99_postura.html>
49. Santos DCL. *Estudo da prevalência da respiração predominante bucal e problemas oclusais e implicações com o aleitamento materno em escolares de Caraguatatuba – SP – Brasil* (Tese). Campinas, SP – Universidade Estadual de Campinas, Faculdade de Ciências Médicas; 2011.
50. Santos DCL. *Estudo da prevalência da respiração predominantemente bucal e possíveis implicações com o aleitamento materno em escolares de São Caetano do Sul – SP – Brasil* (Dissertação).Campinas, SP – Universidade Estadual de Campinas, Faculdade de Ciências Médicas; 2004.
51. Santos VLF, Soler ZASG, Azoubel R. Alimentação de crianças no primeiro semestre de vida: enfoque no aleitamento materno exclusivo. *Rev Bras Saúde Mater Infant* 2005;5(3):283-91.

52. Silva PK, Almeida ST. Avaliação de recém-nascidos prematuros durante a primeira oferta de seio materno em uma uti neonatal. *Rev CEFAC* 2015 June;17(3):927-35. Citado em: 19 Dec. 2015. Disponível em: <http://www.scielo.br/scielo.php?script=sci_arttext& pid=S1516- 18462015000300927&lng=en>
53. Souza SNDH, Migoto MT, Rossetto EG *et al.* Prevalence of breastfeeding and associated factors in the municipality of Londrina (PR, Brazil). *Acta Paul Enferm* 2012;25(1):29-35.
54. Straub WJ. Malfunction of the tongue. Part II. *Am J Orthodon* 1961;47:596-617.
55. Tanigute CC. Desenvolvimento das funções estomatognáticas em fundamentos em fonoaudiologia. In: Marchesan IQ. *Aspectos clínicos da motricidade oral*. Rio de Janeiro: Guanabara Koogan, 1998.
56. Trawitzki LVV. Anselmo-Lima WT, Grechi TH *et al.* Aleitamento e hábitos deletérios em respiradores orais e nasais. *Rev Bras Otorrinolaringol* 2005;71(6):747-51.
57. UNICEF – *Brasil. Iniciativa Hospital Amigo da Criança*. Acesso em: 5 Maio 2014. Disponível em: <http://www.unicef.org/brazil/pt/activities_9994.htm>.
58. Vieira TO, Vieira GO, Oliveira NF et. al. Duration of exclusive breastfeeding in a Brazilian population: new determinants in a cohort study. *BMC Pregnancy Childbirth* 2014;14(1):175-84.
59. Warkentin S, Taddei JAAC, Viana KJ *et al.* Exclusive breastfeeding duration and determinants among Brazilian children under two years of age. *Rev Nutr* 2013;26(3):259-69.
60. WHO/UNICEF. *Global strategy for infant and young child feeding*. World Health Organization, 2003.
61. World Health Organization. *Short-term effects of breastfeeding: a systematic review on the benefits of breastfeeding on diarrhoea and pneumonia mortality*. World Health Organization, 201.

# 12

## ABORDAGEM FONOAUDIOLÓGICA

Monalise Costa Batista Berbert ■ Maria Cristina Cardoso

A respiração é uma função vital do organismo que faz parte do sistema estomatognático – sistema esse, que conta com a participação da mandíbula – cuja característica é ser do tipo médio-inferior e de modo nasal, fornecendo qualidade ao ar inspirado quanto ao aquecimento e purificação e, dessa forma, protegendo as vias aéreas. O tipo e o modo respiratório garantem o bom desempenho das funções estomatognáticas pelo favorecimento do correto posicionamento dos órgãos fonoarticulatórios.[1,31]

O modo respiratório quando oral é uma condição patológica que pode decorrer de fatores **orgânicos**, em razão da obstrução das vias aéreas superiores, decorrente da hiperplasia dos tecidos nasais, deformidades nasais ou faciais e/ou por presença de corpos estranhos; **funcionais**, frente à flacidez dos músculos faciais, ou por ocorrência de hábito deletério; e por **disfunção neurológica**, decorrente do acometimento do sistema neurológico central ou periférico e resultando em insuficiência respiratória aguda por transtornos do músculo, nervo periférico, junção neuromuscular ou por paralisias periódicas, como encontrado decorrente ao tétano, síndrome de Guillain-Barré, Miastenia Gravis e/ou frente à doença neuromuscular autossômica da paralisia periódica por hipocalemia.[21,30,31]

A condição será vista como patológica quando ocorrer por um período mínimo de 6 meses.[21] O tempo de exposição aos fatores obstrutivos das vias aéreas, associados ou não aos fatores genéticos, independentemente da sua etiologia, pode determinar prejuízos no desenvolvimento global da criança, no seu crescimento craniofacial, no posicionamento dentário, na postura corporal e no desencadeamento de disfunção das outras funções estomatognáticas, como mastigação, deglutição, fala e voz.

Na literatura e no discurso cotidiano dos profissionais, pode-se observar divergência no termo utilizado para referir à respiração oral de suplência por insuficiência da respiração nasal. Sendo o mais comum respiração bucal ou respiração oral. Fonoaudiólogos, principalmente aqueles especialistas em Motricidade Orofacial, preferem a expressão respiração oral, entendendo que o vocábulo "bucal" refere-se às bochechas, e "oral" diz respeito à boca. Além disso, foi adotada a terminação "Respiração Oral" para a respiração realizada predominantemente pela boca em detrimento à expressão "Síndrome da respiração oral".[41]

A respiração nasal quando substituída pelo modo oral ou oronasal desencadeia uma série de eventos que se associam e que podem evoluir para o aparecimento de doenças em diferentes sistemas corporais. Na Respiração Oral (RO), há a referência à falta de ar ou insuficiência respiratória, cansaço rápido nas atividades físicas, dor nas costas ou na musculatura do pescoço, diminuições de respostas dos sistemas olfatórios e/ou gustatórios, halitose, boca seca, acordar várias vezes durante a noite e engasgado, distúrbios de sono ou sonolência durante o dia, presença de olheiras, olheiras com assimetria de posicionamento dos olhos, espirrar saliva ao falar, dificuldade na realização de exercícios físicos, como correr, jogar bola entre outras.[1,31,36,37,42]

Os distúrbios dos sistemas olfatórios e gustatórios, observados na RO, estão relacionados com os receptores extero e proprioceptores contidos nas informações sensoriais químicas e térmicas do odor e do sabor. As informações dos sistemas gustatório e olfatório são intermediados pelos sistemas neurais, que trabalham em conjunto a partir da percepção das substâncias químicas envolvidas nas cavidades oral e nasal. As alterações olfatórias e gustatórias podem ser causadas por infecções agudas das mucosas oral e faríngea (virais, bacterianas, fúngicas e/ou parasitárias), por obstrução nasal, radiação, uso de medicamento, lesões periféricas de inervação, câncer de cabeça e pescoço, doenças sistêmicas ou por trauma.[42]

O paladar é caracterizado pela percepção, ou seja, da capacidade de reconhecimento do odor e sabor, que se dá pela interação das reações dos receptores aos estímulos químicos gustatórios, olfatórios e somatossensoriais, associados ou não às informações táteis, de temperatura e dor.[20,42] A combinação das informações sensoriais define a sensação dos sabores.[20]

As alterações craniofaciais e dentárias mais comuns na RO são: aumento vertical do terço inferior da face; arco maxilar estreito, palato em ogiva; ângulo goníaco obtuso; má oclusão dentária – mordida aberta, incisivos superiores protruídos, mordida cruzada; posicionamento do osso hioide mais baixo; alterações posturais e dos órgãos fonoarticulatórios. Alteração do humor, distúrbios do processamento auditivo e baixo desempenho escolar são também citados, assim como alterações na alimentação, com ocorrência de magreza ou de obesidade; postura corporal com ombros rodados para frente, comprimindo o tórax; deformidades torácicas; e musculaturas abdominais flácida e distendida (Quadro 12-1).[1,31,36,37]

Quanto aos aspectos orofaciais, o **respirador oral** apresenta alterações na postura, no tônus e mobilidade de lábios, língua e bochechas, determinando menor eficiência na execução das funções estomatognáticas da mastigação, deglutição, fala e voz; lábio superior curto, lábio inferior evertido, incompetência labial, hipotonia dos elevadores de mandíbula, hipotonia lingual, alterações da postura, flacidez dos músculos elevadores da mandíbula, postura anteriorizada da cabeça e alterações de fala são outras alterações que podem estar presentes.[1,37]

Na fala, são descritas produções articulatórias com anteriorização da língua nos fonemas linguodentais; imprecisão nos fonemas bilabiais / p, b, m / e fricativos (/f/, /v/, /s/, /z/, /ʒ/, /ʃ/); ceceio anterior e lateral. Tais alterações estão relacionadas com a flacidez da musculatura facial, alteração de ponto articulatório por posicionamento incorreto da língua, condições estruturais da cavidade oral impostas pela má oclusão e/ou por deficiências no crescimento e desenvolvimento faciais (Quadro 12-2).[1,37]

O diagnóstico da RO é interdisciplinar, visto o comprometimento poder ser orgânico, funcional ou neurogênico e envolver diferentes sistemas corporais.

**Quadro 12-1.** Queixas e alterações da respiração oral

- Falta de ar ou insuficiência respiratória
- Diminuição das sensações olfatórias e gustatórias
- Halitose
- Distúrbios de sono ou sonolência durante o dia
- Olheiras e olheiras com assimetria de posicionamento dos olhos
- Dificuldade na realização de exercícios físicos
- Alterações craniofaciais e dentárias
- Alterações posturais corporais
- Alterações dos órgãos fonoarticulatórios
- Alteração de humor
- Distúrbios de processamento auditivo
- Baixo desempenho escolar

**Quadro 12-2.** Características orofaciais decorrentes da respiração oral

- Alterações na postura e mobilidade de lábios, língua e bochechas
- Menor eficiência na execução das funções da mastigação, deglutição, fala e voz
- Produções articulatórias com anteriorização e imprecisão fonêmicas
- Flacidez muscular orofacial

## PROCESSO DE AVALIAÇÃO FONOAUDIOLÓGICA DA FUNÇÃO DE RESPIRAÇÃO

A avaliação orofacial compreende a etapa inicial do processo fonoterápico e se dá pelo levantamento de dados específicos que podem repercutir no sistema miofuncional orofacial.[29] A investigação de fatores contribuintes e causais, assim como do uso de protocolos, favorece o diagnóstico clínico fonoaudiológico.[22,27]

Visto ser a RO um conglomerado de queixas e alterações associadas, faz-se importante o detalhamento de dados gerais, por relato do seu portador, por observação de familiar e do fonoaudiólogo. O processo de avaliação da respiração engloba uma anamnese geral, observação e exame clínico.

Em anamnese geral, buscam-se informações quanto à identificação do portador da RO (nome, idade, sexo e raça), nível de escolaridade e desempenho escolar e detalhamento da queixa.[13,14,22,27,37]

Verifica-se a ocorrência ou não de doenças respiratórias e o seu detalhamento quanto à frequência da ocorrência, tratamentos realizados, uso de medicamentos, exames clínicos complementares a que fora submetido e especialistas da área de saúde procurados. Averigua-se a possibilidade de ocorrência familiar e do uso de fumo (junto ao paciente adulto), alterações alimentares, como ausência ou excesso do uso de alimentos, de alterações olfativas e gustativas e da ocorrência de halitose. Investigam-se a postura habitual oral durante o sono, a ocorrência de sialorreia e ronco (Fig. 12-1A e B).

Durante o relato do paciente, investiga-se a presença de olheiras, de feição entristecida, olhar perdido ou sem brilho, assim como da presença de salivação excessiva, de saliva em comissuras labiais ou de incoordenação pneumofonoarticulatória, com ou sem cansaço ao falar.

O exame clínico pode ser realizado na posição em pé ou sentado, embora a posição sentada seja a preferencial. Nessa se observa a curvatura de 90 graus de flexão do quadril, joelhos e tornozelos. Os pés necessitam estar apoiados sobre o solo, com a coluna vertebral ereta, em contato com o encosto da cadeira. A altura facial é medida pela distância em linha reta do *nasion* ao *gnathion*, sendo o *nasion* o ponto cefalométrico na linha média da face que se situa na sutura frontonasal, e o *gnathion* é o ponto mais anteroinferior na sínfise mentoniana, na linha média da face.[14]

O exame clínico da respiração se dá pelo estabelecimento do tipo e modo respiratórios, da simetria ou não do fluxo nasal, da postura corporal e das estruturas orofaciais. O exame das estruturas anatômicas e das funções possibilita o relacionamento das partes duras e moles, de forma a prever a intervenção possível.[22,27,37]

O vedamento labial em repouso é verificado com a oclusão dos lábios por 30 segundos e pela aplicação do teste do preenchimento da cavidade oral com água, em que o paciente introduz em torno de 20 mL de água na cavidade oral e mantém a boca fechada por, no mínimo, 3 minutos.[24] A postura em repouso de lábios será classificada em ocluídos, abertos ou entreabertos, para a qual se considerada ocluídos quando os lábios se apresentam em posição habitual adequada, em contato leve (Fig. 12-1C); entreabertos: quando os lábios se apresentam separados, sem contato do lábio superior com o lábio inferior (Fig. 12-1D); e abertos, quando os lábios se apresentam separados, com a mandíbula caída, sem contato do lábio superior com o lábio inferior (Fig. 12-1E). As características de eversão de lábio inferior se dão pela verificação, em vedamento labial em repouso, se o lábio inferior encontrava-se evertido, mostrando o vermelhidão (a mucosa intraoral).

A contração ou hiperfunção do músculo mentual é verificada na observação do vedamento labial em posição habitual (com os lábios ocluídos por 30 segundos) pelo aparecimento de marcas ou rugas na região do mento (Fig. 12-1F).

A posição habitual de língua na cavidade oral deverá ser classificada quando em: papila, observando-se o contato do terço anterior da língua na região da papila palatina; assoalho oral, caso a língua permaneça no assoalho oral; interdentalizada anteriormente, caso esteja entre os dentes incisivos; interdentalizada lateralmente, quando entre os dentes posteriores. Outras posições da língua podem ser observadas e deverão ser descritas, e relatado quando não for possível a visualização da posição habitual da língua.

A verificação das bochechas será classificada em simétrica, quando observado semelhança quanto ao tamanho, volume e altura, comparando-se o lado direito ao esquerdo da face, ou assimétrica, quando observada diferença quanto ao tamanho, volume e altura entre as hemifaces (Fig. 12-1F).

A mordida será classificada como normal, quando houver harmonia entre as arcadas dentárias, em oclusão cêntrica ou alterada, quando não houver oclusão dentária (Fig. 12-1G). A ocorrência de alterações dentárias e esqueléticas deverá ser assinalada, como apinhamento dentário, mordida aberta anterior, mordida aberta posterior unilateral ou bilateral, mordida cruzada anterior, mordida cruzada posterior unilateral ou bilateral, sobremordida aumentada, mordida em topo e/ou sobressaliência aumentada.

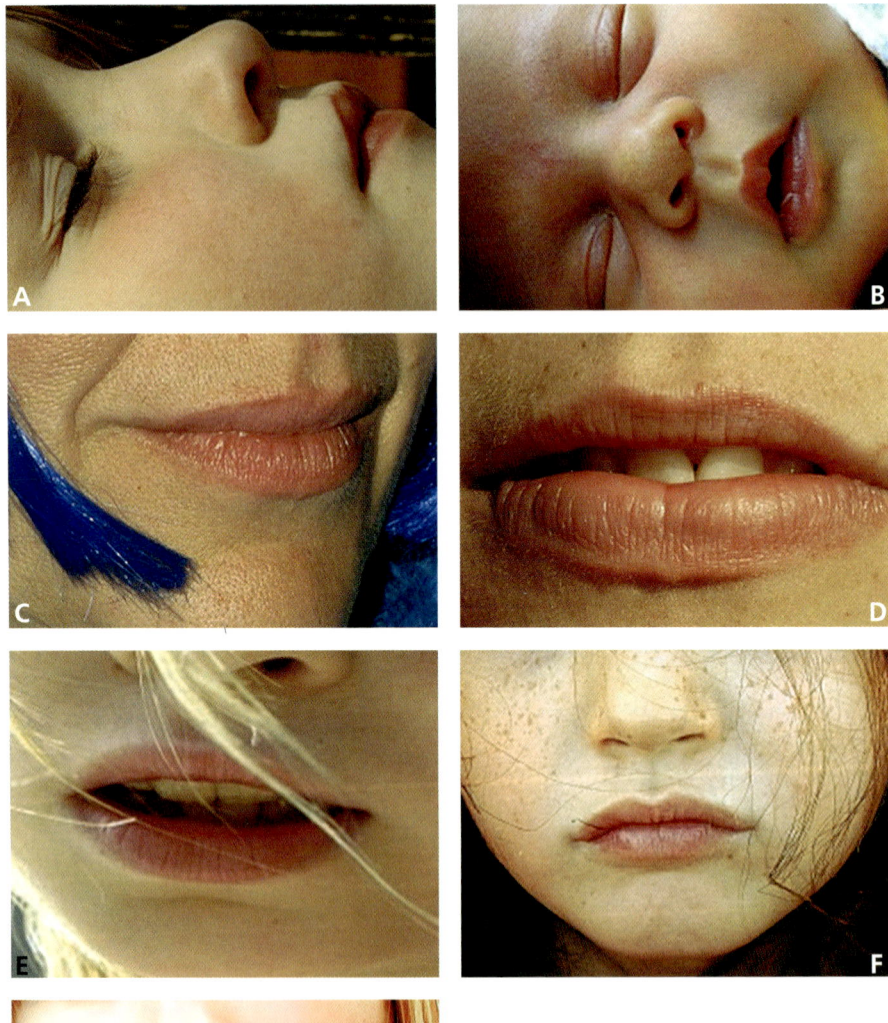

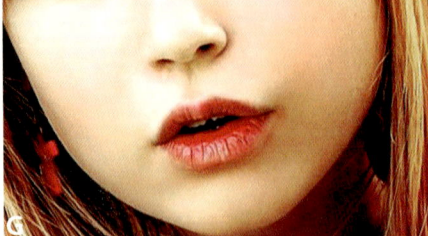

**Fig. 12-1.** (**A**) Postura habitual na respiração nasal no sono; (**B**) postura habitual na respiração oral no sono; (**C**) lábios vedados; (**D**) lábios entreabertos; (**E**) lábios abertos e evertidos; (**F**) tensão em mentual e assimetria entre bochechas; (**G**) lábios abertos, sem oclusão dentária.

Por inspeção intraoral, o palato duro será classificado em normal, quando observada morfologia normal do palato no que se refere à altura e largura, ou alterado, quando observado palato duro ogival e/ou estreito.[14,22,27,37] O palato mole classificado como simétrico quando mesializado, ou não simétrico. As tonsilas faríngeas serão averiguadas quanto à sua presença ou ausência, a ocorrência de hipertrofias ou se normalizadas. Às bochechas se observa a presença de marcas internas ou não. Por fim, as gengivas serão observadas quanto à coloração preservada, se em vermelho vivo ou opaco.

O tipo facial é verificado quanto à predominância do seu crescimento nos sentidos horizontal e vertical. O tipo facial é determinado pela relação entre altura e largura da face.[5] As medidas faciais serão obtidas em milímetros, através do uso do paquímetro.[14]

Examinam-se as Funções Estomatognáticas da mastigação, da deglutição e voz. A fala deverá ser investigada de forma espontânea e em leitura, quando se observam as possíveis alterações fonêmicas, a coordenação pneumofonoarticulatória, a salivação e mímica facial, assim como o número de palavras lidas por minuto. Considera-se, como uma leitura fluente, o tempo de melhor desempenho entre expressão e compreensão da leitura, sendo para crianças em nível de escolaridade de 4º ano do ensino fundamental, o número entre 65 a 80 palavras por minuto e entre 130 a 180 palavras por minuto para adultos.[2,13]

Exames complementares estão sendo aplicados, no intuito de fornecer informações quantitativas sobre as repercussões do modo respiratório e seus interferentes nas estruturas orofaciais encontradas na RO, como o uso da eletromiografia de superfície.[10]

A eletromiografia de superfície busca informações, na RO, da atividade muscular das estruturas envolvidas na respiração, como os músculos orbiculares da boca, dos masseteres e dos temporais principalmente. Os sinais eletromiográficos são quantificados em RMS, expressos em microvolts – µV. Os eletrodos são fixados na região de maior volume e maior massa muscular, possibilitando a captação da resposta do maior número de unidades motoras. Os resultados encontrados ainda se mostram iniciais, mas evidenciam padrão alterado de atividade muscular.[10]

Ao final do processo avaliativo se estabelece o diagnóstico Fonoaudiológico, com a caracterização do tipo e modo respiratórios, postura corporal e funções estomatognáticas associadas à RO (Fig. 12-2).

Para facilitar a compreensão do diagnóstico da RO optou-se em realizar uma proposta de avaliação fonoaudiológica em formato de protocolo (Quadro 12-3).

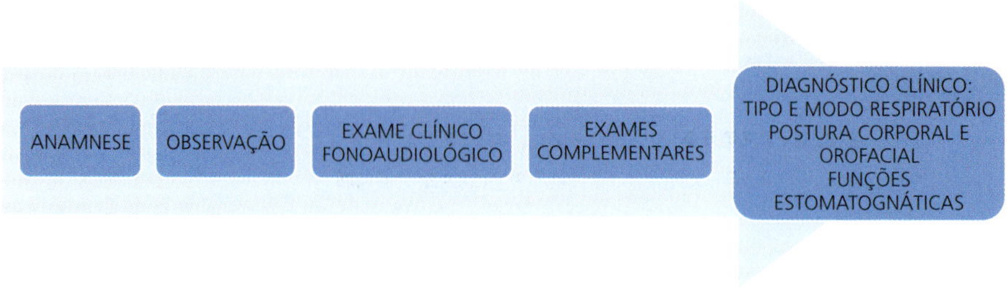

**Fig. 12-2.** Processo avaliativo clínico fonoaudiológico na RO.

ANAMNESE → OBSERVAÇÃO → EXAME CLÍNICO FONOAUDIOLÓGICO → EXAMES COMPLEMENTARES → DIAGNÓSTICO CLÍNICO: TIPO E MODO RESPIRATÓRIO POSTURA CORPORAL E OROFACIAL FUNÇÕES ESTOMATOGNÁTICAS

**Quadro 12-3.** Protocolo de avaliação da respiração oral

| PROTOCOLO DE AVALIAÇAO DA RESPIRAÇÃO |
|---|
| **I – Anamnese** <br> *Identificação:* <br> ▪ Nome: _____ <br> ▪ Idade: _____ Data de nascimento: _____ Sexo: _____ <br> ▪ Escolaridade: _____ <br> ▪ Desempenho escolar: _____ <br> ▪ Queixa: _____ |
| 1. Histórico: <br> ▪ Apresenta doenças respiratórias? [ ] sim [ ] não <br>   [ ] rinite [ ] sinusite [ ] asma [ ] bronquite <br>   [ ] resfriados constantes [ ] tonsilites [ ] respiração oral diurna <br>   [ ] respiração oral noturna [ ] ronco noturno <br> ▪ Qual a frequência de ocorrência de crises? [ ] semanal [ ] mensal [ ] anual [ ] sazonal <br> ▪ Quais tipos de tratamento para problemas respiratórios já foram realizados? <br>   [ ] médico (qual especialidade?) _____ <br>   [ ] outro (especificar) _____ <br> ▪ Quais foram os resultados? _____ <br> ▪ Que tipo de medicamentos utilizou ou faz uso? _____ <br> ▪ Quais as reações e eficácia destes medicamentos? [ ] alívio temporário [ ] resolução <br> ▪ Exames realizados: [ ] investigação alérgica [ ] exames de imagem Rx da face [ ] TC [ ] RNM <br> ▪ Existem pessoas na família com problemas respiratórios? [ ] sim [ ] não <br>   Grau de parentesco: _____ <br> ▪ Fuma? [ ] sim [ ] não O que? _____ Quanto? _____/dia <br> ▪ Trabalha em ambiente com ar-condicionado? [ ] sim [ ] não <br> ▪ É alérgico? [ ] sim [ ] não A que? _____ <br>   Há quanto tempo? _____ <br> ▪ Houve diminuição do olfato ou da gustação nos últimos 6 meses? [ ] sim [ ] não <br> ▪ Apresenta Halitose? [ ] sim [ ] não |

**Quadro 12-3.** Protocolo de avaliação da respiração oral *(Cont.)*

| PROTOCOLO DE AVALIAÇÃO DA RESPIRAÇÃO |
|---|

### II – Observação
- Apresenta olheiras [ ] sim [ ] não
- Feição entristecida [ ] sim [ ] não
- Olhar perdido ou sem brilho [ ] sim [ ] não
- Salivação excessiva [ ] sim [ ] não
- Há incoordenação pneumofonoarticulatória [ ] sim [ ] não
- Há cansaço ao falar [ ] sim [ ] não

### III – Exame clínico
*Respiração:*
- Tipo: [ ] médio/inferior [ ] médio/superior [ ] outro (descrever): _____
- Modo: [ ] nasal [ ] oronasal [ ] oral
- Fluxo nasal (usar o espelho de Glatzel ou o milimetrado de Altmann):
  [ ] simétrico [ ] reduzido à direita [ ] reduzido à esquerda
- Após limpeza nasal: [ ] simétrico [ ] reduzido à direita [ ] reduzido à esquerda
- Possibilidade de uso nasal: [ ] 2 minutos ou mais [ ] entre 1 e 2 minutos
  [ ] menos que 1 minuto
- Postura de repouso de lábios: [ ] ocluído [ ] entreaberto [ ] aberto
  [ ] mantém postura por 30 s [ ] não mantém postura por 30 s
- Teste de preenchimento da cavidade oral com água:
  [ ] mantém a boca fechada por 3 minutos [ ] mantém por 2 minutos
  [ ] mantém por 1 minuto [ ] não mantém a boca fechada
  [ ] após deglutição da água inspira fortemente
  [ ] após deglutição da água inspira suavemente

*Postura corporal*
- Cabeça: [ ] mesializada ao corpo [ ] não mesializada ao corpo
- Ombro: [ ] simétricos [ ] caídos à direita [ ] caídos à esquerda
- Corpo de frente: [ ] simetria de mãos [ ] braço direito alongado
  [ ] braço esquerdo alongado
- Corpo de costas: [ ] simetria de mãos [ ] braço direito alongado
  [ ] braço esquerdo alongado [ ] ombros simétricos [ ] ombros caídos à direita
  [ ] ombros caídos à esquerda
- Corpo de perfil: [ ] cabeça mesializada ao corpo [ ] cabeça projetada para frente
  [ ] cabeça abaixada

*(Continua)*

**Quadro 12-3.** Protocolo de avaliação da respiração oral *(Cont.)*

| PROTOCOLO DE AVALIAÇAO DA RESPIRAÇÃO |
|---|

*Exame da face*
- Olhos: [ ] simétricos [ ] não simétricos [ ] mesma altura [ ] mantém o brilho no olhar
  [ ] não mantém o brilho no olhar
- Nariz: [ ] mesializado à face [ ] não mesializado à face
  [ ] septo em posição medial [ ] septo com desvio à direita
  [ ] septo com desvio à esquerda [ ] simetria de narinas
  [ ] ausência de simetria de narinas
- Orelhas: [ ] simétricas [ ] rebaixada à direita [ ] rebaixada à esquerda
- Bochechas: [ ] simétricas [ ] rebaixada à direita [ ] rebaixada à esquerda
  [ ] tônus preservado [ ] flacidez
- Lábios: [ ] grosso [ ] fino [ ] evertido [ ] retraído [ ] abertos [ ] entreabertos [ ] fechados
  [ ] tônus preservado [ ] flacidez [ ] simétricas [ ] rebaixada à direita
  [ ] rebaixada à esquerda [ ] opacos [ ] vermelho vivo [ ] coloração avermelhada
  [ ] com acúmulo de saliva nas comissuras [ ] sem acúmulo de saliva nas comissuras
- Mento: [ ] contraído [ ] não contraído
- Mordida: [ ] normal [ ] alterada [ ] com apinhamento dentário
  [ ] mordida aberta anterior [ ] mordida aberta posterior unilateral
  [ ] mordida aberta bilateral [ ] mordida cruzada anterior
  [ ] mordida cruzada posterior unilateral [ ] mordida cruzada posterior bilateral
  [ ] sobremordida [ ] mordida em topo [ ] sobressaliência

*Inspeção interna*
- Dentes: [ ] bom estado de conservação [ ] mau estado de conservação
  Quantidade: _____
- Tipo de oclusão: [ ] tipo I [ ] tipo II [ ] tipo III
- Língua: [ ] alargada [ ] simétrica [ ] presença de marcas superiores
  [ ] com marcas laterais [ ] postura em papila palatina [ ] no assoalho oral
  [ ] interdentalizada anteriormente [ ] interdentalizada lateralmente
  [ ] outra posição _____ [ ] não observada
  [ ] tônus preservado [ ] flacidez
- Palato duro: [ ] normal [ ] alterado [ ] com cicatriz [ ] atrésico [ ] ogival
- Palato mole: [ ] simétricos [ ] não simétricos
- Tonsilas: [ ] presentes [ ] ausentes [ ] hipertróficas [ ] normalizadas
- Bochechas: [ ] com marcas internas [ ] sem marcas internas
- Gengivas: [ ] coloração preservada [ ] vermelho vivo [ ] opaco

Medidas faciais:
- Terços da face: I _____
  II _____
  III _____
- Comissura de lábios superiores até narina: direita _____ esquerda _____
- *Filtrum:* _____

**Quadro 12-3.** Protocolo de avaliação da respiração oral *(Cont.)*

## PROTOCOLO DE AVALIAÇAO DA RESPIRAÇÃO

*Exame das funções estomatognáticas*
- Mastigação: [ ] mordida anterior [ ] mordida lateral [ ] vedamento labial [ ] movimentos verticais [ ] movimentos lateralizados
- Deglutição: [ ] vedamento labial [ ] contração de mentual [ ] sem contração de mentual [ ] pressionamento de lábios [ ] apertamento de lábios
- Voz: [ ] normal [ ] alterada _____
- Fala: alterações fonêmicas [ ]/t/_____ [ ]/d/_____
  [ ]/n/_____ [ ]/l/_____ [ ]/s/_____
  [ ]/z/_____ [ ]/f/_____ [ ]/v/_____
  [ ]/ʒ/_____ [ ]/ʃ/_____
- Leitura: _____ palavras/minuto
- Coordenação pneumofonoarticulatória: [ ] presente [ ] ausente
- Salivação: [ ] presente em comissuras labiais [ ] ausente em comissuras labiais [ ] espirro de saliva
- Mímica facial: [ ] esperada [ ] exagerada [ ] diminuída

*Exames complementares:*
Eletromiografia:_____
Espirometria: _____
Frequência respiratória – FR _____
Saturação periférica de oxigênio – $SpO_2$ _____
Tempo máximo de fonação – TMF: /a/_____ _____ _____
　　　　　　　　　　　　　　　　　/e/_____ _____ _____
　　　　　　　　　　　　　　　　　/i/_____ _____ _____
Relação s/z –/s/_____ /z/_____ s/z _____

*Conclusão:*

*Hipótese diagnóstica:*

## PROCESSO TERAPÊUTICO NA RO

A intervenção multiprofissional – sendo a perspectiva ideal inter ou transdisciplinar – nos quadros de respiração oral aborda diferentes aspectos da complexa condição da RO. Diante do trabalho conjunto acredita-se ser importante esclarecer às demais áreas a abordagem fonoterápica diante do paciente respirador oral que abrange aspectos estruturais e funcionais da motricidade orofacial, audição, linguagem, voz, não se limitando ao selamento labial – **lábios abertos nem sempre é sinônimo de respiração oral**. É fundamental que os profissionais envolvidos saibam como cada especialidade pode colaborar, assim como conheça seu próprio limite.[33] Por isto essa seção propõe-se elucidar aos demais colegas como se processa a terapia fonoaudiológica.

O objetivo principal que rege a abordagem busca a obtenção organizada das funções estomatognáticas que nem sempre corresponderá ao "padrão normal". A meta somente é traçada após procedimentos avaliativos descritos que apontem para um diagnóstico em que se estabeleçam causas, fatores limitantes e determinantes da alteração detectada. Com estes dados, o caso é discutido com a equipe, verificando o melhor momento de intervenção de cada especialidade. O tratamento da respiração deve ser prioridade, antecedendo as outras funções do sistema estomagnático.[6]

As sessões podem ocorrer em um encontro semanal, desde que haja compromisso do paciente e compreensão das atividades a serem realizadas em casa.[33] Entretanto, algumas vezes é mais efetivo optar por dois encontros semanais com duração de 40 minutos.[12,39] Orienta-se levar em consideração a idade e a gravidade do problema. Para adultos é possível conduzir um processo terapêutico mais flexível, com revisões e até direcionamento à distância pela internet.

Os pais devem ser ajudados, valorizando essencialmente acertos e conquistas. Não é raro observar pais que prioritariamente apontam os erros e as dificuldades de seus filhos, entendendo que somente dessa forma estão ajudando o terapeuta. Para que os pais tornem-se aliados os pais devem estar envolvidos sendo participantes da sessão. A participação ativa e passiva da família é fundamental para a evolução do processo terapêutico. Há momentos em que os pais devem ser ativos, falando e ajudando no tratamento. Em outros, devem ser passivos, apenas relatando os fatos observados.[44]

Para que a respiração nasal seja abordada são necessários requisitos, como a integridade das vias aéreas superiores e inferiores, bem como integridade dos sistemas nervoso central e periférico.[4] Dessa forma, a avaliação otorrinolaringológica e o tratamento geram maior benefício ao prognóstico. É necessário diferenciar os pacientes com causas obstrutivas, os alérgicos crônicos e aqueles com hábito postural para que a abordagem adequada seja aplicada. Este diagnóstico diferencial é auxiliado pela avaliação médica.

Os pacientes alérgicos merecem atenção especial. O mesmo poderá manter-se com respiração nasal, quando não estiver na crise. O papel do fonoaudiólogo é fazer com que estes pacientes percebam quando estão ou não em crise e dar possibilidade de respiração nasal. Destaca-se ao alérgico que sua crise não é constante o ano todo, nem durante todo o dia.[37]

O tratamento fonoaudiológico pode contribuir para espaçamento e redução das crises alérgicas e as exacerbações. Pacientes com asma, rinite alérgica tratados com medicamento por inalação nasal, associada à terapia fonoaudiológica, obtiveram melhora nos escores clínicos da asma, nos valores do pico de fluxo inspiratório no pico de fluxo expiratório, no modo respiratório e postura de lábios.[12] Alguns apresentam melhora espontânea após o uso de medicamentos. Entretanto, outros após o uso exclusivo da medicação não alteram a respiração oronasal, sendo necessário o encaminhamento para o fonoaudiólogo para a efetivação da respiração nasal.[32] Carece pontuar para com os alérgicos a importância do controle do ambiente e enfatizar as recomendações médicas.

Visando à readequação da função respiratória são abordados processos de conscientização, desenvolvendo a percepção, se necessário a remoção de hábitos orais, adequação de tônus, mobilidade e postura, treino do modo respiratório e automatização da função, adequação das demais funções orofaciais.[6,33] Estas etapas ocorrem conjuntamente. Serão abordadas separadamente somente para fins didáticos. O atendimento de crianças e adultos obedece aos mesmos princípios. O segredo é sempre adaptar a abordagem à compreensão e interesse do paciente.

O processo terapêutico é iniciado pela conscientização da alteração por meio de esclarecimentos técnicos e do desenvolvimento da percepção. Esta etapa faz-se relevante, uma vez que, em algumas situações, a queixa que conduz o paciente a buscar o tratamento é desconhecida por ele. Sendo levantada por outro profissional de saúde. Sem o reconhecimento e apropriação desta queixa, o atendimento pode ficar comprometido. Este processo busca a intenção e o interesse do paciente em relação à sua disfunção. Carece ficar claro o valor que a terapia terá para o caso e a disposição para fazê-la, uma associação entre consciência e determinação. O terapeuta deve criar condições para que tais questões se desenvolvam seguindo objetivos, prazos e sem falsas expectativas.[33,37]

Os procedimentos para conscientização e percepção-propriocepção envolvem conversa dirigida com informações sobre a fisiologia respiratória, o olfato e gustação, assim como da sua relação com repercussões alimentares e estado nutricional de acordo com a idade e nível de esclarecimento do paciente.[17]

Podem ser utilizados recursos visuais, exames radiográficos apresentados na avaliação, modelos anatômicos, atividades lúdicas com massa de modelar, desenhos, balões, com linguagem acessível e clara. Nas crianças abaixo de 4 anos, conscientização é sinônimo de motivação, levando os pequenos a cooperar com as atividades propostas.[32]

A propriocepção prepara o paciente para o treino da função, por isso algumas estratégias podem ser semelhantes. O registro da aeração nasal pode envolver tanto aspectos avaliativos, como terapêuticos. O uso de placas metálicas pode sinalizar a passagem de ar nasal e oral pelo embaçamento da mesma, de acordo com o modelo. Para uma análise quantitativa da área embaçada podem ser usados *softwares* gratuitos, como o *Image J*.[17] Um mesmo instrumento pode alcançar várias metas de acordo com o objetivo clínico específico.

O aumento da percepção pode também ser realizado por meio da limpeza nasal, para dar possibilidade de respiração. Deve-se assoar cada narina separadamente. Utilizar 5 mL, aproximadamente, de soro fisiológico em cada narina. Massagear com o dedo indicador a lateral do nariz, com movimentos circulares e assoar novamente. Orientar realização de higiene nasal pelo menos duas vezes ao dia.[34] As massagens e limpeza nasal promovem aumento significativo na aeração nasal.[40] O uso de soro fisiológico é um procedimento de senso comum e recomendado a diferentes faixas etárias, dessa forma pode ser usado e indicado pelo fonoaudiólogo em terapia.[47]

Os resultados da avaliação criteriosa indicarão qual musculatura precisa ser estimulada. As linhas de trabalho em Motricidade Orofacial são diversificadas. As mais comuns em nosso país são a mioterapia, a terapia miofuncional e a terapia de regulação orofacial. É crucial o conhecimento destas para eleger a mais adequada para cada caso. Existem métodos terapêuticos com princípios semelhantes ao tratamento miofuncional clássico que foram modificados e sendo publicados como outros conceitos terapêuticos.[26] Estes métodos apresentam etapas mais rígidas no seu procedimento, diferenciando-se da conduta particularizada utilizada por fonoaudiólogos em nosso país. Pois, entende-se que cada paciente apresenta peculiaridades, sendo mais acertado expor o mesmo somente às condutas pertinentes ao seu caso.

O tratamento orofacial de orientação fonoaudiológica (**LOOFT**) é especialmente destinado às crianças em idades pré-escolar e escolar. O método Heidelberg (**GRUMS**) trata distúrbios miofuncionais em grupo de crianças maiores de 4 anos. O método **Vienense** é mais indicado para crianças a partir de 6 anos, e sua aplicação pressupõe conhecimento em terapia miofuncional, do Método Bobath e do treinamento mioterapêutico de Padovan. Uma outra possibilidade seria o tratamento miofuncional, segundo o método de **Hannover**, que pode ser abordado com crianças, adolescentes e adultos. Consta de uma fase intensiva, com média entre 15 e 20 sessões, e outra de vigilância com duração média de 6 meses.[7]

Manobras e manipulações orofaciais com estimulação de pontos motores da face colaboram na reabilitação de respiradores orais.[49] Foram tratados 40 respiradores orais, com conscientização, treino do modo respiratório; manobras passivas; exercícios miofuncionais e atividades dirigidas para a atenção/percepção do modo respiratório. O diferencial desta proposta foi o uso das manobras passivas: manipulações manuais na musculatura da face, sempre seguindo o sentido das fibras musculares, a utilização de forças corporais através do impulso distal e uso da estimulação das zonas e pontos motores da face. Os autores demonstraram maior ganho terapêutico em 12 semanas e elaboraram protocolo com 12 sessões estruturadas, abordando as estratégias descritas.[39]

A literatura disponibiliza ampla variedade de exercícios isométricos, isotônicos e de contra resistência para adequação do equilíbrio da musculatura orofacial. Em um estudo, foram observados efeitos positivos do tratamento fonoaudiológico na adequação da morfologia e da função nos músculos mental e orbicular, comprovados por meio de eletromiografia, em pacientes respiradores orais sem causas obstrutivas.[48] Prioriza-se a realização de poucos exercícios que devem ser feitos diariamente duas a três vezes ao dia.[45] A execução do exercício deve ser seguida da realização da função, uma vez que a adequada realização da função mantenha o ganho da força e precisão da atividade muscular.[38] É importante estar atento aos sinais de fadiga durante a realização dos exercícios. Para a sustentação de halteres labiais e exercitador labial, os sinais indicativos de fadiga mioelétrica para os músculos orbiculares da boca podem ocorrer a partir dos cinco segundos de atividade em respiradores orais e nasais. Neste músculo, a fadiga mioelétrica precede à sensação de fadiga relatada. O relato do tempo de fadiga sofre influência apenas do modo respiratório, ocorrendo mais precocemente nas crianças respiradoras orais.[11]

O *biofeedback* é uma técnica que fornece informações biológicas ao paciente em tempo real, por meio dessa informação o sujeito pode controlar sinais auditivos, visuais ou táteis.[28] Para a reeducação muscular facial é utilizado *feedback* eletromiográfico, uma técnica indolor e não invasiva. O trabalho de condicionamento muscular é acompanhado, e o novo padrão muscular adquirido fica conscientizado até que se atinja a automatização. Na terapia com respiradores orais, ele é útil no treino dos exercícios miofuncionais, permitindo visualização do sinal do grupo muscular treinado.[3]

O *biofeedback* também pode ser usado em atividades lúdicas. Um modelo exibe jogos para computador comandados pela língua. Esta estratégia facilita e torna mais agradável e eficiente o treino muscular, aumentando a adesão do paciente ao tratamento. O fonoaudiólogo pode ajustar o número e as direções de aparecimento dos alvos, a força a ser realizada e o tempo de manutenção da contração. Um relatório de desempenho é emitido após cada jogo, possibilitando ao terapeuta acompanhar a evolução de cada paciente.[25]

A eletromiografia de superfície não associada ao *biofeedback* também pode ser usada na terapia miofuncional orofacial no acompanhamento da evolução do treinamento muscular. O primeiro exame é realizado durante a avaliação, o segundo após 3 meses ou 12 sessões de terapia, e o último no momento da alta. Os resultados são sempre relacionados com a clínica.[46]

Algumas metas terapêuticas contribuem indiretamente para a realização da respiração nasal. Trata-se de promoção do alongamento dos músculos orofaciais e cervicais, estimulação de pontos e zonas motoras da face com base no conceito de cadeias musculares e reeducação postural global. Também aumento do consumo de água que promove a fluidificação do muco nasal.[4]

No treino da respiração nasal, será necessário realizar a respiração de forma consciente e voluntária, treinando esta "nova" possibilidade de uso do espaço nasal. São apresentadas situações e analisadas as dificuldades decorrentes do processo. Buscam-se melhorar os fluxos inspiratório e expiratório coordenados ao modo e ao tipo respiratório, conscientizar e automatizar a respiração nasal.

As placas metálicas, como comentado anteriormente, servem como instrumento para o treino inicial com monitorização da passagem de ar nasal. O ar condensado no instrumento serve como pista visual, sinalizando o ar expirado pela via adequada com análise de simetria entre as narinas.

Para o uso durante o treino pode ser utilizado o Scape Scope® Pró-fono, instrumento de sopro composto por um tubo de vidro, um tubo de látex e uma pequena bola de isopor. Assim como o Aeronaso® Pró-fono que proporciona alternância nasal no uso do nariz, trata-se de uma pequena válvula acoplada a uma bexiga. Os mesmos objetivos podem ser atingidos também com as garrafas para exercícios respiratórios Pró-fono.

Para o treinamento adequado do vedamento dos lábios sugere-se o uso de hóstias, espátulas, tiras de gelatina. Na verdade, usa-se um estímulo sensorial na região labial, que não precisa ser necessariamente estes. Neste momento, é necessário estar alerta para não provocar atipias. Alguns pacientes que apresentam limitações faciais ou oclusais para o selamento do lábio, que realizam um vedamento forçado, podem provocar contrações musculares compensatórias inadequadas. Deve-se atentar para o risco de aspiração ou uso de objetos que interfiram na segurança do paciente ao colocá-los nos lábios.

A propriocepção também deve ser estimulada na região oral entre outros motivos para o posicionamento lingual durante o repouso importante no treino da respiração. As guias de língua, hastes com diferentes texturas e formas, podem contribuir para este objetivo além de ajudar em exercícios musculares.

Para o treino do olfato pode ser utilizado *kits* produzidos por farmácias de manipulação com diferentes concentrações de odores. Também podem ser confeccionados pequenos potes com substâncias do cotidiano do paciente, fazendo-se jogos de memória e atividades de adivinhação.[17]

A estimulação da gustação pode ser feita por meio de tiras gustativas de papel de filtro impregnadas com diferentes concentrações dos sabores salgado, doce, amargo e azedo.[16] Somando informações cinestésicas, também podem ser oferecidos ao paciente alguns alimentos com olhos vendados. Antes da oferta sugere-se deixá-los ver o alimento que será ofertado, respeitando suas preferências e evitando surpresas indesejáveis.

Salienta-se que a higiene oral faz parte da abordagem. O hábito contribui para uma melhor propriocepção e percepção intraoral. Ao final da sessão quando são ofertados alimentos, a escovação é acompanhada. Além disso, é preciso alertar sobre o uso de alimentos açucarados que não devem ser incentivados.

Na automatização, o paciente já tem condições para realizar a função de forma adequada e deve ser capaz de autocorrigir-se espontaneamente.[45]

Tendo a respiração nasal instalada e automatizada, pode ser necessário intervir em outras funções do sistema estomagnático. Pelo uso inadequado da

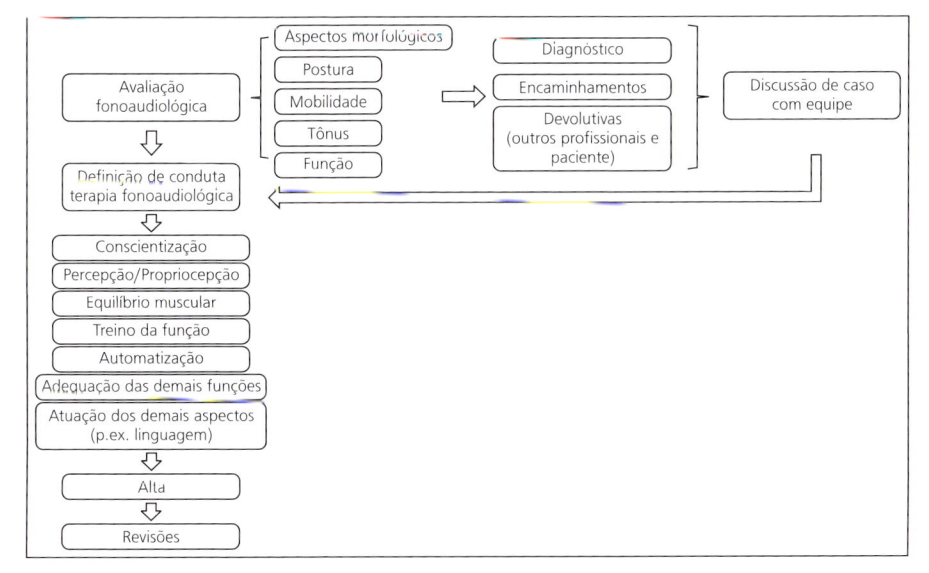

**Fig. 12-3.** Procedimentos da atuação fonoaudiológica com pacientes respiradores orais.

função, as estruturas orofaciais, que até então atuaram de forma adaptada, provavelmente precisarão de ajustes durante a mastigação, deglutição e fala. Sendo que tratar e reavaliar são uma constante durante todo o processo.

A alta deve ser realizada de forma assistida, diminuindo o atendimento para quinzenal, mensal e trimestral. Revisões são importantes para verificar a eficácia terapêutica e manutenção dos resultados.[6] Durante o tratamento e também no momento da alta é recomendável o contato com os demais profissionais envolvidos, visando às reavaliações e discutindo as condutas (Fig. 12-3).

## ASSOCIAÇÃO DA RO AOS HÁBITOS ORAIS DELETÉRIOS

No período da conscientização, também é abordada a remoção de hábitos orais deletérios. Avaliando crianças entre 3-6 anos observa-se que a presença de hábitos orais deletérios ocorre de maneira marcante nos respiradores orais, evidenciando hábitos de sucção e hábitos de mordida.[50]

As crianças respiradoras orais apresentaram um menor período de aleitamento materno e um histórico de hábitos orais presentes comparados às crianças respiradoras nasais. O tratamento fonoaudiológico, associado à orientação da remoção de hábitos orais (sucção de chupetas e mamadeira), pode produzir melhor e mais rápida adequação do padrão da deglutição e de posicionamento de língua em repouso.[18] Visando à remoção dos hábitos pode ser necessária abordagem psicológica concomitante, ou mesmo anterior, à fonoterápica e à ortodôntica.[8] O Método de Esclarecimento e suas modificações apresenta-se como adequada estratégia para a clínica fonoaudiológica, entretanto o paciente deve estar motivado. Se houver recusa, outros procedimentos devem ser adotados.[9,19]

## CONSIDERAÇÕES FINAIS

A RO é uma síndrome com sinais e sintomas característicos decorrentes de fatores orgânicos, funcionais e ou por disfunção neurogênica.

Crianças com RO podem apresentar dificuldades entre outras, de aprendizagem, desempenho inferior nas habilidades do processamento auditivo, quando comparadas às crianças com padrão respiratório nasal, assim como manifestar dificuldades em compreensão de leitura, aritmética e memória operacional para pseudopalavras.[15,23,35] Não se encontra consenso quanto aos transtornos de linguagem, visto que o desempenho em habilidades cognitivo-linguísticas e a presença de características de RO em escolares não evidenciaram diferenças significativas em pesquisas.[43]

O processo avaliativo da RO envolve a anamnese geral, observação e exame clínico, com o estabelecimento dos fatores etiológicos e interferentes, tipo e modo respiratórios, postura orofacial habitual, postura corporal global, morfologia e funcionamento das estruturas orofaciais, tipo facial e funções estomatognáticas envolvidas.

O diagnóstico Fonoaudiológico integra essas informações aos resultados de avaliações complementares de linguagem e audição, de imagem, eletromiográficas de superfície, de espirometria, de frequência respiratória – FR, saturação periférica de oxigênio – $SpO_2$, tempos expiratórios de vogais e relação entre as fricativas s/z, assim como da avaliação de diferentes profissionais de saúde, como otorrinolaringologia, neurologia, psicologia, pedagogia e fisioterapia.

O tratamento Fonoaudiológico frente à RO é focado na motricidade orofacial, nas alterações de linguagem presentes, bem como as auditivas. Os tratamentos Fonoaudiólogicos descritos na literatura envolvem a conscientização do problema, percepção miofuncional orofacial, equilíbrio muscular, treino da função da respiração nasal, automatização da função, adequação das funções estomatognáticas envolvidas e os demais aspectos das linguagens oral e escrita. Valoriza-se a "customização" entre as diferentes técnicas e abordagens, pois a necessidade de adequação de cada paciente é única. A constante reavaliação da função e do tratamento empregado faz parte do processo fonoterápico.

A associação a outras modalidades coadjuvantes de tratamento promove e interliga a interdisciplinaridade necessária nos casos de RO. Podem ser citados: Exercitador *Face Former Therapy*, bandagem terapêutica, alongamento e fortalecimento muscular com base nos conceitos de cadeias musculares e Reeducação Postural Global (RPG), fortalecimento muscular em Bola Suíça combinados com reeducação nasodiafragmática, *biofeedback* respiratório por meio do *pletsmovement* (MICRO-HARD® V1.0), treinamento muscular ventilatório com o Nasomanômetro.[4]

Muito mais que se preocupar com a respiração os profissionais de saúde devem-se preocupar com a qualidade de vida dos pacientes com RO.

## REFERÊNCIAS BIBLIOGRÁFICAS

1. Abreu RR, Rocha RL, Lamounier JA et al. Prevalência de crianças respiradoras orais. *J Pediatr* (Rio J.) 2008;84(5):467-70.
2. Behlau M, Pontes P. Avaliação da voz. In: Behlau M, Pontes P. *Avaliação e tratamento das disfonias*. São Paulo: Lovise, 1995 p 106, cap. 3.
3. Bernardes D. Biofeedback EMGS na fonoterapia. In: Tessitore A, Marchesan IQ, Justino H et al. *Práticas clínicas em motricidade orofacial*. Pinhais, PR: Melo, 2014. p. 63-72.
4. Berretin-Felix G, Bianchini EMG, Nunes-Queiroz JA et al. Procedimentos básicos para o tratamento dos distúrbios miofuncionais orofaciais. In: Rahal A, Motta AR, Fernandes CG et al. *Manual de motricidade orofacial*. São José dos Campos, SP: Pulso, 2014. p. 47-58.
5. Bianchini AP, Guedes ZCF, Vieira MM. Estudo da relação entre a respiração oral e o tipo facial. *Rev Bras Otorrinolaringol* 2007;73(4):500-5.

6. Bianchini EMG. Bases da terapia de motricidade orofacial. In: Marchesan IQ, Silva HJ, Berretin-Felix G. Associação Brasileira de Motricidade Orofacial. *Terapia fonoaudiológica em motricidade orofacial*. São José dos Campos, SP: Pulso, 2012. p. 31-41.
7. Bigenzahn W. *Disfunções orofaciais na infância*. São Paulo: Santos, 2008.
8. Bitar LM. Tentando compreender os hábitos orais. In: Comitê de motricidade orofacial. *Motricidade orofacial – Como atuam os especialistas*. São José dos Campos, SP: Pulso, 2004. p. 87-92.
9. Boni RC, Almeida RC, Degan VV. Utilização do método de esclarecimento para remoção do hábito de sucção de chupeta e/ou mamadeira. *J Orthop-Orthod Pediatr Dent* 2001;2:11-16.
10. Boton LM, Silva AMT, Bolzan GP *et al*. Estudo eletromiográfico dos músculos faciais de respiradores nasais, respiradores orais viciosos e obstrutivos. *Rev CEFAC* 2011 Jan.-Fev.;13(1):27-34.
11. Busanello-Stella AR, Blanco-Dutra AP, Corrêa ECR *et al*. Fadiga eletromiográfica dos músculos orbiculares da boca durante exercícios em crianças respiradoras orais e nasais. *CoDAS* 2015;27(1):80-88.
12. Campanha SMA, Fontes MJF, Camargos PAM *et al*. O impacto do tratamento fonoaudiológico no controle da asma e da rinite alérgica em crianças e adolescentes respiradores orais. *J Pediatr* 2010;86(3):202-8.
13. Castro CTM, Kallie CS, Salomão SR. Elaboração e validação de tabela MNREAD para o idioma português. *Arq Bras Oftalmolol* Nov./Dez. 2005;68(6):777-83.
14. Cattoni DM, Fernandes FDM, Di Francesco RC *et al*. Características do sistema estomatognático de crianças respiradoras orais: enfoque antroposcópico. *Pró-Fono R Atual Cient* 2007;19(4):347-51.
15. Correa BM, Rossi AG, Roggia B *et al*. Análise das habilidades auditivas de crianças com respiração oral. *Rev CEFAC* 2011 Jul.-Ago.;13(4):668-75.
16. Cunha DA, Silva HJ. Instrumental clínico na fonoterapia em respiração oral. In: Tessitore A, Marchesan IQ, Justino H *et al*. *Práticas clínicas em motricidade orofacial*. Pinhais: Melo, 2014. p. 63-72.
17. Cunha DA, Silva HJ. Terapia fonoaudiológica em respiração oral (como eu trato). In: Marchesan IQ, Silva HJ, Berretin-Felix G. Associação Brasileira de Motricidade Orofacial. *Terapia fonoaudiológica em motricidade orofacial*. São José dos Campos, SP: Pulso, 2012. p. 87-109.
18. Degan VV, Puppin-Rontani RA. Aumento da aeração nasal após remoção de hábitos de sucção e terapia miofuncional. *Rev CEFAC* 2007;9(1):55-59.
19. Degan VV. Hábitos orais – Como eliminá-los? In: *Comitê de motricidade orofacial. Motricidade orofacial – Como atuam os especialistas*. São José dos Campos, SP: Pulso, 2004. p. 93-98.
20. Delwiche J. The impact of perceptual interactions on perceived flavor. *Food Quality and Preference* 2004;15:137-46.
21. Di Francesco RC, Passerotii G, Paulucci B *et al*. Respiração oral na criança: repercussões diferentes de acordo com o diagnóstico. *Rev Bras Otorrinolaringol* 2004;70:665-70.
22. Felício CM, Medeiros APM, Melchior MO. Validity of the 'protocol of oral-facial myofunctional evaluation with scores' for young and adult subjects. *J Oral Rehabilitation* 2012;39:744-53.
23. Fensterseifer GS, Carpes O, Weckx LLM *et al*. Mouth breathing in children with learning disorders. *Braz J Otorhinolaryngol* 2013;79(5):620-24.
24. Ferreira LP. Respiração: tipo, capacidade e coordenação pneumo-fono-articulatória. In: Ferreira LP, Spinelli VP, Barros MCP *et al*. *Temas em fonoaudiologia*. São Paulo: Loyola, 2002, cap. 1.

25. Furlan RMMM. *Proposta de um método alternativo para reabilitação da força da língua utilizando jogos digitais* [tese]. Belo Horizonte: Universidade Federal de Minas Gerais, 2015.
26. Garliner D. *Myofunctional therapy in dental practice*. New York: Bartel, 1974.
27. Genaro KF, Berretin-Felix, Rehder MIBC et al. Protocolo MBGR para MO. *Rev CEFAC* 2009 Abr.-Jun.;11(2):237-55.
28. Giggins OM, Persson UMC, Caulfield B. Biofeedback in rehabilitation. *J Neuroeng Rehabil* 2013;10:60.
29. Gomes E. Atuação nos distúrbios miofuncionais orofaciais. In: Cardoso MCAF. *Fonoaudiologia na infância: avaliação e terapia*. Rio de Janeiro: Revinter, 2015. p. 209-20, cap. 15.
30. Gonzalez G. Insuficiencia respiratoria aguda de causa neurológica. *Acta Neurol. Colomb* 1998 July;14(3):171-76.
31. Hitos SF, Arakaki R, Sole D et al. Respiração oral e alteração de fala em crianças. *J Pediatr* (Rio J.) 2013;89(4):361-65.
32. Junqueira P, Parro FM, Toledo MR et al. Conduta fonoaudiológica para pacientes com diagnóstico de rinite alérgica: relato de caso. *Rev CEFAC* 2005;7:336-39.
33. Junqueira P. Respiração oral: fonoterapia para adultos e crianças. In: Comitê de motricidade orofacial. *Motricidade orofacial – Como atuam os especialistas*. São José dos Campos, SP: Pulso, 2004. p. 25-30.
34. Krakauer LH. Terapia do respirador oral. In: Krakauer LH, Di Francesco RC, Marchesan IQ. *Respiração oral: abordagem interdisciplinar*. São José dos Campos, SP: Pulso, 2003. p. 119-25.
35. Kuroishi RCS, Garcia RB, Valera FCP et al. Deficits in working memory, reading comprehension and arithmetic skills in children with mouth breathing syndrome: analytical cross-sectional study. *Sao Paulo Med J* 2015;133(2):78-83.
36. Machado PG, Mezzomo CL, Badaro AFV. A postura corporal e as funções estomatognáticas em crianças respiradoras orais: uma revisão de literatura. *Rev CEFAC* 2012;14(3):553-65.
37. Marchesan IQ. Avaliação e terapia dos problemas da respiração. In: Marchesan IQ. *Fundamentos em fonoaudiologia – Aspectos clínicos da motricidade oral*. 2. ed. Rio de Janeiro: Guanabara Koogan, 2005. p. 29-43.
38. Marchesan IQ. *Motricidade oral*. São Paulo: Pancast, 1993.
39. Marson A, Tessitore A, Sakano E et al. Efetividade da fonoterapia e proposta de intervenção breve em respiradores orais. *Rev CEFAC* 2012 Nov.-Dez.,14(6):1153-66.
40. Melo FMG, Cunha DA, Silva HJ. Avaliação da aeração nasal pré e pós a realização de manobras de massagem e limpeza nasal. *Rev CEFAC* 2007 Jul.-Set.;9(3):375-82.
41. Motta AR, Duarte LIM, Migliorucci RR et al. Vocabulário técnico científico em motricidade orofacial. In: Rahal A, Motta AR, Fernandes CG et al. *Manual de motricidade orofacial*. São José dos Campos, SP: Pulso, 2014. p. 77-125.
42. Neto FXP, Targino MN, Peixoto VS et al. Anormalidades sensoriais: olfato e paladar. *Arq Int Otorrinolaringol* 2011;15(3):350-58.
43. Perilo TVC, Freitas CS, Cardoso NC et al. Habilidades cognitivo-linguísticas e sua relação com características respiratórias. *Rev CEFAC* 2013 Mai.-Jun.;15(3):579-91.
44. Rahal A, Krakauer LH. Avaliação e terapia fonoaudiológica com respiradores bucais. *Dental Press Ortodon Ortop Facial* 2001 Jan./Fev.;6(1):83-86.
45. Rahal A. Bases da terapia miofuncional. In: Tessitore A, Marchesan IQ, Justino H et al. *Práticas clínicas em motricidade orofacial*. Pinhais: Melo, 2014. p. 147-52.

46. Rahal A. Utilização da eletromiografia de superfície na terapia miofuncional orofacial. In: Rahal A, Oncins MC. *Eletromiografia de superfície na terapia miofuncional*. São José dos Campos, SP: Pulso, 2014. p. 119-26.
47. SBfa. *Parecer sobre o uso e a recomendação do uso do soro fisiológico*. Departamento de Motricidade e Funções Orofaciais. s/d. Acesso em: 15 Jul. 2015. Disponível em: <http://www.sbfa.org.br/portal/comiteMO_parecerdosorofisiologico.pdf>
48. Schievano D, Rontani RM, Bérzin F. Influence of myofunctional therapy on the perioral muscles. Clinical and electromyographic evaluations. *J Oral Rehabil* 1999 July;26(7):564-69.
49. Tessitore A. Oficina-pontos motores da face e manobras orofaciais. In: Tessitore A, Marchesan IQ, Justino H *et al*. *Práticas clínicas em motricidade orofacial*. Pinhais: Melo, 2014. p. 23-36.
50. Trawitzki LVV, Anselmo-Lima WT, Melchior MO *et al.* Aleitamento e hábitos orais deletérios em respiradores orais e nasais. *Rev Bras Otorrinolaringol* 2005;71(6):747-5.

# 13

# Respiração e Aprendizagem – Relação entre uma Função Básica Fisiológica e uma Função Neuropsicológica

Letícia Pacheco Ribas

Para iniciar este capítulo é importante explicitar, primeiramente, o conceito de linguagem e de aprendizagem da língua escrita. A linguagem é uma habilidade inerente e geneticamente determinada nos seres humanos, que se desenvolve nos primeiros anos de vida e de forma espontânea, já que a criança precisa estar exposta a uma língua para que a adquira e se torne competente no uso da linguagem para a comunicação, independente de variáveis sociais ou biológicas. A aprendizagem da leitura e da escrita, por outro lado, necessita de instrução explícita, ou seja, a escola é o local onde as crianças se alfabetizam por intermédio de um professor, que ensinará tudo o que é necessário para que elas leiam e escrevam de modo produtivo e eficiente. Além disso, o processo do aprendizado é possível somente a partir de uma determinada idade, em que as crianças já tenham condições maturacionais, atencionais e linguísticas para conseguirem ler e escrever.

Na prática fonoaudiológica, há uma grande procura por atendimento de crianças com dificuldades de aprendizagem da língua escrita, tanto em relação à decodificação e à interpretação (processo de leitura), quanto em relação à representação gráfica (processo de escritura); quer sejam encaminhadas pela escola, quer por outros profissionais de saúde. A investigação sobre a história da criança, portanto, precisa abranger todos os aspectos relativos à vida da criança, desde o período gestacional até a atualidade, considerando várias questões, como as orgânicas, as psicossociais, as linguísticas, as educacionais, as familiares, as alimentares e outras, para que se possa compreender todas as variáveis intervenientes no processo de aprendizagem da língua escrita.

A entrevista inicial com a família e a criança precisa contemplar diversas questões, como as que serão explicitadas a seguir, que auxiliam o profissional no entendimento acerca do que ocorreu e ocorre com a criança em uma visão multinível.[8] As perguntas que ajudarão o fonoaudiólogo ou psicopedagogo a traçar todo o processo diagnóstico para o raciocínio em relação à hipótese diagnóstica são:

- Sobre a história gestacional, do parto e a respeito dos primeiros dias e meses de vida.
- Os indicadores acerca dos desenvolvimentos neuropsicomotor e de linguagem.
- Se há histórico de doenças prévias e de uso de medicamentos.
- Acerca da impressão da família e da escola sobre as características da criança (memória, irritabilidade, afetividade, atenção, reação frente a problemas etc.).
- Sobre as capacidades perceptivas visuais e auditivas.
- A respeito da trajetória e da vida escolar (quando iniciou, como foram as adaptações, quais métodos pedagógicos utilizados na escola que frequentou ou frequenta).
- Se há outros familiares com diagnósticos de dificuldade de fala e/ou linguagem oral/escrita.
- Como são as rotinas da criança (a respeito do sono, da alimentação, das atividades lúdicas e recreativas, dos interlocutores mais frequentes).
- Sobre os tratamentos realizados ou em andamento.
- Outras observações pertinentes ao caso.

Pode-se perceber, a partir das questões elencadas anteriormente, que é necessário entender toda a história da criança com queixa de dificuldade de aprender a língua escrita, assim como compreender como está sua condição biopsicossocial, pois é o que determinará todo o processo diagnóstico e a intervenção fonoterapêutica mais adequada, sendo esta última, somente quando indicado. Em uma primeira análise, não parece haver uma estreita relação entre uma função neuropsicológica, como a aprendizagem, e uma função básica fisiológica, como a respiração. No entanto, a influência da respiração no processo de aprendizagem é tão importante que se torna indispensável a investigação sobre o modo respiratório e as condições associadas à função respiratória para a compreensão de alguns casos em que as crianças não apresentem desempenhos adequados em seu processo de alfabetização.

Quando se fazem questionamentos sobre os hábitos e rotinas da criança, a função respiratória precisa ser detalhada em relação ao modo como a criança respira durante o estado de alerta, mas também como ocorre durante o estado de vigília, investigando todos os detalhes a respeito do sono da criança. Dessa forma, é importante saber:

- Se o sono da criança for tranquilo ou agitado e se dorme a noite toda ou se houver interrupções.
- Se a família perceber o travesseiro molhado, já que isso pode ser indicativo de manutenção de lábios e boca entreabertos durante o sono, que é a configuração do modo oral de respiração, e/ou se a criança acorda com a boca seca e saliva esbranquiçada ao redor dos lábios.
- Se a criança apresentar cansaço durante o dia, com características relacionadas com isso (olheiras, desânimo em atividades esportivas e/ou lúdicas, falta de apetite etc.).
- Se observam a necessidade de a criança dormir em outros períodos que não somente o noturno em função de um sono à noite insuficiente.
- Se a criança mantém a boca e lábios entreabertos durante atividades em que não é necessário falar ou comer (p. ex., se ao assistir TV ou jogar videogame, a criança respira pela boca).
- Se percebem diminuição da atenção em atividades acadêmicas realizadas em casa ou as que requerem concentração.

Toda essa investigação acerca da respiração justifica-se pelo fato de esta função fisiológica básica estar estreitamente relacionada com outra função primordial para o processo de aprendizado, que é a atenção. Outro motivo que faz com que a respiração oral na criança interfira negativamente na aprendizagem é a flutuação de audição que os respiradores bucais apresentam. Cabe destacar aqui o que é a respiração e os fatores intervenientes que explicam a relação entre a atenção e a audição.

A respiração é uma função extremamente importante para a sobrevivência do organismo humano, pois possibilita as trocas gasosas entre este e o ambiente, fazendo com que as células se abasteçam de oxigênio e descartem gás carbônico, ocorrendo da seguinte forma: o ar é inspirado pelo nariz, onde é purificado, filtrado, aquecido e umidificado no caminho até os pulmões. Se houver qualquer obstrução neste trajeto, o corpo adapta-se de modo que a passagem de ar não seja mais feita pelo nariz, mas sim pela boca. Em relação ao motivo de uma obstrução, muitas podem ser as causas que a explicariam, levando o indivíduo a apresentar um modo de respiração do tipo oral ou misto. Exemplos dessas causas são as seguintes: quadros de sinusite, de rinite (que ocasionam hiperplasia de mucosa), hiperplasia de tonsilas faríngeas ou palatinas, desvio de septo, presença de corpo estranho, hipotonia de órgãos fonoarticulatórios entre outros. Há também casos em que a respiração oral ocorre por hábito, muitas vezes mesmo após cessar o quadro obstrutivo, chamada de respiração oral funcional.

Os indivíduos que têm uma respiração oral por um quadro obstrutivo, em que isso ultrapasse um período de 6 meses, podem apresentar ter prejuízos em relação a um aumento na incidência de cáries, otites, rebaixamento de rendimento físico e alterações do sono, dentárias e dos órgãos fonoarticulatórios, crescimento facial predominantemente vertical, palato ogival, maxilares pouco desenvolvidos, narinas estreitas, menor espaço na cavidade nasal entre outros. Além disso, os quadros alérgicos e aqueles com aumento do tecido adenoidano podem ocasionar o mau funcionamento da tuba auditiva, dificultando a regularização da pressão, o que pode levar ao desencadeamento de otites médias serosas, responsáveis por alterações na audição.[1,2] Um estudo com dados de 97 crianças em idade escolar mostrou que aqueles que apresentavam respiração bucal do tipo funcional apresentaram audição normal, mas os que apresentavam alguma etiologia obstrutiva tiveram resultados compatíveis com perda auditiva condutiva leve, demonstrando o prejuízo para a audição pelo rebaixamento dos limiares de acuidade auditiva.[2]

Portanto, a criança com modo oral de respiração encontra-se muito mais propensa a desenvolver otites, muitas delas de repetição, o que leva a uma percepção flutuante da audição. Isto faz com que a análise da informação auditiva fique prejudicada em razão da constante variação dos limiares auditivos, dificultando a formação de padrões acústicos e podendo ser a causa de um transtorno do processamento auditivo, em que se tem uma inabilidade de analisar e interpretar padrões sonoros.[2]

Em relação ao sono, nos quadros em que há obstrução das vias aéreas, observa-se uma respiração com esforço persistente, já que o fluxo aéreo não ocorre integralmente, ocasionando tanto a diminuição da concentração de oxigênio quanto a eliminação de gás carbônico do sangue com mais dificuldade. Tal quadro caracteriza a apneia obstrutiva do sono; o sistema nervoso central detecta a irregularidade da respiração, fazendo com que o corpo desperte para melhorar a entrada de ar e reiniciar a respiração. Em razão disso, o sono não é reparador, prejudicado em função da frequência das obstruções totais e das vezes que o indivíduo é despertado para regular a respiração, ocasionando uma sonolência diurna. A mudança dos mecanismos de absorção de gases e pior aproveitamento de oxigênio ocorre pela diminuição da complacência pulmonar e desencadeia uma resistência de vias aéreas inferiores na recepção do fluxo aéreo não condicionado pela fisiologia nasal, o que acarreta em esforço respiratório para manutenção das necessidades gasosas no sangue e alteração no sistema hematológico.[1,6]

A literatura aponta, portanto, para o fato de as características comportamentais do respirador oral serem decorrentes da apneia obstrutiva do sono, pois influencia negativamente a qualidade de vida e os estados psíquicos dos indivíduos.[1] A baixa concentração de oxigênio pode originar estados de letargia e dor de cabeça, o que pode explicar um quadro de impaciência e agitação em sujeitos com respiração oral. Outros sintomas verificados são: sonolência e cansaço, provocando a diminuição da concentração; ineficácia na manutenção do estado de alerta, causando ansiedade e irritabilidade; agressividade e mau humor; desânimo e resistência às tarefas que necessitam de atividades contínuas, levando ao sono em momentos de monotonia.[6] Tudo isto faz com que se compreenda os motivos pelos quais a relação entre aprendizagem e respiração é tão próxima. O baixo desempenho atencional e a piora de qualidade de vida em conjunto com as características clínicas de prejuízo de audição fazem com que o processo de aprendizado seja mais dificultoso para as crianças com respiração oral, em que a etiologia desta deve-se a quadros obstrutivos de vias aéreas, pois apresentam pior rendimento no processamento das informações e de raciocínio, assim como prejuízos no contato social.

A frequência com que a população infantil apresenta algum problema no processo de aprendizagem é bastante elevada, pois estima-se aproximadamente metade deste contingente em idade escolar com alguma queixa relacionada com o aprendizado.[3] Várias são as causas e podem ser identificadas em função de hiperatividade, desinteresse, negativismo, metodologias inadequadas, disfunções neurológicas, atrasos no desenvolvimento psicomotor e rebaixamento de habilidades de processamento visual e/ou auditivo.[3]

Vários estudos mostram que há forte interação entre respiração oral, rebaixamento da atenção e dificuldade de aprendizagem, justificados pela má qualidade do sono, que ocasionam cansaço, ansiedade e irritabilidade na tentativa de manutenção do estado de alerta.[5] Resultados indicam piora da capacidade de atenção seletiva, de concentração e de atenção voluntária dos respiradores orais, comparando-se aos da população com respiração nasal. Em atividades que requerem foco contínuo, como, por exemplo, a cópia de um texto, os respirados orais demonstram indicadores piores do que tarefas com foco alternado, como resolução de problemas matemáticos.[9]

A associação entre respiração oral, desatenção e hiperatividade nos casos de transtorno de aprendizagem é apontada em diferentes estudos.[3,10] Uma pesquisa mostrou que entre mais de 150 crianças, entre 5 e 7 anos de idade, de ambos os sexos, existe uma forte relação entre respiração oral, atraso no processo de aquisição da língua escrita e necessidade de reforço escolar.[3] Outro trabalho observa grande correlação entre dificuldade do aprendizado, Transtorno do Déficit de Atenção e Hiperatividade (TDAH), baixo rendimento escolar e presença de respiração oronasal em crianças e adolescentes entre 7 e 13 anos de idade.[10]

Por outro lado, há estudos que não demonstram uma influência tão alta entre estes aspectos. Com amostra de 30 crianças com respiração oral e a comparação do rendimento escolar de outras 300 com respiração nasal, verificou-se pouca influência entre os dois fatores.[10] Em outro trabalho que investigou as habilidades cognitivo-linguísticas de 66 crianças de escola pública, não foi observada relação significativa entre características respiratórias e pontuações em teste de habilidades cognitivo-linguísticas e apontam que crianças com sinais e sintomas de alterações respiratórias não obtiveram desempenho abaixo das que não apresentaram alterações nas habilidades avaliadas.[7] Em contrapartida, a relação entre habilidades auditivas e respiração oral é mostrada como estatisticamente significativa em estudo com 102 escolares, sendo 52 crianças com respiração oral e 50 no grupo-controle.[4] A maior frequência de alterações foi identificada nos indivíduos com modo respiratório oral, demonstrando rebaixamento em habilidades do processamento auditivo, que são importantes para o aprendizado da língua escrita.

Portanto, é evidente a complexidade de fatores que envolvem o processo de aprendizagem, como destacado no início do capítulo. Pesquisas que trabalham com amostras grandes apontam forte relação entre a respiração oral e as dificuldades escolares, o que demonstra a necessidade de investigação a partir de uma visão multinível dos pacientes com queixa de transtornos de aprendizagem.[8] Portanto, se o profissional que receber uma criança com esta queixa precisa detalhar todo o histórico e considerar seriamente uma função básica fisiológica como a respiração, como influenciadora no processo de aprendizagem, o inverso também é verdadeiro. Os profissionais que recebem as crianças com indicativo de respiração oral também necessitam estar atentos aos desdobramentos negativos que um quadro de obstrução crônica de vias aéreas pode acarretar e trabalharem com a noção de promoção de saúde, evitando que estes casos sejam os relatados nesta seção.

O trabalho multidisciplinar com um enfoque e abordagem também multidisciplinar demonstra resultados positivos para a população infantil (e também adulta), pois a compreensão da complexidade dos fatores intervenientes no organismo aprimora o processo diagnóstico em saúde e qualifica toda e qualquer intervenção terapêutica.

## REFERÊNCIAS BIBLIOGRÁFICAS

1. Abreu AB, Morales DA, Ballo MF A respiração oral influencia o rendimento escolar. *Rev CEFAC* 2003;5(1):69-73.
2. Bianchini AP, Guedes ZF, Hitos S Respiração oral: causa x audição. *Rev CEFAC* 2009;11(l1):38-43.
3. Chedid AK, Di Francesco RC, Junqueira DS. A influência da respiração oral no processo de aprendizagem da leitura e escrita em crianças pré-escolares. *Rev Psicoped* 2004;21(65):157-63.
4. Correa BM, Rossi AG, Roggia B et al. Análise das habilidades auditivas de crianças com respiração oral. *Rev CEFAC* 2011;13(4):668-75.

5. Kazakevich J, Kajihara O. Respiração oral, aprendizagem escolar e desenvolvimento infantil. *Anais do Seminário de Pesquisa do PPE*, Universidade Estadual de Maringá, 2010 Abr. 27-28.
6. Menezes VA, Tavares RL, Granville-Garcia AF. Síndrome da respiração oral: alterações clínicas e comportamentais. *Arq Odontologia* 2009;45(3).
7. Perilo DC, Freitas CS, Cardoso NC et al. Habilidades cognitivo-linguísticas e sua relação com características respiratórias. *Rev CEFAC* 2013;15(3):579-91.
8. Riesgo RS. Anatomia da Aprendizagem. In: Rotta NT, Ohlweiler L, Riesgo RS. (Eds.). *Transtornos da aprendizagem abordagem neurobiológica e multidisciplinar*. Porto Alegre: Artmed, 2006, 480p.
9. Silva MS. *Problemas de aprendizagem em escolares com rinite alérgica*. Dissertação (Mestrado) – Programa de Pós-Graduação em Educação - Universidade Estadual de Maringá, 2005. 104p.
10. Vera FD, Conde ES, Wajnsztejn R et al. Transtornos de aprendizagem e presença de respiração oral em indivíduos com diagnóstico de transtornos de déficit de atenção/hiperatividade (TDAH). *Rev Cefac* 2006;8(4):441-45.

# 14

# RESPIRAÇÃO ORAL E DISFONIA – CONSIDERAÇÕES SOBRE ESTA RELAÇÃO

Mauriceia Cassol

## INTRODUÇÃO

Na área de estudos que envolvem a comunicação oral, costumam-se observar as funções do sistema estomatognático (mastigação, deglutição, fala e voz), avaliar o sistema sensório-motor (lábios, língua, mandíbula e bochechas), as posturas corporais e as condições dentais.

Observando que na prática clínica muitos pacientes que apresentam algum tipo de alteração vocal ou disfonia, por sua vez, também apresentam alterações relacionadas com o sistema sensório-motor oral e modo respiratório alterado. Acreditando que esta relação é um fato e não uma coincidência, um olhar investigativo e reflexivo sobre a relação entre disfonia e respiração oral se faz necessário.

O indivíduo com respiração oral pode apresentar alterações no sistema de ressonância, e a voz pode apresentar alterações de sonoridade. A partir de constatações, observações clínicas e pesquisas realizadas em bases de dados, livros, revistas especializadas sobre a relação entre respiração oral e disfonia, constato a importância do profissional fonoaudiólogo estar atento à influência das alterações causadas pela respiração oral na qualidade e/ou comportamento vocal.

Ao longo deste capítulo, tenho a intenção de refletir sobre algumas questões, que nos deparamos ao organizar um plano de terapia, que contemple as necessidades de um caso clínico que envolva esta relação.

Como se comporta a voz em um indivíduo respirador oral, já que este padrão respiratório gera um desequilíbrio nas estruturas envolvidas na fonação com intensas adaptações funcionais e musculares?

Como se comporta a voz neste mesmo indivíduo, já que a manutenção constante da boca aberta altera todo o equilíbrio neuromuscular da face e de todo o corpo?

Acreditando na importância destas questões para a clínica fonoaudiológica e ortodôntica, este capítulo faz considerações sobre a relação entre disfonia e respiração oral.

## REVISÃO DA LITERATURA

### Respiração

A respiração oral é efetuada pela cavidade bucal e ocorre quando há uma obstrução nasal decorrente de um problema anatômico ou por patologias diversas, como hipertrofia de tonsilas, adenoides, desvio de septo, rinite alérgica entre várias outras. A respiração oral é denominada respiração mista ou predominantemente oral, porque a obstrução nasal total é rara. Alguns autores chamaram tal distúrbio de Síndrome do Respirador Oral, por apresentarem vários sintomas característicos, entre eles, alterações do sistema sensório-motor e das funções orais do sistema estomatognático, que levam a um comprometimento na voz.[14,20]

Sabemos que a respiração oral é uma condição anormal que gera sérios transtornos à vida do indivíduo. Transtornos estes que vão de simples inadequações posturais do sistema estomatognático a dificuldades escolares. São bastante intensas as adaptações funcionais e musculares decorrentes da instalação desta respiração incorreta. Dentre estas alterações podemos observar, também, como consequência da respiração oral, os distúrbios vocais. Veremos o que a literatura relata sobre este fato. Será que a respiração oral tem o poder de causar realmente um problema de voz?

São muitas as evidências de que alterações na maneira correta de respirar geram alterações na maneira correta de falar. Isto tudo é explicado, pelo fato de serem as duas funções produzidas pela mesma estrutura, o sistema estomatognático. Já que a respiração oral leva a transtornos deste sistema, o mesmo estará prejudicado ao exercer a função fonatória.

A respiração oral pode ter vários agentes etiológicos, como rinite; sinusite; desvio de septo; alergias; hipertrofia de cornetos, adenoides e tonsilas palatinas.[5,7,9,15,26]

Os fatores alérgicos das vias aéreas superiores e a inalação de ar mal condicionado, imposta pela respiração oral permanente, predispõem ao ressecamento da mucosa das vias aéreas e à inalação de micropartículas não filtradas pelas fossas nasais, facilitando as infecções recorrentes do trato respiratório superior.[16]

Dependendo do tempo de respiração oral, o ressecamento na cavidade oral pode ser maior ou menor.[3] O fato de o fluxo aéreo não ser conduzido pelo nariz deve ser considerado condição patológica, e não uma alternativa fisiológica.[4,7,15] Por apresentar vários sintomas característicos, entre eles: alterações do sistema sensório-motor e das funções orais do sistema estomatognático e, por apresentar vários fatores etiológicos, alguns autores denominaram tal alteração de Síndrome do Respirador Oral.[8,14]

Estas alterações podem levar, também, a um comprometimento na voz.[14] A alteração na função respiratória, geralmente, pode levar à ressonância nasalizada, e a voz pode apresentar alterações no traço de sonoridade, hipernasal, hiponasal ou rouca.[15,25]

## Voz

A voz é um instrumento de comunicação utilizado pelo ser humano com o intuito de transmitir informações e revelar tanto características biológicas, quanto psicológicas. Muitas vezes, a voz pode informar as condições de saúde, de sexo, de idade, do estado emocional e até de traços da personalidade de cada indivíduo.[1,21]

A voz é originada pelo fluxo de ar vibrando as pregas vocais, é amplificada nas cavidades da via aérea superior do pescoço e cabeça. Esta amplificação denomina-se ressonância.[4] O trato vocal, em comprimento, estende-se desde a glote, até os lábios. O som glótico inicial é modificado pela ressonância e posteriormente pelo movimento dos articuladores.[19]

Durante a fonação, o modo respiratório costuma ser misto preferencialmente, em razão da necessidade da rápida tomada de ar.[22] Alterações no nível respiratório, glótico e ressonantal são frequentemente encontradas na disfonia funcional, que podem ser provocadas por uso incorreto, gerado por um simples desvio no processo básico da produção natural da voz.[2] Os distúrbios da voz resultam do mau funcionamento do trato vocal durante a respiração, vocalização e ressonância.[4]

A disfonia pode ser definida como sendo qualquer dificuldade na emissão vocal que impeça a produção natural da voz.[2] Podem-se citar como fatores etiológicos da disfonia as alterações congênitas da laringe, infecções de vias aéreas, fatores alérgicos, obstrução nasal, abuso vocal, hábitos vocais inadequados entre outros.[13,17]

Esforço à emissão, dificuldade em manter a voz, cansaço ao falar, variações na frequência fundamental habitual, rouquidão, falta de volume e projeção, perda da eficiência vocal e pouca resistência ao falar entre outras são sinais característicos de disfonia.[10]

## Relação entre Respiração Oral e Disfonia

É importante compreender a ação interdisciplinar na atuação com o respirador oral, uma vez que estes possam apresentar assimetrias faciais, problemas posturais, alterações oclusais e mau funcionamento dos órgãos fonoarticulatórios entre outros.[15]

Uma pesquisa teve o propósito de levantar as relações existentes entre os distúrbios vocais e os distúrbios musculares orais, por meio de entrevistas realizadas com 6 (seis) fonoaudiólogos atuantes com pacientes portadores de alterações da motricidade oral e/ou disfonia. O fato de a musculatura que compõe o aparelho fonador ser a mesma do sistema estomatognático, reforça a hipótese inicial de que alterações posturais e/ou de tonicidade nestes músculos interferem simultaneamente na realização das funções da articulação (fala) e fonação.[11]

Para uma boa produção vocal, é necessário que haja uma postura corporal adequada, boa mobilidade da caixa torácica, integridade dos sistemas muscular, articular e ligamentoso da laringe, da morfologia bucal, faríngea, nasal, além da musculatura da língua, palato, lábios, face e a integridade da articulação temporomandibular.[17] Sendo a respiração oral uma adaptação patológica que causa prejuízos significativos ao sistema sensório-motor-oral (lábios, língua, mandíbula, bochecha) e às funções orais do sistema estomatognático, que levam, também, a um comprometimento da voz, deve-se propor uma intervenção global, a fim de possibilitar a adequação vocal, bem como do sistema estomatognático.

Sabe-se que a produção vocal é uma função bastante complexa e refinada, e para que esta aconteça de forma ideal, faz-se necessário uma integridade morfológica e funcional de todos os sistemas envolvidos na fonação: respiratório, fonatório, ressonantal e articulatório. Qualquer alteração em um destes sistemas gera um comprometimento no produto final que é a voz.

O sistema respiratório é o primeiro a ficar alterado, no indivíduo respirador oral, uma vez que o ar inspirado passe pela laringe, chegando aos pulmões não umedecido, filtrado e aquecido, causando irritação, congestão e edema dos tecidos de toda a via aérea, o que, por sua vez, afeta a capacidade respiratória do indivíduo.

Existe uma relação entre as queixas de distúrbios alérgicos e/ou digestórios e a disfonia, uma vez que esses são cofatores para o estabelecimento da disfonia e da lesão laríngea, sendo comprovado em um estudo na região Sul do país.[8]

O sistema fonatório, constituído pelas estruturas laríngeas, apresenta edema do tecido e incoordenação entre a respiração e a fonação, assim como torna-se prejudicado pela postura de cabeça e pescoço inadequada. Tal postura inadequada gera compensações na musculatura da cintura escapular e região cervical, comprometendo a musculatura intrínseca da laringe.

O sistema ressonantal apresenta uma inadequada distribuição da energia sonora, e o articulatório mostra-se impreciso, talvez pela flacidez de toda a musculatura estomatognática.

Alguns estudos foram realizados, comprovando esta relação, e concluíram que a parafunção, causada pelo desequilíbrio oclusal, gerava uma grande tensão e hiperatividade da musculatura posterior do pescoço (trapézio e escaleno) como também da musculatura lateral (esternocleidomastóideo), e com isso comprometia muito a musculatura intrínseca da laringe, favorecendo nesta a hiperconstrição.[26]

Uma pesquisa com um grupo de atendimento de crianças portadoras de alterações respiratórias verificou que, geralmente, estas apresentavam dificuldades nas funções orais do sistema estomatognático e no sistema sensório-motor. Estas alterações tornavam-se mais acentuadas quando a criança as apresentava associadas a um distúrbio vocal. Diante dos resultados obtidos foi possível concluir que são registrados nos prontuários de crianças disfônicas: 1º Para o padrão respiratório: principalmente o tipo superior e modo nasal. 2º No sistema sensório-motor: ocorrem alterações principalmente em lábios e língua. 3º Nas funções orais do sistema estomatognático: ocorrem alterações principalmente de mastigação e articulação. 4º Nas observações craniofaciais: ocorrem alterações principalmente quanto às arcadas dentárias. 5º Nas observações de postura corporal: não ocorreram registros significativos de alterações.[4]

A relação entre distúrbios vocais e alterações das vias aéreas superiores engloba, especialmente, modificações no sistema de ressonância e de projeção vocal, gerando esforço laríngeo como mecanismo compensatório.[24]

A postura, a tonicidade e a mobilidade dos órgãos fonoarticulatórios influem diretamente na articulação e interferem na projeção vocal, com foco nos ajustes laríngeo e faríngeo e, portanto, têm relação com a qualidade vocal e o sistema de ressonância.[20,21]

## Relato de Caso

Eventualmente, são observadas alterações na motricidade oral em pacientes disfônicos. Este relato de caso apresenta um paciente de 28 anos com queixas de dificuldade respiratória e alteração vocal, além de cansaço ao falar em função da respiração não ser efetiva. A hipótese diagnóstica foi obtida por exame de videonasofaringolaringoscopia, que concluía desvio de septo nasal e rinite alérgica. Na laringe, foi observado edema generalizado em ambas as pregas vocais, hiperemia leve na prega vocal direita e coaptação glótica irregular (em razão do edema). Na avaliação fonoaudiológica, foram constatadas voz hiponasal, reduzida projeção vocal, produzindo certa denasalização dos sons, caracterizando uma hiponasalidade discreta, articulação fechada e incoordenação pneumofônica. Também foram atestadas hipotonia de órgãos fonoarticulatórios, alteração na mobilidade, tonicidade de língua e lábios. O paciente apresentava, ainda, alterações na oclusão dos dentes que impedia o vedamento labial. A avaliação odontológica indicava alteração na oclusão (classe II, divisão 1 de Angle). Foi observada, na palpação dos músculos elevadores, discreta contração do masseter e temporal, sem grande volume muscular e alteração do desenvolvimento da maxila. Estas alterações inviabilizavam o fechamento da boca e a mastigação efetiva. O planejamento terapêutico teve como principal objetivo a realização de exercícios afins à estimulação da motricidade oral e voz. Em razão das alterações da tonicidade orofacial, exercícios, como os de vibração, eram difíceis de serem executados, no entanto, a abordagem vocal contou com exercícios corporais, de respiração, sons facilitadores da emissão e cuidados gerais de saúde vocal. O tratamento durou aproximadamente sete meses, com um atendimento semanal, e o paciente foi orientado a realizar exercícios orofaciais e vocais em casa. Foram priorizados os exercícios de motricidade oral da musculatura extra e intraoral e de sua musculatura cervical. Os exercícios vocais com uso de rolha entre os dentes, sobrearticulação de sons, método mastigatório, rotação de língua no vestíbulo contribuíram significativamente, aumentando sua abertura bucal e, consequentemente, melhorando a articulação fechada, influindo na ressonância e na mastigação. Após o término do tratamento, foi observado ganho de peso pela melhora na mastigação e melhora no tônus facial. No novo laudo otorrinolaringológico solicitado observaram-se pregas vocais sem lesão de massa ou alterações musculares laríngeas. Foi percebida melhora importante na voz, com qualidade mais límpida, clara, com maior intensidade e ressonância equilibrada. O paciente relatou estar bem, sem queixas vocais e respiratórias. Concluiu-se, basicamente, que o trabalho conjunto com exercícios miofuncionais e vocais contribuiu para os equilíbrios facial, oral e laríngeo, melhorando as dificuldades apresentadas pelo paciente.

## COMENTÁRIOS FINAIS

Voz e Motricidade Oral são áreas de especialidade que ocupam lugar de destaque na Fonoaudiologia. Ambas estudam o aparelho fonador em suas dimensões constitucionais, neurológicas e funcionais.[24] É importante salientar que são muitos os autores que acreditam que a respiração oral pode causar ou agravar uma disfonia.

O objetivo deste capítulo foi entender a relação existente entre a respiração oral e a disfonia. O interesse por refletir sobre esta relação surgiu a partir da observação do número de pacientes que apresentam alterações na respiração, qualidade e/ou comportamento vocal, com um diagnóstico fonoaudiológico, aliado à avaliação odontológica que contempla um quadro de respiração oral e distúrbios vocais.

Portanto, Motricidade Orofacial e Voz apresentam íntima relação, por aspectos anatômicos, funcionais, fisiológicos ou neuromusculares.[12] Torna-se possível constatar, com as reflexões deste capítulo, a importância de se avaliar, no indivíduo disfônico, o padrão respiratório, assim como as funções orais do sistema estomatognático, para que se possa propor uma intervenção que contemple a queixa e as particularidades do caso e, consequentemente, torne o processo de terapia mais efetivo.

## REFERÊNCIAS BIBLIOGRÁFICAS

1. Behlau M, Azevedo R, Pontes P. Conceito de voz normal e classificação das disfonias. In: Behlau M. *Voz: o livro do especialista*. Rio de Janeiro: Revinter, 2001. p. 53-79, vol. 1
2. Behlau M, Pontes P. *Avaliação e tratamento das disfonias*. São Paulo: Lovise, 1995.
3. Bonatto MTRL, Andrada e Silva MA, Costa HO. A relação entre a respiração e sistema sensório-motor oral em crianças disfônicas. *Rev CEFAC* 2004;6(1):58-66.
4. Boone DR, McFarlane SC. *Distúrbios da voz*. Porto Alegre: Artes Médicas, 1994. p. 61-98.
5. Chami FAI. Avaliação nasofibroscópica e radiológica de pacientes com hiperplasia da amígdala faríngea. *Rev Bras Med Otorrinolaringol* 1998;5(4):118-24.
6. Cielo CA, Finger LS, Roman-Niehues G *et al.* Disfonia organofuncional e queixas de distúrbios alérgicos e/ou digestivos. *Rev CEFAC* 2009 Jul.-Set.;11(3):431-39.
7. Cintra CFSC, Castro FFM, Cintra PPVC. As alterações oro-faciais apresentadas em pacientes respiradores bucais. *Rev Bras Alergia Imunopatol* 2000;23(2):78-83.
8. Di Francesco RC, Passerotii G, Paulucci B *et al.* Respiração oral na criança: repercussões diferentes de acordo com o diagnóstico. *Rev Bras Otorrinolaringol* 2004;70(5):665-70.
9. Di Francesco RC. Respirador bucal: a visão do otorrinolaringologista. *J Bras Fonoaudiol* 1999;1(1):56-60.
10. Freitas MR, Pela S, Gonçalves MLR *et al.* Disfonia crônica na infância e adolescência: Estudo retrospectivo. *Rev Bras Otorrinolaringol* 2000;66(5):480-84.
11. Garcia RAS, Campiotto AR. Distúrbios vocais x distúrbios musculares orais: possíveis relações. *Pró-Fono* 1995;7(2):33-39.
12. Hersan RCGP. Avaliação de voz em crianças. *Pró-Fono* 1991;3(1):3-9.
13. Kyrillos LCR. Distúrbios da voz em crianças: fatores causais e prevenção. *Mundo Saúde* 1995;19(5):177-81.
14. Marchesan IQ, Krakauer LH. A importância do trabalho respiratório na terapia mio-funcional. In: Marchesan IQ, Gomes ICD, Zorzi JL. (Eds.). *Tópicos em fonoaudiologia II*. São Paulo: Lovise CEFAC, 1995. p. 155-60.
15. Marchesan IQ. *Fundamentos em fonoaudiologia: aspectos clínicos da motricidade oral*. Rio de Janeiro: Guanabara Koogan, 1998. p. 23-36.
16. Martins RHG, Trindade SHK. A criança disfônica: diagnóstico, tratamento e evolução clínica. *Rev Bras Otorrinolaringol* 2003;69(6):801-6.
17. Meirelles RC. Obstrução nasal e nódulos vocais. *Rev Bras Otorrinolaringol* 2001;67(3):387-92.
18. Melo ECM, Mattioli FM, Brasil OCO *et al.* Disfonia infantil: aspectos epidemiológicos. *Rev Bras Otorrinolaringol* 2001;67(6):804-7.
19. Nemetz MA, Pontes PAL, Vieira VP *et al.* Configuração das pregas vestibulares à fonação em adultos com e sem disfonia. *Rev Bras Otorrinolaringol* 2005;71(1):6-12.

20. Oliveira IB. Avaliação fonoaudiológica da voz: reflexões sobre condutas, com efoques à voz profissional. In: Ferreira LP, Befi-Lopes DM, Limongi SCO. *Tratado de fonoaudiologia*. São Paulo: Roca, 2004. p. 11-24.
21. Oliveira MO, Vieira MM. Influência da respiração bucal sobre a profundidade do palato. *Pró-Fono - Rev Atualização Cient* 1999;11:13-20
22. Penteado RZ, Pereira IMTB. Avaliação do impacto da voz na qualidade de vida de professores. *Rev Soc Bras Fonoaudiol* 2003;2(2):19-28.
23. Pinho SMR. *Fundamentos em fonoaudiologia: tratando os distúrbios da voz*. Rio de Janeiro: Guanabara Koogan; 1998. p. 3-37.
24. Rehder MI. Inter-relações entre voz e motricidade oral. In: Ferreira LP, Befi-Lopes DM, Limongi SCO. (Eds.). *Tratado de fonoaudiologia*. São Paulo: Roca, 2004. p. 59-64.
25. Tessitore A. Alterações oromiofuncionais em respiradores orais. In: Ferreira LP, Befi-Lopes DM, Limongi SCO. *Tratado de fonoaudiologia*. São Paulo: Roca, 2004. p. 261-76.
26. Tessitore A. Motricidade oral e voz. In: *Tópicos em fonoaudiologia*. São Paulo: Lovise, 199.

# 15

# INTERFERÊNCIA DA RESPIRAÇÃO ORAL EM PROFISSIONAIS DAS VOZES FALADA E CANTADA

Ligia Motta

A comunicação por meio da palavra e emissão da voz é uma das características mais expressivas da espécie humana. A voz e a fala têm-se tornado um dos instrumentos de trabalho importantes de nosso tempo, passando a exercer um papel imprescindível como ferramenta para a comunicação interpessoal.[1,14] O profissional que utiliza desta ferramenta para exercer sua atividade profissional necessita ser orientado quanto a sua saúde geral e vocal e aos aspectos que podem prejudicar o desenvolvimento e aperfeiçoamento da sua *performance* artística.[12,13]

O estudo da voz falada e cantada de natureza comunicativa, patológica e estética exige um conhecimento aprofundado dos aspectos relacionados com o sistema fonador que envolve atividades da musculatura da laringe, trato vocal e dinâmica respiratória.[1-4,14]

O profissional da voz artística, como, por exemplo, o cantor e ator, procuram profissionais da fonoaudiologia, especialistas em voz, com o objetivo de adquirir conhecimentos relativos à fisiologia da produção da voz profissional. Buscam esclarecimentos sobre mitos e hábitos de saúde que podem prejudicar o uso da voz. Por fim, desejam o aprimoramento e desenvolvimento do potencial vocal e da competência comunicativa para transmitir ao público a expressividade de sua arte.[12,13]

Os profissionais da área de saúde que atendem esses artistas vocais, em especial, necessitam compreender além dos aspectos relacionados com a anatomia e fisiologia das vozes falada e cantada. O artista demonstra fragilidade quando percebe que não está tendo rendimento vocal eficiente na sua *performance*. É importante que os profissionais de saúde saibam relacionar o indivíduo artista na essência da expressividade da sua arte, onde arte e ciência entram em comunhão.[13,14]

Cada vez é mais frequente na atuação do fonoaudiólogo especialista em voz atender artistas profissionais da voz que desejam realizar aprimoramento vocal das vozes falada e cantada.[12] Apesar de não referirem queixas vocais indicativas de patologias laríngeas, é essencial solicitar a avaliação otorrinolaringológica. O diagnóstico médico indicativo de que está tudo dentro dos padrões de normalidade é fundamental para desenvolver as plasticidades vocal e estética da *performance* vocal do profissional da voz, como também assegurar que nenhum impedimento anatômico e/ou funcional esteja promovendo dificuldade no sistema respiratório e/ou dinâmica da fonação.[12,14]

É comum ouvir queixas dos artistas, profissionais da voz, quando questionados quanto à saúde em geral referir dificuldade para respirar pelo nariz.[2] Um relato que exemplifica essa situação na minha experiência profissional foi de uma cantora e locutora de publicidade que tinha como queixa não conhecer sua identidade vocal, seu timbre vocal. Fazia gravações de publicidade e estava investindo na sua carreira como cantora popular, por isso, procurou a fonoaudiologia para desenvolver seu potencial vocal e aprimoramento das vozes falada e cantada. Destacou como problema de saúde a dificuldade de respirar pelo nariz, em que sabia que prejudicava a sua voz cantada e a fala nas locuções comerciais. Informou saber do problema no nariz, desvio de septo, conforme relato do médico otorrinolaringologista com quem havia consultado. Não seguiu na época o tratamento indicado pelo médico.

Ao consultar um profissional especialista em ortodontia para avaliar seus dentes que não estavam alinhados, a cantora em questão descobriu que não apresentou o crescimento ósseo da sua cavidade oral adequado em razão da dificuldade de respirar pelo nariz, sua respiração era predominantemente oral. Ela também referia dificuldade para mastigar os alimentos durante as refeições, além de comer rápido demais.

Na avaliação perceptivo-auditiva vocal, apresentou qualidade vocal levemente rouca com foco de ressonância deslocado, predominantemente nasal. Na avaliação da motricidade orofacial, observou-se movimento de abertura de boca reduzido, musculatura dos lábios, bochechas e língua rebaixados com prejuízo na mobilidade dos órgãos fonoarticulatórios, comprometendo a precisão da articulação das palavras e inteligibilidade da fala.

A avaliação fonoaudiológica do profissional da voz que refere dificuldade de respirar pelo nariz deve destacar todos os aspectos da comunicação, sendo essencial a relação da avaliação da voz e da motricidade orofacial.[2,12,14] Nos aspectos relacionados da motricidade orofacial, é importante avaliar criteriosamente os aspectos anatômicos e funcionais do sistema estomatognático, como também a postura corporal em atividade de repouso, como durante a *performance* vocal artística.[3,4]

Dentro deste conceito, a gravação em vídeo é uma forma de coleta de dados precisa e objetiva, pois possibilita ao profissional registrar o momento da avaliação, bem como deixar armazenadas informações gerais e específicas para que possam servir como parâmetros de avaliação e comparação no processo do trabalho desenvolvido.[2,12]

É importante que esses profissionais sejam encaminhados, quando necessário, para avaliação com outros profissionais da área de saúde, principalmente, médicos otorrinolaringologistas, dentistas, fisioterapeutas, educadores físicos e nutricionistas. É consenso entre esses profissionais que o trabalho em equipe é fundamental para proporcionar ao artista um desempenho eficaz da sua *performance*, com maior rendimento e menor desgaste vocal e físico, que lhe proporcione bem-estar, saúde e liberdade para criação e expressividade da sua arte.[10,12,14]

O ato de falar e cantar envolve principalmente a movimentação coordenada dos lábios, língua, mandíbula, palato mole, enquanto um fluxo de ar passa pela laringe e trato vocal – espaço constituído pelas cavidades faríngea e oral. Podemos relacionar a produção da voz com a vibração das pregas vocais e com o efeito do trato vocal sobre o som laríngeo, o que alguns autores definem como sistema fonador. O funcionamento do sistema fonador resulta de uma interação entre o sistema respiratório, a laringe (pregas vocais) e as cavidades de ressonância, que incluem as cavidades do trato vocal, as cavidades nasal e oral.[1,4,5,12,14]

A respiração é uma função vital que interfere no organismo como um todo. As principais funções do nariz são: filtrar, aquecer e umidificar o ar que entra pelo nariz.[3,11] O sistema respiratório tem a função de comprimir o ar nos pulmões, gerando um fluxo de ar que se direcionará para laringe, promovendo a produção do som pela vibração das pregas vocais **(fonte glótica)** que se irradia pelo trato vocal ressoando nas cavidades supraglóticas do trato vocal **(filtro)**.[10-12,14]

A respiração oral é uma alteração funcional caracterizada pelo uso da cavidade oral predominantemente na respiração e o desuso da cavidade nasal. Pode ser consequência de um hábito ou obstrução nasal, ocasionada por congestão da mucosa nasal e deformidades anatômicas das fossas nasais. Por isso, o profissional da voz que apresenta dificuldade de respirar pelo nariz, seja por doenças obstrutivas, alterações anatômicas, processos alérgicos ou funcionais, provavelmente apresentará dificuldade na competência da sua comunicação artística.[3,5,11,13]

É senso comum que o indivíduo que respira pela boca pode apresentar ressecamento das mucosas orais, nasais e da laringe. Para que se tenha uma voz com qualidade vocal adequada é importante, dentre outros fatores, que a respiração ocorra pelo nariz, permitindo que o ar inspirado seja filtrado, aquecido e umidificado. Dessa forma, promovendo condições saudáveis das mucosas do trato vocal e da mucosa que recobre as pregas vocais.[9,11,14]

Para ocorrer uma eficiente comunicação e produção da fala, é importante que o sistema estomatognático encontre-se anatômica e funcionalmente equilibrado, propiciando aos órgãos fonoarticulatórios condições para a realização dos movimentos necessários para a sua produção. Do conjunto de alterações que podem ocorrer com profissionais da voz, do canto e teatro referentes à fala e que podem estar relacionadas com uma condição respiratória não favorável destacam-se sons relacionados com a produção das consoantes plosivas, fricativas e alveolares.[5-10]

Além disso, o hábito de respirar pela boca pode provocar flacidez dos músculos da face, lábios e língua. O posicionamento da língua durante a produção da fala decorrente de um rebaixamento de tônus muscular provoca imprecisão articulatória que pode estar relacionada com produção das vogais, em que a alteração do posicionamento dos articuladores (palato mole, língua, lábios e mandíbula) modifica a resposta da ressonância, filtragem e amplificação do som glótico produzido na fonte.[4-7,15]

Finalmente, é importante ressaltar que a produção do som da voz envolve processos associados a três níveis: respiração, fonação e articulação. O uso inapropriado desses sistemas podem ocasionar dificuldades relacionadas com o desempenho da *performance* vocal de profissionais da voz do canto e teatro.[14] Conforme referido neste capítulo, é essencial que o profissional da voz tenha todas condições propícias para realizar e desenvolver uma respiração de modo nasal. Assim, aumentando seu rendimento e diminuindo o desgaste vocal o que promoverá um melhor desempenho e eficiência na *performance* de uso das vozes cantada e falada.

Os profissionais que utilizam as vozes falada e cantada necessitam ter o acompanhamento dos profissionais da área de saúde para garantir o adequado equilíbrio do sistema fonatório para o uso da voz profissional. Dessa forma, esses profissionais artistas devem buscar o desenvolvimento e aperfeiçoamento constante da técnica vocal para prevenir o surgimento de alterações vocais em razão do uso inadequado da voz e garantir ao longo da carreira profissional uma longevidade vocal.[10,12,14]

## REFERÊNCIAS BIBLIOGRÁFICAS

1. Camargo ZA, Fontes MAS, Madureira S. *Introdução ao estudo dos sons da fala*. Apostila da Disciplina de Fonética e Fonologia- Faculdade de Fonoaudiologia, Pontifícia Universidade Católica de São Paulo. São Paulo, 2000.
2. Cielo C *et al*. Tipo e modo respiratório de futuros profissionais da voz. *Saúde* (Santa Maria) 2013;39(f):121-30.

3. Di Francesco RC. Definindo a respiração oral. In: Krakauer L et al. (Ed.). *Respiração oral: abordagem interdisciplinar.* São José dos Campos: Pulso, 2003.
4. Ferraz M. *Manual prático de motricidade oral: avaliação e tratamento.* Rio de Janeiro: Revinter, 2001.
5. Grecio FN et al. Dados acústicos do posicionamento da língua na fala de respiradores orais. In: Congresso Brasileiro de Fonoaudiologia, Santos. Anais do XIII Congresso Brasileiro de Fonoaudiologia. São Paulo: Sociedade Brasileira de Fonoaudiologia. São Paulo: Pulso, 2005.
6. Gregio FN et al. Modelos teóricos de produção e percepção da fala como um modelo dinâmico. *Rev CEFAC* 2006;8(2):244-47.
7. Gregio FN et al. Postura da língua na fala de respiradores orais: contribuição da análise acústica da fala. In: Congresso Brasileiro de Fonoaudiologia, Salvador. Anais do XIV Congresso Brasileiro de Fonoaudiologia. Bahia: Sociedade Brasileira de Fonoaudiologia, 2006.
8. Magri A et al. Correlatos perceptivos e acústicos dos ajustes supraglóticos na disfonia. *Rev CEFAC* 2007;9(4):512-18.
9. Marchesan IQ, Di Francesco RC. Distúrbios da motricidade orofacial. In: Associação Brasileira de otorrinolaringologia e cirurgia cérvico facial. Programa de atualização em otorrinolaringologia. Porto Alegre: Artmed, 2011. p. 9-34.
10. Marchesan IQ. A equipe de trabalho no respirador oral. In: Krakauer HL et al. (Ed.). Respiração oral. Coleção CEFAC. *São José dos Campos/SP: Pulso,* 2003;163-67.
11. Nishumura CM, Gimenez SRML. Perfil da fala do respirador oral. *Rev CEFAC* 2010;12(3):505-8. Acesso em: 21 Maio 2010. Disponível em: <http://dx.doi.org/10.1590/S1516-18462010005000044>
12. Pinho SR, Korn GP, Pontes P. *Desvendando os segredos da voz. Músculos intrínsecos da laringe e dinâmica vocal.* Rio de Janeiro: Revinter, 2014.
13. Pinho, SR. *Fundamentos em fonoaudiologia.* Tratando os distúrbios da voz. Rio de Janeiro: Guanabara Koogan, 2003.
14. Sundeberg J. *Ciência da Voz. Fatos sobre a voz na fala e no canto.* São Paulo: Universidade de São Paulo, 2015.
15. Tanigute CC. Desenvolvimento das funções estomatognáticas. In: Marchesan IQ. *Fundamentos em fonoaudiologia: aspectos clínicos em motricidade oral.* Rio de Janeiro: Guanabara Koogan, 1998. p. 1-6.

# Parte II

# APNEIA OBSTRUTIVA DO SONO

# Seção I
# Aspectos Médicos

# 16

## Anatomofisiologia das Vias Aéreas Inferiores

José S. Moreira ▪ Luciano M. Correa da Silva
Bruno Hochhegger ▪ Jose Carlos Felicetti

### ANATOMIA

Na presente seção, serão brevemente revisados as estruturas anatômicas e aspectos funcionais do trato respiratório inferior: pulmões com seus compartimentos traqueobrônquico, alveolar, vascular sanguíneo e linfático.[1-3]

### ÁRVORE TRAQUEOBRÔNQUICA

A traqueia é um órgão tubular, de passagem do ar, com 10 a 12 cm de comprimento por cerca de 1,5 cm de diâmetro, no indivíduo adulto, situada anteriormente ao esôfago e adjacente a ele. É constituída por anéis cartilaginosos incompletos em semicírculos de aproximadamente 270°, conectados posteriormente por uma membrana formada fundamentalmente por tecido muscular liso. Inicia-se no pescoço, abaixo da cartilagem cricoide da laringe, ou na borda inferior de C6, penetra no mediastino médio e, no nível de T4, ela se bifurca nos dois brônquios principais, formando a carina. O brônquio principal direito (BPD) tem aproximadamente 2,5 cm de comprimento em um adulto, e é mais calibroso, alongado (5,0 cm) e verticalizado que o brônquio principal esquerdo (BPE).[1-4]

A superfície interna da traqueia e de toda a árvore brônquica é recoberta por mucosa epitelial com células planas ciliadas pseudoestratificadas e células caliciformes. Na árvore brônquica, o aspecto da cartilagem muda, perdendo o formato de anel, mantendo-se sob forma de placas. As peças cartilaginosas da traqueia e dos brônquios asseguram a sustentação mecânica desses condutos, impedindo seu colapso durante a respiração. Os bronquíolos são destituídos dessas estruturas cartilaginosas, permanecendo esses túbulos com o esqueleto conjuntivo-muscular, imersos no parênquima pulmonar.[2-4]

O BPD, após originar o brônquio lobar superior direito (BLSD), continua-se caudalmente como brônquio intermediário (BI), de onde emergem em situação anterior o brônquio do lobo médio (BLMD) e, para baixo, o brônquio lobar inferior (BLID). O BPE bifurca-se em brônquios lobares superior (BLSE) e inferior (BLIE). O BLSE originará os brônquios culminal e lingular. Estes brônquios, referidos com pré-segmentares, ainda não se encontram no interior dos pulmões, o que passa a ocorrer dos brônquios segmentares em diante (Fig. 16-1). Do BLSD emergem os brônquios segmentares apical, anterior e posterior, que ventilam o lobo superior do pulmão direito. O BLMD divide-se nos brônquios segmentares medial e lateral. O BLID origina, para trás, o brônquio segmentar superior e o tronco para a pirâmide basal que se trifurca nos segmentares anterior, lateral e posterior. À esquerda, do brônquio culminal saem os brônquios segmentares anterior e ápico-posterior; e o brônquio lingular se divide em lingulares superior e inferior. Do BLIE emergem o segmentar superior e o brônquio da pirâmide basal que se bifurca nos brônquios anteromedial e posterior.[1-5]

Desde a carina traqueal até os bronquíolos terminais, a árvore brônquica divide-se mais de 20 vezes (gerações brônquicas). Cada brônquio de uma nova

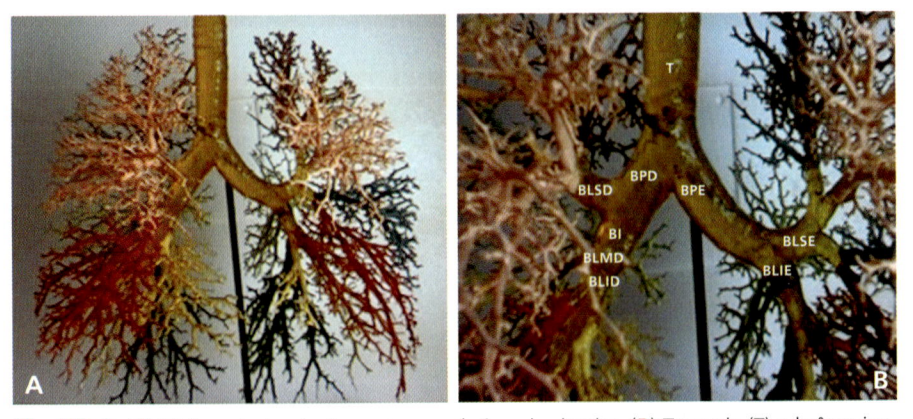

**Fig. 16-1. (A)** Visão anterior da árvore traqueobrônquica inteira. **(B)** Traqueia (T) e brônquios pré-segmentares: brônquio principal direito (BPD), brônquio lobar superior direito (BLSD), brônquio intermediário (BI), brônquio lobar médio direito (BLMD), brônquio lobar inferior direito (BLID); brônquio principal esquerdo (BPE), brônquio lobar superior esquerdo (BLSE), brônquio lobar inferior esquerdo (BLIE).

geração tem diâmetro menor que o da geração anterior, e avança de modo retilíneo (via axial) pelo interior do segmento broncopulmonar, dando origem a ramificações menores em seu trajeto (via lateral). Tal comportamento é importante para o entendimento da formação de algumas lesões pulmonares, como as que ocorrem nas bronquiectasias.[1-6]

## PULMÕES

Os pulmões cheios de ar, com volume aproximado de 6,0 litros no indivíduo adulto médio, um de cada lado do mediastino, ocupam o maior contingente da cavidade torácica. O pulmão direito, formado por três lobos (superior, médio e inferior), é cerca de 10,0% maior que o esquerdo, este é formado por dois lobos (superior e inferior). Os lobos pulmonares, envolvidos pelo folheto visceral da pleura, frequentemente se encontram separados entre si. Entre os lobos superior e médio, à direita, encontra-se a cissura horizontal. A cissura oblíqua separa estes dois lobos do inferior do mesmo lado. O lobo superior do pulmão esquerdo é separado do inferior pela cissura oblíqua desse lado. As cissuras podem-se apresentar completas, incompletas, não existirem, ou mesmo existirem em número maior (supranumerárias).[1-5]

Cada lobo é constituído por segmentos – porções sistematizadas de pulmão, não envolvidas por pleura, com seus próprios brônquios e vasos. O Quadro 16-1 traz um esquema resumido da segmentação bronquiossegmentar dos pulmões, e as Figuras 16-2 e 16-3 a localização dos lobos e segmentos.[1-3]

**Quadro 16-1.** Segmentação broncopulmonar com a numeração dos brônquios correspondentes

| Pulmão Direito | | | Pulmão Esquerdo | | |
|---|---|---|---|---|---|
| **Lobos** | **Segmentos** | **Brônquios** | **Lobos** | **Segmentos** | **Brônquios** |
| Superior | Apical | B1 | Superior | | |
| | Anterior | B2 | Culmen | Anterior | B2 |
| | Posterior | B3 | | Ápico-posterior | B1-3 |
| Médio | Lateral | B4 | Língula | Superior | B4 |
| | Medial | B5 | | Inferior | B5 |
| Inferior | Superior | B6 | Inferior | Superior | B6 |
| | Basais | | | Basais | |
| | Medial | B7 | | Anteromedial | B7-8 |
| | Anterior | B8 | | Lateral | B9 |
| | Lateral | B9 | | Posterior | B10 |
| | Posterior | B12 | | | |

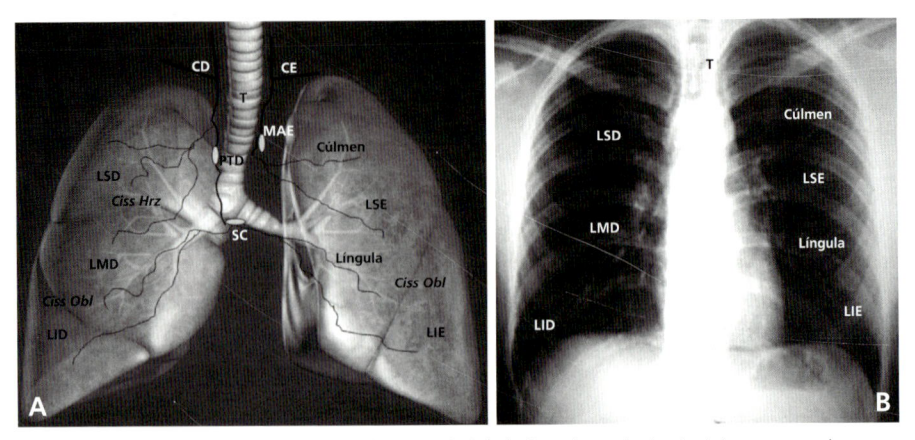

**Fig. 16-2.** Pulmões, vista anterior. (**A**) Traqueia (T), brônquios principais, lobos separados pelas cissuras horizontal (Hrz) e oblíqua (Obl) à direita, e oblíqua (Obl) à esquerda, e esquema da drenagem linfática: SC, cadeia subcarinal; MAE, cadeia mediastinal anterior; PTD, cadeia paratraqueal direita; CD, confluente venoso júgulo-subclávio direito; CE, confluente venoso júgulo-subclávio esquerdo. (**B**) Correspondência nos raios X de tórax da localização dos lobos. À direita, superior (LSD), médio (LMD) e inferior (LID); à esquerda, superior (LSE), formado pelo cúlmen e pela língula, e inferior (LIE).

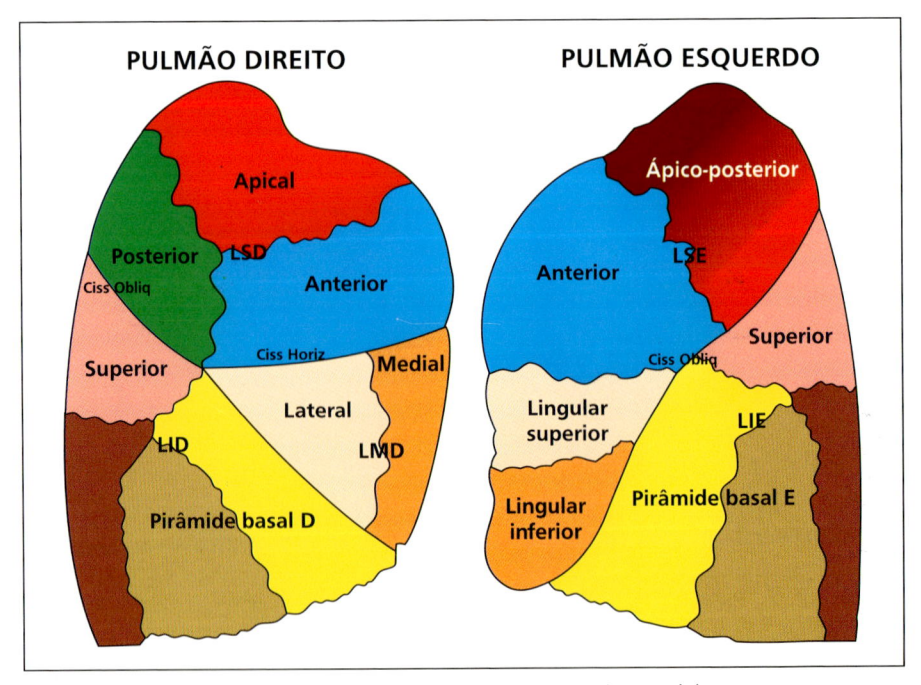

**Fig. 16-3.** Vista lateral de ambos os pulmões, mostrando as cissuras, lobos e segmentos.

Brônquios, vasos sanguíneos, linfáticos e nervos ganham a estrutura pulmonar na região dos hilos, onde também o folheto da pleura visceral que envolve o pulmão reflete-se no parietal, que cobre a face interna de cada hemicavidade torácica.[3-6]

## COMPARTIMENTO ALVEOLAR

Distalmente aos bronquíolos terminais localizam-se os ácinos – estruturas com cerca de 8 mm de diâmetro, formadas pelos bronquíolos respiratórios, ductos, sacos alveolares, alvéolos e vasos sanguíneos (Fig. 16-4). Constituem-se na zona das trocas gasosas do pulmão, com aproximadamente 80 m² de superfície total, e contendo cerca de 60,0% do ar no interior do órgão.[1-6]

Os bronquíolos respiratórios, de primeira, segunda ou terceira ordem, contêm estrutura alveolar em suas paredes. O ducto alveolar é geralmente curto, com paredes já completamente alveolizadas. Na extremidade distal dos ductos abrem-se os sacos alveolares (com cerca de 250 mm de diâmetro), com 10 a 16 alvéolos em suas paredes. O recém-nascido possui cerca de 75 milhões de alvéolos, número que vai aumentando até os 8 a 10 anos, atingindo a cifra de 300 milhões, o que segue pela vida adulta.[1-6]

Os septos interalveolares são constituídos pelo epitélio alveolar de um lado, endotélio capilar de outro, ambos assentados sobre membranas basais próprias que delimitam o delicado espaço intersticial, contendo fibras elásticas, pequenos feixes de fibrilas colágenas e alguns fibroblastos.[4-8]

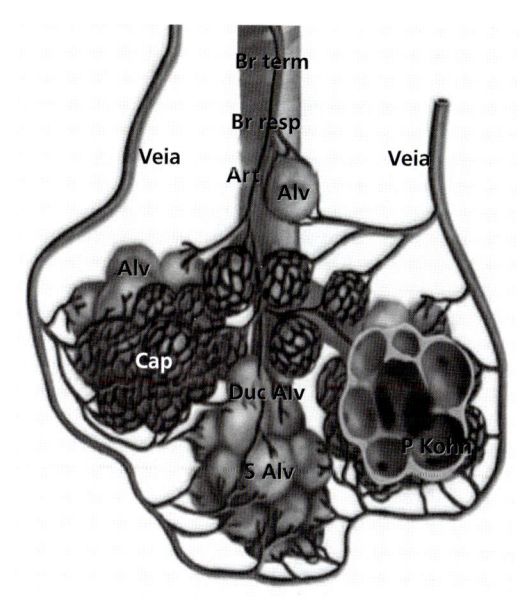

**Fig. 16-4.** Esquema da estrutura do ácino, zona das trocas respiratórias, distal ao bronquíolo terminal (Br term), formada pelos bronquíolos respiratórios (Br resp), ductos (Duc alv), sacos alveolares (S alv), alvéolos (Alv), e por vasos arteriais (Art), venosos (Veia) e capilares (Cap), Poros de Kohn (P Kohn).

Cerca de 95% da superfície interna dos alvéolos é formada pelos pneumócitos tipo I – células planas através das quais transitam os gases respiratórios – e pelos pneumócitos tipo II – células cuboidais glandulares, produtoras da substância tensoativa, e com potencialidade para reparar a estrutura alveolar quando lesada. Os poros de Kohn (ausentes no recém-nascido), com diâmetro entre 3 e 13 μm, e os canais de Lambert (estes já observados em lactentes), possibilitam a ventilação colateral entre estruturas acinares. No interior dos alvéolos normais, 90% das células ali presentes são macrófagos, originários de monócitos sanguíneos, atuando como fagócitos. Seguem-se os linfócitos, raramente algum eosinófilo, mas não neutrófilos, mas que podem ser ali observados em condições patológicas, em geral de natureza inflamatória, infecciosa ou não.[1-5]

## VASCULARIZAÇÃO SANGUÍNEA

O sangue venoso, partindo do ventrículo direito, chega aos locais das trocas gasosas através das artérias, arteríolas e capilares pulmonares presentes nos ácinos. A árvore brônquica recebe sangue arterial proveniente do ventrículo esquerdo pelas artérias brônquicas. A drenagem venosa da porção respiratória dos pulmões e da árvore brônquica mais periférica se faz pelas veias pulmonares, que ganham o ventrículo esquerdo. Somente os brônquios de maior calibre têm sua drenagem venosa efetuada pelas veias brônquicas para o ventrículo direito. Os vasos arteriais do pulmão avançam pelo centro das unidades respiratórias, mesmo nas mais distais, acompanhando brônquios ou bronquíolos, enquanto que a drenagem venosa se faz pela periferia das unidades (Fig. 16-4).[4-8]

## LINFÁTICOS

A linfa no pulmão inicia a se formar na zona alveolar, ganha os capilares junto aos bronquíolos terminais, segue por vasos imersos no interstício e nas paredes brônquicas e acaba por ser recolhida em cadeias peritraqueobrônquicas mediastinais. A distribuição anatômica dos linfáticos pulmonares (Fig. 16-2) foi estudada em detalhe por Rouvière (1932). Ele mostrou que o terço superior do pulmão direito drena diretamente para a cadeia para-traqueal do mesmo lado (PTD), e os terços médio e inferior desse pulmão drenam também para a cadeia paratraqueal direita, diretamente, ou via cadeia subcarinal (SC). A drenagem do terço superior do pulmão esquerdo se faz para a cadeia mediastinal anterior do mesmo lado (MAE), e daí para o ducto torácico, terminando no confluente venoso jugulo-subclávio esquerdo (CE). A linfa dos dois terços inferiores do pulmão é drenada inicialmente para a cadeia subcarinal, e daí para a cadeia paratraqueal direita. Toda a linfa que chega à cadeia paratraqueal direita vai à grande veia linfática, desembocando no confluente venoso jugulo-subclávio do mesmo lado

(CD). É importante ressaltar que a drenagem linfática dos lobos inferiores, além de ir às cadeias subcarinal e paratraqueal direita, pode ainda se dirigir para gânglios dos ligamentos pulmonares, mediastinais posteriores e mesmo intra-abdominais.[5-8]

## REFERÊNCIAS BIBLIOGRÁFICAS

1. Boyden EA. *Segmental anatomy of the lung*. New York: Blakinston, 1955.
2. Cordier CJ, Cabral C. *Les pedicules segmentaires du poumon*. L'Expansion Scientifique Francaise. Wallon, Vichy. Tome I (pumon droite), 1952. p. 309. Tome II (poumon gauche), 1955. p. 455.
3. Hansell DM, Lynch DA, McAdams P et al. The normal Chest. In: *imaging of diseases of the chest*. 5th ed. Printed in China. Mosby-Elsevier, 2010. p. 39-82.
4. Hochhegger B. Anatomia do tórax. In: Correa da Silva LC. *Pneumologia. Princípios e prática*. Porto Alegre: Artmed, 2004. p. 20-30, C.5.
5. Ochs M, Weibel ER, Taylor CR. Functional design of the human lung for gas exchange. In: Fishman AP, Elias JA, Fishman JA et al. *Fishman's pulmonary diseases and disorders*. 4th ed. New York: McGraw-Hill, 2008. p. 23-6,. C.2.
6. Reid L. Appendix B. Normal structure of the lung. In: Reid L. *The pathology of emphysema*. London, Lloyd-Luke (medical Books), 1967. p. 318-61.
7. Rouvière H. *Anatomie des lymphatiques de l'homme*. Paris, Masson et Cie, 1932. p. 153-223.
8. Von Hayek H. *The Human Lung*. New York: McGraw-Hill, 196.

# 17

# DIAGNÓSTICO E TRATAMENTO NA CRIANÇA

José Faibes Lubianca Neto ▪ Luciana Pimentel Oppermann

## INTRODUÇÃO E EPIDEMIOLOGIA

A síndrome da apneia e hipopneia obstrutiva do sono (SAHOS) na criança é definida como transtorno respiratório do sono, caracterizado por obstrução parcial prolongada da via aérea superior e/ou obstrução completa intermitente (apneia obstrutiva), que interrompe a ventilação e o padrão normal de sono.[4] Na população geral, a SAHOS está presente em 1,2 a 5,7% das crianças, com um pico de incidência entre as idades de 2 e 6 anos.[10,44,57,64] Em clínicas do sono, entretanto, SAHOS é o motivo mais comum de referência.[52]

## FATORES DE RISCO

Os fatores de risco incluem hiperplasia adenotonsilar (causa mais comum), obesidade, anormalidades craniofaciais (micrognatia e hipoplasia do andar médio da face), doenças neuromusculares, síndrome de Down e doença do refluxo gastroesofágico (DRGE). Há forte evidência para hereditariedade na SAHOS, e isto pode ser explicado pela hereditariedade da estrutura esquelética, de tecidos moles e também dos hábitos.[65] Em contraste com os adultos, crianças com SAHOS tendem a não ser obesas, embora haja um número crescente de escolares e adolescentes com SAHOS associada à obesidade.[2]

## QUADRO CLÍNICO

Os sintomas incluem ronco habitual (geralmente com pausas intermitentes e engasgos), esforço respiratório, sono agitado e alterações comportamentais durante o dia.[12,29] Os pais podem relatar a necessidade de mudar a posição durante o sono ou agitar a criança para o retorno da respiração ao normal. Também podem referir sudorese excessiva durante o sono, geralmente consequência do esforço da musculatura respiratória. Sonolência diurna pode ocorrer, mas é incomum em crianças menores, que, paradoxalmente, tendem a ser mais agitadas e desatentas. Algumas vezes são taxadas como portadoras de transtorno de déficit de atenção e hiperatividade, recebendo indevidamente tratamento medicamentoso para tal. Quando não tratada, a SAHOS também está associada à disfunção neurocognitiva (déficits de aprendizado, mau desempenho acadêmico), problemas comportamentais, hipertensão arterial sistêmica e da artéria pulmonar, disfunção cardiológica (incluindo *cor pulmonale*), inflamação sistêmica e redução da qualidade de vida.[5,16,17] As repercussões estendem-se também ao sistema músculo-esquelético e podem ser localizadas ou sistêmicas. Entre as localizadas, destacam-se as do sitema estomatognático, secundárias à respiração bucal. São elas: hipotonia do orbicular dos lábios, eversão do lábio superior, hipoplasia de maxila, com palato ogival e mordidas cruzada e aberta. Entre as sistêmicas, está o déficit de crescimento pôndero-estatural, secundário à menor excreção do hormônio de crescimento durante a noite de sono.[11] Outras alterações sistêmicas incluem os problemas posturais (cifose, acentuação da lordose lombar), associados à respiração bucal – comum em crianças com SAHOS – e as deformidades torácicas pelo esforço respiratório (*pectus excavatum*). O Quadro 17-1 demonstra alguns dos sinais e sintomas comumente encontrados no quadro clínico da SAHOS.

## DIAGNÓSTICO

Quase todas as crianças com SAHOS roncam, embora os cuidadores frequentemente não relatem voluntariamente o sintoma. Ronco é um sintoma frequente entre crianças e adolescentes, mas SAHOS é menos comum.[54,55] Ronco eventual, associado a infecções de vias aéreas superiores, por exemplo, é menos indicativo de SAHOS que uma história de roncos habituais, que ocorrem pelo menos 3 vezes por semana. A presença de ronco, portanto, deve ser questionada sempre em consultas otorrinolaringológicas, mesmo em episódios de avaliação de faringotonsilite, visto que a mesma, apesar de não específica, é uma medida sensível no rastreamento de SAHOS. Uma resposta afirmativa deve ser seguida de história detalhada e exame físico completo, que determinarão a necessidade de investigação complementar.

Estudos de nível IV avaliaram a sensibilidade e especificidade da história clínica isolada no diagnóstico de SAHOS. O *Pediatric Sleep Questionnaire*, publicado por Chervin *et al.*, apresentou melhor sensibilidade e especificidade dentre os questionários publicados, com uma sensibilidade de 78% e especificidade de 72%, quando avaliado o seguimento de SAHOS, definido por polissonogra-

**Quadro 17-1.** Sinais e sintomas da síndrome da apneia e hipopneia obstrutiva do sono (SAHOS)

| Sinais e Sintomas de SAHOS |
|---|
| **História clínica** |
| ▪ Ronco frequente (≥ 3x/semana) |
| ▪ Respiração dificultosa durante o sono |
| ▪ Engasgos/ruídos respiratórios/episódios de apneias observadas |
| ▪ Enurese noturna (especialmente enurese secundária – após 6 meses de continência) |
| ▪ Sono na posição sentada ou com hiperextensão cervical |
| ▪ Cianose |
| ▪ Cefaleia ao despertar |
| ▪ Sonolência diurna |
| ▪ Dificuldade de aprendizado |
| ▪ Distúrbio de déficit de atenção/hiperatividade |
| **Exame físico** |
| ▪ Sobrepeso ou baixo peso |
| ▪ Hipertrofia adenotonsilar |
| ▪ Fácies adenóideas |
| ▪ Micrognatia/retrognatia |
| ▪ Palato ogival |
| ▪ Atraso de crescimento pôndero-estatural |
| ▪ Hipertensão arterial sistêmica e de artéria pulmonar (até o extremo *cor pulmonale*) |

fia.[19,20] Um achado de apenas duas respostas negativas no *Pediatric Sleep Questionnaire* seria suficiente na identificação de pacientes com polissonografia normal. Embora essas sejam sensibilidade e especificidade relativamente baixas, o uso desses questionários está justificado como instrumentos de triagem da SAHOS.

Quando comparado à polissonografia para o diagnóstico de SAHOS moderada/grave, o exame clínico demonstra sensibilidade e especificidade de 59 e 73%, respectivamente.[27,77] O exame físico deve incluir avaliação otorrinolaringológica completa da via aérea superior. A hiperplasia de tonsilas palatinas pode ser observada pela orofaringoscopia, bem como por radiografia simples de perfil, sendo um preditor de SAHOS e de complicações cardiovasculares associadas a ela.[28] O escore de Mallampati determinado pela orofaringoscopia também auxilia no diagnóstico da SAHOS.[43] A nasofibrolaringoscopia pode ser realizada, com boa sensibilidade para o diagnóstico de hiperplasia adenoideana.[39] A medida da circunferência cervical e o índice de massa corpórea (IMC) não apresentam boa correlação com sintomas de SAHOS em crianças.[15]

Exames radiológicos foram avaliados para o diagnóstico de SAHOS em estudos de níveis III e IV. O estreitamento da coluna aérea em radiografias laterais de pescoço demonstra um aumento na probabilidade do diagnóstico de SAHOS.[32,46,81] A ressonância magnética, a cefalometria, a faringometria acústica e a rinometria foram também comparadas à avaliação clínica e à polissonografia em estudos de níveis III e IV, mas estudos adicionais são necessários para determinar sua sensibilidade e especificidade para o diagnóstico de SAHOS.[35,36,38,42,85] A avaliação objetiva de parâmetros cardiovasculares por meio de exames complementares pode futuramente ser útil na predição de SAHOS na criança. Destaca-se a ecocardiografia com efeito Doppler, que é capaz de demonstrar não invasivamente a hipertensão da artéria pulmonar assintomática em crianças com SAHOS.[74] Na atualidade, entretanto, estudos ainda não demonstram sensibilidade e especificidade suficientes para diagnosticar SAHOS através desses exames.[47]

A polissonografia noturna em laboratório do sono é considerada o exame padrão ouro para o diagnóstico de SAHOS. Ela fornece dados objetivos e quantitativos relacionados com os distúrbios respiratórios do sono. As apneias obstrutivas em crianças ocorrem mais frequentemente durante o sono REM, com maior frequência de eventos na segunda metade da noite.[8] Os achados da polissonografia possibilitam a estratificação dos pacientes em termos de gravidade, indicando os pacientes em risco de complicações e sequelas relacionadas com a SAHOS.[63] Os achados de SAHOS grave na polissonografia também auxiliam na avaliação pré-operatória, orientando o manejo de pacientes em risco de complicações no pós-operatório imediato (com indicação de cuidados pós-operatórios em unidades de tratamento intensivo), além de indicar os pacientes com necessidade de polissonografia de controle no pós-operatório tardio para tratamentos complementares.[7,75]

Um único exame de polissonografia de noite inteira parece ser suficiente para o diagnóstico de SAHOS na criança. O efeito de "primeira noite no laboratório", observado em adultos, é menos frequente em crianças. Estudos sugerem que há variações na arquitetura do sono em diferentes noites de realização do exame no mesmo paciente, bem como pequenas variações nos parâmetros respiratórios, mas tais achados não parecem justificar um segundo exame para o diagnóstico de SAHOS.[31,33,45,70,78] Limitações ao uso da polissonografia rotineiramente como ferramenta diagnóstica são o alto custo operacional do exame e a necessidade de recursos humanos e físicos amplos para disponibilizar o exame à totalidade dos pacientes suspeitos de SAHOS. A Academia Americana de Otorrinolaringologia e Cirurgia de Cabeça e Pescoço recomenda a realização de polissonografia previamente à tonsilectomia para apenas algumas crianças, como aquelas com distúrbio respiratório do sono que apresentem obesidade, síndrome de Down, anormalidades craniofaciais, doenças neuromusculares, anemia falciforme e mucopolissacaridoses.[67] Ainda há recomendação de polissonografia em crianças em que a necessidade de cirurgia é incerta, ou em que há discordância entre o tamanho das tonsilas no exame físico e a gravidade do distúrbio respiratório do sono relatado pelos cuidadores. A Academia Americana de Pediatria ainda recomenda polissonografia para todas as crianças com ronco persistente após tratamento.[69] A polissonografia ambulatorial surge como uma alternativa à polissonografia noturna em laboratório, mas estudos sugerem que ela seria tecnicamente viável apenas em crianças maiores, em idade escolar. Além disso, os estudos disponíveis ainda demonstram discrepâncias nos achados de sensibilidade e especificidade da polissonografia ambulatorial em SAHOS moderada em crianças, sendo essa mais útil nos casos extremos (SAHOS leve ou grave).[21,26,84] A polissonografia, portanto, quando indicada na suspeita de SAHOS em crianças, deve ser realizada em laboratório do sono.[67]

Estudos compararam a oximetria noturna à polissonografia de noite inteira como alternativa ao diagnóstico de SAHOS. Demonstraram sensibilidade e especificidade da oximetria noturna de aproximadamente 67 e 60%, respectivamente, para o diagnóstico de SAHOS, com tendência de subdiagnosticar pacientes com SAHOS com despertares frequentes e fragmentação do sono que apresentam pequenas dessaturações na oximetria noturna. O excesso de artefatos de movimento decorrente das frequentes movimentações das crianças durante o sono também parece ser um obstáculo à fidedignidade dos resultados da oximetria noturna.[6,14,40,56,60,68]

## TRATAMENTO

A hiperplasia adenotonsilar é a causa mais comum de SAHOS em crianças, e a adenotonsilectomia permanece sendo o tratamento de eleição nesses casos. A adenoidectomia isolada não é suficiente como tratamento para a SAHOS, já que a mesma não interfere no sítio de obstrução orofaríngeo relacionado com a hiperplasia das tonsilas palatinas. Contraindicações relativas à adenotonsilectomia são tecido adenotonsilar muito reduzido, obesidade mórbida na presença de adenoide e tonsilas palatinas pequenas, discrasia sanguínea refratária a tratamento, fenda palatina submucosa e outras comorbidades clínicas que resultem em instabilidade clínica para cirurgia. Em pacientes com fenda palatina submucosa, pode-se realizar adenoidectomia parcial, desde que seja feita polissonografia pós-operatória para assegurar a resolução da SAHOS.[7]

A adenotonsilectomia apresenta uma baixa taxa de complicações pós-operatórias. Complicações menores incluem dor e dificuldades na ingesta oral. Complicações maiores são: sangramento, infecção da ferida operatória, complicações anestésicas, instabilidade ventilatória, insuficiência velofaríngea e, raramente, morte. Os fatores de risco que aumentam a chance de complicações pós-operatórias incluem idade < 3 anos, SAHOS grave, presença de complicações cardiovasculares associadas à SAHOS, déficit de crescimento, obesidade e anomalias craniofaciais, além de síndromes genéticas e doenças neuromusculares. Os achados polissonográficos, quando disponíveis, devem ser comunicados à equipe anestésica previamente à indução anestésica com fins de redução de morbidade perioperatória.[67] Em estudo prospectivo recente, Thongyam *et al.* demonstraram que os achados da polissonografia pré-operatória apresentaram associação positiva a complicações respiratórias pós-operatórias, bem como a idade < 3 anos e a raça negra, mas não demonstraram associação a complicações pós-operatórias não respiratórias. Em modelo proposto pelos autores, idade menor < 3 anos, nadir de $SpO_2$ e o pico de $CO_2$ foram capazes de predizer complicações respiratórias pós-operatórias.[75] Diversas técnicas de adenotonsilectomia são descritas, mas até o momento não há evidências demonstrando vantagem de alguma técnica sobre outras no tratamento da SAHOS.[47,71]

A cirurgia pode ser realizada em regime ambulatorial na maioria dos casos. A polissonografia pré-operatória pode orientar a necessidade de internação hospitalar pós-operatória, indicando crianças portadoras de SAHOS grave, cuja observação em ambiente hospitalar traria benefícios. Há variação nos critérios utilizados na literatura para definição de SAHOS grave, bem como na seleção dos pacientes. A Academia Americana de Otorrinolaringologia, entretanto, recomenda que crianças com um índice de apneia-hipopneia (IAH) ≥ 10/hora e/ou nadir de $SaO_2$ < 80%, bem como crianças menores de 3 anos, sejam admitidas em observação por uma noite após a adenotonsilectomia.[62,67]

Infecção de vias aéreas superiores na data da cirurgia, documentada por febre, tosse e/ou sibilância, determina maior risco de complicações pós-operatórias, devendo o procedimento ser reagendado, conforme a avaliação do risco e benefício no caso de pacientes com SAHOS grave. Deve-se levar em consideração que crianças com hiperplasia adenotonsilar podem apresentar rinorreia crônica e congestão nasal mesmo na ausência de infecção.[72]

Estudos pioneiros demonstraram que a adenotonsilectomia em crianças acarreta melhora da saturação de oxigênio avaliada por oximetria noturna.[6] A maioria das crianças tem resolução da SAHOS demonstrada na polissonografia após cirurgia.[50] A adenotonsilectomia parece reverter alterações de parâmetros cardiovasculares da SAHOS nas crianças. Em revisão sistemática de 2012, Teo *et al.* demonstraram que os níveis de pressão arterial, a frequência cardíaca e variabilidade da mesma, a pressão da artéria pulmonar e os achados ecocardiográficos modificam-se positivamente após a adenotonsilectomia em crianças com SAHOS. Além disso, crianças com SAHOS submetidas à adenotonsilectomia parecem apresentar no pós-operatório incremento no ganho de peso e crescimento, inclusive aquelas com situação de sobrepeso previamente à cirurgia.[34]

Analisando a relação custo-benefício, Tarasiuk *et al.* demonstraram que os custos com saúde de crianças com SAHOS antes do diagnóstico era 223% maior que em controles normais, e que esses custos reduziram em 1/3 nas crianças submetidas à adenotonsilectomia, enquanto não houve nenhuma modificação nos custos de saúde nas crianças com SAHOS não submetidas à cirurgia.[66,73]

Por outro lado, algumas crianças com SAHOS parecem apresentar resolução espontânea do quadro de SAHOS. No clássico estudo CHAT, de 2013, um IAH baixo associado à circunferência cervical dentro da normalidade (abaixo do percentil de 90%), um baixo escore no *Pediatric Sleep Questionnaire* e um baixo índice nas escalas de ronco mostraram-se preditores que auxiliariam na indicação de observação em vez do tratamento cirúrgico.[18]

Crianças portadoras de Síndrome de Down, de anormalidades craniofaciais, de doenças neuromusculares e obesidade podem apresentar persistência de SAHOS após adenotonsilectomia. Diversos estudos demonstram a obesidade como fator de risco pré-operatório significativo para a persistência de SAHOS, independente de idade e de IAH pré-operatório.[3,9,30,82] Em metanálise de 2009, Costa *et al.* relataram que 88% das crianças obesas persistiram com um IAH ≥ 1/hora, 75% com IAH ≥ 2/hora, e 51% com IAH ≥ 5/hora no pós-operatório.[22] A redução do peso, portanto, também é sempre recomendada em crianças obesas.

O IAH pré-operatório também é fator de risco independente quando ajustado para outras comorbidades para a persistência de SAHOS após adenotonsilectomia.[53,54,58,82] Crianças maiores, principalmente com idade > 7 anos, também podem apresentar pior prognóstico para resolução da SAHOS com a adenotonsilectomia.[9,54]

A presença de ronco no pós-operatório tardio parece ser um indício de SAHOS persistente com IAH ≥ 5/hora.[54] Um relato negativo de ronco não apresenta alta especificidade para descartar persistência de SAHOS após adentonsilectomia, e crianças com alto risco de manutenção da SAHOS após adenotonsilectomia devem ser avaliadas com polissonografia pós-operatória, mesmo quando ronco não é observado pelos cuidadores.[7,54,69,82]

Pressão positiva contínua nas vias aéreas superiores (CPAP) é uma alternativa terapêutica para crianças sem resposta à adenotonsilectomia ou com contraindicações cirúrgicas. Há evidência de que o tratamento com CPAP em crianças com SAHOS residual é efetivo tanto na resolução sintomática, quanto nos achados polissonográficos. A aderência em crianças parece ser um empecilho à adoção desse tratamento.[24,25,41,48,51,59,76] Outro aspecto a ser considerado é o fato de que a pressão necessária para a manutenção da perviedade das vias aéreas nas crianças pode mudar ao longo do crescimento, sendo necessário, portanto, o reajuste da mesma periodicamente.[49]

Diversos autores demonstraram benefício no tratamento da SAHOS leve à moderada com esteroides tópicos nasais a curto prazo. O efeito a longo prazo dessas medicações, entretanto, ainda necessita de mais estudos para ser determinado.[1,13,37]

Por fim, o uso de antileucotrienos, expansão maxilar rápida, terapia posicional e aparelhos intraorais são alternativas de tratamento para a persistência de SAHOS após adenotonsilectomia, com necessidade de investigação futura para determinação de real eficácia.[23,61,79,80,83]

## REFERÊNCIAS BIBLIOGRÁFICAS

1. Alexopoulos EI, Kaditis AG, Kalampouka E et al. Nasal corticosteroids for children with snoring. *Pediatr Pulmonol* 2004;38(2):161-67.
2. Alonso-Álvarez ML, Cordero-Guevara JA, Terán-Santos J et al. Obstructive sleep apnea in obese community-dwelling children: the NANOS study. *Sleep* 2014 May 1;37(5):943-49.
3. Alonso-Álvarez ML, Terán-Santos J, Navazo-Eguia AI et al. Spanish Sleep Network. Treatment outcomes of obstructive sleep apnoea in obese community – dwelling children: the NANOS study. *Eur Respir J* 2015 June 11.
4. American Thoracic Society. Standards and indications for cardiopulmonary sleep studies in children. *Am J Respir Crit Care Med* 1996;153(2):866-78.
5. Archbold KH, Giordani B, Ruzicka BL et al. Cognitive executive dysfunction in children with mild sleep-disordered breathing. *Biol Res Nurs* 2004 Jan.;5(3):168-76.
6. Arrarte J, Lubianca Neto JF, Fischer GB. The effect of adenotonsillectomy on oxygen saturation in children with sleep breathing disorders. *Int J Pediatr Otorhinolaryngol* 2007 June;71(6):973-78.
7. Aurora RN, Zak RS, Karippot A et al. Practice parameters for the respiratory indications for polysomnography in children. *Sleep* 2011 March 1;34(3):379-88.
8. Berry RB, Brooks R, Gamaldo CE et al. American Academy of Sleep Medicine. *The AASM Manual for the scoring of sleep and associated events: rules, terminology and technical specifications*, version 2.1. www.aasmnet.org. Darien IL: American Academy of Sleep Medicine, 2014.
9. Bhattavharjee R, Kheirandish-Gozal L, Spruyt K et al. Adenotonsillectomy outcomes in treatment of obstructive apnea in children: a multicenter retrospective study. *Am J Respir Crit-Care Med* 2010;182(5):676-83.
10. Bixler EO, Vgontzas NA, Lin HM et al. Sleep disordered breathing in children in a general population sample: prevalence and risk factors. *Sleep* 2009;32(6):731-36.
11. Bonuck KA, Freeman K, Henderson J. Growth and growth biomarker changes after adenotonsillectomy: systematic review and meta-analysis. *Arch Dis Child* 2009;94:83-91.
12. Brouillette RT, Hanson D, David R et al. A diagnostic approach to suspected sleep apnea in children. *J Pediatr* 1984 July;105(1):10-14.
13. Brouillette RT, Manoukian JJ, Ducharme FM et al. Efficacy of fluticasone nasal spray for pediatric obstructive sleep apnea. *J Pediatr* 2001;138(6):838-44.

14. Brouillette RT, Morielli A, Leimanis A et al. Nocturnal pulse oximetry as an abbreviated testing modality for pediatric obstructive sleep apnea. *Pediatrics* 2000;105(2):405-12.
15. Carotenuto M, Bruni O, Santoro N et al. Waist circumference predicts the occurrence of sleep-disordered breathing in obeses children and adolescents: a questionnaire-based study. *Sleep Med* 2006;7(4):357-61.
16. Chervin RD, Archbold KH, Dillon JE et al. Inattention, hyperactivity, and symptoms of sleep-disordered breathing. *Pediatrics* 2002 Mar.;109(3):449-56.
17. Chervin RD, Archbold KH, Panahi P et al. Sleep problems seldom addressed at two pediatrics clinics. *Pediatrics* 2001 June;107(6):1375-80.
18. Chervin RD, Ellenberg SS, Hou X et al. Prognosis for Spontaneous Resolution of Obstructive Sleep Apnea in Children. *Chest* 2015 Nov.;148(5):1204-13.
19. Chervin RD, Hedger L, Dillon JE et al. Pediatric sleep questionnaire (PSQ): validity and reliability of scales for sleep-disordered breathing, snoring, sleepiness and behavioral problems. *Sleep Med* 2000;1(1):21-32.
20. Chervin RD, Weatherly RA, Garetz SL et al. Pediatric Sleep Questionnaire: prediction of sleep apnea and outcomes. *Arch Otolaryngol Head Neck Surg* 2007;133(3):216-22.
21. Collop NA, Anderson WM, Boehlecke B et al. Portable Monitoring Task Force of the American Academy of Sleep Medicine. Clinical guidelines for the use of unattended portable monitors in the diagnosis of obstructive sleep apnea in adult patients. *J Clin Sleep Med* 2007;3(7):737-47.
22. Costa DJ, Mitchell R. Adenotonsillectomy for obstructive sleep apnea in children: a meta-analysis. *Otolaryngol Head Neck Surg* 2009;140(4):455-60.
23. Dayyat E, Maarafeya MM, Capdevila OS et al. Nocturnal body position in sleeping children with and without obstructive sleep apnea. *Pediatr Pulmonol* 2007;42(4):374-79.
24. Downey R, III, Perkin RM, MacQuarrie J. Nasal continuous positive airway pressure use in children with obstructive sleep apnea younger than 2 years of age. *Chest* 2000;117(6):1608-12.
25. Friedman O, Chidekel A, Lawless ST et al. Postoperative bilevel positive airway pressure ventilation after tonsillectomy and adenoidectomy in children—a preliminary report. *Int J Pediatr Otorhinolaryngol* 1999;51(3):177-80.
26. Goodwin JL, Enright PL, Kaemingk KL et al. Feasibility of using unattended polysomnography in children for research—report of the Tucson Children's Assessment of Sleep Apnea study (TuCASA). *Sleep* 2001;24(8):937-44.
27. Goodwin JL, Kaeminhgk KL, Mulvaney AS et al. Clinical screening of school children for polysomnography to detect sleep-disordered brathing – the Tucson Children´s Assesment of Sleep Apnea Study (TuCASA). *J Clin Sleep Med* 2005;1(3):247-54.
28. Granzotto EH, Aquino FV, Flores JA et al. Tonsil size as a predictor of cardiac complications in children with sleep-disordered breathing. *Laryngoscope* 2010 June;120(6):1246-51.
29. Guilleminault C, Korobkin R, Winckle R. A review of 50 children with obstructive sleep apnea syndrome. *Lung* 1981;159(5):275-87.
30. Guilleminault C, Li K, Quo S et al. A prospective study on the surgical outcomes of children with sleep-disordered breathing. *Sleep* 2004;27(1):95-100.
31. Iber C. *The AASM Manual for the scoring of sleep and associated events: rules, terminology, and technical specification*. Westchester, FL: American Academy of Sleep Medicine, 2007.
32. Jain A, Sahni JK. Polysomnographic studies in children undergoing adenoidectomy and/or tonsillectomy. *J Laryngol Otol* 2002;116(9):711-15.

33. Katz ES, Greene MG, Carson KA et al. Night-to-night variability polissonografofpolysomnography in children with suspected obstructive sleep apnea. *J Pediatr* 2002;140(5):589-94.
34. Katz ES, Moore RH, Rosen CL et al. Growth after adenotonsillectomy for obstructive sleep apnea: an RCT. *Pediatrics* 2014 Aug.;134(2):282-89.
35. Kawashima S, Niikuni N, Chia-hung L et al. Cephalometric comparisons of craniofacial and upper airway structures in Young children with obstructive sleep apnea syndrome. *Ear Nose Throat J* 2000;79(7):499-502, 505-506.
36. Kawashima S, Peltomäki T, Sakata H et al. Craniofacial morphology in preschool children with sleep-related breathing disorder and hypertrophy of tonsils. *Acta Paediatr* 2002;91(1):71-77.
37. Kheirandish-Gozal L, Gozal D. Intranasal budesonide treatment for children with mild obstructive sleep apnea syndrome. *Pediatrics* 2008;122(1).
38. Kikuchi M, Higurashi N, Miyazaki S et al. Facial pattern categories of sleep brathing-disordered children using Ricketts analysis. *Psychiatry Clin Neurosci* 2002;56(3):329-30.
39. Kindermann CA, Roithmann R, Lubianca Neto JF. Sensitivity and specificity of nasal flexible fiberoptic endoscopy in the diagnosis of adenoid hypertrophy in children. *Int J Pediatr Otorhinolaryngol* 2008 Jan.;72(1):63-67.
40. Kirk VG, Bohn SG, Flemons WW et al. Comparison of home oximetry monitoring with laboratory polysomnography in children. *Chest* 2003;124(5):1702-170.
41. Koontz KL, Slifer KJ, Cataldo MD et al. Improving pediatric compliance with positive airway pressure therapy: the impact of behavioral intervention. *Sleep* 2003;26(8):1010-15.
42. Kulnis R, Nelson S, Strohl K et al. Cephalometric assessment of snoring and nonsnorng children. *Chest* 2000;118(3):596-603.
43. Kumar HV, Schroeder JW, Gang Z et al. Mallampati score and pediatric obstructive sleep apnea. *J Clin Sleep Med* 2014 Sept. 15;10(9):985-90.
44. Li AM, So HK, Au CT et al. Epidemiology of obstrutive sleep apnoea syndrome in Chinese children: a two-phase community study. *Thorax* 2010;65(11):991-97.
45. Li AM, Wing YK, Cheung A et al. Is a 2-night polysomnographic study necessary in childhood sleep-related disordered breathing? *Chest* 2004;126(5):1467-72.
46. Li AM, Wong E, Kew J et al. Use of tonsil size in the evaluation of obstructive sleep apnoea. *Arch Dis Child* 2002;87(2):156-59.
47. Marcus CL, Brooks LJ, Draper KA et al. American Academy of Pediatrics. Diagnosis and management of childhood obstructive sleep apnea syndrome. *Pediatrics* 2012 Sept.;130(3):e714-55.
48. Marcus CL, Rosen G, Ward SL et al. Adherence to and effectiveness of positive airway pressure therapy in children with obstructive sleep apnea. *Pediatrics* 2006;117(3).
49. Marcus CL, Ward SL, Mallory GB et al. Use of nasal continuous positive airway pressure as treatment of childhood obstructive sleep apnea. *J Pediatr* 1995;127(1):88-94.
50. Marcus CL. Sleep-disordered breathing in children. *Am J Respir Crit Care Med* 2001 July 1;164(1):16-30.
51. McGinley B, Halbower A, Schwartz AR et al. Effect of a high-flow open nasal cannula system on obstructive sleep apnea in children. *Pediatrics* 2009;124(1):179-88.
52. Meltzer LJ, Moore M, Mindell JA. The need for interdisciplinary pediatric sleep clinics. *Behav Sleep Med* 2008;6(4):268-82.
53. Mitchell RB, Kelly J. Outcome of adenotonsillectomy for obstructive sleep apnea in obese and normal-weight children. *Otolaryngol Head Neck Surg* 2007;137(1):43-48.

54. Mitchell RB. Adenotonsillectomy for obstructive sleep apnea in children: outcome evaluated by pre- and postoperative polysomnography. *Laryngoscope* 2007;117(10):1844-54.
55. Nieminen P, Tolonen U, Löppönen H. Snoring and obstructive sleep apnea in children: a 6-month follow-up study. *Arch Otolaryngol Head Neck Surg* 2000;126(4):481-86.
56. Nixon GM, Kermack AS, Davis GM et al. Planning adenotonsillectomy in children with obstructive sleep apnea: the role of overnight oximetry. *Pediatrics* 2004;113 (1 Pt 1):e19-e25.
57. O´Brien LM, Holbrook CR, Mervis CB et al. Sleep and neurobehavioral characteristics of 5-to7-year old children with parentally reported symtoms of attention-deficit hyperactivity disorder. *Pediatrics* 2003;111(3):554-63.
58. O'Brien LM, Sitha S, Baur LA et al. Obesity increases the risk for persisting obstructive sleep apnea after treatment in children. *Int J Pediatr Otorhinolaryngol* 2006;70(9):1555-60.
59. O'Donnell AR, Bjornson CL, Bohn SG et al. Compliance rates in children using noninvasive continuous positive airwaypressure. *Sleep* 2006;29(5):651-58.
60. Patel A, Watson M, Habibi P. Unattended home sleep studies for the evaluation of suspected obstructive sleep apnoea syndrome in children. *J Telemed Telecare* 2005;11(Suppl 1):100-2.
61. Pereira KD, Roebuck JC, Howell L. The effect of body position on sleep apnea in children younger than 3 years. *Arch Otolaryngol Head Neck Surg* 2005;131(11):1014-16.
62. Quante M, Wang R, Weng J et al. The Effect of Adenotonsillectomy for Childhood Sleep Apnea on Cardiometabolic Measures. *Sleep* 2014 Dec. 10.
63. Redline S, Budhiraja R, Kapur V et al. The scoring of respiratory events in sleep: reliability and validity. *J Clin Sleep Med* 2007;3(2):169-200.
64. Redline S, Tishler PV, Schluchter M et al. Risk factors for sleep-disordered breathing in children. Association with obesity, race and respiratory problems. *Am J Respir Crit Care Med* 1999 May;159(5 Pt 1):1527-32.
65. Redline S, Tosteson T, Tishler PV et al. Studies in genetics of obstructive sleep apnea. Familial aggregation of symptoms associated with sleep–related breathing disturbances. *Am Rev Resp Dis* 1992 Feb.;145(2 Pt 1):440-44.
66. Reuveni H, Simon T, Tal A et al. Health care services utilization in children with obstructive sleep apnea syndrome. *Pediatrics* 2002;110(1 Pt 1):68-72.
67. Roland OS, Rosenfeld RM, Brooks LJ et al. American Academy of Otolaryngology-Head Neck Surgery Foundation. Clinical practice guideline: polysomnography for sleep disordered prior to tonsillectomy in children. *Otolaryngol Head Neck Surg* 2011;145(Suppl 1):S1-S15.
68. Saito H, Araki K, Ozawa H et al. Pulseoximetery is useful in determining the indications for adeno-tonsillectomy in pediatric sleep-disordered breathing. *Int J Pediatr Otorhinolaryngol* 2007;71(1):1-6.
69. Schechter MS; Section on Pediatric Pulmonology, Subcommittee on Obstructive Sleep Apnea Syndrome. Technical report: diagnosis and management of childhood obstructive sleep apnea syndrome. *Pediatrics* 2002 Apr.;109(4):e69.
70. Scholle S, Scholle HC, Kemper A et al. First night effect in children and adolescents undergoing polysomnography for sleep disordered breathing. *Clin Neurophysiol* 2003;114(11):2138-45.
71. Suen JS, Arnold JE, Brooks LJ. Adenotonsillectomy for treatment of obstructive sleep apnea in children. *Arch Otolaryngol Head Neck* 1995;121(5):525-30.

72. Tait AR, Malviya S, Voelpel-Lewis T et al. Risk factors for perioperative adverse respiratory events in children with upper respiratory tract infections. *Anesthesiology* 2001;95(2):299-306.
73. Tarasiuk A, Simon T, Tal A et al. Adenotonsillectomy in children with obstructive sleep apnea syndrome reduces health care utilization. *Pediatrics* 2004;113(2):351-56.
74. Teo TD, Mitchell RB. Systematic review of effects of adenotonsillectomy on cardiovascular parameters in children with obstructive sleep apnea. *Otolaryngol Head Neck Surg* 2013 Jan.;148(1):21-28.
75. Thongyam A, Marcus CL, Lockman JL et al. Predictors of perioperative complications in higher risk children after adenotonsillectomy for obstructive sleep apnea: a prospective study. *Otolaryngol Head Neck Surg* 2014 Dec.;151(6):1046-54.
76. Uong EC, Epperson M, Bathon SA et al. Adherence to nasal positive airway pressure therapy among school-aged children and adolescents with obstructive sleep apnea syndrome. *Pediatrics* 2007;120(5).
77. Van Someren V, Burnmester M, Alusi G et al. Are sleep studies worth doing? *Arch Dis Child* 2000;83(1):76-81.
78. Verhulst SL, Schrauwen N, De Backer WA et al. First night effect for polysomnographic data in children and adolescents with suspected sleep disordered breathing. *Arch Dis Child* 2006;91(3):233-37.
79. Villa MP, Bernkopf E, Pagani J et al. Randomized controlled study of an oral jaw-positioning appliance for the treatment of obstructive sleep apnea in children with malocclusion. *Am J RespirCrit Care Med* 2002;165(1):123-27.
80. Villa MP, Malagola C, Pagani J et al. Rapid maxillary expansion in children with obstructive sleep apnea syndrome: 12-monthfollow-up. *Sleep Med* 2007;8(2):128-34.
81. Xu Z, Cheuk DK, Lee SL. Clinical evaluation in predicting childhood obstructive sleep apnea. *Chest* 2006;130(6):1765-71.
82. Ye J, Liu H, Zhang GH et al. Outcome of adenotonsillectomy for obstructive sleep apnea in children. *Ann Otol Rhinol Laryngol* 2010;119(8):506-13.
83. Zhang XW, Li Y, Zhou F et al. Association of body position with sleep architecture and respiratory disturbances in children with obstructive sleep apnea. *Acta Otolaryngol*. 2007;127(12):1321-26.
84. Zucconi M, Calori G, Castronovo V et al. Respiratory monitoring by means of an unattended device in children with suspected uncomplicated obstructive sleep apnea: a validation study. *Chest* 2003;124(2):602-7.
85. Zucconi M, Caproglio A, Calori G et al. Craniofacial modifications in children with habitual snoring and obstructive sleep apnoea: a case-control study. *EurRespir J* 1999;13(2):411-1.

# POLISSONOGRAFIA NA CRIANÇA

Daniele de Ávila Dalmora

## INTRODUÇÃO

O estudo polissonográfico é considerado padrão ouro para avaliação e diagnóstico de SAOS (Síndrome da Apneia Obstrutiva do Sono) em todas as faixas etárias.

A Academia Americana de Pediatria e a Academia Americana de Medicina do Sono (AASM) recomendam que todas as crianças sejam avaliadas quanto à presença de ronco. Na suspeita de SAOS ou distúrbio respiratório durante o sono, deve-se realizar estudo polissonográfico antes de qualquer intervenção terapêutica.[1] Já pacientes asmáticos, fibrocísticos e crianças portadoras de hipertensão pulmonar, displasia broncopulmonar ou anormalidades da caixa torácica devem realizar polissonografia (PSG) somente se apresentarem queixas respiratórias durante o sono.

De maneira geral, a presença de distúrbios respiratórios do sono é a principal indicação de PSG, mas não é a única. A seguir estão detalhadas as principais indicações do exame, conforme as Diretrizes de 2012.[1,2,11,13,20,23]

## INDICAÇÕES GERAIS PARA REALIZAÇÃO DO ESTUDO POLISSONOGRÁFICO

- Avaliar crianças com sono agitado, suspeita de distúrbios do movimento durante o sono, sonolência excessiva diurna, déficit de atenção e hiperatividade, *cor pulmonale* e déficit de crescimento (principalmente quando associado à queixa de ronco).
- Suspeita de narcolepsia (na noite anterior ao Teste de Latências Múltiplas do Sono).
- Avaliação de crianças com epilepsia, enurese noturna, parassonias do não REM (para exclusão de comorbidades, como distúrbios respiratórios do sono e movimentos periódicos de membros inferiores).
- Investigação de lactentes com histórico de Evento Ameaçador à Vida (ALTE).

- Diferenciar parassonia de epilepsia relacionada com o sono (Polissonografia com montagem neurológica).
- Suspeita de Movimentos Periódicos dos Membros Inferiores.

## INDICAÇÕES DE POLISSONOGRAFIA POR ALTERAÇÕES RESPIRATÓRIAS

- Suspeita clínica de SAOS.
- Diferenciar ronco primário (benigno) do ronco patológico.
- Pacientes com SAOS moderada ou severa, obesos e portadores de anomalias craniofaciais (congênitas ou adquiridas através de queimaduras faciais e/ou cervicais extensas).
- Titulação de pressão positiva contínua das vias aéreas (CPAP) ou pressão positiva das vias aéreas em dois níveis inspiratória e expiratória (Bi-level/BIPAP).
- Suspeita clínica de síndrome da hipoventilação central congênita (Mal de Ondine).
- Portadores de doença neuromuscular e/ou deformidades torácicas.
- Seguimento dos pacientes em uso crônico de ventilação não invasiva.

## INDICAÇÕES OPCIONAIS DE POLISSONOGRAFIA (ENFOQUE RESPIRATÓRIO)

- No pós-operatório de expansão maxilar rápida.
- Avaliar eficácia do uso do aparelho intraoral.
- Ajustes dos parâmetros respiratórios no usuário de ventilação mecânica.
- Previamente à decanulação de pacientes traqueostomizados.
- Após a decanulação, para avaliar recorrência dos sintomas respiratórios do sono.

## LABORATÓRIO DO SONO "AMIGO DA CRIANÇA"

Sabe-se que o estudo polissonográfico em pediatria é um exame que envolve além da competência técnica, uma significativa habilidade no trato com crianças. Pacientes das mais diversas idades, tamanhos, fases do desenvolvimento e condições clínicas vêm a requerer um tratamento individualizado.[20]

Pensando no conforto e segurança do paciente e almejando obter maior produtividade no laboratório, Zaremba et al. descreveram técnicas para tornar o laboratório do sono mais atrativo para crianças. Estas técnicas foram com base no modelo utilizado no Rainbow Babies and Children's Hospital em Cleveland, Estados Unidos. Neste modelo, a preparação começa antes mesmo da PSG, com entrevista prévia da criança e seu familiar no laboratório com o intuito de esclarecer dúvidas, conhecer as instalações e desmistificar o exame.

Como a criança deve adormecer espontaneamente, a atenuação de ruídos, o controle da temperatura ambiental e a redução da luminosidade se fazem importantes. O ambiente deve ser personalizado para o público pediátrico, da sala de espera ao quarto, contando com todas as adequações necessárias para receber a criança e seu acompanhante. A prevenção de quedas e acidentes nas diversas faixas etárias é igualmente importante e não deve ser negligenciada em nenhum momento.[12,15,20,24,25] Os equipamentos (sensores e máscaras) devem ser do tamanho adequado para cada faixa etária. Como os sensores são mais delicados e frágeis, sua manutenção e reposição são necessárias com maior frequência. Preconiza-se também, um técnico para cada estudo polissonográfico.

A linguagem dos profissionais deve ser clara e inteligível para a criança e seus familiares. Estudos mostram que a tranquilização, a aceitação e a segurança sentidas pelos pais promovem maior colaboração da criança durante o procedimento.[20,24,25]

Não sendo recomendado o uso de sedativos ou medicações para induzir o sono, toda técnica deve ser direcionada para condutas que facilitem a aceitação dos pequenos pacientes.[6,20,24,25] A colocação dos eletrodos na criança já sonolenta e no colo do acompanhante, mostrar os eletrodos e sensores ao paciente antes da colocação, explicando sua função e enfatizando que os aparatos não causam dor e serão removidos sem ferimento, são exemplos de técnicas que fornecem maior segurança e, consequentemente, resultam em maior colaboração da criança.[20,24,25] Uma abordagem lúdica e divertida também é um diferencial do laboratório "Amigo da criança" (Quadro 18-1).

**Quadro 18-1.** Sugestões de abordagem lúdica

| Sugestões de Abordagem Lúdica | |
|---|---|
| Fotos | |
| Contar histórias | |
| Usar objeto de transição (associado ao sono) | Ursinho<br>Travesseiro<br>Boneca<br>Cobertor |
| **Sugestionar Paciente a Imaginar-se:** | |
| Local | Acampamento<br>Viagem intergaláctica |
| Paciente | Super-herói<br>Astronauta<br>Princesa<br>Boneca<br>Robô |

**Quadro 18-2.** Estrutura do laboratório do sono pediátrico

| Estrutura do Laboratório do Sono Pediátrico |
|---|
| - Sensores e máscaras adequados para cada faixa etária
- Horários variáveis de início do sono
- Local (preferência hospitalar)
- Treinamento e número adequados de técnicos
- Treinamento médico
- Acompanhante durante a realização do exame
- Prevenção de quedas e acidentes |

Muitos centros exclusivamente pediátricos têm seu laboratório dentro do ambiente hospitalar. A vantagem é contar com equipe treinada e de resposta rápida em intercorrências e fácil acesso a suporte ventilatório (ventilação mecânica invasiva e não invasiva), bem como cuidados intensivos no caso de instabilidade clínica e risco assistencial (Quadro 18-2).[20]

O horário do início do exame deve ser adaptado à faixa etária do paciente. Neonatos podem realizar PSG durante o dia, aumentando a produtividade do laboratório, enquanto adolescentes devem iniciar o registro no seu horário habitual de sono (atraso de fase).

Deve-se orientar o adolescente a dormir em seu horário habitual, não modificar sua rotina e não ingerir estimulantes para não alterar o padrão do sono. Festas na noite anterior ao exame, ingestão de bebidas alcoólicas, cafezinho, energéticos ou dormir durante a tarde são contraindicados. Recomenda-se a realização do Teste de latências múltiplas do sono após a PSG noturna, quando este for indicado para diagnóstico de sonolência excessiva diurna ou narcolepsia.

## MONTAGEM POLISSONOGRÁFICA

Todo o laboratório do sono deve propiciar condições para tratamento e diagnóstico dos diversos distúrbios do sono, sendo cada montagem individualizada para o adequado estudo da hipótese diagnóstica. O polissonígrafo deve possuir, no mínimo, 12 canais por aparelho, sendo preconizado que cada laboratório tenha um aparelho com montagem neurológica (32 canais). A colocação dos eletrodos deve ser realizada segundo o Sistema Internacional 10-20 de Colocação de Eletrodos. O uso de dois canais, pareados nas derivações centrais e occipitais do Eletroencefalograma (EEG), facilita o registro do início do sono e é muito útil quando um dos sensores sofre interferência ou é perdido.[7] A distribuição e a nomenclatura dos eletrodos utilizados no EEG pediátrico são as mesmas utilizadas para adultos.[4,5,7,8,10,13,18,20] Os eletrodos e sensores necessários para a realização de uma Polissonografia simplificada estão discriminados no Quadro 18-3.

**Quadro 18-3.** Eletrodos e sensores recomendados na PSG padrão

| Eletrodos e Sensores Recomendados na PSG | |
|---|---|
| EEG | Cintas de pletismografia (RIP) |
| EOG | Capnometria |
| EMG | (transcutânea/ETCO$_2$) |
| ECG | Cânula nasal |
|  | Termístor |
|  | Oximetria de pulso |

O Eletromiograma (EMG) compreende dois eletrodos mentonianos e/ou submentonianos e dois eletrodos no músculo tibial anterior em cada perna para registro bilateral em um único canal.

Alguns eventos podem ser de análise facultativa durante a realização de PSG na população pediátrica. As regras atuais orientam a não obrigatoriedade dos seguintes:[5,19]

- Presença de ronco.
- Hipoventilação (durante estudo de titulação).
- Diferenciação das hipopneias (centrais ou obstrutivas).
- Marcação dos despertares relacionados com esforço respiratório.
- Gravação de RIP sum (estimativa do volume tidal) ou RIP flow (estimativa de fluxo aéreo). *Comentário 1.*
- Identificação de RERA (*Respiratory Effort Related Arousal*). *Comentário 2.*

Comentários:

1. A Pletismografia Respiratória por Indutância (RIP ou PRI) calcula o volume corrente através das alterações de volume do tórax e do abdome. Corresponde a um modelo matemático para a avaliação quantitativa dos movimentos relacionados com a ventilação espontânea. Utilizam-se dois canais para registro dos movimentos toracoabdominais.
2. Na polissonografia, o termo RERA é definido como um despertar associado a um evento respiratório decorrente de um aumento do esforço inspiratório. É representado graficamente por um padrão de achatamento da curva inspiratória inferior a 30% do fluxo aéreo basal, detectado pela cânula nasal. Representa o aumento da resistência na via aérea superior com consequente limitação à passagem de ar. Esta redução do fluxo aéreo não atinge os valores necessários para o diagnóstico de hipopneia ou apneia.[5,16] No Quadro 18-4, são descritos os sensores utilizados para o diagnóstico polissonográfico dos eventos respiratórios.

**Quadro 18-4.** Sensores recomendados para diagnóstico de eventos respiratórios

| Apneia |
|---|
| ▪ Sensor térmico oronasal (Termístor) |
| **Hipopneia** |
| ▪ Transdutor de pressão nasal (cânula nasal) |
| **Hipoventilação** |
| ▪ $PCO_2$ arterial<br>▪ $PCO_2$ transcutâneo<br>▪ $PCO_2$ exalado |
| **Avaliação do Esforço Respiratório** |
| ▪ Manometria esofágica<br>▪ Pletismografia de indutância |
| **Ronco** |
| ▪ Sensor acústico (microfone)<br>▪ Sensor piezoelétrico<br>▪ Transdutor de pressão nasal |

É importante salientar que a $PCO_2$ (pressão parcial de dióxido de carbono) exalada fornece valores falsamente baixos em pacientes com grave obstrução nasal, secreção nasal abundante, respiradores bucais estritos ou em uso de oxigênio suplementar.[4,5,9,19]

## EVENTOS RESPIRATÓRIOS

O termo hipopneia refere-se à obstrução parcial do fluxo aéreo nas vias áreas superiores. Comparativamente, obstrução completa à passagem do fluxo denomina-se apneia. A correta identificação dos distúrbios respiratórios do sono é de fundamental importância para definir a gravidade do evento e, assim, a necessidade terapêutica (Quadros 18-5 e 18-6).

As apneias no período neonatal são frequentes, associadas ao movimento do recém-nascido (RN) e, geralmente, ocorrem durante o sono paradoxal, também denominado de sono REM (movimentos oculares rápidos).

Embora todos os recém-nascidos apresentem apneias em maior ou menor grau, sua incidência aumenta nos bebês prematuros. As apneias com duração máxima de 10 segundos e não associadas a eventos cardiovasculares são, por definição, consideradas normais. Ao analisarem crianças saudáveis com idades entre 1 e 18 anos, Marcus et al. encontraram uma prevalência correspondente a 30% de apneias centrais com duração superior a 10 segundos, mas todas sendo

**Quadro 18-5.** Valores de referência do IAH

| IAH | Crianças | Adultos |
| --- | --- | --- |
| Valores de referência (normalidade) | 1 | 1-4 |
| SAOS leve | 2-4 | 5-14 |
| SAOS moderada | 5-10 | 15-30 |
| SAOS grave | > 10 | > 30 |

inferiores a 20 segundos, bem como raras apneias obstrutivas em 18% dos pacientes.[14,20] As apneias obstrutivas apresentaram duração máxima de 10 segundos e não foram relacionadas com a idade do paciente. Em outro estudo, Uliel e seu grupo de pesquisa descreveram uma incidência de 89% de apneias centrais e 4% de apneias obstrutivas em crianças hígidas, com idades entre 1 e 15 anos.[20,22]

Em crianças, a apneia é evidenciada polissonograficamente quando há queda ≥ 90% da linha de base aferida pelo sensor térmico oronasal. Pode ser classificada em central, obstrutiva ou mista.

As regras apresentadas para interpretação dos traçados respiratórios na polissonografia são referentes ao Manual de Estadiamento versão 2.2 que corresponde às recomendações mais atuais da Associação Americana de Medicina do Sono (AASM, 2015).[5,8,9,19,21]

De acordo com o manual da AASM, na apneia central (AC), observam-se ausência de esforço inspiratório durante todo o evento e, no mínimo, um dos seguintes critérios:

- Duração ≥ 20 segundos.
- Associação a despertar ou dessaturação ≥ 3%.
- Para crianças menores de 1 ano de idade: diminuição da frequência cardíaca (FC) para < 50 batimentos por minuto (bpm) durante pelo menos 5 segundos ou < 60 batimentos por minuto por 15 segundos (regra válida somente para esta faixa etária).

As apneias centrais têm incidência elevada na faixa etária pediátrica e estão associadas à maturação do sistema nervoso central (SNC) e do centro respiratório. São mais frequentes na posição prona, demonstrando a associação dos eventos com o decúbito do paciente.[17,20]

A apneia obstrutiva (AO) é diagnosticada pela soma dos critérios de apneia a esforço respiratório durante todo o evento, com duração mínima de duas respirações.

**Quadro 18-6.** Distúrbios respiratórios e critérios polissonográficos para diagnóstico

| | Critérios Diagnósticos | | | |
|---|---|---|---|---|
| Distúrbio Respiratório | Queda Fluxo Aéreo (% em Relação à Linha de Base Pré-Evento) | Duração e Outros Critérios | Esforço Inspiratório | Sensor |
| Apneia obstrutiva | ≥ 90 | ≥ 2 ciclos respiratórios (3-5 segundos) | Presente em todo o evento | Termístor |
| Apneia central | ≥ 90 | A) 20 segundos; ou B) 2 ciclos respiratório + despertar; ou C) 2 ciclos respiratórios + queda de saturação de $O_2$ ≥ 3%; ou **D) 2 ciclos respiratórios + bradicardia*** | Ausente durante todo o evento | Termístor |
| *critério para menores de 1 ano:* *FC < 50 bpm por, no mínimo, 5 segundos; ou FC < 60 bpm por, no mínimo, 15 segundos* | | | | |
| Apneia mista | | Critérios para apneia central e obstrutiva | No início ou fim do evento | Termístor |
| Hipopneia | ≥ 30 | A) ≥ 2 ciclos respiratórios + despertar; ou B) 2 ciclos respiratórios + dessaturação ≥ 3% | | Cânula nasal |
| RERA | < 30 | # ≥ 2 ciclos respiratórios + # não preenche critérios para apneia/hipopneia + # elevação da $P_{ET}CO_2$ + # despertar | Presente | Cânula e $P_{ET}CO_2$ |
| Hipoventilação | | > 25% do tempo total de sono com $PCO_2$ > 50 mmHg | | $PCO_2$ |
| Respiração periódica | Sem fluxo | # ≥ 3 apneias centrais + # duração > 3 segundos + # ≤ 20 segundos respiração normal | Ausente | Termístor |

Para determinar sua gravidade, utiliza-se o Índice de Apneia e Hipopneia (IAH). O IAH corresponde à soma do número de apneias (obstrutivas e mistas) às hipopneias. É expresso em eventos por hora (considerando para cálculo o tempo total de sono). Considera-se anormal nas crianças um IAH > 1/hora. O IAH também é denominado índice de distúrbio respiratório (IDR).[3] As apneias centrais não fazem parte do cálculo do IAH. A gravidade da SAOS em crianças é definida de acordo com os valores do IAH. É considerada leve quando IAH é maior que 1 e menor que 5 eventos por hora, moderada entre 5 e 9 eventos por hora e grave quando IAH é maior ou igual a 10 eventos por hora (Quadro 18-5).

Os critérios pediátricos para interpretação de polissonografia podem ser utilizados para pacientes com idade inferior a 18 anos. No entanto, as recomendações atuais orientam a interpretação das polissonografias de crianças maiores de 13 anos com critérios para adultos. Quando usadas regras pediátricas, o IAH tende a ser maior, superestimando os eventos respiratórios obstrutivos. Com os critérios pediátricos, um IAH de dois eventos por hora fornece o diagnóstico de padrão obstrutivo, enquanto em uso de critérios para adultos considera-se até quatro apneias por hora dentro dos padrões de normalidade (manual da AASM versão 2.2 de 2015).[4,5,8,10,18,19] Crianças que apresentem ronco, IAH < 1 (normal), ausência de dessaturação da oxiemoglobina e ausência de hipercapnia durante a PSG serão diagnosticadas como portadoras de ronco primário (sem repercussão clínica).

Se usado o termístor como único método de aferição, o número de eventos obstrutivos e despertares em decorrência dos eventos respiratórios serão subestimados. Em contrapartida, quando a cânula é usada isoladamente, superestimam-se as apneias obstrutivas. Portanto, recomenda-se o uso concomitante do termístor e da cânula nasal para a obtenção de um exame mais acurado e fidedigno.[5,9,19]

A apneia mista é diagnosticada quando os critérios de apneia, com duração mínima de dois ciclos respiratórios, estão associados à ausência de esforço respiratório em parte do evento, acompanhada de esforço inspiratório em outra parte, independente de a ausência do esforço ser no início ou no final do evento.

A hipopneia ocorre quando o sinal correspondente ao registro do sensor da cânula nasal apresenta queda ≥ 30% quando comparado ao padrão respiratório do próprio paciente, com duração mínima de dois ciclos respiratórios, acompanhado de, no mínimo, um dos seguintes critérios:

- Dessaturação de ≥ 3%.
- Despertar.

## ARQUITETURA DO SONO

A arquitetura do sono varia de acordo com as diferentes faixas etárias. Os grafoelementos que caracterizam eletroencefalograficamente as diferentes épocas que compõem os estágios do sono estão em processo de desenvolvimento durante a infância, conforme ilustra o Quadro 18-7.

O Hipnograma é a melhor forma de se visualizar a arquitetura do sono, pois fornece uma visão global dos eventos encontrados na PSG e suas inter-relações (Figs. 18-1 e 18-2). É um sumário da noite de sono do paciente, onde podemos evidenciar os despertares e microdespertares, a latência para o início do sono, a relação entre os diferentes estágios do sono e os eventos respiratórios e não respiratórios identificados durante o exame, bem como sua relação com o decúbito do paciente, ocorrência de dessaturação, bradicardia e movimento dos membros inferiores entre outros.

Um termo importante quando se fala em neonatos e lactentes é a Idade Gestacional Corrigida (IGC), que corresponde ao ajuste da prematuridade para 40 semanas de gestação. Da idade cronológica do prematuro se subtraem as semanas que faltaram para atingir 40 semanas. Exemplificando-se: um recém-nascido PMT (prematuro) de 30 semanas (faltaram 10 semanas para atingir as 40 semanas esperadas) com 3 meses de idade cronológica (12 semanas) teria uma idade corrigida de 14 dias de vida. Espera-se um desenvolvimento neurológico e ganho pondero-estatural adequado para sua IGC (2 semanas), e não cronológica (3 meses).

**Quadro 18-7.** Formato das ondas e idade de detecção inicial

| Formato da Onda (EEG) | Idade da Detecção Inicial |
|---|---|
| Fusos do sono | 6 semanas-3 meses |
| Complexos K | 3-6 meses |
| Atividade de onda lenta | 2-5 meses |
| **Ritmo Dominante Posterior** | |
| Frequência de 3,5-4,5 Hz | 3-4 meses |
| Frequência de 5-6 Hz | 5-6 meses |
| Frequência de 7,5-9,5 Hz | 3 anos |
| Frequência média de 9 Hz | 9 anos |
| Frequência média de 10 Hz | 15 anos |
| Onda aguda do vértex | 4-6 meses |
| Hipersincronia Hipnagógica (HH) | 3-6 meses |

Fonte: Tradução da tabela de Berry RB et al.[5]

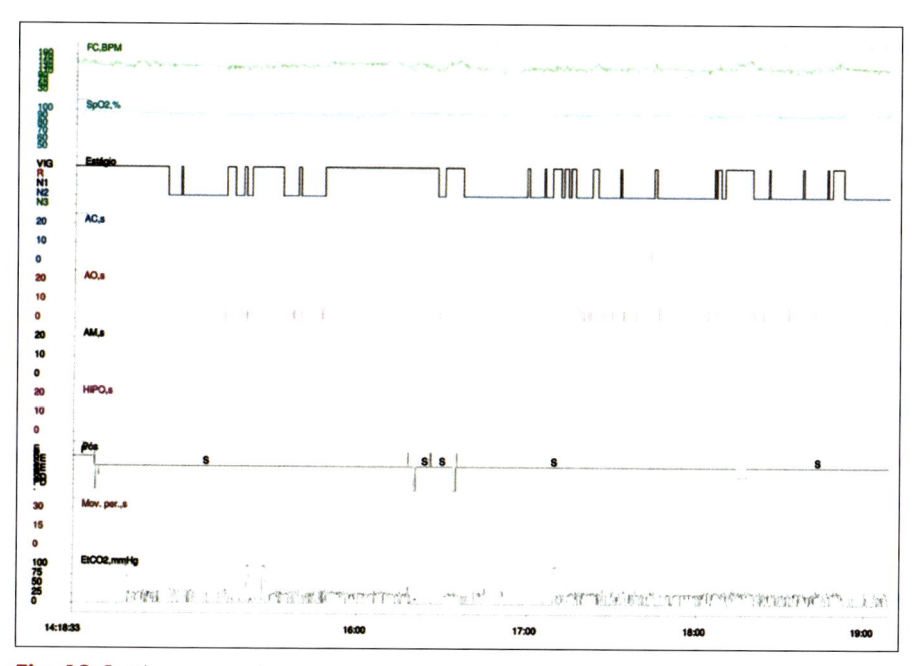

**Fig. 18-1.** Hipnograma diurno.

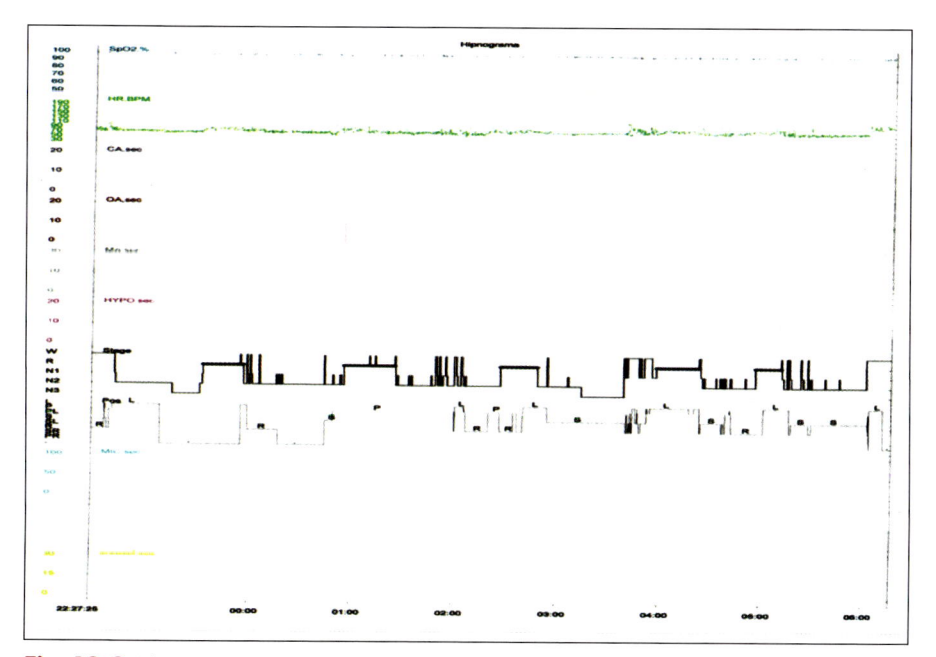

**Fig. 18-2.** Hipnograma noturno.

O RN prematuro apresenta exclusivamente o sono R (correspondente ao REM) até 32 semanas de IGC. A nomenclatura recomendada pelo Manual da AASM 2.2 de 2015 classifica o sono de crianças de até 2 meses (IGC) em 3 estágios: sono R, N e Sono Transicional. O padrão respiratório durante o sono é a característica PSG mais confiável para seu estadiamento: no sono N, a respiração apresenta padrão regular, e no sono R, respiração irregular. A Respiração Periódica, frequente em crianças normais, também ocorre caracteristicamente no sono R. O Tracé Alternant (TA), característico do sono N, é o padrão identificado entre 37 e 40 semanas de IGC. Após 44 semanas de IGC, é substituído pela Atividade Lenta de Alta Voltagem, com predominância nas derivações centrais e occipitais.[5] Até 2 meses (IGC), o primeiro estágio do sono é o R, em que concentram-se as apneias. Após esta idade, o sono começa em N1 (sono de ondas lentas). Além disso, crianças menores de 1 ano apresentam despertares corticais em menos de 50% das apneias. Ao aproximar-se de 1 ano de vida muitos grafoelementos característicos do sono REM e sono de ondas lentas (NREM) são identificados, conforme ilustra o Quadro 18-7.

Além da redução do tempo total de sono (TTS), de 16 a 18 horas no RN a uma média de 8 horas no adulto, o percentual de sono REM decresce progressivamente até atingir 20-25% do TTS. Por sua vez, o sono de ondas lentas aumenta de metade do TTS para 80% na vida adulta, em uma arquitetura com proporções que variam de 5 a 10% de estágio N1, 50 a 60% de N2, 20 a 25% de N3.

## CONCLUSÃO

A infância e a adolescência são etapas de rápido crescimento e maturação do SNC, bem como desenvolvimentos estrutural, mecânico e regulação do centro respiratório.

A necessidade diária de sono varia de acordo com a idade, a genética e padrões culturais. O sono do recém-nascido é polifásico, distribuído igualmente entre dia e noite. Do nascimento aos 2 meses de vida, o sono é classificado em 3 estágios: N (correspondente ao NREM, anteriormente denominado "Sono Quieto"), R (correspondente ao REM ou "sono Ativo") e T (transicional ou "sono indeterminado"). Após 1 ano de vida, em decorrência da maturação cerebral e aparecimento dos grafoelementos, característicos de cada estágio, podemos estadiar o sono em: sono REM e NREM (sono de ondas lentas). O sono de ondas lentas (NREM) divide-se em N1, N2, N3. A partir dos 3 meses de vida, o ritmo circadiano se consolida com a produção de melatonina. Assim, 70 a 80% das crianças com 1 ano dormem predominantemente à noite. As sonecas diárias vão reduzindo sua frequência até seu completo desaparecimento aos 3 ou 4 anos de vida. A arquitetura do sono também se modifica com o passar dos anos, com redução do sono REM e proporcional aumento do sono de ondas lentas.

Diante do exposto, pode-se concluir que os estágios do sono têm regras de estadiamento próprias para as diferentes faixas etárias, sendo de grande importância o conhecimento detalhado da fisiologia das crianças nas suas diversas fases do desenvolvimento para se realizar uma interpretação mais fidedigna dos eventos que ocorrem durante um terço de nossas vidas: o sono.

## REFERÊNCIAS BIBLIOGRÁFICAS

1. Aurora RN, Lamm CI, Zak RS et al. practice parameters for the non-respiratory indications for polysomnography and multiple sleep latency testing for children. Sleep 2012;35(11):1467-73.
2. Aurora RN, Zak RS, Karippot A et al. Practice parameters for the respiratory indications for polysomnography in children. Sleep 2011;34(3):379-88.
3. Balbani APS, Weber SAT, Montovani JC. Atualização em síndrome da apnéia obstrutiva do sono na infância. Rev Bras Otorrinolaringol 2005;71(1):74-80.
4. Berry RB, Brooks R, Gramaldo CE et al. The AASM manual for the scoring of sleep and associated events: rules, terminology and technical specifications, version 2.2. www.aasmnet.org. Darien, Illinois: American Academy of Sleep Medicine, 2015.
5. Berry RB, Budhiraja R, Gottlieb DJ et al. Rules for scoring respiratory events in sleep: update of the 2007 AASM Manual for the Scoring of Sleep and Associated Events. Deliberations of the Sleep Apnea Definitions Task Force of the American Academy of Sleep Medicine J Clin Sleep Med 2012;8(5):597-619.
6. Biban P, Baraldi E, Pettennazzo A et al. Adverse effect of chloral hydrate in two young children with obstructive sleep apnea. Pediatrics 1993;92(3):461-63.
7. Bittencourt LRA, Silva SR, Conway SG. Laboratório do sono: estrutura física e pessoal, técnica polissonográfica, questionário de sono e banco de dados. São Paulo: AFIP, 2005. p. 2-54.
8. Collop NA, Tanqredi MM, Berry RB et al. New scoring rules and an online scoring manual. J Clin Sleep Med 2012;8(5):621-22.
9. Grigg-Damberger M, Gozal D, Marcus CL et al. The visual scoring of sleep and arousals in infants and children: development of polygraphic features, reliability, validity, and alternative methods. J Clin Sleep Med 2007;3(2):201-40.
10. Iber C, Ancoli-Israel S, Chesson A et al. The AASM manual for the scoring of sleep and associated events: rules, terminology and technical specifications. Am Acad Sleep Med 2007.
11. Kotagal S, Nichols CD, Grigg-Damberger MM et al. Non-Respiratory Indications for Polysomnography and Related Procedures in Children: An Evidence-Based Review. Sleep 2012;35(11):1451-66.
12. Kothare SV, Vendrame M, Sant JL et al. Fall-prevention policies in pediatric sleep laboratories. J Clin Sleep Med 2011;7(1):9-10.
13. Marcus CL, Brooks LJ, Draper KA. Diagnosis and management of childhood obstructive sleep apnea syndrome. Pediatrics 2012;130(3):714-55.
14. Marcus CL, Omlin KJ, Basinki DJ et al. Normal polysomnographic values for children and adolescents. Am Rev Respir Dis 1992;146:1235-39.
15. Owens J, Kothare S, Sheldon S. PRO: "Not just little adults": AASM should require pediatric accreditation for integrated sleep medicine programs serving both children (0-16 years) and adults. J Clin Sleep Med 2012;8(5):473-76.
16. Palombini LO. Critérios diagnósticos e tratamento dos distúrbios respiratórios do sono: RERA. J Bras Pneumol 2010;36(Supl 2):19-22.

17. Pereira KD, Roebuck JC, Howell L. The effect of body position on sleep apnea in children younger than 3 years. *Arch Otolaryngol Head Neck Surg* 2005;131(11):1014-16.
18. Redline S, Budhiraja R, Kapur V et al. The scoring of respiratory events in sleep: reliability and validity. *J Clin Sleep Med* 2007;3(2):169-200.
19. Rosenberg RS, Van Hout S. The American Academy of Sleep Medicine inter-scorer reliability program: respiratory events. *J Clin Sleep Med* 2014;10(4):447.
20. Sheldon SH, Ferber R, Krygerm H et al. *Principles and practice of pediatric sleep medicine*. 2nd ed. Philadelphia: Elsevier Saunders, 2014.
21. Thornton AT, Singh P, Ruehland WR et al. AASM criteria for scoring respiratory events: interaction between apnea sensor and hypopnea definition. *Sleep* 2012;35(3):425.
22. Uliel S, Tauman R, Greenfeld M et al. Normal polysomnographic respiratory values in children and adolescents. *Chest* 2004;125:872-75.
23. Wise MS, Nichols CD, Grigg-Damberger MM et al. Executive summary of respiratory indications for polysomnography in children: an evidence-based review. *Sleep* 2011;34(3):389.
24. Wolfon AR, Montgomery-Downs HE. *Helping children and parents manage their sleep Study Experience*. New York: The Oxford Handbook of Infant Sleep and child and Adolescent Behavior, Oxford Library of Psychology, 2013. p. 256-91.
25. Zaremba EK, Barkey ME, Mesa C et al. Making polysomnography more child friendly: A family-centered care approach. *J Clin Sleep Med* 2005;1(2):189-9.

# 19

# OXIMETRIA COMO AUXILIAR DO DIAGNÓSTICO NA CRIANÇA

Viviane Feller Martha ▪ Aline Silveira Martha

## INTRODUÇÃO

A qualidade do sono na infância influencia no bem-estar e nos desenvolvimentos cognitivo e físico das crianças.[9] O termo distúrbios respiratórios do sono (DRS) na criança se refere a um grupo de alterações respiratórias que ocorrem ou são exacerbadas durante o sono: apneia central, apneia da prematuridade, hipoventilação e o espectro de distúrbios obstrutivos de hipoventilação. Esta última entidade se expressa clinicamente desde o ronco primário, passando pela síndrome da resistência da via aérea superior (SRVAS), até a síndrome da apneia obstrutiva do sono (SAOS).[20]

Estima-se que 25 a 46% da população infantil poderá apresentar algum tipo de transtorno do sono e que os DRS acometem 1 a 3% dessa população.[23] O DRS mais diagnosticado é a SAOS, ela é caracterizada por eventos recorrentes de obstrução de via aérea superior total ou parcial durante o sono, que resultam em interrupção da ventilação, fragmentação das fases do sono, déficits cognitivos e morbidade cardiovascular. A Incidência da SAOS nas crianças é estimada em 2%, enquanto o ronco primário é bem mais comum, este acometendo entre 6 e 9% da população infantil.[2,20,25,28]

Muitos fatores desencadeantes anatômicos e funcionais estão envolvidos na fisiopatologia desta síndrome, entretanto, a hipertrofia adenotonsilar é a causa mais comum da obstrução das vias aéreas superiores.[5,27,29,30] Tal obstrução causa alterações em diferentes sistemas e órgãos que podem levar a complicações graves, de repercussão sistêmica. As manifestações mais comuns da SAOS incluem hiperatividade, alterações do crescimento craniofacial, alterações cognitivas, retardos de crescimento, enurese, hipertensão pulmonar ou sistêmica, *cor pulmonale*. A queda na saturação e oxigênio causada pelos episódios de obstrução da via aérea é sabiamente a base de tais alterações.[29,30]

O padrão ouro para a documentação e avaliação das apneias é a polissonografia. Porém, em razão do alto custo deste exame, a falta de acesso para todos os pacientes pela pequena disponibilidade de laboratórios do sono específicos e ao transtorno que o exame pode ocasionar aos pais, a maior parte dos pacientes recebe a indicação cirúrgica sem a documentação objetiva da obstrução das vias aéreas e avaliação da saturação da oxiemoglobina.

A subjetividade das queixas na anamnese, a falta de associação destas com o exame físico e o alto custo da polissonografia geram a necessidade da busca de outros meios que possam embasar a indicação cirúrgica, estabelecer sua brevidade e prever possíveis complicações. O uso da oximetria de pulso noturna para avaliar os riscos desta doença vem ganhando atenção na prática médica. A modernização dos equipamentos de registro ambulatorial, a melhora da fidedignidade dos achados, a praticidade e o baixo custo em uso domiciliar têm possibilitado novos estudos relacionados com o comportamento cardiovascular destes pacientes.

## HISTÓRIA

A Síndrome da Apneia Obstrutiva do Sono tem despertado muito interesse nos últimos anos, pois, durante a infância, o sono insuficiente pode acarretar alterações neurocomportamentais e cognitivas que trazem repercussões a longo prazo, além de piora da qualidade de vida da criança e sua família.[12,15]

Apneia associada a roncos foi descrita pela primeira vez por Broadbent, em 1877, e Mackenzie, em 1880, descreveu a relação entre obstrução das vias aéreas superiores e hipertrofia adenotonsiliana.[7,18] Apenas na década de 1960 a relação de tais sintomas foi associado ao *cor pulmonale*.[17,21]

Os DRS foram descritos pela primeira vez no início do século XX, e o assunto passou a ser estudado novamente, quando a apneia foi definida por Guilleminault, em 1976, como a cessação do fluxo aéreo pela boca e nariz por mais de 10 segundos.[12,15] Enquanto SAOS foi definida como a presença de 30 ou mais episódios de apneia durante 7 horas de sono noturno detectados pela polissonografia.[19,26]

Os critérios usados para definir SAOS em adultos e crianças são diferentes.[8] Se avaliados pelo mesmo parâmetro podem-se não identificar sérios problemas obstrutivos na criança. Segundo consenso da Sociedade Torácica Americana realizado em julho de 1995, os critérios polissonográficos pediátricos de normalidade são: índice de apneia e hipopneia (IAH) menor que 1 evento respiratório/hora, duração mínima de estas apneias serem de dois ciclos respiratórios (aproximadamente 5 segundos), saturação de oxiemoglobina maior que 90%, gás carbônico ao final da expiração menor que 10% do tempo total de sono.[3]

## FISIOPATOLOGIA

Os padrões respiratórios anormais do sono expressos pelo ronco e esforço respiratório apresentam graus variados em função da gravidade da obstrução da via aérea superior. Este espectro divide-se em três grandes grupos:

- *Ronco primário:* presença de ronco sem alterações fisiológicas e complicações associadas.
- *Síndrome da resistência da via aérea superior:* períodos de aumento da resistência da via aérea e aumento do esforço respiratório durante o sono associado a ronco, fragmentação do sono, sonolência diurna.
- *SAOS:* episódios recorrentes parciais ou totais de obstrução da via aérea superior, resultando em hipoxemia e hipercapnia intermitente, despertares recorrentes e ruptura do sono.

A fisiopatologia da SAOS é toda decorrente do aumento da resistência da via aérea superior durante o sono decorrente do complexo desarranjo da estrutura da via aérea, que não apresenta estrutura óssea ou cartilaginosa, e da estrutura neuromuscular. Há simultaneamente uma hipertrofia de tecidos moles, dimorfismos craniofaciais, fraqueza neuromuscular e obesidade.[16,25]

A permeabilidade da via aérea é resultado do equilíbrio entre a pressão inspiratória negativa e a força muscular abdutora da faringe, o desequilíbrio destes causa ronco, quando as paredes da faringe se tocam, hipopneia, quando há colapso parcial, e apneias, quando há colapso total das paredes da faringe. Este quadro é revertido com pequenos despertares, que ocasionam fragmentação do sono e o decorrente comprometimento neurocognitivo.[16]

Neste contexto, há ainda as consequências cardiovasculares, que estudos mostram que são decorrentes da produção de radicais livres de oxigênio, citocinas pró-inflamatórias, moléculas de adesão endotelial, resultantes dos eventos repetidos de hipóxia.[16,22]

## QUADRO CLÍNICO

Os sintomas noturnos, incluindo ronco e dificuldade da respiração, durante o sono são os sintomas mais frequentes em pacientes com SAOS. Entretanto, SAOS na criança apresenta-se como uma síndrome clínica com grande espectro de sintomas. Entre elas encontram-se: sonolência diurna, sono agitado, hiperatividade, retardo do crescimento, obesidade, alterações do crescimento da face, alterações ortopédicas e ortognáticas (Figs. 19-1 a 19-3).

A hipertrofia adenotonsilar é a causa mais comum da obstrução da via aérea superior na criança, entretanto o grau da hipertrofia adenotonsilar não é capaz de predizer a gravidade da SAOS. Algumas crianças com SAOS grave

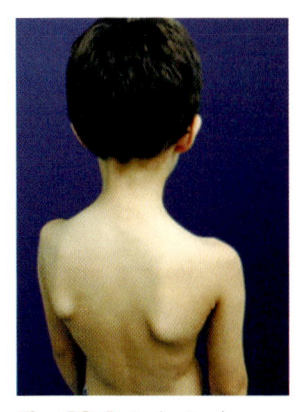

**Fig. 19-1.** Projeção de escápulas.

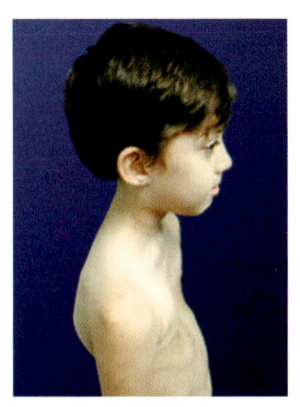

**Fig. 19-2.** *Pectus escavatum*.

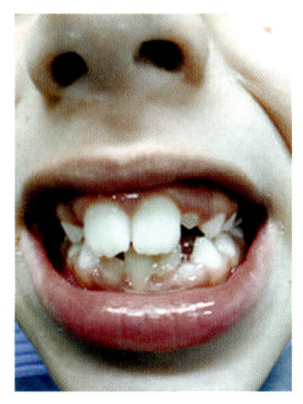

**Fig. 19-3.** Apinhamento dentário.

podem apresentar tonsilas pequenas, enquanto crianças com tonsilas graduadas no nível máximo podem ser oligo ou assintomáticas.[1,20,25]

Há também os sintomas diurnos, os respiratórios durante o dia são menos frequentes, mas podem apresentar respiração oral de suplência, infecções de via aérea superior de repetição, otites médias agudas, hipoacusia e transtornos da fala, dificuldade na deglutição.[20] A sonolência diurna tem uma frequência de 7 a 10% e apresenta relação direta com severidade da SAOS e com aumento do IMC.[13]

Sintomas comportamentais e neurocognitivos são resultado de exposição crônica intermitente e hipoxemia e fragmentação do sono. Podem apresentar sintomas similares a transtorno de hiperatividade de déficit de atenção, como a hiperatividade, dificuldade de concentração e baixo desenvolvimento escolar, que são, muitas vezes, reversíveis com o tratamento da doença de base.[10,14]

Existem outras causas ainda da obstrução das vias aéreas superiores, logo outras causas de SAHOS, como obstrução nasal, micrognatia, distúrbios laríngeos, anomalias craniofaciais e problemas neuromusculares, e esta patologia ainda pode estar associada à paralisia cerebral, síndrome de Down, mucopolissacaridoses, laringomalacia, hipotireoidismo.[3,25]

## DIAGNÓSTICO

É importante estabelecer quando uma criança com hipertrofia adenotonsilar apresentar, SAOS ou ronco primário, para que se estabeleça uma conduta adequada. Como já foi relatado, anamnese e exame físico não são fidedignos para predizer SAOS na infância. Aplicação de questionários tem-se mostrado válida para diagnóstico apenas em casos extremos. Estudo recente mostrou que 55% de crianças com suspeita clínica de SAOS obtiveram confirmação diagnóstica através da polissonografia.[6,30]

O padrão ouro para diagnostico é a polissonografia, durante toda a noite. Além de diagnosticar SAOS, ela poderá excluir outros distúrbios respiratórios associados ao sono e determinar a gravidade da patologia diagnosticada.

O critério polissonográfico que determina SAOS na infância é um índice de apneia-hipopneia (IAH) maior ou igual a um evento por hora.

Entretanto é um método de alto custo, requer passar a noite em laboratório especializado, com técnico especializado para realização, longe do ambiente que a criança está habituada a dormir, todos fatores que dificultam a realização do exame. Em razão disto há uma tendência na busca de uma alternativa mais simples, prática e menos dispendiosa.

O uso da oximetria noturna na criança vem crescendo, uma vez que este exame que pode ser feito em casa, com uma adequada orientação aos pais. Não substitui a polissonografia, nem está sendo proposto que o faça, mas tem como vantagens ser um pequeno aparelho com custo muito menor e pode ser realizado em ambiente domiciliar. Em alguns países, como no Canadá, tal equipamento já vem sendo usado como método de triagem.

Sabe-se que nem todos os eventos obstrutivos na criança estão associados à dessaturação de oxigênio, logo, a análise da oximetria noturna poderia não captar eventos obstrutivos. Entretanto, se o exame evidencia dessaturações em pacientes com causa obstrutiva, fica bem determinado que esta criança, exceto se tiver algum motivo neurológico para ter apneias centrais, possui um quadro mais grave de doença obstrutiva (tonsilas faríngeas ou palatinas). O equipamento quando conectado ao computador gera um laudo automático após a leitura das medidas pelo programa instalado que acompanha o oxímetro (Figs. 19-4 e 19-5).

Embora métodos mais simples para o diagnóstico de SAOS vêm sendo propostos, ainda não há determinação de acurácia e diretrizes a fim de validar estes como métodos diagnósticos, mas o uso da oximetria noturna parece ser uma alternativa bem interessante e que merece atenção e mais estudos.[4,6,11,24,30]

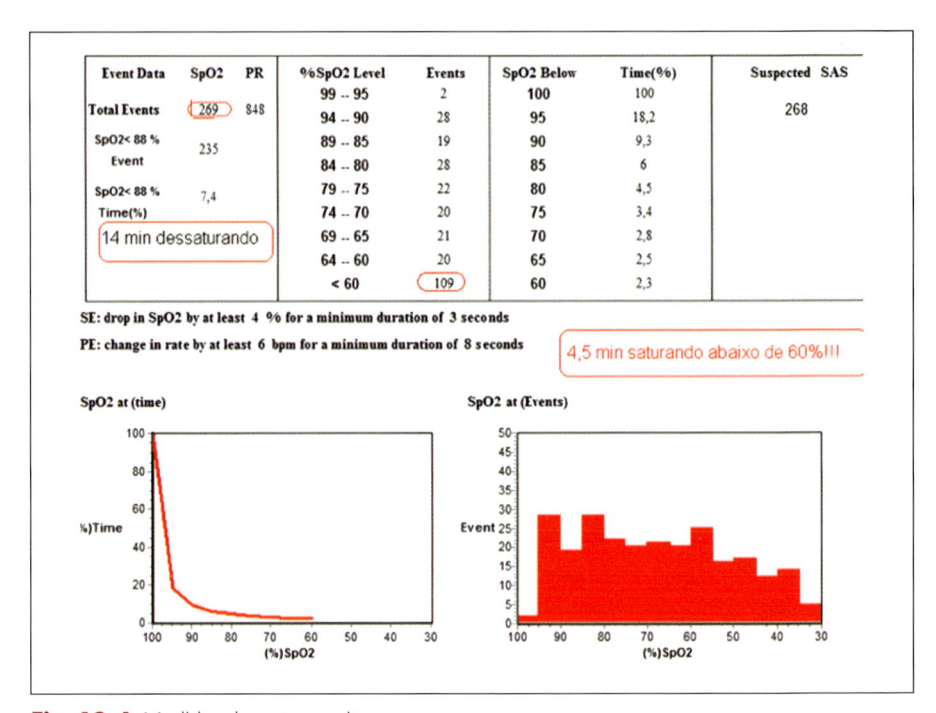

| Event Data | SpO2 | PR | %SpO2 Level | Events | SpO2 Below | Time(%) | Suspected SAS |
|---|---|---|---|---|---|---|---|
| | | | 99 -- 95 | 2 | 100 | 100 | |
| Total Events | 269 | 848 | 94 -- 90 | 28 | 95 | 18,2 | 268 |
| SpO2< 88 % Event | 235 | | 89 -- 85 | 19 | 90 | 9,3 | |
| | | | 84 -- 80 | 28 | 85 | 6 | |
| SpO2< 88 % Time(%) | 7,4 | | 79 -- 75 | 22 | 80 | 4,5 | |
| | | | 74 -- 70 | 20 | 75 | 3,4 | |
| 14 min dessaturando | | | 69 -- 65 | 21 | 70 | 2,8 | |
| | | | 64 -- 60 | 20 | 65 | 2,5 | |
| | | | < 60 | 109 | 60 | 2,3 | |

SE: drop in SpO2 by at least 4 % for a minimum duration of 3 seconds
PE: change in rate by at least 6 bpm for a minimum duration of 8 seconds

4,5 min saturando abaixo de 60%!!!

**Fig. 19-4.** Medidas durante a noite.

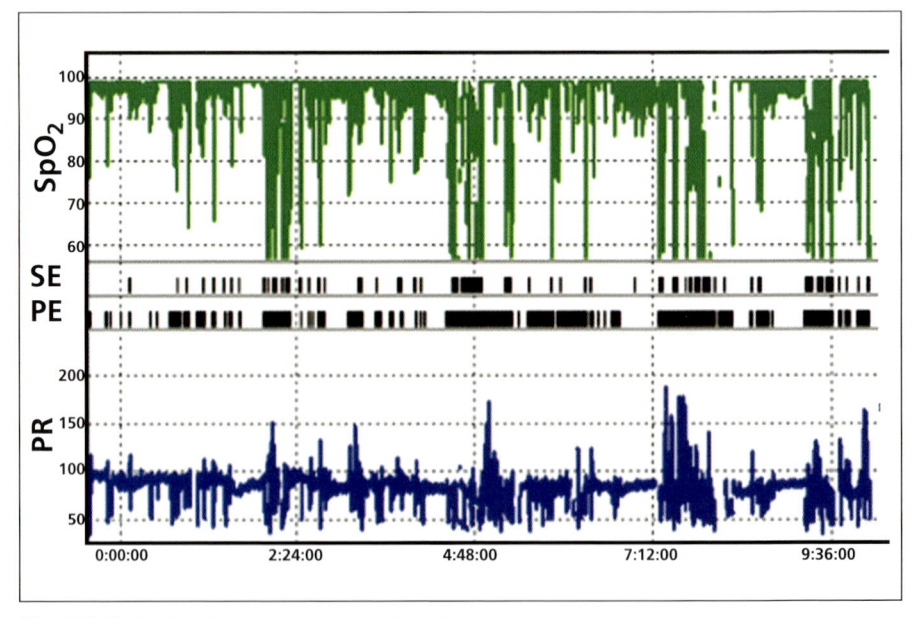

**Fig. 19-5.** Gráfico de eventos de dessaturação.

# REFERÊNCIAS BIBLIOGRÁFICAS

1. Almeida LA, Anselmo-Lima WT, Valera FCP. OSAS in children: Where are we? *Braz J Otorhinolaryngol* 2011;77(3):273.
2. American Thoracic Society. Standards and indications for cardiopulmonary sleep studies in children. *Am J Respir Crit Care Med* 1996;153:866-78.
3. Avelino MAG, Pereira FC, Carlini D et al. Avaliação polissonográfica da apnéia obstrutiva do sono em crianças, antes e após adenoamigdotomia. *Rev Bras Otorrinolaringol* 2002;68:308-11.
4. Bandla P, Huang J, Karamessinis L et al. Puberty and upper during sleep. *Sleep* 2008;31:534-41.
5. Blum RH, McGowan Jr FX. Chronic upper airway obstruction and cardiac dysfunction: anatomy, pathophysiology and anesthetic implications. *Paediatric Anaesth* 2004;14:75-83.
6. Brietzke SE, Katz ES, Roberson DW. Can history and physical examination reliably diagnose pediatric obstructive sleep apnea/hypopnea syndrome? A systematic review of the literature. *Otolaryngol Head Neck Surg* 2004 Dec.;131(6):827-32.
7. Broadbent WH. Cheyne-stokes respiration in cerebral haemorrhage. *Lancet* 1877;1:307-8.
8. Brouilette R et al. A diagnostic approach to suspected obstrutive sleep apnea in children. *J Pediatric* 1984;105:10-14.
9. Bruni O. The importance of sleep for children's well being. *Sleep Medicine* 2010;11:599-600.
10. Chervin RD, Ruzicka DL, Giordani BJ et al. Sleep-disordered breathing, behavior, and cognition in children before and after adenotonsillectomy. *Pediatrics* 2006 Apr;117(4):e769-78.
11. Contencin P, Guilleminault C, Manach Y. Long-term follow-up and mechanisms of Obstructive Sleep Apnea (OSA) and related syndromes through infancy and childhood. *Inter J Pediatr Otorhinolaryngol* 2003;67(Suppl 1):119-23.
12. Gislason T et al. Snoring, apneic episodes, and nocturnal hypoxemia among children 6 months to 6 years old: na edidemiologic study of lower limit of prevalence. *Chest* 1995;107:963.
13. Gozal D, Wang M, Pope Jr DW. Objective sleepiness measures in pediatric obstructive sleep apnea. *Pediatrics* 2001;108:693-97.
14. Gozal D. Sleep-disordered breathing and school performance in children. Pediatrics 1998;102:616-20.
15. Guilleminault C, Eldridge F, Simmons FB et al. Sleep apnea in eight children. *Pediatrics* 1976;58:23-30.
16. Katz ES, D'Ambrosio CM. Pediatric obstructive sleep apnea syndrome. *Clin Chest Med* 2010;31:221-34.
17. Levy AM et al. Hypertrophied adenoids causing pulmonary hypertension and severe congestive heart faile. *N Engl J Med* 1967;277:506-10.
18. Mackenzie M. A manual of diseases of the trhoat and nose including the pharynx, larynx, trachea, oesophagos, nasal cavietes and neck. *J & A Churchill* 1880;2:63.
19. Mangat D et al. Sleep apnoea, hypersomnolence and upper airway obstrution secondary to adeno-tonsilar enlargement. *Arch Otolaringl* 1977;103:383-86.
20. Muzumdar H, Arens R; Diagnostic issues in pediatric obstructive sleep apnea. *Proc Am Thorac Soc* 2008 Feb ;5(2):263-73.
21. Noonan JA. Reversible cor pulmonare due to hypertrophied tonsils and adenoids; Studies in two cases. *Circulation* 1965;32:164.

22. O'Driscoll DM, Foster AM, Ng ML et al. Acute Cardiovascular changes with obstructive events in children with sleep disordered breathing. *Sleep* 2009;32:1265-71.
23. Pascual Sánchez MT, Velasco LH, Guijarro PA. Obstructive sleep-related respiratory disorders in children. *Acta Otorrinolaringol Esp* 2010;61(Suppl 1):3-6.
24. Polese JF, Santos-Silva R, Kobayashi RF et al. Monitorização portátil no diagnóstico da apneia obstrutiva do sono: situação atual, vantagens e limitações. *J Bras Pneumol* São Paulo 2010 July/Aug.;36(4).
25. Ramos RT. Síndrome da apneia obstrutiva no sono na infância. *Pulmão* RJ 2013;22(3):26-30.
26. Richardson MA et al. Evaluation of tonsils and adenoids in Sleep Apnea syndrome. *Laryngoscope* 1980;90:1106-10.
27. Saffer M. A criança respiradora bucal. In: Chinski A, Sih T. *II Manual de otorrinolaringologia pediátrica da IAPO*. IAPO- International Association of Pediatric Otorhinolaryngology; 1999. p. 170-81.
28. Schechter MS. Technical report: diagnosis and management of childhood obstructive sleep apnea syndrome. *Pediatrics* 2002;109:e69.
29. Sie KC, Perkins JA, Clarke WR. Acute right heart failure due to adenotonsillar hypertrophy. *Int J Pediatr Otorhinolaryngol* 1997;41:53-58.
30. Velasco CTS, Figueroa JMT, Len F et al. Pulse oximetry recording in children with adenotonsillar hypertrophy: usefulness in the diagnostic of obstructive sleep apnea syndrome. *Arch Argent Pediatr* 2013 June;111(3):196-201.

# 20

# DIAGNÓSTICO E TRATAMENTO NO ADULTO

Edilson Zancanella ▪ Milena Silva de Lavor ▪ Agricio Nubiato Crespo

## INTRODUÇÃO

Apneia obstrutiva do sono é uma condição caracterizada por repetitivos episódios de obstrução das vias aéreas superiores, resultando na dessaturação do oxigênio e em despertares.[4] A obstrução parcial das vias aéreas foi denominada hipopneia e apresenta as mesmas consequências das apneias.[17] O aumento da resistência das vias aéreas se caracteriza pela mesma sintomatologia da SAOS, porém, sem apneia ou hipopneia na polissonografia, ocorrendo pela presença de despertar associado a aumento da pressão intraesofágica.[18]

A descrição inicial da Síndrome da Apneia Obstrutiva do Sono foi feita por Guilleminault, em 1976.[19] A definição dos parâmetros clínicos de normalidade com o *cutoff* em 5 eventos/hora foi descrita, em 1985.[20]

A prevalência dos distúrbios respiratórios tem uma descrição clássica por Young, em 1993, acometendo 4% dos homens e 2% das mulheres de meia-idade.[42] No Brasil, na cidade de São Paulo, estudo descreve prevalência de 33,9%.[39]

O critério diagnóstico definido para a SAOS, em 1999, consiste na presença de sonolência excessiva diurna não explicada por outras causas, ou a presença concomitante de dois dos seguintes fatores: sufocamento ou paradas respiratórias, despertares recorrentes, sono não reparador, cansaço diurno, dificuldade de concentração; MAIS a monitorização do sono detectando mais que cinco eventos/hora.[4] Os critérios de severidade são apresentados pelo número de eventos por hora de sono: Leve: $5 \geq 15$, Moderado: $15 \geq 30$ e Severo $> 30$.

A recente publicação da Classificação Internacional dos Distúrbios do Sono – 3ª Edição, 2014, procura evidenciar, além de queixas ou sintomas, a presença de comorbidades e acrescenta a possibilidade de a monitorização do sono ser realizada fora do laboratório (OCST – *Out of Center Sleep Testing*) (Quadro 20-1).[3]

**Quadro 20-1.** Critérios para diagnóstico da SAOS – CIDS – 3ª Edição, 2014[3]

| Critério Diagnóstico: (A e B) ou C Satisfazem o Critério |
|---|
| **A. Presença de um ou mais dos seguintes itens:**<br>1. Queixa de sonolência, sono não reparador, fadiga ou sintomas de insônia<br>2. Paciente desperta com sufocamento, sensação de afogamento ou asfixia<br>3. Companheiro de cama ou observador relata roncos frequentes, interrupções respiratórias, ou ambas durante o sono do paciente<br>4. Paciente diagnosticado com hipertensão, alteração de humor, disfunção cognitiva, coronariopatia, AVC, ICC, fibrilação atrial ou diabetes melito tipo 2 |
| **B. Polissonografia (PSG) ou OCST demonstra:**<br>1. Cinco ou mais eventos respiratórios predominantemente obstrutivos (apneia obstrutiva e mista, hipopneia, ou esforço respiratório associado ao despertar [RERAs]), por hora de sono ou por hora de monitorização (OCST) |
| **C. PSG or OCST demonstra:**<br>1. Quinze ou mais eventos respiratórios predominantemente obstrutivos (apneias, hipopneias, ou RERAs) por hora de sono ou por hora de monitorização (OCST) |

Inclui a possibilidade de o índice de eventos respiratórios ser descrito "por hora de monitorização", além de "por hora de sono", como tradicionalmente descrito validando as monitorizações sem registro de dados de sono.

## QUADRO CLÍNICO

O quadro clínico pode apresentar tanto sintomas diurnos, como noturnos. Lembrar que os eventos são durante o sono e, mesmo com a negativa do paciente, não podemos descartar apneia.[43,46]

Os sintomas noturnos mais comuns são roncos, paradas respiratórias, a sensação de sufocamento ou engasgos, a presença de roncos ressuscitadores e despertares frequentes. A presença de sudorese intensa, pesadelos e a existência de insônia devem ser investigados.[46]

As queixas diurnas mais comuns são sonolência excessiva, sono não reparador (despertar cansado, indisposto), cefaleia matinal, perda da produtividade, cansaço e fadiga. Alterações cognitivas devem ser pesquisadas, como perda de concentração, de memória, de raciocínio e atenção. Alterações de humor, como irritabilidade, ansiedade e até mesmo depressão, são muito frequentes e, também, diminuição da libido.[43,46]

## DIAGNÓSTICO

O diagnóstico da SAOS envolve uma anamnese cuidadosa. A presença de um companheiro de cama, quando possível, auxilia a interrogação e o testemunho de episódios apneicos.[43,46]

Os fatores de risco mais comuns são o excesso de peso, o sexo masculino, o aumento da circunferência cervical, a idade (a partir dos 50 anos – as mulheres pós-menopausa tendem a ter o mesmo risco dos homens) e a existência de alterações nas vias aéreas superiores.[43,46]

Importante o questionamento sobre comorbidades, procurando evidenciar-se a vigência de quadros hipertensivos, arritmias cardíacas e distúrbios metabólicos. A anotação dos medicamentos em uso também traz informações úteis, por exemplo, benzodiazepínicos tendem a promover um relaxamento na musculatura faríngea, podendo piorar o quadro.[43,46]

## EXAME FÍSICO

### Geral

- Avaliação antropométrica: medidas de peso, estatura e cálculo do Índice de Massa Corporal (IMC).
- Tipo físico: brevilinio, longilíneo ou normolíneo.
- Medida da circunferência do pescoço: acima de 43 cm em homens e 38 cm em mulheres, apresentam maior risco.
- Perfil facial: posicionamento da mandíbula, como retrognatia, macrognatia.
- Circunferência abdominal.
- Avaliações cardiovascular, pulmonar e neurológica.

### Cavidade Oral

Procura-se caracterizar a relação entre os tecidos duros – maxila e mandíbula e os tecidos moles – palato mole, tonsilas, parede lateral da faringe e língua. Avaliam-se o tipo de mordida e a oclusão dentária – classe II, classe III, mordida aberta. Anota-se a classificação de Mallampati modificada, onde se avalia quanto "enxergamos" da parede posterior da faringe e também o tamanho das tonsilas. Ambas observações serão feitas com o paciente sentado, boca aberta e língua dentro da boca ("relaxada").

Avaliam-se o tamanho da úvula – alongada, espessa - o tipo - flácida, *web* e, também, o nível de flacidez.

### Fossas Nasais

A presença de estreitamentos em vestíbulo, desvios septais, rinites hipertróficas, massas nasais deve ser sempre avaliada.

## EXAMES COMPLEMENTARES

### Polissonografia – Segundo Critérios da *American Academy of Sleep Medicine* V2.2[7]

A polissonografia é o "padrão ouro" para o diagnóstico dos Distúrbios Respiratórios do Sono, porém também pode diagnosticar outros distúrbios relacionados com o sono. Deverá ser realizada à noite em laboratório do sono por, no mínimo, 6 horas sob a supervisão de técnico treinado. A qualidade do exame é fundamental para o diagnóstico e planejamento terapêuticos, assim como também o controle após o tratamento instituído. Importante ressaltar a necessidade da realização de nova polissonografia após a efetivação de um tratamento para a medida do real impacto do tratamento proposto.

Os parâmetros mínimos a serem observados em uma polissonografia são:

- Eletroencefalograma: eletrodos F4 – M1, C4 – M1 e 02-M1.
- Eletro-oculograma: bilateral.
- Eletromiograma: mentoniano, tibial anterior bilateral.
- Fluxo aéreo nasal e oral registrado por sensores do tipo termístor ou termopar
- Registro de pressão nasal obtido por transdutor de pressão.
- Registro dos movimentos torácico e abdominal.
- Eletrocardiograma.
- Oximetria digital.
- Registro de ronco.
- Registro de posição corporal.

O laudo da polissonografia deverá caracterizar e quantificar os seguintes eventos respiratórios:

- *Apneia:* paradas respiratórias de, no mínimo, 10 s, diminuição da linha de base em termístor de 90%, esforço respiratório.
- *Hipopneia:* diminuição da linha base de pressão nasal em 30%, duração mínima de 10 s e dessaturação de 3% ou microdespertar.
- *Despertar associado ao esforço respiratório (RERA):* sequência de movimentos respiratórios de, no mínimo, 10 s com aumento do esforço respiratório, levando a um despertar.

A interpretação da polissonografia deve levar em conta os seguintes dados:

- Eficiência do sono – normal até 85%.
- Distribuição das fases do sono – evidenciar fragmentação do sono e diminuição do sono N3.

- Índice de apneia hipopneia (IAH):
  - Normal até 5.
  - Leve: 5 a 15.
  - Moderado: 15 a 30.
  - Severo: acima de 30.
- Número de microdespertares: importante diferenciar dos associados a eventos respiratórios – normal até 10.
- Dessaturações de oxiemoglobina.
- Decúbito predominante durante o sono e na vigência dos eventos respiratórios.
- Presença de ronco.
- Movimentos de membros inferiores.

## Monitorização Portátil do Sono – OCST

Os registros polissonográficos com os equipamentos ambulatoriais/domiciliares foram descritos inicialmente pelo número de canais de captação disponível em cada equipamento (Quadro 20-2).[15] Com a evolução tecnológica, o emprego de diferentes tecnologias para a obtenção dos registros tornou inviável a classificação apenas pelo número de canais, sendo, então, adotada a classificação pelos parâmetros fisiológicos avaliados e a como estes parâmetros são avaliados: SCOPER: S – sono, C – cardiovascular, O – oximetria, P – posição, E – esforço e R – respiratório (Quadro 20-3).[12]

Essas monitorizações podem ser assistidas ou não por técnico de polissonografia e permitem a captação do exame no domicílio do paciente. Tem como limitação a perda de canais de monitorização pela falha ou soltura que tem sido estimada entre 4-33% e a grande variabilidade de equipamentos e tecnologias envolvidas.[26] Estudos discutem a falha diagnóstica das monitorizações do sono, tanto no padrão ouro, como na monitorização domiciliar, observando taxas de 20% de falha no IAH menor que 15/hora e variações entre 15 e 25% em estudos de noites consecutivas são descritos.[1,28] Com intervalo de 30 dias, somente 45% dos casos apresentaram diferença noite à noite menor ou igual a 5 eventos/hora.[29]

A monitorização tipo II permite a identificação das diferentes fases do sono com demonstração das estatísticas e os cálculos de IAH/hora de sono. Tem a limitação do deslocamento do técnico até a residência do paciente tanto para montagem, como para retirada no dia seguinte. Não há recolocação de canais de registro, caso desconecte durante a realização do exame. Estudo demonstrou resultados semelhantes de IAH na monitorização em casa comparada ao laboratório.[22]

**Quadro 20-2.** Estudos para avaliação de apneia do sono (6 horas mínimas de monitorização)

| | Tipo 1 Polissonografia Padrão | Tipo II Polissonografia Portátil | Tipo III Teste Portátil Modificado para Apneia | Tipo IV Monitorização Contínua – Única ou Dupla – de Bioparâmetros |
|---|---|---|---|---|
| Parâmetros | Mínimo de 7, incluindo EEG (C4-A1 ou C3-A2), EOG, EMG mento, ECG, fluxo aéreo, esforço respiratório, saturação oxiemoglobina | Mínimo de 7 incluindo EEG, (C4-A1 ou C3-A2), EOG, EMG mento, EGG ou frequência cardíaca, fluxo aéreo, esforço respiratório, saturação oxiemoglobina | Mínimo de 4, incluindo ventilação (pelo menos 2 canais de movimento respiratório ou movimento respiratório e fluxo), frequência cardíaca ou ECG e saturação oxiemoglobina | No mínimo 1 |
| Posição corporal | Documentado ou objetivamente avaliado | Pode ser objetivamente avaliado | Pode ser objetivamente avaliado | Não avaliado |
| Movimento pernas | EMG ou sensor de movimento opcional | EMG ou sensor de movimento opcional | Pode ser registrado | Não registrado |
| Técnico | Disponível | Não disponível | Não disponível | Não disponível |
| Intervenção | Possível | Não possível | Não possível | Não possível |

EEG, eletroencefalograma; EOG, eletro-oculograma; EMG, eletromiograma; ECG, eletrocardiograma. Traduzido por Feber et al. 1994.[15]

**Quadro 20-3.** SCOPER

| Sono | Cardiovascular | Oximetria | Posição | Esforço | Respiratório |
|---|---|---|---|---|---|
| $S_1$ – Sono por 3 canais de EEG* com EOG e EMG de queixo | $C_1$ – mais de 1 eletrodo – pode avaliar outras derivações | $O_1$ – Oximetria (dedo ou orelha) com amostragem padrão | $P_1$ – Vídeo ou medida visual de posicionamento | $E_1$ – 2 cintas de esforço respiratório RIP | $R_1$ – Pressão nasal e termístor |
| $S_2$ – Sono por menos de 3 canais de EEG* com ou sem EOG ou EMG de queixo | $C_2$ – Tonometria arterial periférica | $O_{1x}$ – Oximetria (dedo ou orelha) sem amostragem padrão (marcação manual) ou não descrita | $P_2$ – Sem medida visual de posicionamento | $E_2$ – 1 cinta de esforço respiratório RIP | $R_2$ – Pressão nasal |
| $S_3$ – Substituto do sono – p. ex., actigrafia | $C_3$ – Medida padrão de EEG (1 eletrodo) | $O_2$ – Oximetria a partir de local alternativo (p. ex., fronte) | | $E_3$ – Esforço derivado (p. ex., fronte *versus* pressão, FVP) | $R_3$ – Termístor |
| $S_4$ – Outra avaliação do sono | $C_4$ – Frequência cardíaca derivada (geralmente da oximetria) | $O_3$ – Outra oximetria | | $E_4$ – Outra medida de esforço (incluindo cinta piezo) | $R_4$ – $CO_2$ exalado (*End Tidal*) $ETCO_2$ |
| | $C_5$ – Outro tipo de medida cardíaca | | | | $R_5$ – Outro tipo de monitorização respiratória |

Amostragem padrão da oximetria é definida como média de 3 s com a taxa mínima de amostragem de 10 Hz (desejável 25 Hz).
*3 canais EEG definidos como frontal, central e occipital. EEG, eletroencefalografia; EOG, eletro-oculografia; EMG, eletromiografia; ECG, eletrocardiografia; RIP, indutância respiratória pletismográfica. Traduzido por Collop et al. 2011.[12]

A monitorização tipo III não avalia as fases do sono e não diferencia se os eventos ocorrem na vigília ou durante o sono. Evidencia e diferencia somente os eventos respiratórios, não permitindo diagnóstico de outros eventos, como movimento de membros inferiores. Alguns equipamentos permitem a montagem pelo próprio paciente em casa sem a necessidade do deslocamento do técnico. Diferentes equipamentos têm sido utilizados, e os índices comparados ao tipo I têm apresentado resultados com forte correlação.[31,36,38]

A monitorização Tipo IV capta de 1 a 2 canais, sendo um deles obrigatoriamente a oximetria. Não avalia as fases do sono e não diferencia os tipos de apneia, mas evidencia as dessaturações. Não permite avaliar qualquer dado relativo ao sono. Estudos têm encontrado resultados semelhantes ao tipo I ao comparar a monitorização portátil Tipo IV feita no laboratório de sono.[30,34]

Tonometria Arterial Periférica (PAT) é um novo método proposto para o diagnóstico da SAOS.[6] Esta tecnologia usa um sensor (pletismografia digital modificada) que elimina o pulso venoso e mede continuamente as mudanças de volume arterial no dedo. Alterações do volume arterial são reguladas pela inervação α-adrenérgica e refletem a atividade simpática. Eventos de apneias ou hipopneias levam a despertares, e, por conseguinte, aumento da atividade simpática e vasoconstrição periférica, o que resulta em atenuação do sinal da PAT. Watch-PAT é um equipamento portátil que detecta eventos obstrutivos por meio da detecção de mudanças na atividade simpática, associada ao término dos eventos. Este equipamento se propõe também a analisar além do IAH e IDR, o tempo total de sono e as fases do sono.

A maioria dos estudos compara o Watch-PAT ao padrão ouro, a polissonografia. Grande parte deles usa o IAH e IDR como as principais medidas. A maioria dos estudos compara o Watch-PAT com a polissonografia laboratorial, porém dois deles avaliaram também a polissonografia em domicílio, e um deles, o teste cardiorrespiratório.[33,47] Todos eles encontraram valores de sensibilidade, especificidade, correlações, coeficientes de concordância, bem como análise da área sob a curva maior do que 70%, na maioria maior do que 80% para detecção de eventos respiratórios obstrutivos. Watch-PAT não desempenhou bem no reconhecimento do sono de e ondas lentas (N3). Não há dados sobre o desempenho deste equipamento para a detecção de apneias centrais.

Um protocolo racional para a indicação dos estudos domiciliares, detalhando suas indicações e limitações, vem sendo delineado ao longo dos anos, e os pacientes portadores de SAOS são os principais beneficiados.[11] Um número menor de canais disponíveis para a monitorização domiciliar pode não diagnosticar todo tipo de paciente portador de distúrbio do sono, sendo fundamental um pleno entendimento dos possíveis diagnósticos diferenciais e a capacidade do equipamento a ser empregado. Uma formação adequada em Medicina do Sono permite evidenciar os tipos de monitorização disponíveis e a que tipo de patologia está mais adequado.

## Fibronasolaringoscopia

Não é um exame específico. Porém é de extrema importância para se avaliar as vias aéreas e tentar se localizar possíveis sítios obstrutivos envolvidos na origem dos distúrbios respiratórios. Não podemos deixar de mencionar que qualquer achado deve ser somado com a modificação da condição patológica da pesquisa: os exames são durante a vigília e geralmente em pacientes sentados.

## Sonoendoscopia

É um exame de avaliação do lúmen das vias aéreas superiores sob sono induzido por drogas anestésicas. É uma técnica recente que ainda não tem sua importância definida na avaliação de pacientes com SAOS.[43] Esta ferramenta surgiu com o objetivo de melhor entender o mecanismo que leva ao colapso das vias aéreas superiores durante os episódios de apneia do sono. Na situação ideal, este exame deveria ser realizado durante o sono fisiológico, o que não é viável. Dessa maneira, o exame é realizado sob sedação, motivo de diversas discussões e controvérsias na literatura. Recentemente, no ano de 2014, foi publicado o primeiro consenso europeu sobre o assunto, que estabeleceu as indicações, local ideal de realização, equipe, protocolo de sedação, bem como posicionamento do paciente e manobras diagnósticas. Contudo, até o momento não se conseguiu estabelecer um sistema de escore e classificação, o que limita a comparação de estudos entre os centros.[14]

## Exames de Imagem

A cefalometria está indicada na pesquisa de dismofismo craniofacial. As medidas obtidas pela telerradiografia lateral evidenciam a mandíbula, a maxila, o osso hioide, o espaço posterior da faringe e o tamanho da úvula.[43]

A tomografia computadorizada e a ressonância magnética não apresentam especificidade na pesquisa dos distúrbios respiratórios, porém podem contribuir como complementares em casos específicos.[43]

## Diagnóstico Diferencial

A SAOS é caracterizada por interrupções recorrentes no fluxo respiratório. Estas interrupções fragmentam a arquitetura do sono pela presença de vários despertares ocasionados pelo aumento da resistência das vias aéreas e pelos eventos respiratórios – apneia e hipopneias.

Outras doenças podem cursar com sonolência excessiva diurna e passa ser fundamental o raciocínio diferencial para a instituição da terapêutica específica a cada doença. A alta prevalência da SAOS facilita o raciocínio diagnóstico, porém favorece a um diagnóstico por vezes inadequado.[46]

## TRATAMENTO CLÍNICO

### Medidas Comportamentais:[44,46]
- Perda de peso.
- Evitar uso de medicamentos sedativos, como benzodiazepínicos.
- Evitar uso de álcool.
- Tratamento de patologias associadas: hipotireodismo.
- Decúbito durante o sono – evitar dorsal.
- Medidas gerais da higiene do sono: não deitar-se logo após refeições, regularidade nas horas de sono.

### Pressão Positiva nas Vias Aéreas – PAP

A PAP é uma opção para o tratamento da SAOS severa e moderada, sendo indicada como padrão pela literatura. O tratamento com a PAP é feita durante a noite toda. A indicação da PAP, como forma de tratamento, leva o paciente a uma nova polissonografia para a titulação da pressão aérea necessária ao seu tratamento.[44] Nessa titulação, aumenta-se gradualmente a pressão até o desaparecimento das apneias, hipopneias, dessaturação da oxiemoglobina, roncos e microdespertares.[2] Neste procedimento, verifica-se a máscara nasal mais adequada ao paciente. A pressão aérea contínua mantém a via aérea inflada, não permitindo os episódios de colapsabilidade.

Este dispositivo, contudo, apresenta taxas de aderência variáveis, de 30 a 70%, que tendem a diminuir mais ainda ao longo dos anos de uso.[23] Apesar da evolução tecnológica dos diferentes tipos de aparelho, do uso do alívio expiratório, da umidificação e de diferentes máscaras, o índice de aderência dos pacientes a este tratamento tem-se mantido estável. Além disso, há pacientes que não toleram ou não desejam mais utilizar o CPAP.

### Aparelho Intraoral (Reposicionador Mandibular)

Realizado por dentista com treinamento em Distúrbios Respiratórios do Sono, atuando conjuntamente no seguimento multidisciplinar. Consiste em um dispositivo, feito após moldagem do paciente, que deve ser usado durante a noite toda. É indicado para o tratamento de SAOS leve, SARVAS e ronco primário e pode ser opção na intolerância ao CPAP.[35,44]

O aparelho atua reposicionando a mandíbula e aumentando o espaço faríngeo posterior. Necessita de ajustes no período de uso até o máximo de protrusão mandibular. As contraindicações são disfunções temporomandibulares severas, doença periodontal ativa.[44]

## nEPAP

É um dispositivo adesivo, posicionado junto às narinas. O dispositivo contém uma válvula mecânica que proporciona baixa resistência inspiratória e uma alta resistência expiratória. Isto leva a um aumento da capacidade residual funcional pulmonar, funcionando não só como um coxim pneumático – com dilatação passiva da via aérea – como também levando a uma tração caudal da traqueia. Estudos iniciais mostram o nEPAP como uma alternativa para o tratamento de SAOS até moderada, com diminuição do índice de apneia-hipopneia (IAH), sonolência diurna e da dessaturação da oxiemoglobina. Por ser um dispositivo de uso simples, tem apresentado boas taxas de aderência. Descrevem-se pacientes com dificuldade em colocar o dispositivo, apesar de medidas educacionais.[8,41]

## TRATAMENTO CIRÚRGICO

A indicação de um procedimento cirúrgico envolve todo um cuidado com a preparação do paciente, com os cuidados pré-operatórios e com os riscos cirúrgicos. A dificuldade em se diagnosticar o exato sítio de estreitamento das vias aérea durante o sono impede o exato planejamento da intervenção. A seleção do paciente e o tipo de intervenção devem ser feitas de maneira cautelosa e com o esclarecimento de que o seguimento necessitará de novas polissonografias.[44]

Os procedimentos cirúrgicos podem ser realizados isoladamente ou em conjunto, em um mesmo tempo cirúrgico ou em tempos diferentes. O objetivo da cirurgia pode ser tanto o tratamento inicial, como ação facilitadora ao uso da PAP ou dispositivos intraorais e até alternativa para não adesão à PAP.[44,45] Revisões apontam melhores perspectivas para o futuro da cirurgia em multinível e do avanço maxilomandibular.[11,25]

### Tipos de Cirurgias[44,45]

- Nasais: septoplastia, turbinectomia e cauterização linear ou radiofrequência de conchas nasais inferiores. A permeabilização das fossas nasais isoladamente ainda não mostrou efetivo tratamento. Facilita a adesão ao CPAP e ao aparelho intraoral e permitindo um conforto respiratório.
- Cirurgias faríngeas:
    1. **Uvulopalatofaringoplastia (UPFP) e suas variações:** foi o primeiro procedimento cirúrgico descrito com o intuito de tratar pacientes com ronco. É preconizado o uso de técnicas mais conservadoras, procurando traba-

lhar principalmente a parede lateral da orofaringe, poupando a região do palato mole e da úvula, na tentativa de minimizar complicações.
2. **Radiofrequência para redução volumétrica (palato mole e base de língua)**: é um procedimento cirúrgico ambulatorial realizado sob anestesia local, para redução volumétrica do palato mole e pode ser benéfica nos pacientes que apresentam quadro de ronco ou SAHOS leve, sem hipertrofia tonsiliana, não obesos e que não apresentem alterações em outros sítios anatômicos.
3. **Glossectomias**: são parciais e medianas, visando a diminuir seu volume em relação à orofaringe. Várias técnicas são descritas na literatura. Apesar de apresentar resultados variáveis e limitados na literatura, os procedimentos em questão podem ser benéficos, quando a base da língua é o principal sítio obstrutivo.

- Estimulação do nervo hipoglosso:
A estimulação do nervo hipoglosso leva a um aumento da patência das vias aéreas superiores pela contração do músculo genioglosso. A associação entre a perda ou diminuição da atividade do músculo genioglosso durante o sono e a AOS foi feita em 1978 e, desde então, várias estratégias buscando a contração deste músculo durante o sono foram tentadas, porém não havia tecnologia que permitisse seu uso na prática clínica. Nos últimos anos, os avanços nesta área reavivaram a discussão sobre o papel da estimulação elétrica no tratamento da SAOS.[24,37] Revisão sistemática demonstrou bons resultados na diminuição do IAH, da sonolência excessiva e na melhora da saturação de $O_2$ durante o sono.[10] Contudo, o custo destes aparelhos acaba por se tornar um fator limitante ao seu uso, e o perfil ideal de pacientes com indicação para este tipo de tratamento não está ainda estabelecido.[32]
- Cirurgias craniofaciais:
  1. Avanço do músculo genioglosso: pode ser associado a outros procedimentos cirúrgicos, podendo ser benéfico em pacientes com SAOS leve à moderada, com baixo IMC e que apresentam a base da língua como principal sítio obstrutivo.
  2. Avanço maxilomandibular (AMM) pode ser indicado para pacientes com SAOS grave que não se adaptaram ao CPAP, independentemente da presença de alterações craniofaciais ou pode ser indicado como tratamento inicial de pacientes com alterações ortognáticas evidentes independente da gravidade da SAOS.
- Traqueostomia: é o tratamento cirúrgico com 100% de eficácia. Sua indicação é reservada a pacientes com SAOS grave que não se adaptem aos aparelhos de pressão aérea positiva e que possuam contraindicação cirúrgica.

## CONCLUSÃO

As opções para o tratamento da Síndrome da Apneia Obstrutiva (SAOS) têm evoluído nos últimos anos.[16] A preocupação com o diagnóstico e a gravidade, a melhora na qualidade de vida e o controle dos riscos cardiovasculares devem-se tornar as prioridades no seguimento do paciente com SAOS.[5,40] A busca pelo melhor entendimento dos impactos da SAOS associados à definição de biomarcadores pode auxiliar tanto no diagnóstico, como nos parâmetros de seguimento.[13,21,27]

## REFERÊNCIAS BIBLIOGRÁFICAS

1. Ahmadi N, Shapiro GK, Chung SA et al. Clinical diagnosis of sleep apnea based on single night of polysomnography vs. two nights of polysomnography. *Sleep Breath* 2009,13(3).221-26.
2. American Academy Sleep Medicine. Clinical guidelines for the manual titration of positive airway pressure in patients with obstructive sleep apnea. *J Clin Sleep Med* 2008;4(2):157-71.
3. American Academy Sleep Medicine. *International Classification of Sleep Disorders.* 3rd ed. Darien, IL 2014.
4. American Academy Sleep Medicine. Sleep-related breathing disorders in adults: recommendations for syndrome definition and measurement techniques in clinical research. The Report of an American Academy of Sleep Medicine Task Force. *Sleep* 1999;22(5):667-89.
5. Aurora RN, Collop NA, Jacobowitz O et al. Quality measures for the care of adult patients with obstructive sleep apnea. *J Clin Sleep Med* 2015;11(3):357-83.
6. Bar A, Pillar G, Dvir I et al. Evaluation of a portable device based on peripheral arterial tone for unattended home sleep studies. *Chest* 2003;123(3):695-703.
7. Berry RB, Gamaldo CE, Harding SM et al. *The AASM Manual for the Scoring of Sleep and Associated Events: Rules, Terminology and Technical Specifications, Version 2.2.* Darien, Illinois: American Academy of Sleep Medicine, 2015.
8. Berry RB, Kryger MH, Massie CA. A novel nasal expiratory positive airway pressure (EPAP) device for the treatment of obstructive sleep apnea: a randomized controlled trial. *Sleep* 2011;34(4):479-85.
9. Boyd SB WA, Waite P, Harding SM, Song Y. Long Term Effectiveness and Safety of Maxillomandibular Advancement for Treatment of Obstructive Sleep Apnea. *J Clin Sleep Med.* 2015 July 15;11(7):699-708.
10. Certal VF, Zaghi S, Riaz M et al. Hypoglossal nerve stimulation in the treatment of obstructive sleep apnea: A systematic review and meta-analysis. *Laryngoscope* 2015;125(5):1254-64.
11. Collop NA, Anderson WM, Boehlecke B et al. Clinical guidelines for the use of unattended portable monitors in the diagnosis of obstructive sleep apnea in adult patients. Portable Monitoring Task Force of the American Academy of Sleep Medicine. *J Clin Sleep Med* 2007;3(7):737-47.
12. Collop NA, Tracy SL, Kapur V et al. Obstructive sleep apnea devices for out-of-center (OOC) testing: technology evaluation. *J Clin Sleep Med* 2011;7(5):531-48.
13. De Luca Canto G, Pacheco-Pereira C, Aydinoz S et al. Biomarkers associated with obstructive sleep apnea: A scoping review. *Sleep Med Rev* 2014;23C:28-45.

14. De Vito A, Carrasco Llatas M, Vanni A et al. European position paper on drug-induced sedation endoscopy (DISE). *Sleep Breath* 2014;18(3):453-65.
15. Ferber R, Millman R, Coppola M et al. Portable recording in the assessment of obstructive sleep apnea. ASDA standards of practice. *Sleep* 1994;17(4):378-92.
16. Freedman N. Improvements in current treatments and emerging therapies for adult obstructive sleep apnea. *F1000Prime Rep* 2014;6:36. doi:10.12703/P6-36.
17. Gould GA, Whyte KF, Rhind GB et al. The sleep hypopnea syndrome. *Am Rev Respir Dis* 1988;137(4):895-98.
18. Guilleminault C, Stoohs R, Clerk A et al. A cause of excessive daytime sleepiness. The upper airway resistance syndrome. *Chest* 1993;104(3):781-87.
19. Guilleminault C, Tilkian A, Dement WC. The sleep apnea syndromes. *Annu Rev Med* 1976;27:465-84.
20. Guilleminault C. Obstructive sleep apnea. The clinical syndrome and historical perspective. *Med Clin North Am* 1985;69(6):1187-203.
21. Hoyos CM, Melehan KL, Liu PY et al. Does obstructive sleep apnea cause endothelial dysfunction? A critical review of the literature. *Sleep Med Rev* 2015;20:15-26.
22. Iber C, Redline S, Kaplan Gilpin AM et al. Polysomnography performed in the unattended home *versus* the attended laboratory setting—Sleep Heart Health Study methodology. *Sleep.* 2004;27(3):536-40.
23. Jordan AS, McSharry DG, Malhotra A. Adult obstructive sleep apnoea. *Lancet* 2014;383(9918):736-47.
24. Kezirian EJ, Boudewyns A, Eisele DW et al. Electrical stimulation of the hypoglossal nerve in the treatment of obstructive sleep apnea. *Sleep Med Rev* 2010;14(5):299-305.
25. Kotecha BT, Hall AC. Role of surgery in adult obstructive sleep apnoea. *Sleep Med Rev* 2014;18(5):405-13.
26. Kuna ST. Portable-monitor testing: an alternative strategy for managing patients with obstructive sleep apnea. *Respir Care* 2010;55(9):1196-215.
27. Lavie L. Oxidative stress in obstructive sleep apnea and intermittent hypoxia—revisited—the bad ugly and good: implications to the heart and brain. *Sleep Med Rev* 2015;20:27-45.
28. Le Bon O. Mild to moderate sleep respiratory events: one negative night may not be enough. *Chest* 2000;118(2):353-59.
29. Levendowski DJ, Zack N, Rao S et al. Assessment of the test-retest reliability of laboratory polysomnography. *Sleep Breath* 2009;13(2):163-67.
30. Ng SS, Chan TO, To KW et al. Validation of a portable recording device (ApneaLink) for identifying patients with suspected obstructive sleep apnea syndrome. *Internal Med J* 2009;39(11):757-62.
31. Ng SS, Chan TO, To KW et al. Validation of Embletta portable diagnostic system for identifying patients with suspected obstructive sleep apnea syndrome (OSAS). *Respirology* 2010;15(2):336-42.
32. Pietzsch JB, Liu S, Garner AM et al. Long-term cost-effectiveness of upper airway stimulation for the treatment of obstructive sleep apnea: a model-based projection based on the STAR Trial. *Sleep.* 2014.
33. Pittman SD, Ayas NT, MacDonald MM et al. Using a wrist-worn device based on peripheral arterial tonometry to diagnose obstructive sleep apnea: in-laboratory and ambulatory validation. *Sleep* 2004;27(5):923-33.
34. Ragette R, Wang Y, Weinreich G et al. Diagnostic *performance* of single airflow channel recording (ApneaLink) in home diagnosis of sleep apnea. *Sleep Breath* 2010;14(2):109-14.

35. Ramar K DL, Katz SG, Lettieri CJ et al. Clinical practice guideline for the treatment of obstructive sleep apnea and snoring with oral appliance therapy: an update for 2015. *J Clin Sleep Med* 2015 July 15;11(7):773-827.
36. Santos-Silva R, Sartori DE, Truksinas V et al. Validation of a portable monitoring system for the diagnosis of obstructive sleep apnea syndrome. *Sleep* 2009;32(5):629-36.
37. Strollo Jr PJ, Soose RJ, Maurer JT et al. Upper-airway stimulation for obstructive sleep apnea. *N Engl J Med* 2014;370(2):139-49.
38. Tonelli de Oliveira AC, Martinez D, Vasconcelos LF et al. Diagnosis of obstructive sleep apnea syndrome and its outcomes with home portable monitoring. *Chest* 2009;135(2):330-36.
39. Tufik S, Santos-Silva R, Taddei JA et al. Obstructive sleep apnea syndrome in the Sao Paulo Epidemiologic Sleep Study. *Sleep Med* 2010;11(5):441-46.
40. Vaessen TJ, Overeem S, Sitskoorn MM. Cognitive complaints in obstructive sleep apnea. *Sleep Med Rev* 2015;19:51-58.
41. Wu H, Yuan X, Zhan X et al. A review of EPAP nasal device therapy for obstructive sleep apnea syndrome. *Sleep Breath* 2015 Sept.;19(3):769-74.
42. Young T, Palta M, Dempsey J et al. The occurrence of sleep disordered breathing among middle-aged adults. *N Engl J Med* 1993;328(17):1230-35.
43. Zancanella E, Haddad FM, Oliveira LA et al. Obstructive sleep apnea and primary snoring: diagnosis. *Braz J Otorhinolaryngol* 2014;80(1 Suppl 1):S1-16.
44. Zancanella E, Haddad FM, Oliveira LA et al. Obstructive sleep apnea and primary snoring: treatment. *Braz J Otorhinolaryngol* 2014;80(1 Suppl 1):S17-28.
45. Zancanella E. Tratamento cirúrgico. In: Bittencourt FheL. (Ed.). *Recomendações para o diagnóstico e tratamento da síndrome da apneia ostrutiva do sono*. São Paulo: Associação Brasileira do Sono, 2013.
46. Zancanella ECA. Ronco e apneia obstrutiva do sono. In: Coelho JCU. (Ed.). *Manual de clínica cirúrgica: cirurgia e especialidades*. São Paulo 2009. p. 2693-702, vol 2.
47. Zou D, Grote L, Peker Y et al. Validation a portable monitoring device for sleep apnea diagnosis in a population based co-hort using synchronized home polysomnography. *Sleep* 2006;29(3):367-7,

# 21

# POLISSONOGRAFIA NO ADULTO

Simone Chaves Fagondes ▪ Ângela Beatriz John

O termo polissonografia (PSG) foi introduzido por Holland *et al.*, em 1974.[5] Ele compreende o registro, a análise e a interpretação de múltiplos e simultâneos parâmetros fisiológicos que são utilizados para o diagnóstico dos transtornos do sono. O exame contempla informações referentes a uma série de dados eletrofisiológicos, integrando sinais referentes ao sono, à respiração, aos batimentos cardíacos e aos sinais de movimento. Para o registro do sono é necessária a aquisição de sinais de eletroencefalograma (EEG), eletrooculograma (EOG) e eletromiograma (EMG). A respiração é monitorada por sensores que identificam a presença de fluxo aéreo oronasal e de esforço respiratório e a ocorrência de ronco. Já a saturação periférica da oxiemoglobina ($SpO_2$) é verificada pela oximetria de pulso. A monitorização não invasiva do dióxido de carbono também pode ser utilizada.[9]

A Figura 21-1 mostra paciente com sensores e eletrodos, preparado para a PSG, a Figura 21-2 apresenta um quarto para exame; Figura 21-3 exemplifica um traçado obtido do exame, e na Figura 21-4 o esquema para colocação dos eletrodos.

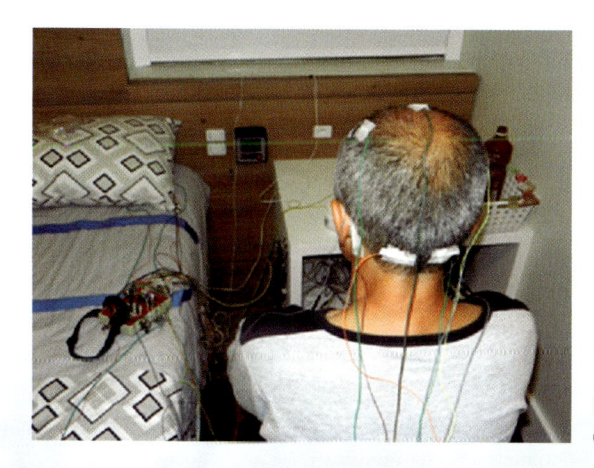

**Fig. 21-1.** Paciente com eletrodos encefálicos em posição.

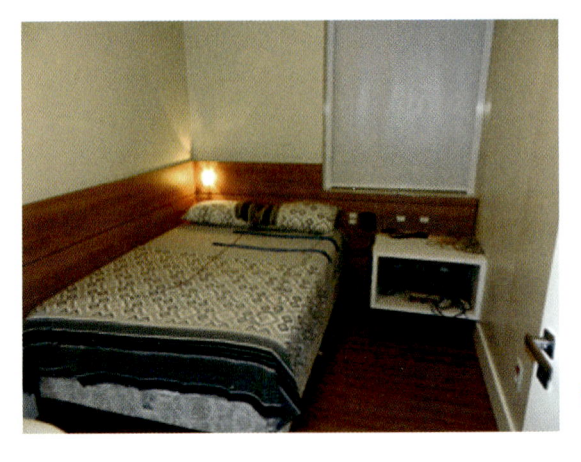

**Fig. 21-2.** Quarto para polissonografia.

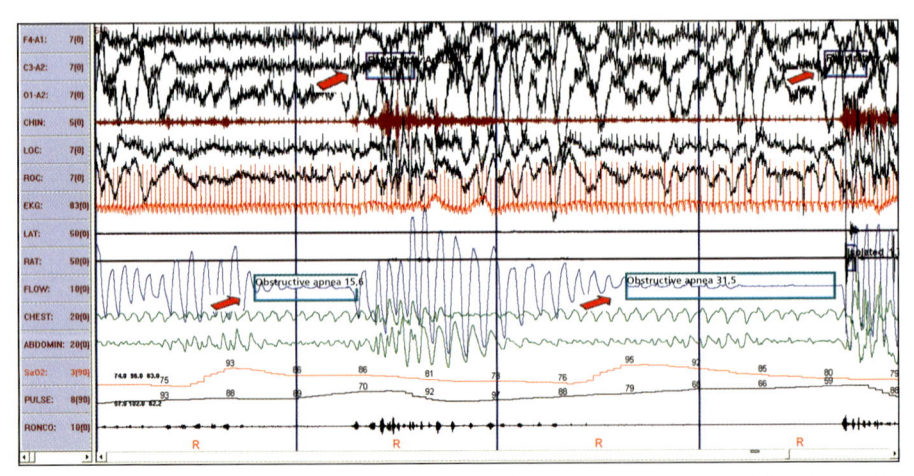

**Fig. 21-3.** Demonstração de tela com os sinais obtidos na PSG: em azul, episódios de apneia obstrutiva seguidas por episódio de microdespertar e dessaturação (indicados pelas setas).

A padronização do exame contempla a sua realização durante a noite inteira em laboratório do sono, com o local em condições adequadas de luz, temperatura e mínimo nível de ruído. Deve haver um profissional capacitado, idealmente técnico em polissonografia, acompanhando o exame, garantindo a qualidade do registro e possibilitando intervenções durante a PSG, quando necessário. Recomenda-se um registro mínimo de 6 horas. Todos os registros devem ser revisados por médico certificado em medicina do sono.[3] Os parâmetros recomendados para PSG em adultos estão no Quadro 21-1.

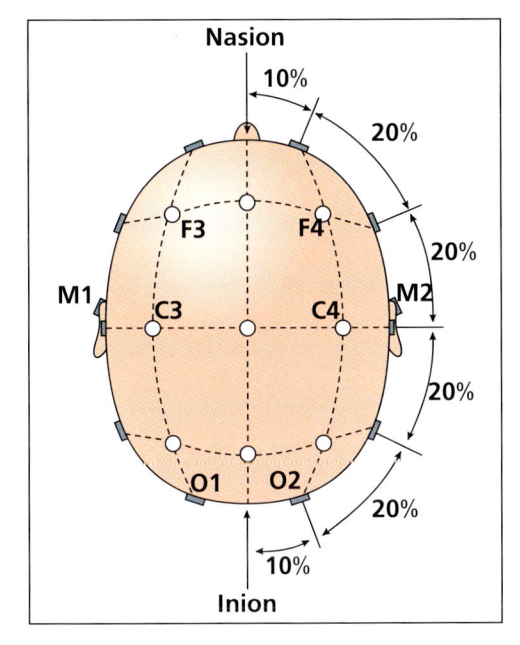

**Fig. 21-4.** Colocação de eletrodos para PSG de acordo com a Academia Americana de Medicina do Sono.[1]

O sono humano é dividido em sono não REM (sem movimentos oculares rápidos) e sono REM (*rapid eye movement*) de acordo com os padrões bioelétricos observados durante o registro do EEG, do EOG e do EMG da região submentoniana. O sono não REM é composto pelos estágios 1 (transição da vigília para o sono), 2 e 3, este último também conhecido por sono de ondas lentas. Já

**Quadro 21-1.** Parâmetros recomendados para PSG (adaptado de Berry *et al.*, 2012)[1]
- Eletroencefalograma (F4-M1*; C4-M1**; O2-M1***)
- Eletro-oculogramas esquerdo e direito
- Eletromiograma região mentoniana
- Eletromiograma dos membros inferiores (músculos tibiais anteriores direito e esquerdo)
- Sinais de fluxo aéreo (cânula de pressão nasal e termístor oronasal)
- Sinais de esforço respiratório (faixas torácica e abdominal)
- Oximetria digital (SpO$_2$)
- Posição corporal
- Eletrocardiograma

Parâmetros adicionais podem ser incluídos a critério dos investigadores:
*F4-M1– derivação com eletrodo encefálico de superfície em posição frontal direita e mastoide esquerda.
**C4-M1– derivação com eletrodo encefálico de superfície em posição central direita e mastoide esquerda.
***O2-M1– derivação com eletrodo encefálico de superfície em posição occipital direita e mastoide esquerda.

o sono REM é caracterizado por movimentos rápidos dos olhos e supressão tônica dos potenciais musculares esqueléticos e reflexos. O sono REM se alterna com o não REM em intervalos que variam de 70 a 110 minutos. Cada sequência não REM-REM forma um ciclo de sono que se repete de 4 a 6 vezes por noite, dependendo do período total de sono. Essa distribuição pode ser modificada por fatores, como idade, temperatura, ambiente, ingestão de drogas ou determinadas doenças. Os estágios do sono são avaliados de acordo com os critérios de Rechtschaffen e Kales e com as recomendações da Academia Americana de Medicina do Sono.[1,10]

Os eventos respiratórios podem ser divididos didaticamente em apneias e hipopneias. **Hipopneias** são definidas como uma redução de mais de 30% do fluxo aéreo nasal associada à dessaturação de 3 ou 4% na $SpO_2$ ou fragmentação do sono (microdespertar).

**Apneias** são pausas respiratórias, em que não se observa fluxo aéreo por, no mínimo, 10 segundos. Elas são registradas e classificadas em centrais, obstrutivas e mistas.

- *Apneia central:* é definida como a ausência de fluxo oronasal, com duração de, pelo menos, 10 segundos, sem a presença de esforço respiratório associado.
- *Apneia obstrutiva:* é definida como a presença de movimentos torácicos e abdominais na ausência de fluxo oronasal por, pelo menos, 10 segundos.
- *Apneia mista:* é aquela que apresenta ambos componentes – central e obstrutivo.

Outro tipo de evento a ser considerado, embora ainda seja opcional nos laudos de polissonografia, é o RERA (*Respiratory Effort Related Arousal*, em inglês). Esse termo corresponde a um episódio de microdespertar que está relacionado com um evento respiratório.

Os limites fisiológicos dos principais parâmetros da PSG em adultos encontram-se no Quadro 21-2.

O índice de apneia-hipopneia (IAH) é usado para determinar a ausência ou presença de apneia obstrutiva do sono (AOS), bem como para definir a sua gravidade. Ele é calculado pela soma do número de apneias obstrutivas e hipopneias obstrutivas, acrescida das apneias mistas, dividido pelo tempo total de sono (TTS), que é o tempo compreendido desde o início do sono até o término do exame. Valores de IAH igual ou acima de cinco eventos/hora de sono são considerados anormais.[1,6,7] No Quadro 21-3, estão detalhados os níveis de gravidade da AOS.

A PSG é considerada o teste padrão para o diagnóstico da apneia obstrutiva do sono (AOS), uma vez que a história clínica não é suficiente para estabelecer o diagnóstico definitivo nem estimar a sua gravidade. Em casos selecionados,

**Quadro 21-2.** Limites fisiológicos dos principais parâmetros da PSG em adultos

| Parâmetro | Limites Fisiológicos |
|---|---|
| Tempo total de sono (TTS) | 360 a 480 minutos |
| Sono não REM | 75-80% do TTS |
| Estágio N1 | 2-5% do TTS |
| Estágio N2 | 45-55% do TTS |
| Estágio N3 (sono de ondas lentas) | 13-23% do TTS |
| Sono REM | 20-25% do TTS |
| Eficiência do sono | > 80-85% (75% > 60 anos) |
| Latência para iniciar o sono | 10 a 30 minutos |
| Latência para sono REM | 80 a 120 minutos |
| Média da $SpO_2$ | > 92% |

Eficiência do sono: é a proporção de tempo que o paciente dorme, enquanto permanece deitado na cama após apagarem as luzes. Fonte: SBPT. 2012.[11]

**Quadro 21-3.** Classificação da AOS conforme o IAH

| IAH (Eventos/h de Sono) | Classificação da AOS |
|---|---|
| 0 - < 5 | Sem AOS |
| ≥ 5 - < 15 | AOS leve |
| ≥15 - < 30 | AOS moderada |
| ≥ 30 | AOS grave |

com alta suspeição clínica de AOS e sem comorbidades cardiopulmonares significativas ou descompensadas, pode-se utilizar o estudo portátil durante o sono que contempla apenas as variáveis cardiorrespiratórias e pode ser realizado no domicílio do paciente.[2]

Além da confirmação da suspeita clínica de AOS, outras indicações para a realização de polissonografia em adultos com apneia obstrutiva do sono são:

- A determinação da pressão a ser utilizada em equipamentos de pressão positiva (CPAP – *continuous positive airway pressure* e BiPAP – *bilevel positive airway ressure*) utilizados no tratamento dos transtornos respiratórios durante o sono.
- A reavaliação do tratamento com pressão positiva e eventuais ajustes.
- A aferição pré- e pós-tratamentos cirúrgicos que promovam alguma modificação no tamanho das vias aéreas superiores (VAS).
- A avaliação de pacientes com indicação de cirurgia bariátrica.

- O controle de outros tratamentos para AOS, como aparelho intraoral, fonoterapia ou terapia posicional.
- A apreciação de pacientes com doenças neuromusculares.
- A análise de pacientes com pneumopatia crônica e suspeita de AOS.[4,8]

Para o diagnóstico de AOS é necessário que a PSG contemple os seguintes parâmetros: número de apneias e hipopneias obstrutivas, centrais e mistas; índice de apneias e hiponeias (IAH); saturação de oxiemoglobina ($SpO_2$) (média e mínima); índice de dessaturação e tempo total de sono com $SpO_2 < 90\%$. Outras informações, como número de despertares, índice de microdespertares, porcentuais dos estágios do sono, média da frequência cardíaca e presença de arritmias cardíacas, também integram o laudo.[1]

## CASO CLÍNICO

Paciente masculino obeso com diagnóstico de AOS grave com dificuldade extrema em adaptar-se ao tratamento com CPAP (aparelho com pressão fixa de 11 $cmH_2O$ através de máscara nasal). Hipertenso, com queixa de prejuízo da memória e irritabilidade. Exame físico com tonsilas grau +++/4+, classificação de Mallampati modificado grau IV (somente parte do palato mole e o palato duro são visualizados à oroscopia) e mandíbula retroposicionada com oclusão tipo II e mordida profunda.

O paciente foi submetido à cirurgia para correção das deformidades esqueléticas com cirurgia para avanço maxilomandibular de 14 mm. Obteve-se melhora funcional significativa, além do equilíbrio estético na face.

Observamos melhora da maioria dos parâmetros relacionados com a qualidade do sono. O resultado cirúrgico pode ser evidenciado pelo incremento dos parâmetros de oxigenação e pela dramática redução dos eventos obstrutivos expressos pelo IAH.

O Quadro 21-4 mostra os resultados das polissonografias antes e após o tratamento cirúrgico.

**Quadro 21-4.** Comparação dos parâmetros polissonográficos antes e depois do tratamento cirúrgico

|  | PSG Pré-Cirurgia (Basal) | PSG Pós-Cirurgia (5 Meses Após) |
|---|---|---|
| Tempo total de registro | 318,4 minutos | 466 minutos |
| Tempo total de sono | 186,9 minutos | 377,5 minutos |
| Eficiência do sono | 58,7% | 81% |
| % de sono REM | 4,3% | 12% |
| Tempo de sono em supina | 57,8 minutos | 79,8 minutos |
| Média $SpO_2$ | 92,4% | 93,7% |
| Mínimo $SpO_2$ | 82% | 84% |
| Índice de dessaturação | 45,6 dessaturações/h de sono | 1,3 dessaturações/h de sono |
| % $SpO_2$ < 90% | 8,2% | 1,0% |
| Índice de apneias e hipopneias | 61,3 eventos/h de sono | 6,0 eventos/h de sono |

## REFERÊNCIAS BIBLIOGRÁFICAS

1. Berry RB, Brooks R, Gamaldo CE et al. AASM Manual for the scoring of sleep and associated events: rules, terminology and technical specifications, 2.0.2. Darien, Illinois: American Academy of Sleep Medicine, 2012.
2. Collop NA, Anderson WM, Boehlecke B et al. Clinical guidelines for the use of unattended portable monitors in the diagnosis of obstructive sleep apnea in adult patients. J Clin Sleep Med 2007;3(7):737-47.
3. Epstein LJ, Kristo D, Strollo PJ et al. Clinical guideline for the evaluation, management and long-term care of obstructive sleep apnea in adults. J Clin Sleep Med 2009;5(3):263-76.
4. Fleetman J, Ayas N, Bradley D et al. Canadian thoracic Society 2011 Guideline Update: diagnosis and treatment of sleep disordered breathing. Can Resp J 2011;18(1):25-47.
5. Holland JV, Dement WC, Raynal DM. Polysomnography: a response to a need for improved communication, in 14th Annual Meeting of the Association for the Psychophysiological Study of Sleep, Jackson Hole, WY, 1974. p. 121-22.
6. Iber C, Ancoli-Israel S, Quan SF; for the American Academy of Sleep Medicine. The AASM Manual for the Scoring of Sleep and Associated Events: rules, terminology, and technical specifications. Westchester, IL: American Academy of Sleep Medicine, 2007.
7. International classification of sleep disorders. AASM. 3rd ed. 2014.
8. Kushida CA, Littner MR, Morgenthaler T et al. Practice parameters for the indications for polysomnography and related procedures: an update for 2005. Sleep 2005;28(4):499-521.
9. Rechtschaffen A, Kales A. (Eds.). A manual of standardized terminology, techniques and scoring system of sleep stages in human subjects. Brain Information Service/Brain Research Institute, University of California, Los Angeles, 1968.
10. Riha RL. Polysomnography. In: Simonds AK, Backer W. Respiratory sleep m. ERS Handbook. UK Page Bros. 2012. p. 120-30.
11. SBPT, Roberto Stirbulov. Manual da apneia obstrutiva do sono. São Paulo: AC Farmacêutica, 201.

# 22

# RONCOPATIA – A VISÃO DO OTORRINOLARINGOLOGISTA

Carla Cuenca Schwartsmann ▪ Luciane Mazzini Steffen
Nédio Steffen ▪ Renata Tramontin Mena Barreto Fritscher

## INTRODUÇÃO

O ronco é o som resultante da vibração das estruturas respiratórias da via aérea superior durante o sono, pode ser um sintoma de diversas condições clínicas, como a roncopatia primária e a síndrome da apneia e hipoapneia obstrutiva do sono (SAHOS).[20,21] Neste capítulo, abordaremos somente os aspectos envolvendo a roncopatia primária.

O ronco é um sintoma relevante já que está presente entre 90 e 95% dos casos de SAHOS e está associado a problemas conjugais importantes, além de expor o paciente que ronca a um constrangimento social.[2] Blumen *et al.* reportaram que ocorre uma maior fragmentação do sono em mulheres companheiras de homens que roncam, causando um prejuízo na qualidade do sono.[5] Quando o ronco não está associado a outros distúrbios do sono, chamamos de roncopatia primária, cujo diagnóstico é feito por exclusão.[7]

## DADOS EPIDEMIOLÓGICOS

O ronco é um distúrbio comum na prática clínica, entretanto, sua prevalência apresenta dados subestimados.[21] Segundo a *American Academy of Sleep Medicine*, o ronco afeta aproximadamente 20 a 40% da população, com uma maior prevalência entre os homens, os obesos e os idosos.[1,22] Segundo a Associação Brasileira do Sono, 24% dos homens e 18% das mulheres de meia-idade roncam, e esta porcentagem sobe para 60% entre os homens e 40% entre as mulheres acima dos 60 anos.[2] Em razão das diferenças anatômicas e da disposição da gordura na região cervical, o ronco é mais comum em homens.[5]

## ETIOLOGIA

O local anatômico que origina a maior parte do som que ocasiona o ronco é proveniente das estruturas da orofaringe, principalmente a úvula e o palato mole, assim como a hipofaringe. O nariz também contribui para um aumento da resistência da via aérea superior, entretanto, a resistência oferecida pelas estruturas nasais é mais constante tanto quando o paciente está acordado, quanto durante o sono, isto porque o arcabouço nasal é mais rígido.[20]

A posição ao dormir também pode exacerbar essa condição, principalmente quando o paciente se encontra em decúbito dorsal, pois a musculatura faríngea e a língua podem colapsar contra a parede posterior da faringe por causa da perda de tensão deste tecido faríngeo.[7] O uso de medicamentos indutores do sono, assim como o consumo de álcool, relaxa a faringe, piorando o ronco. O tabagismo também agrava o ronco ao causar edema de mucosa e estreitamento nasofaríngeo.[21] Os achados mais relevantes do exame físico em pacientes adultos com ronco são a obesidade, as alterações esqueléticas craniofaciais e as alterações anatômicas da via aérea superior.[24]

## FISIOPATOLOGIA

O colapso da via aérea superior durante o sono é o resultado de um desequilíbrio entre a atividade dos músculos dilatadores da faringe e a pressão intraluminal negativa durante a inspiração. Alguns fatores podem estreitar a luz faríngea, como as forças adesivas da mucosa, o tônus vasomotor, a posição do pescoço, a abertura e o posicionamento da mandíbula, a força gravitacional, a resistência nasal aumentada, o aumento da complacência dinâmica e o efeito de Bernoulli, que consiste no princípio físico que explica a tendência de faringe colapsar.[24]

Apesar das variações entre os indivíduos, existem componentes da fisiopatologia da doença já estabelecidos, como as alterações na anatomia da via aérea superior, variações na capacidade dos músculos dilatadores da via aérea superior em responder às adversidades respiratórias durante o sono, alterações no limiar do despertar cortical durante um aumento da pressão negativa inspiratória, as variações na estabilidade do sistema de controle ventilatório e às mudanças do volume pulmonar.[24]

## DIAGNÓSTICO

O diagnóstico de roncopatia primária é basicamente um diagnóstico de exclusão. Para a ocorrência de roncos, é condição essencial que ocorra limitação ao fluxo inspiratório de ar antes e durante todos os episódios de ronco.[3] É fundamental determinarmos a ausência de apneia do sono para fecharmos o diagnóstico de roncopatia primária.

Hoje em dia já se sabe que o ronco primário não é isento de efeitos à saúde dos pacientes, assim como a apneia do sono, sendo associado à morbimortalidade vascular em paciente de meia-idade (hipertensão arterial, angina, cardiopatia isquêmica e acidente vascular cerebral) independentemente de outros fatores de risco.[3]

## Anamnese

Na história do paciente, é importante determinarmos o tempo de evolução da queixa e a presença de sintomas associados.

A presença de sonolência diurna excessiva, sono não reparador, fadiga, sufocamento noturno, cefaleia matinal, queda do rendimento no trabalho, alterações cognitivas, sintomas depressivos, alterações de personalidade e impotência sexual deve ser questionada e, quando presente, aumenta a suspeita de que este paciente possa apresentar SAHOS.[3,24]

Para avaliar a presença de sintomas de sonolência diurna excessiva, além da história clínica, utiliza-se a escala de sonolência de Epworth. Trata-se de um questionário mundialmente utilizado e baseia-se na avaliação subjetiva do grau de sonolência diurna em situações do cotidiano (Quadro 22-1).[10,12] É composto por oito itens com graduação de 0 a 3 pontos cada, sendo o total de 24 pontos. O normal é de 6 pontos para adultos. Quanto maior a pontuação, mais intensa a sonolência.[3]

**Quadro 22-1.** Escala de sonolência de Epworth

| Situação | Chance de Cochilar |
|---|---|
| 1 – Sentado e lendo | |
| 2 – Vendo TV | |
| 3 – Sentado em um lugar público, sem atividade (sala de espera, cinema, reunião) | |
| 4 – Como passageiro de trem, carro ou ônibus andando por 1 hora sem parar | |
| 5 – Deitado para descansar à tarde, quando as circunstâncias permitem | |
| 6 – Sentado e conversando com alguém | |
| 7 – Sentado, calmamente, após almoço sem álcool | |
| 8 – Se estiver de carro, enquanto para por alguns minutos em trânsito intenso | |
| 0 – Nenhuma chance de cochilar<br>1 – Pequena chance de cochilar<br>2 – Moderada chance de cochilar<br>3 – Alta chance de cochilar | |

A presença de roncos noturnos associados à noctúria também aumenta a suspeita de associação à apneia do sono.[19,24] Pacientes com hipertensão arterial sistêmica resistente ao tratamento clínico também devem ser sempre investigados para afastar a presença de apneia do sono.[6,18,24]

A melhor forma para diferenciar clinicamente os pacientes com e sem apneia do sono (Roncadores Primários X SAHOS) é a associação de sintomas de sufocamento noturno, cefaleia matinal, apneia presenciada, sonolência diurna excessiva (Epworth >= 15) e índice de massa corporal (IMC) maior ou igual a 28 kg/m². A sensibilidade para identificar os não apneicos foi de 93,4%, e a especificidade de 60% (p < 0,001).[15,24] É importante questionarmos o companheiro sobre a presença de apneias presenciadas, aumentando a suspeita de SAHOS, necessitando de confirmação complementar por polissonografia.

### Exame Físico

O exame físico geral visa a identificar fatores de risco para ronco. Os achados mais relevantes para a presença de roncos e/ou SAHOS são obesidade, alterações do esqueleto craniofacial e alterações anatômicas da via aérea superior (VAS).[24]

É importante avaliar o índice de massa corporal (IMC), visto que a obesidade tem relação tanto com o ronco primário, quanto com a presença de SAHOS. Pacientes com circunferência cervical maior de 40-42 cm estão mais propensos a apresentar SAHOS associada ao quadro de ronco.

As alterações craniofaciais mais relacionadas com a presença de SAHOS e ronco são as hipoplasias de maxila e/ou mandíbula. Ambas podem ser reconhecidas clinicamente e confirmadas pela cefalometria.[24] Na população brasileira, 26,3% apresentam oclusão classe II (arcada dentária inferior retroposicionada), 25,1% apresentam alterações no palato duro (estreito ou ogival) e 19,7% apresentam hipoplasia mandibular.[26]

Várias alterações da VAS são descritas nos pacientes com ronco primário e/ou SAHOS, sendo as mais frequentes as alterações nasais, hipertrofia de tonsilas palatinas, índice de Mallampati modificado classes III e IV e alterações sobre o palato mole, úvula e pilares tonsilares.[8,24,26]

O exame físico da via aérea superior tem por objetivo tentar localizar o local que mais provavelmente é responsável pelo ronco.

### Exame do Nariz e da Rinofaringe

A determinação de fatores obstrutivos nasais é importante na avaliação do paciente com ronco e apneia.

A rinoscopia anterior avalia a presença de desvios de septo nasal e a presença de disfunção de válvula nasal que possam estar contribuindo para a queixa de obstrução nasal. A nasofibrolaringoscopia avalia a presença de desvios septais mais posteriores, as características dos cornetos inferiores e a presença de alguma obstrução ao nível da rinofaringe. Além disso, auxilia na identificação de tumores ou pólipos nasais que também são causas de obstrução nasal e roncos.[20]

A cirurgia nasal isolada pode ser benéfica para pacientes com roncos e achados cefalométricos normais.[24] Além disso, a cirurgia nasal pode ter um papel facilitador na adaptação ao *continuous positive airway pressure* (CPAP), melhorando a tolerância ao seu uso nos pacientes com obstrução nasal prévia.

## Exame da Cavidade Oral e Orofaringe

O exame da cavidade oral é importante para a detecção de alterações dentárias ou orofaciais/oclusais. A oroscopia avalia o tamanho e a posição da língua em relação ao palato mole. O tamanho das tonsilas palatinas e a conformação do palato mole também devem ser observados.[20]

As anormalidades orofaríngeas podem incluir tonsilas palatinas hipertróficas, tecidos das paredes laterais da faringe proeminentes (hipertrofia do músculo palatofaríngeo e outros músculos da parede faríngea), úvula larga ou alongada, edema da mucosa palatal e pilares tonsilares.[23]

O grau de hipertrofia das tonsilas palatinas é avaliado de acordo com a escala de Brodsky que compreende 5 níveis de hipertrofia, escalonados de 0-4+, sendo: 0 = tonsila dentro da fossa tonsilar; 1+ = ocupa menos de 25% da orofaringe; 2+ = ocupa da 26 a 50% da orofaringe; 3+ = ocupa de 51 a 75% da orofaringe; 4+ = ocupa mais de 75% da orofaringe (Fig. 22-1).[17]

A avaliação do índice de Mallampati modificado visa a avaliar a posição da língua em relação ao palato mole. É realizada com o paciente na posição sentada, com máxima abertura oral e língua relaxada posicionada na cavidade oral. Os pacientes são classificados em quatro estádios (Fig. 22-2):

- *Grau 1:* toda orofaringe é bem visualizada, incluindo palato mole, pilares tonsilares, tonsilas palatinas e úvula.
- *Grau 2:* o polo superior das tonsilas palatinas e a úvula são visualizados.
- *Grau 3:* parte do palato mole e a inserção da úvula são visualizados.
- *Grau 4:* apenas o palato duro é visualizado.[8]

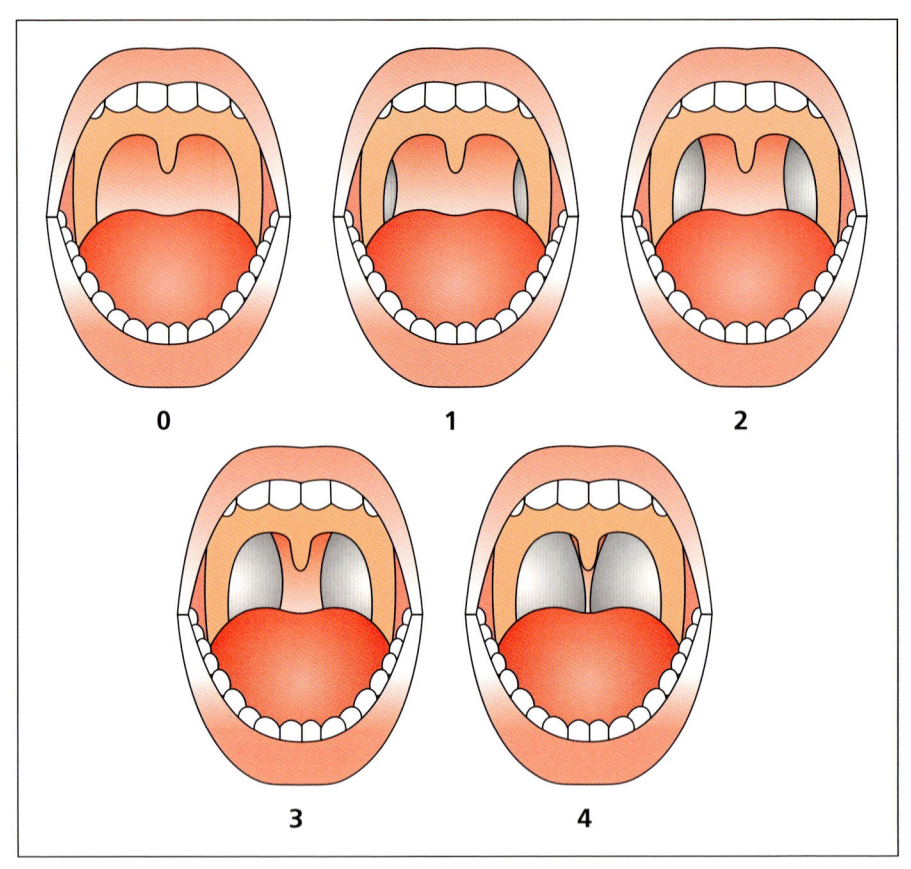

**Fig. 22-1.** Escala de Brodsky – Hipertrofia Tonsilar.

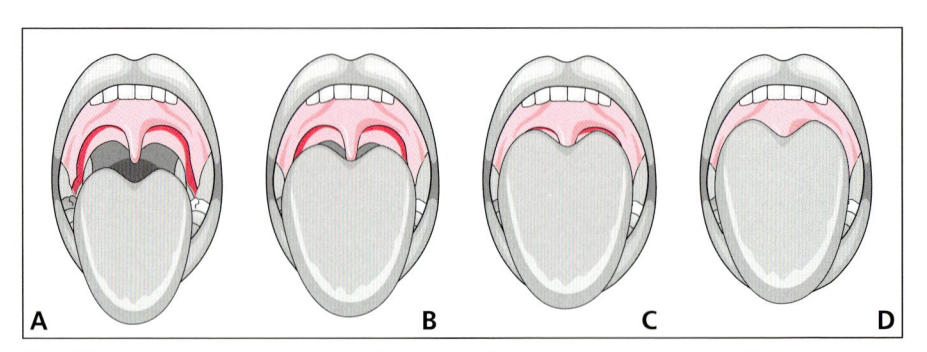

**Fig. 22-2.** Mallampati: (**A**) Grau 1; (**B**) Grau 2; (**C**) Grau 3 e (**D**) Grau 4. Modificada por Friedman *et al.*

## Exame da Hipofaringe e Laringe

A realização de nasofibrolaringoscopia no paciente acordado visa a avaliar a anatomia da região de forma dinâmica. A conformação da epiglote deve ser sempre avaliada. A posição da base da língua e da epiglote em relação à parede posterior da faringe também deve ser observada. Também é importante avaliar a presença de edema nos tecidos do local.[20]

A manobra de Muller também pode ajudar a determinar o sítio de obstrução. O paciente é solicitado a inspirar com o nariz e a boca fechados, criando uma pressão negativa nas vias aéreas. Esta pressão negativa faz com que haja um colapso da área mais fraca – ponto de obstrução.[20] A manobra auxilia a identificar o grau e a orientação do colapso das vias aéreas na vigília, que provavelmente se reproduziria durante o sono, entretanto, esta avaliação é muito subjetiva, já que a força inspiratória realizada pelos pacientes varia muito e ainda não há critérios bem estabelecidos para essa avaliação.[23,24]

## Polissonografia

A realização da polissonografia é o exame padrão ouro para diagnóstico de SAHOS, condição que deve ser excluída no diagnóstico de roncopatia primária. A polissonografia é mais um subsídio diagnóstico, embora ela forneça certeza diagnóstica em apenas 20% da população com baixa prevalência de SAHOS (atenção primária com prevalência estimada de 4%). O exame sozinho não pode confirmar o diagnóstico de apneia do sono, se o índice de apneia e hipopneia (IAH) estiver entre 5-15. É importante a correlação entre os achados polissonográficos, a anamnese e o exame físico.

A recomendação é de que a polissonografia seja realizada nos pacientes que apresentem suspeita clínica de apneia do sono, seja pela história ou pelo exame físico, e que sejam roncadores. O diagnóstico diferencial entre o ronco primário e a apneia obstrutiva do sono só pode ser estabelecido após a monitoração do sono. Às vezes pode ser necessária a realização de uma segunda polissonografia para confirmação do índice de apneia e hipopneia, pois pode haver uma variabilidade nos resultados, dependendo das condições de sono na noite do exame.[24]

## Outros Exames Complementares

### ▪ Sonoendoscopia

A sonoendoscopia é a realização de endoscopia da via aérea superior com endoscopia flexível durante sono induzido farmacologicamente. Este exame tem por objetivo tentar determinar o local de obstrução, responsável pelo ronco/apneia. Uma importante controvérsia em relação a este exame é a utilização de medicação para indução do sono, que poderia alterar o tônus muscular da faringe e com isso influenciar nos resultados. Este exame é usado em pesquisa clínica, mas sua aplicabilidade prática ainda não foi estabelecida.[24]

## TRATAMENTO

O tratamento do ronco primário consiste em várias modalidades, conservadoras ou comportamentais, uso de aparelhos intraorais (AIO) e cirúrgicos, além do uso do CPAP. A medida comportamental consiste nas orientações de perda ponderal, correção postural durante a noite, higiene do sono, evitar uso de medicações sedativas e a correção da obstrução nasal quando existente.

A perda do peso é altamente eficaz e traz benefícios diretos sobre o ronco. A diminuição do índice de massa corporal está diretamente relacionada com diminuição nos índices de apneia, hipoapneia e ronco.

As medidas de higiene do sono abrangem tanto os hábitos alimentares, como, por exemplo, evitar alimentos e bebidas que contenham estimulantes, evitar o uso excessivo de bebida alcoólica antes de dormir, como hábitos de vida, como evitar cochilos durante o dia, fazer uso de cama confortável, evitar remédios sedativos e estimular a prática de exercícios físicos de rotina.

Além destes, Guimarães *et al.* citam a fonoterapia com objetivo de estimular a musculatura orofacial para diminuir a flacidez, porém ainda é tida como opção em investigação.[9]

Do ponto de vista da obstrução nasal observa-se a necessidade do tratamento nos casos de rinite alérgica e a indicação de tratamento cirúrgico nos casos de hipertrofia de cornetos e/ou da hipertrofia adenotonsilar que podem contribuir para o ronco.

O uso de aparelhos intraorais também pode ser utilizado nos casos de ronco primário, além de indicação nos casos de apneia noturna (SAHOS). Os AIOs podem ser divididos em dispositivos de avanço mandibular e retentores linguais. Esses aparelhos possuem diversos modelos e podem ser feitos por vários tipos de materiais.[14] Esta distensão previne o colapso entre os tecidos da orofaringe e da base da língua, evitando o fechamento da via aérea superior, conforme se pode observar por meio de imagens e por videoendoscopia.[11] Além de representar uma modalidade de tratamento não invasiva, ter um baixo custo, ser reversível e de fácil confecção, os AIOs vêm sendo cada vez mais utilizados, com sucesso, para o tratamento do ronco primário, da resistência da via aérea superior e para o controle de SAOS leve.[1]

Alguns autores citam o CPAP como uma possibilidade de tratamento nos casos de ronco e apneia. Os benefícios do uso de CPAP estão relacionados com a eliminação das apneias, com o aumento da saturação da oxiemoglobina e com a diminuição dos despertares relacionado com os eventos respiratórios, proporcionando melhora na qualidade do sono e reduzindo a sonolência diurna.[4] O fator que mais limita o seu uso é a sua não aceitação e adesão por parte do indivíduo.

As cirurgias direcionadas ao ronco e/ou SAHOS têm por objetivo a modificação dos tecidos moles da faringe (palato, tonsilas palatinas, pilares tonsilares e base da língua) e aqueles que abordam o esqueleto (maxila, mandíbula e hioide). Não existe um procedimento específico que possa resolver todas as necessidades do indivíduo e, muitas vezes, a combinação de cirurgias passa a ser a melhor forma de tratamento.[16]

Os procedimentos cirúrgicos mais utilizados nos casos de ronco primário e SAHOS são: adenotonsilectomia, faringoplastia lateral, uvulopalatoplastia por radiofrequência ou com *laser*, cirurgias de avanço maxilomandibular e até mesmo a traqueostomia.[16,25]

A uvulopalatofaringoplastia e suas variações envolvem a redução e o recontorno dos tecidos da úvula e do palato mole, visando à redução vibratória da orofaringe. A corrente de radiofrequência é uma tecnologia cirúrgica minimamente invasiva para reduzir o volume de forma precisa. Há dois tipos de radiofrequência: o monopolar e o bipolar.[13]

As opções de tratamento serão mais bem abordadas em capítulo específico.

## CONSIDERAÇÕES FINAIS

O ronco é um problema multifatorial com constituintes subjacentes que interagem de maneira complexa no processo evolutivo dos distúrbios respiratórios. Portanto, o diagnóstico diferencial é obrigatório e merece investigação clínica minuciosa associada à polissonografia.

A escolha pela melhor opção terapêutica ainda está para ser elucidada. A existência de vários métodos de tratamento pressupõe um tratamento individualizado, específico para cada paciente, levando-se em conta os fatores anatômicos, índices de gravidade da doença, comorbidades, adesão ao tratamento e a necessidade de um seguimento periódico com base em critérios objetivos.

Os envolvimentos multidisciplinar e multiprofissional são a melhor alternativa a ser oferecida, independentemente da opção de tratamento a ser escolhida.

## REFERÊNCIAS BIBLIOGRÁFICAS

1. AASM. *The international classification of sleep disorders: diagnostic and coding manual*.Westchester. American Academy of Sleep Medicine, 2005.
2. ABSONO. Associação Brasileira do Sono. São Paulo/SP2015 [16 Jun 2015]. Disponível em: <http://www.absono.com.br/leigos/ronco/>
3. Alóc F. Distúrbio respiratório sono dependente. In: Pinto J. (Ed.). *Ronco e apnéia do sono*: Rio de Janeiro: Revinter, 2000. p. 21-32.
4. Bittencourt LRA, Caixeta EC. Critérios diagnósticos e tratamento dos distúrbios respiratórios do sono: SAOS. *J Bras Pneumol* 2010;36(Supl 2):S1-S61.

5. Blumen M, Salva MQ, d'Ortho M et al. Effect of sleeping alone on sleep quality in female bed partners of snorers. *Eur Respir J* 2009;34(5):1127-31.
6. Drager LF, Genta PR, Pedrosa RP et al. Characteristics and predictors of obstructive sleep apnea in patients with systemic hypertension. *Am J Cardiolgy* 2010;105(8):1135-39.
7. Duarte RLdM, da Silva RZM, da Silveira FJM. Ronco: diagnóstico, consequências e tratamento. *Pulmão* RJ 2010;19(3-4):63-67.
8. Friedman M, Tanyeri H, La Rosa M et al. Clinical predictors of obstructive sleep apnea. *Laryngoscope* 1999;109(12):1901-7.
9. Guimarães KC, Drager LF, Genta PR et al. Effects of oropharyngeal exercises on patients with moderate obstructive sleep apnea syndrome. *Am J Respir Crit Care Med* 2009;179(10):962-66.
10. Hoffstein V, Szalai J. Predictive value of clinical features in diagnosing obstructive sleep apnea. *Sleep* 1993;16(2):118-22.
11. Hoffstein V. Review of oral appliances for treatment of sleep-disordered breathing. *Sleep Breath* 2007;11(1):1-22.
12. Johns MW. A new method for measuring daytime sleepiness: the Epworth sleepiness scale. *Sleep* 1991;14(6):540-45.
13. Kamami YV. Outpatient treatment of sleep apnea syndrome with $CO_2$ laser: laser-assisted UPPP. *J Otolaryngol* 1994;23(6):395-98.
14. Kushida CA, Morgenthaler TI, Littner MR et al. Practice parameters for the treatment of snoring and obstructive sleep apnea with oral appliances: an update for 2005. *Sleep* 2006;29(2):240-43.
15. Lim P, Curry A. The role of history, Epworth Sleepiness Scale Score and body mass index in identifying non-apnoeic snorers. *Clin Otolaryngol Allied Sci* 2000;25(4):244-48.
16. Manica D, Wolff ML, Malinski RR. Síndrome da apneia obstrutiva do sono (SAOS). In: Piltcher OB, da Costa SS, Maahs GS et al. (Eds.). *Rotinas em otorrinolaringologia*. Porto Alegre/RS: Artmed, 2015.
17. Ng SK, Lee DLY, Li AM et al. Reproducibility of clinical grading of tonsillar size. *Arch Otolaryngol Head Neck Surg* 2010;136(2):159-62.
18. Pedrosa RP, Drager LF, Gonzaga CC et al. Obstructive sleep apnea the most common secondary cause of hypertension associated with resistant hypertension. *Hypertension* 2011;58(5):811-17.
19. Romero E, Krakow B, Haynes P et al. Nocturia and snoring: predictive symptoms for obstructive sleep apnea. *Sleep Breath* 2010;14(4):337-43.
20. Samuelson CG, Hamilton C, Taylor D et al. Approach to the snoring patient. In: Sacchetti LM, Mangiardi P. (Eds.). *Obstructive sleep apnea: causes, treatment and health implications*. Estados Unidos: Nova Science, 2012. p. 35-60, cap. 2.
21. Silveira FJMd, Duarte RLdM. Snoring: diagnostic criteria and treatment. *J Bras Pneumol* 2010;36(2):17-18.
22. Viner S, Szalai JP, Hoffstein V. Are history and physical examination a good screening test for sleep apnea? *Ann Int Med* 1991;115(5):356-59.
23. Woodson TB. Exame das vias aéreas superiores. In: Pinto JA. (Ed.). *Ronco e apnéia do sono*. Rio de Janeiro: Revinter, 2000.
24. Zancanella E, Haddad F, Oliveira L et al. Obstructive sleep apnea and primary snoring: diagnosis. *Braz J Otorhinolaryngol* 2014;80(1):1-16.
25. Zancanella E, Haddad F, Oliveira L et al. Obstructive sleep apnea and primary snoring: treatment. *Braz J Otorhinolaryngol* 2014;80(1):17-28.
26. Zonato AI, Martinho FL, Bittencourt LR et al. Head and neck physical examination: comparison between nonapneic and obstructive sleep apnea patients. *Laryngoscope* 2005;115(6):1030-3.

# 23

# REPERCUSSÕES CLÍNICAS

Arturo Frick Carpes

## INTRODUÇÃO

Cada um de nós passará um terço da vida dormindo. De longa data, sabemos que dormir faz bem para a saúde. Dormir para crescer, melhorar a aparência dos olhos, clarear as ideias, o raciocínio, os batimentos cardíacos, a sexualidade, enfim, todo o nosso metabolismo. Disfunções, nesta fase do ciclo circadiano, levam a declínio na qualidade de vida, redução do desempenho na vigília, e associação a doenças que aumentam a morbidade e mortalidade. Dados epidemiológicos recentes têm enfatizado a significativa contribuição da apneia obstrutiva do sono (AOS) ao desenvolvimento de doenças pulmonares, cardíacas, endócrinas e cognitivas.[43] São estas evidências, quanto ao grau de repercussões clínicas e comorbidades associadas, os próprios determinantes da classificação para a gravidade da AOS adotada atualmente.

A AOS é caracterizada pela obstrução completa ou parcial recorrente do fluxo aéreo nas vias aéreas superiores (VAS) durante o sono, resultando em despertares noturnos frequentes, com fragmentação e deformação da arquitetura do sono. Mecanismo responsável pelas alterações cognitivas características da doença, como sonolência excessiva diurna, que prejudicam, em muitos casos, o desempenho de atividades laborativas e sociais.[16] As repercussões cardiovasculares e metabólicas da AOS estão diretamente relacionadas à oscilação na concentração da oxi-hemoglobina, decorrentes tanto das pausas respiratórias como do processo de superficialização intrínseco à retomada de patência da VAS após cada evento respiratório.

Durante os eventos respiratórios há queda da saturação de oxigênio, gerando ativação dos barorreflexos e resposta do sistema nervoso autônomo simpático, com descarga adrenérgica levando a picos de taquicardia e hipertensão, conferindo estresse cardíaco. Esse processo se repete inúmeras vezes durante o sono em pacientes apneicos, o que gera hipersensibilidade do quimiorreflexo periférico. Tal resposta exagerada, mesmo em normoxia, leva a disfunção do barorreflexo na VAS à longo prazo, aumento da descarga adrenérgica, disfunção cardiovascular, inflamação sistêmica e distúrbio metabólico com resistência insulínica e diabetes mellitus tipo II. Além disso, há aumento dos níveis de mediadores químicos inflamatórios séricos, citocinas inflamatórias, fator alfa de necrose tumoral (TNF-α), interleucina-6 (IL-6), aumento da resistência à insulina e intolerância à glicose.[4,18]

Segundo Young *et al.*, a prevalência de AOS em adultos de 30 a 60 anos varia de 2% em mulheres a 4% em homens.[93] Estudo brasileiro revelou a incidência de AOS em 32,8% na população da cidade de São Paulo.[86] É mais comum entre os homens, aqueles que roncam, têm excesso de peso, pressão arterial elevada, ou anormalidades anatômicas em suas VAS.[57] A prevalência de AOS aumenta com a idade. O pico se dá aproximadamente aos 55 anos, sendo mais prevalente no sexo masculino na proporção de 2:1, e esta associada a altos índices de morbimortalidade. Nas mulheres, é mais comum no período pós-menopausa.[29]

Como veremos a seguir, há crescente evidência na literatura, de que AOS não tratada acaba por reduzir a expectativa de vida do indivíduo. Estudos também demonstram que o tratamento bem-sucedido pode reverter a morbidade da doença e suas associações. É consenso que a força desses dados justifica tanto o esforço de investigação ativa da doença, como seu tratamento invasivo ou não. Por outro lado, em contraste a alta prevalência de distúrbios do sono na população, vários artigos sugerem que as queixas relacionadas ao sono são pouco abordadas por profissionais da saúde. Na prática clínica, distúrbios do sono são, muitas vezes, apenas raramente diagnosticados ou tratados.[57]

A AOS é nitidamente uma doença neuromuscular e anatômica, sendo amplo o espectro fenotípico dos pacientes acometidos. Além disso, os instrumentos diagnósticos e as opções de tratamento exigem não somente conhecimento específico, mas experiência na aplicação. De maneira que a capacitação de profissionais, em todas as áreas da saúde, é fundamental ao conceito preconizado de tratamento interdisciplinar da AOS com base em evidências.

O manejo dos distúrbios respiratórios do sono exige ambiente multidisciplinar para que o paciente certo encontre o tratamento certo.

## ESPECTRO CLÍNICO DOS DISTÚRBIOS DO SONO

Nem todo distúrbio do sono é AOS. O termo "Distúrbios Respiratórios do Sono" (DRS) engloba as síndromes apneicas e hipopneicas (obstrutivas, centrais ou mistas), o ronco primário e a síndrome da resistência das vias aéreas superiores. Os DRS incluem tanto os eventos secundários à obstrução da via aérea, como as síndromes centrais do sono, em que o esforço respiratório é diminuído ou ausente por disfunção do controle central da respiração ou doença cardíaca.

No processo de diagnóstico diferencial da AOS é importante lembrar de particularidades já bem-definidas da doença. A qualidade do sono se agrava com a idade e em períodos de estresse. Gravidez e menopausa induzem insônia e outras perturbações do sono. Distúrbios do sono também são comuns na infância e podem ocorrer em associação a transtornos psiquiátricos. Alterações do ritmo circadiano, má higiene do sono, parassonias e doenças relacionadas com movimentos de membros podem levar a sintomas semelhantes à AOS. Doenças crônicas frequentemente resultam em desconforto físico ou mental para o paciente e consistentemente induzem distúrbios do sono.[57]

## COMORBIDADES

A AOS traz inúmeras consequências adversas, como hipertensão arterial, obesidade, diabetes melito, alterações cardiovasculares, cerebrovasculares, comportamentais entre outras, resultando em importante fonte de preocupações em saúde pública. Estas comorbidades estão associadas ao aumento da mortalidade em pacientes com AOS quando comparados à população em geral na mesma faixa etária.[43] Os fatores de risco da apneia obstrutiva do sono são: obesidade, idade, sexo, menopausa, alterações craniofaciais, tabagismo, alcoolismo e história familiar (Fig. 23-1).[63]

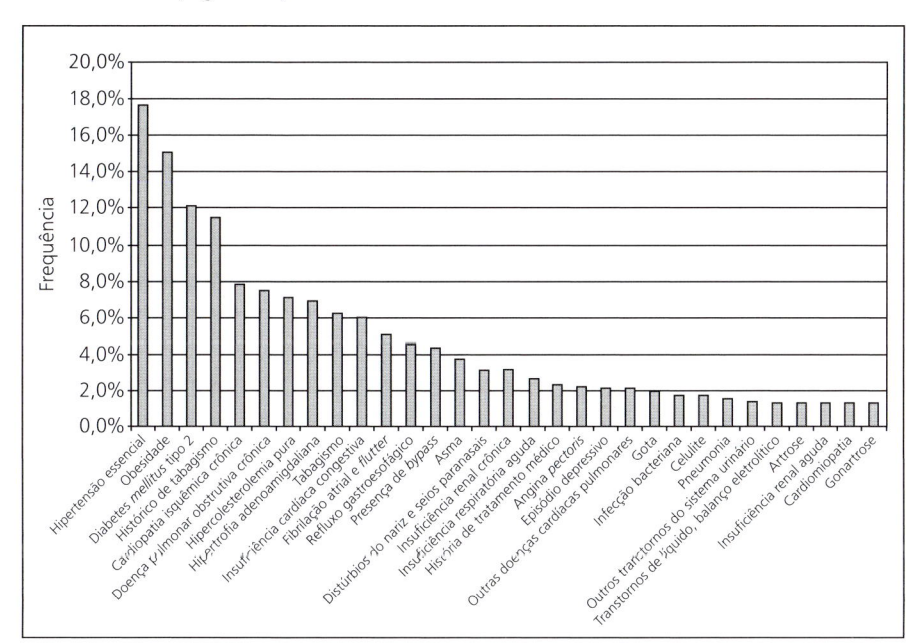

**Fig. 23-1.** Comorbidades associadas à AOS (% relativa a amostra de 60,197 casos). Modificada de Huang QR et al. 2008.[23]

**Quadro 23-1.** Hierarquia das comorbidades relacionadas com a AOS. Modificado de Abrams B. 2010[1]

| AOS Comorbidade | Prevalência com AOS,% | Prevalência Geral nos EUA,% | Fortes Indicadores de Comorbidade de AOS |
|---|---|---|---|
| Fibrilação atrial e *flutter* | 5,0 | 1,0[2] | 5,0 |
| Gota | 2,0 | 0,84[3] | 2,4 |
| Insuficiência cardíaca congestiva | 5,9 | 2,5[2] | 2,35 |
| Diabetes *mellitus* tipo 2 | 12,0 | 9,6[2] | 1,25 |
| Cardiopatia isquêmica crônica | 7,7 | 7,6[2] | 1,0 |
| Hipertensão essencial | 17,6 | 33,3[2] | 0,55 |
| Angina *pectoris* | 2,1 | 4,4[2] | 0,48 |
| Asma | 3,6 | 7,7[4] | 0,47 |
| Obesidade | 14,9 | 33,9[2] | 0,44 |
| Hipercolesterolemia pura | 7,0 | 16,0[5] | 0,44 |
| Insuficiência renal crônica | 3,0 | 6,8[2] | 0,44 |

AOS, apneia obstrutiva do sono; EUA, Estados Unidos da América.

Revisões epidemiológicas direcionadas à comorbidade da AOS produziram uma lista de doenças associadas mais prevalentes. Esta correspondência postula que as comorbidades com prevalência na população apneica significativamente maior que na população em geral são os mais fortes indicadores de AOS, mesmo que estas não sejam as comorbidades mais prevalentes na população apneica. O Quadro 23-1 demonstra os mais fortes indicadores para AOS, com base em estudo incluindo 60.000 pacientes diagnosticados com AOS.[1]

## MORTALIDADE

A associação entre AOS e mortalidade tem sido demonstrada em relatórios transversais e prospectivos. O estudo prospectivo de Wisconsin, compreendendo 20.963 pacientes/ano, indica que DRS grave é significativamente associado a um risco três vezes maior de mortalidade ($P < 0,0008$), independentemente da idade, sexo, IMC e outras potenciais variáveis.[82]

Marshall *et al.* analisaram dados de 14 anos de seguimento da comunidade com 380 moradores de Busselton, Austrália, submetidos a polissonografias domiciliares.[1] Neste estudo, AOS moderada à grave (mas não AOS leve) foi associada a risco mais elevado de mortalidade do que os moradores não apneicos. Mesmo após controlar idade, gênero, índice de massa corporal (IMC), pressão arterial, colesterol, diabetes e angina (razão de risco = 6,24).

Da mesma forma, Punjabi *et al.* realizaram uma análise prospectiva de 8,2 anos de homens de meia-idade e mulheres (n = 6441). Encontraram um risco 70% maior de morte relacionada com a doença cardiovascular (DCV) entre os pacientes com IAH ≥ 15, em relação àqueles com IAH ≤ 5. Controlando idade, sexo, etnia, tabagismo, IMC e comorbidades médicas; a AOS grave (índice de apneia hipopneia [IAH] ≥ 30) foi significativamente associada a risco aumentado de morte em homens de idade entre 40-70 (taxa de risco = 2,09). Este estudo também descreve a hipoxemia intermitente com fragmentação do sono como fator independentemente associado à mortalidade por doença coronariana.[61]

O aumento da mortalidade na AOS não tratada é principalmente decorrente de eventos cardiovasculares. Entre os mecanismos envolvidos estão o aumento da atividade autonômica simpática e hipoxemia intermitente, bem como estresse oxidativo, disfunção endotelial, aumento global dos mediadores inflamatórios sistêmicos e distúrbios endócrinos e metabólicos (Fig. 23-2).

Tratamento com pressão positiva contínua (CPAP) pode reduzir a mortalidade associada à AOS. Em estudo de 871 pacientes, seguidos por uma média de 4 anos, Campos-Rodriguez *et al.* encontraram a maior utilização do CPAP como positivamente correlacionada com a sobrevida.[4] Quanto aos pacientes não aderentes ao uso do CPAP (ou seja, aqueles que usaram ≤ 1 hora/noite), comparados a pacientes altamente aderentes (ou seja, quem usou PAP ≥ 6 horas/noite), demonstrou taxas de sobrevida em 5 anos significativamente maiores (96,4% *versus* 85,5%, p < 0,00005).

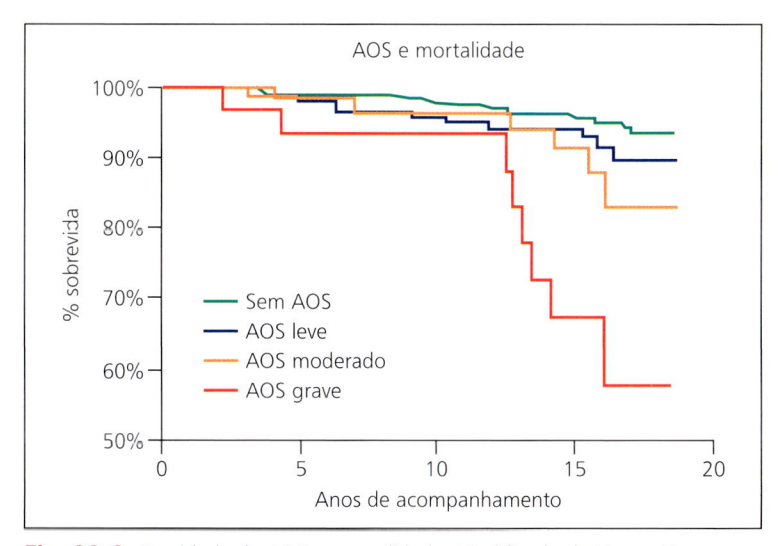

**Fig. 23-2.** Gravidade da AOS e mortalidade. Modificada de Young T *et al.* 2008.[92]

## CONSEQUÊNCIAS E COMORBIDADES CARDIOVASCULARES

As doenças cardiovasculares são hoje a maior causa de mortalidade no mundo.[47] Vários estudos confirmam a importância de fatores, como tabagismo, níveis elevados de LDL-colesterol, baixos níveis de HDL-colesterol, diabetes melito, hipertensão arterial sistêmica (HAS), história familiar, obesidade, sedentarismo, obesidade central (ou androide, localizada acima da cintura), síndrome plurimetabólica e ingestão de álcool, na gênese da aterosclerose e de suas complicações clínicas.[5,28]

Têm sido observadas recentemente evidências que apoiam a associação entre AOS e aumento da mortalidade cardiovascular, problemas de insuficiência congestiva (direita e esquerda), infarto do miocárdio e acidentes vasculares cerebrais.[89]

As estimativas de prevalência de DCV em pacientes com AOS são de 30% a 60% e excedem as da população em geral.[9] Entre os homens hospitalizados por infarto agudo do miocárdio, a prevalência de AOS tem sido relatada a aproximar-se 70%. Além disso, AOS piora os resultados do manejo dentro dessa população. Por exemplo, Shahar *et al.* relataram AOS como preditor independente de doença arterial coronariana, mesmo após controlar para fatores de risco bem conhecidos, em uma análise prospectiva de 8 anos.[77] Há maior risco de DCV com o aumento do IAH, independentemente do IMC ou presença da HAS.

Embora estudos randomizados sejam necessários, sugere evidência que o CPAP melhora os resultados em DCV. Em um estudo longitudinal de 10 anos, Marin *et al.*[42] relataram que o tratamento com CPAP reduziu a incidência de eventos isquêmicos em 50%. Além disso, em relação a homens com AOS leve à moderada não tratada, ronco, ou AOS tratada; homens com AOS severa não tratada experimentaram o triplo de risco para eventos cardiovasculares fatais e não fatais (Fig. 23-3).

### Hipertensão Arterial Sistêmica

Pressão arterial elevada é uma condição médica crônica comum. Dados mais recentes no Brasil, de 2012, mostram prevalência média da população brasileira hipertensa de 24,3%.[73] Nos Estados Unidos, a HAS atinge mais de 40% de pessoas entre as idades de 50 e 60 anos de idade. AOS é um fator de risco para o desenvolvimento de hipertensão arterial sistêmica (HAS).[67]

Estudos epidemiológicos recentes com avaliação cruzada de AOS e risco cardiovascular a longo prazo referiram forte e consistente associação entre AOS e HAS. Chances de hipertensão aumentam com o aumento da severidade da apneia, com uma razão de chances de 1,27 para hipertensão no grupo com

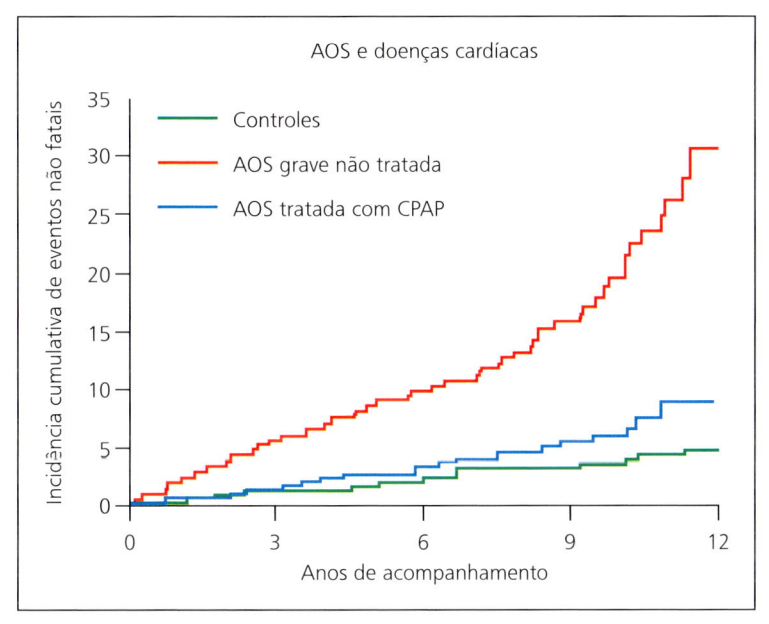

**Fig. 23-3.** Incidência cumulativa de eventos cardiovasculares não fatais % na AOS grave e AOS tratada com CPAP. Modificada de Young T et al. 2008.[92]

IAH > 30, contra o grupo com IAH < 5.[81] Diversos estudos transversais sugerem uma relação independente entre AOS e HAS.[90] Aproximadamente 50% dos pacientes apresentam as duas doenças associadas.[61] Na verdade, a pressão arterial elevada pode ser a única pista de que uma pessoa tem AOS. Felizmente, o tratamento de AOS pode resultar em melhor controle ou até mesmo a resolução da hipertensão.

Achados discrepantes foram observados no *Sleep Heart Health Study*, um estudo coorte prospectivo de acompanhamento das consequências cardiovasculares em pacientes diagnosticados com distúrbio do sono.[19] O valor de p para hipertensão se mostrou significativo com o aumento do IAH, no entanto, essa relação foi atenuada e não se mostrou significativa após uma correlação com o IMC, o que sugere que grande parte da relação entre IAH e HAS foi decorrente da obesidade.

Peppard *et al.* conduziram análise prospectiva os dados da Coorte de Wisconsin com 4 anos de seguimento e indicaram correlação positiva entre o IAH e a HAS, mesmo após controlar para IMC, sexo, circunferência da cintura e cervical, consumo de álcool e cigarro.[59] Comparado a pacientes sem apneia do sono, os pacientes com IAH ≥ 15 foram quase três vezes mais propensos a desenvolver hipertensão durante o período.

O relatório de 2003 da Comissão mista americana sobre prevenção, detecção, avaliação e tratamento da HAS lista primeiro a AOS, entre as causas secundárias de HAS.[13] O tratamento da AOS melhora a hipertensão. Em indivíduos com HAS e AOS, o CPAP resultou em melhora significativa na pressão sanguínea.[6]

## Hipertensão Pulmonar

Apneia do sono pode ser uma causa secundária de hipertensão pulmonar (HP). Durante os episódios apneicos, a vasoconstrição hipóxica das artérias pulmonares provoca aumento da pressão pulmonar. Dessaturações mais e mais graves estão associadas a maior aumento da pressão pulmonar durante a noite. A estimativa da prevalência de HP em pacientes com AOS é de cerca de 20%. Quando AOS é a única causa da HP, a hemodinâmica pulmonar está levemente afetada geralmente. No entanto, AOS foi associada à HP grave na minoria de pacientes.[46]

Arias et al. constataram que o tratamento da AOS por meio de CPAP reduziu a pressão sistólica pulmonar média de 29 a 24 mmHg (p < 0,0001).[3] As maiores reduções foram encontradas entre os pacientes com hipertensão pulmonar ou disfunção diastólica ventricular esquerda.

## Arritmias Cardíacas

Arritmias cardíacas (bradicardia, fibrilação atrial e taquicardia ventricular) são frequentemente observadas em exames de polissonografia (PSG) em pacientes com AOS; no entanto, o significado clínico da associação destas arritmias à AOS ainda precisa ser totalmente estudado.[40]

A presença de arritmias cardíacas em pacientes com AOS sugere um risco aumentado de doença cardíaca isquêmica crônica, infarto agudo do miocárdio e acidente vascular cerebral. Estudos anteriores sugerem que essa é uma das principais causas de morbidade entre pacientes apneicos.[25,27] É lógico supor que a obesidade e a hipercolesterolemia conduzirão a uma probabilidade maior de desenvolver acidente vascular cerebral ou doença cerebrovascular. Muitos pacientes também são fumantes ou com histórico de tabagismo, tornando-se fatores contributivos para isquemia miocárdica e doenças pulmonares.[23]

Mehra et al. analisaram dados de 456 pacientes pareados por idade, sexo, raça e IMC, e encontraram maior prevalência de fibrilação atrial e taquicardia ventricular não sustentada em pacientes com IAH ≥ 30 do que em pessoas sem AOS (IAH < 5).[45]

AOS também tem um impacto significativo no tratamento de arritmias cardíacas. Pacientes que permaneceram em fibrilação atrial, apesar de dois procedimentos de ablação por cateter, demonstraram taxas significativamente mais elevadas de AOS que em pacientes tratados com sucesso por procedimento único.[22] Da mesma forma, um grande estudo multicêntrico (n = 3.000, incluindo 21% com AOS) relatou que: em comparação aos pacientes sem AOS, os com AOS apresentavam menor sucesso da ablação e mais complicações relacionadas com o procedimento. Pacientes em tratamento com CPAP tinham menor taxa de recorrência da fibrilação atrial. O tratamento com CPAP reduziu a recorrência de fibrilação atrial após cardioversão (82% *versus* 42%) e reduziu arritmias ventriculares durante o sono em 58%.[69]

## Insuficiência Cardíaca Congestiva

Até 35% dos pacientes com insuficiência cardíaca congestiva (ICC) também sofrem de AOS, e tratamento com CPAP melhora os resultados nesses pacientes. Em um estudo randomizado em pacientes com insuficiência cardíaca congestiva sistólica (fração de ejeção [EF] < 45%) e AOS, Kaneko *et al.* encontraram que após um mês de tratamento com CPAP houve aumento da EF de 25% para 34% (p < 0,001) e redução da pressão arterial sistólica de 10 mmHg (p = 0,03).[26] Da mesma forma, entre pacientes com insuficiência cardíaca aguda ou crônica e AOS, o tratamento com CPAP por 6 meses melhorou a fração de ejeção ventricular, diminuiu o volume cardíaco direito e melhorou o estado na classificação da *New York Heart Association*.[32]

## Doença Cerebrovascular

Há relação forte e bem documentada entre AOS e aumento do risco de eventos cerebrovasculares. Entre os pacientes com acidente vascular cerebral (AVC) agudo ou ataque isquêmico transitório, a prevalência da AOS é consistentemente acima de 50%, e AOS agrava os eventos cerebrovasculares. Segundo Shahar *et al.* quanto maior o IAH encontrado, maior o risco de AVC, mesmo após controlar para fatores de risco comum.[77] Yaggi *et al.* encontraram em pacientes com IAH ≥ 5 suscetibilidade de sofrer acidente vascular cerebral ou morte por qualquer causa 1,97 vez maior do que em pacientes sem AOS, controlando viés de hipertensão e outras variáveis.[90] Munhoz *et al.* analisaram dados de seguimento de 9 anos (n > 6.000) e concluíram que homens com AOS moderada à severa tinham quase três vezes mais chances de ter um AVC isquêmico em relação a homens sem AOS, mesmo após controlar para a idade, IMC, tabagismo, pressão arterial sistólica, uso de anti-hipertensivos, diabetes e raça.[48]

Em termos fisiopatológicos, pelo menos três fatores relacionados com a AOS podem causar AVC. Primeiro, quando uma apneia ocorre, a saturação de oxigênio cai, enquanto os níveis de dióxido de carbono aumentam, causando dilatação dos vasos sanguíneos cerebrais e aumento do fluxo sanguíneo central. Hipóxia intermitente, associado à AOS, resulta em disfunção endotelial e aumento do estresse oxidativo vascular. Finalmente, AOS está associada a níveis de ativação e fibrinogênio de plaquetas elevadas, resultando em um estado sujeito à trombose. Embora os pacientes com AOS experimentem resultados piores do que aqueles sem AOS.[87]

Dados experimentais controlados recentes sugerem que mesmo na ausência de franca AOS, o ronco alto perturbador pode aumentar significativamente o risco de AVC, induzindo a disfunção endotelial carotídea pela vibração nos tecidos do pescoço.[12]

Segundo estudo prospectivo de 8 semanas de Palombini *et al.*, a aderência ao tratamento da AOS é difícil em pacientes com AVC.[58] Apenas 7 dos 32 pacientes com AVC e AOS continuaram a usar o CPAP por mais de uma semana.

## Sistema Endócrino

Obesidade é conhecida por ser importante fator de risco para AOS, mas também é suscetível de ser uma consequência da mesma. Essa complexidade torna especialmente difícil de interpretar a relação entre as duas condições em si, o impacto nas DCV e distúrbios metabólicos.[60]

A linha temporal de evolução da AOS, diabetes, obesidade, hipertensão arterial e cardiopatias torna clara suas correlações. O início da ocorrência e pico de incidência da obesidade e AOS são idênticos. Há um período de latência de 5 anos para desenvolvimento de hipertensão e diabetes, e 15 anos para doenças cardíacas crônicas, desde início da obesidade. Esta observação é consistente com o curso do tempo da patogênese para estas condições comórbidas. Este achado confere apoio adicional para a obesidade ou AOS, sendo os principais fatores de risco para o desenvolvimento de condições comórbidas. É interessante notar que a obesidade, mas não AOS, é responsável pelo desarranjo metabólico em diabetes.[23]

A prevalência da AOS é altamente associada a sobrepeso e obesidade com infiltrações faríngea e abdominal de gordura, aumento do tamanho do palato mole e língua, segundo estudos clínicos populacionais e transversais.[75,76] De acordo com o levantamento realizado pelo Ministério da Saúde do Brasil de 2012, com retrospectiva de 6 anos, o porcentual de obesos na população brasileira subiu de 11,6 para 17,4%.[73] Em uma amostra aleatória de pacientes de meia-idade, extraídos do estudo coorte de Wisconsin, um aumento de 1 ponto no desvio-padrão em relação à obesidade foi associado a um aumento de 4 vezes o risco de apneia do sono.[93] Newman *et al.* encontraram que um aumento de 10% do peso corporal acabou associado a um aumento de 30% no IAH, e aumentou o risco de desenvolver AOS moderada ou grave seis vezes.[51]

A associação entre AOS e diabetes melito (DM) tipo II é bem descrita.[79] Estudos transversais sugerem que até 30% dos pacientes com AOS possuem DM tipo II e que até 86% dos pacientes obesos com DM tipo II possuem AOS.[36] No entanto, em razão da presença de variáveis, principalmente obesidade, ainda não foi demonstrado uma relação causal direta entre AOS e alterações no metabolismo da glicose.[84]

Tanto dessaturação de oxigênio, como o IAH, têm sido associados à resistência insulínica e intolerância à glicose, mesmo após controle para o IMC. Conforme estudo em que os participantes foram submetidos à PSG domiciliar, glicemia de jejum e teste de tolerância à glicose de 2 horas; pacientes com IAH ≥ 5 têm duas vezes mais chance de apresentar tolerância à glicose prejudicada. A gravidade da deficiência está relacionada com o grau de dessaturação.[62]

Reichmuth *et al.* analisaram dados de 1.387 participantes da coorte de Wisconsin. Quinze por cento dos pacientes com IAH ≥ 15 tinham diabetes, enquanto que a prevalência de diabetes entre pacientes com IAH ≤ 5 era de 3%.[65] Aos 4 anos de seguimento, houve uma tendência não significativa de risco aumentado de desenvolver diabetes (razão de chances [OR] = 1,62) em pacientes com IAH ≥ 15 comparados aos com IAH < 5.

Alguns mecanismos podem explicar a tendência da AOS em causar diabetes. A fragmentação do sono presente resulta em intolerância à glicose. O tempo total de sono reduzido pode causar alteração no apetite, resultando em resistência à insulina e, em alguns pacientes, aumento o risco de DM tipo 2. A hipoxemia intermitente ativa o sistema nervoso simpático, resultando no aumento de cortisol, catecolaminas, grelina e hormônios do estresse, que podem causar intolerância à glicose, resistência insulínica e diabetes.

Dados do *Sleep Heart Health Study* indicaram que os níveis de colesterol total estão associados diretamente a valores de IAH, após correlação com idade e IMC.[52] O IAH foi o principal determinante para disfunção do colesterol. Essas observações sugerem que o colesterol tende a ser alterado em pacientes portadores da AOS e em parte contribui para um aumento do risco cardiovascular.[83]

Embora os dados sejam heterogêneos, evidências recentes sugerem que tratamento de AOS pode melhorar a função metabólica em pacientes afetados. Uma metanálise recente descobriu que a terapia com CPAP melhora o controle da resistência insulínica, mas não o glicêmico em pacientes não diabéticos com AOS.[91] No entanto, o impacto da terapia com pressão positiva sobre a função metabólica permanece um tema de muito debate. Na prática clínica, os pacientes devem ser aconselhados que o tratamento da AOS pode ajudar a melhorar o controle da DM, bem como regular o apetite e facilitar a perda de peso.

## Sistema Neurocognitivo

Em parte decorrente da complexidade dos processos em estudo, a avaliação do impacto da AOS nas funções neurocognitivas pode produzir resultados inconsistentes. Em um recente relatório de desempenho neuropsicológico, fracas correlações foram detectadas entre IAH e medidas de desempenho neurocognitivo global e dessaturação de oxigênio. Quando as análises foram ajustadas para nível educacional, etnia e gênero, apenas a gravidade da dessaturação de oxigênio permaneceu um preditor significativo de medidas de inteligência, como atenção e velocidade de processamento.[64] No entanto, estes resultados podem falar mais a favor da necessidade de uma avaliação abrangente do desempenho neurocognitivo do que da falta de relação entre AOS e cognição.

Em metanálise de 25 estudos (n = 1.991) examinando o funcionamento neurocognitivo entre adultos com AOS tratada e controles saudáveis, os domínios da função cognitiva mais frequentemente afetadas pela AOS foram atenção seletiva, concentração, memória a curto prazo, funções executiva e motora.[7]

Recentemente, impacto insignificativo foi detectado na função intelectual e linguagem. Mazza *et al.*, administrando testes de vigilância estendida e atenção em pacientes com AOS, verificaram que 95 pacientes tinham déficits de vigilância ou atenção em comparação aos controles (n = 40).[44] Estes achados sugerem que pacientes AOS podem experimentar deficiências tanto em manter-se vigilantes durante tarefas monótonas, quanto no processamento de informações em ambientes complexos.

A avaliação do impacto da AOS na memória e função executiva não é simples. No entanto, evidências sugerem uma relação entre ambos os domínios da função cognitiva e AOS. Naëgelé *et al.* descrevem que, em relação a controles correspondentes, pacientes com AOS demonstraram dano leve, mas significativo na memória episódica, e domínios de atividade processual.[49]

Do ponto de vista fisiológico, a função cerebral comprometida pode fundamentar o mau desempenho entre os pacientes de AOS em um teste de memória. Archbold *et al.* encontraram correlação significativa da severidade da AOS com ativação neuronal durante tarefas de memória.[2]

AOS também parece afetar a função executiva. Salorio *et al.* relataram que pacientes com AOS demonstraram fraco emprego de pistas semânticas e semântica geral mais pobre do que controles saudáveis.[72]

Finalmente, o desempenho psicomotor aparenta estar prejudicado em pacientes com AOS. Uma revisão dos estudos publicados, entre 1985 e 2002, encontrou que diferenças apareceram para ser relacionados mais com coordenação motora. Os autores observam que função psicomotora não parece se beneficiar da terapia com CPAP, sugerindo possíveis danos irreversíveis ao sistema nervoso central em pacientes com AOS severa. Este achado também sugere que desempenho psicomotor está relacionado com a hipoxemia.

Em geral, o tratamento com CPAP foi relacionado com melhor *performance* da atenção/vigilância cognitiva, funcionamento global, executivo, memória e função psicomotora. Uma investigação encontrou melhora da memória entre pacientes que utilizaram CPAP ≥ 6 hora/noite, em relação àqueles que usaram o CPAP ≥ 2 horas/noite. Sugerindo que, em contraste com o desempenho psicomotor, a aderência do CPAP pode reverter déficits de memória relacionados com a AOS.[94]

## TRANSTORNOS PSIQUIÁTRICOS

Sintomas psiquiátricos ou distúrbios associados à AOS incluem depressão, ansiedade, transtorno de estresse pós-traumático e psicose entre outros.[78] Eles parecem ser mais comuns e mais graves em mulheres com AOS do que nos homens. Até a metade de pacientes AOS apresenta sintomas depressivos. Embora prevalentes na AOS, não se correlacionam com a gravidade da mesma. Estudos sugerem que pacientes com AOS estão em risco em razão de níveis de saturação de oxigênio baixa durante eventos apneicos, da fragmentação do sono severa e sonolência excessiva diurna.[74]

Sharafkhaneh *et al.* revisaram mais de 4 milhões de registros e estima-se uma prevalência de AOS de 2,91%.[78] Daqueles com AOS, os diagnósticos psiquiátricos mais comuns foram depressão (21,8%), ansiedade (16,7%), transtorno de estresse pós-traumático (11,9%), psicose (5.1) e transtorno bipolar (3,3%). Comparado a pacientes sem AOS, aqueles com a doença demonstraram taxas significativamente maiores de transtornos do humor, ansiedade, transtorno de estresse pós-traumático, psicose e demência (todas estatisticamente significativas). Pacientes com doença mental grave, como a esquizofrenia, também podem demonstrar aumento das taxas de AOS.

Ohayon analisou dados de 18.980 participantes de pesquisa por telefone selecionados aleatoriamente na Europa Ocidental. Um índice de 2,1% da amostra apresentava sintomas consistentes de AOS, e um adicional de 2,5% relataram sintomas consistentes com algum outro DRS.[54] Quase 18% dos participantes com critérios para depressão também reuniram critérios para AOS, e 17,6% dos participantes, relatando sintomas DRS, também reuniram critérios para transtorno depressivo maior, mesmo após controle das variáveis obesidade e hipertensão. Pacientes com depressão maior apresentaram propensão a desenvolver AOS 5,26 vezes maior do que os participantes não deprimidos. Estes resultados sugerem que a relação entre depressão e AOS pode ser bidirecional.

Em termos fisiológicos, a severidade da depressão e da ansiedade tem sido correlacionada com a severidade da AOS, o nível de hipoxemia noturna, o grau de fragmentação do sono e o grau de sonolência diurna. A sonolência diurna excessiva foi relatada como um dos mais poderosos preditores de sintomas depressivos. Além disso, pacientes com AOS e depressão podem ter funcionamento neural deferente, quando comparados aos pacientes com AOS não deprimidos ou controles saudáveis.[21] Hipóxia intermitente danifica o córtex. Além disso, em relação a controles não AOS assintomáticos, pacientes com AOS deprimidos mostraram danos no hipocampo bilateral, caudado, corpo caloso anterior, tálamo anterior direito. Algumas dessas áreas estão correlacionadas com anedonia e outros sintomas negativos da depressão.[14]

Quando o paciente apresenta um distúrbio do humor associado à AOS, a sequência de tratamento deve considerar a gravidade do sintoma. Em pacientes com sintomas depressivos leves, a terapia deve ser direcionada inicialmente à AOS. Se tratamento bem-sucedido de AOS não aliviar o distúrbio do humor, ou se transtornos do humor afetam a aderência, então, considerar psicoterapia ou psicofarmacoterapia. Por outro lado, quando os pacientes apresentam sintomas psiquiátricos moderados, pode ser mais adequado tratar ambas as condições simultaneamente. Em casos graves, pode ser necessário estabilizar os sintomas psiquiátricos antes de iniciar a terapia para AOS.

## DOENÇA DO REFLUXO GASTROESOFÁGICO

Diversos autores têm avaliado a possível associação entre doença do refluxo gastroesofágico (DRGE) e AOS. A prevalência de DRGE em pacientes com AOS é significativamente mais elevada do que na população em geral.[55] Ao menos um estudo confirmou relação direta entre as duas doenças.[34] Estudos recentes demonstram que o tratamento com CPAP reduz significativamente os sintomas de DRGE, a exposição de pH ácido no esôfago, o número de despertares e os índices de apneia.[80]

## ASMA

Diversas publicações têm discutido a relação entre asma e AOS. Salles *et al.* relataram que a AOS é prevalente em pacientes com asma e está associada à gravidade da doença.[71] A asma envolve inflamações aguda e crônica que afetam os músculos respiratórios, incluindo os dilatadores das VAS. O processo facilitaria o colapso da musculatura, favorecendo a AOS.[66] O *National Asthma Education and Prevention Program* recomenda rastreio de AOS para pacientes com asma, uma vez que o tratamento da AOS tem-se mostrado eficiente para a melhora dos sintomas da asma.[50]

## QUALIDADE DE VIDA

Finn *et al.* realizaram PSG laboratorial em 737 adultos de meia-idade (421 homens e 316 mulheres).[17] A qualidade de vida foi avaliada por meio de entrevista e questionário (SF-36, uma medida validada de satisfação geral da saúde e vida). Após controlar para a idade, sexo, IMC, tabagismo, uso de álcool e doença cardíaca, mesmo AOS leve (IAH ≥ 5) foi associada à qualidade de vida reduzida em vários domínios. O grau de deficiência foi comparável a condições médicas crônicas, como artrite, diabetes e dorsalgias. Tratamento da AOS melhora a qualidade de vida. Um recente estudo, com amostra de 1.256 pacientes, concluiu que o uso do CPAP reforça a vitalidade geral e os domínios físicos da qualidade de vida.[24]

## ACIDENTES DE TRÂNSITO

A AOS no adulto tem uma associação a longo prazo e clara com obesidade e comprometimento cognitivo diurno (sonolência excessiva diurna) que tem levado a um aumento de acidentes veiculares em pacientes não tratados. Indivíduos com IAH > 10 têm chances 6,3 vezes maior de sofrer um acidente de trânsito, em comparação a 152 controles com IAH < 10.[85]

Estudo prospectivo, com 1.478 pacientes, estimou que o risco de acidente foi mais proeminente nos pacientes idosos. A distância percorrida, escore de sonolência de Epworth > = 16, tempo de sono habitual reduzido (< = 5 h/noite) e o uso de hipnóticos foram associados a risco aumentado de acidentes veiculares. O uso do CPAP > = 4 h/noite foi associado à redução da incidência de acidentes veiculares (7,6 para 2,5 acidentes/1.000 motoristas/ano).[30]

## OUTROS DISTÚRBIOS DO SONO

AOS é altamente relacionada com outros distúrbios do sono. Apesar de insônia crônica e AOS serem considerados mutuamente exclusivos, um crescente corpo de pesquisa emergiu, demonstrando que frequentemente a insônia coexistente pode interferir na aderência ao CPAP, bem como o resultado do tratamento com aparelhos intraorais.[41,88]

Tratamento cognitivo comportamental pode ser eficaz para pacientes experimentando insônia e pobre aderência ao CPAP.[88] OSA também é comum em pacientes diagnosticados com transtorno de movimento periódico do membro, e o tratamento através de CPAP pode aliviar os sintomas. Da mesma forma, parassonias podem ocorrer mais frequentemente em pacientes com AOS e respondem bem ao CPAP.[20]

## BRUXISMO, DTM E CEFALEIAS

De acordo com a Classificação Internacional dos Distúrbios do Sono o bruxismo é uma parassonia. Um transtorno de excitação ou transição de fase do sono, que não causa queixa de insônia ou sonolência excessiva. Como resultado da pressão mecânica periódica, o bruxismo pode levar ao desgaste e mobilidade do dente, além de outros achados clínicos, como o recuo da língua/bochecha, fadiga e hipertrofia muscular mastigatória, DTM e cefaleia.[35] Queixas de apertamento dentário durante o sono vão diminuindo ao longo do tempo, de 14% em crianças, 8% em adultos para 3% em pacientes de mais de 60 anos.[38]

O bruxismo poderia funcionar como um reflexo motor autonômico em resposta a uma excitação noturna. Hipoteticamente que ele pode servir para restabelecer a patência da VAS (diminuída em estágios mais profundos do sono e sono REM), durante um evento respiratório, pelo reposicionamento da mandíbula retruída e restabelecimento do tônus muscular da língua e faringe.[37]

Pesquisas epidemiológicas da população em geral relatam ligação entre o diagnóstico da AOS e bruxismo.[53] Alguns fatores de risco para o bruxismo e DTM são comuns à AOS, como: retrognatia, má oclusão classe II de Angle, direção de crescimento vertical e plano mandibular inclinado. As taxas do IAH também podem ser elevadas em pacientes com disfunção da articulação temporomandibular (DTM). Porém as relações causais entre AOS, bruxismo do sono e DTM permanecem controversas. Apesar de alguns trabalhos encontrarem associações positivas entre a intensidade da dor orofacial e bruxismo, vários estudos com PSG falharam em encontrar uma relação entre AOS, índices objetivos de bruxismo e dor.

Há uma forte associação entre despertares do sono e bruxismo. Isto sugere que, embora eventos de bruxismo são associados a despertares, eles são ainda mais comumente associados a movimentos do corpo e despertares isolados. Embora eventos respiratórios induzem despertares, eles não aparecem ser seguidos de bruxismo, sugerindo que uma apneia, por si, não parece ser uma causa direta do bruxismo.

Dados experimentais demonstram que a privação do sono induz hiperalgesia em indivíduos saudáveis. Poderíamos hipotetizar que AOS, como insônia, estaria associada à sensibilidade aumentada para dor, em razão da fragmentação do sono. A hipóxia intermitente relacionada com AOS está comprovadamente relacionada com marcadores inflamatórios elevados, que sensibilizam os receptores e contribuem para a hiperalgesia.[70] O esforço mecânico sobre as articulações, juntamente com o processo de envelhecimento, pode culminar em danos articulares.[23]

É comum doenças, como a artrose e gota, apresentarem elevada ocorrência em AOS. A hipóxia intermitente aumenta produtos catabólicos da adenosina e ácido úrico, que podem ser causadores das sequelas de artrite em AOS. Braghiroli *et al.* demonstraram níveis elevados de ácido úrico em pacientes com AOS, e este nível foi restaurado por terapia de pressão positiva contínua.[10]

Dentro do espectro dos DRS, em razão da sobreposição dos sintomas complexos dos transtornos de dor idiopática, a insônia primária (e não a AOS) pode desempenhar um papel fisiopatológico em DTM e outras síndromes de sensibilidade central.

Vários estudos que sugerem que o bruxismo pode ocorrer concomitantemente com AOS e, portanto, poderiam interagir reciprocamente para aumentar a severidade dos mesmos. No entanto, em decorrência de uma variedade de limitações metodológicas, não há prova científica suficiente para confirmar ou desacreditar a associação entre bruxismo e AOS.[15] Evidentemente se faz necessário maiores investigações prospectivas para explorar possíveis inter-relações entre bruxismo do sono, AOS e dor orofacial.[56]

## AOS EM PEDIATRIA

Crianças e adolescentes com AOS ou outros DRS podem sofrer de várias condições médicas, principalmente obesidade ou síndrome metabólica, ovários policísticos, hipotireoidismo, asma, epilepsia, vários distúrbios otorrinolaringológicos e craniofaciais, malformações congênitas e condições genéticas.[39]

A fisiopatologia e apresentação clínica da AOS pediátrica diferem do adulto. Em pacientes pediátricos a AOS é mais claramente associada a baixo desempenho escolar. No 1º ano escolar, entre os 10% com piores notas na classe, mais de 20% têm AOS. Todas as crianças tratadas melhoraram suas notas, enquanto os outros permaneceram inalterados. Estudos também apoiam a associação de AOS pediátrica com déficit de crescimento, enurese e dificuldade de aprendizagem. Estudos têm sido contraditórios, abordando a associação de AOS pediátrica a transtorno de déficit de atenção.[8]

A prevalência da AOS na infância é substancialmente aumentada pela obesidade. Há uma correlação significativa entre AOS e marcadores da síndrome metabólica (resistência à insulina, dislipidemia e leptina), bem como uma forte relação entre adiposidade visceral e AOS independente do IMC. Uma porcentagem elevada (60%) de 163 adolescentes com excesso de peso foi diagnosticada com AOS por meio de PSG (35% leve, 25% moderada ou grave). AOS em crianças de peso normal podem levar a comorbidades (notavelmente semelhantes aos associados à obesidade) pela ativação de mecanismos inflamatórios comuns; os dois distúrbios podem amplificar um a outro, aumentando a magnitude das suas respectivas consequências adversas.[11]

Crianças com AOS devem ser também analisadas para anormalidades da função tireoidiana. Hipotireoidismo aumenta a risco de AOS secundária. A asma é um importante contribuinte para AOS, com crianças asmáticas apresentando ronco mais frequente e hipopneias. A ocorrência de AOS e epilepsia é um

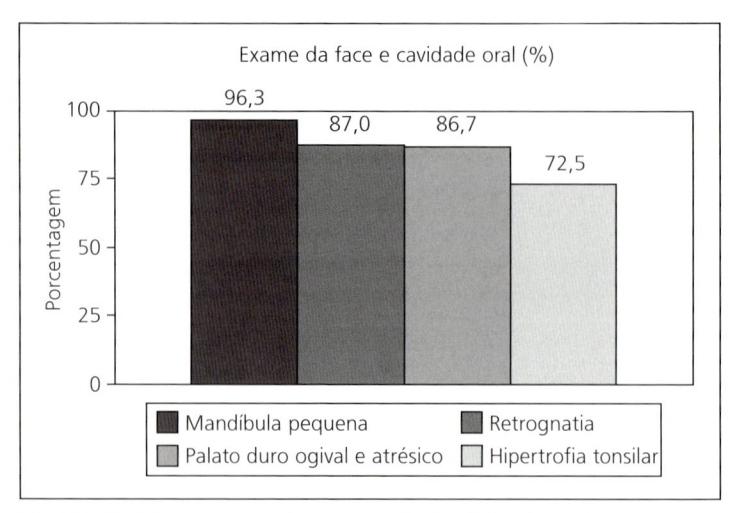

**Fig. 23-4.** Achados anatômicos por avaliação clínica de pacientes com AOS entre 2 a 17 anos de idade (n = 400). Modificada de Kim JH, Guilleminault. 2011.[33]

Gráfico: Exame da face e cavidade oral (%) — Mandíbula pequena: 96,3; Palato duro ogival e atrésico: 87,0; Retrognatia: 86,7; Hipertrofia tonsilar: 72,5.

desafio para o diagnóstico, porque a atividade paroxística com picos no EEG pode ser observada nas crianças com AOS sem epilepsia.[39]

Vários distúrbios otorrinolaringológicos e anormalidades anatômicas relacionadas estão fortemente associadas a AOS e DRS em crianças e adolescentes. Rinite alérgica ou crônica, otite média crônica e hipertrofia adenotonsilar podem estar relacionados com o ronco. A AOS está estatisticamente mais fortemente associada a características craniofaciais morfológicas específicas (excesso vertical de maxila e atresia transversa, rotação do plano oclusal, retrognatia entre outras discrepâncias maxilomandibulares), do que a hipertrofia de adenotonsilar (Fig. 23-4). Problemas genéticos com impacto sobre o crescimento do crânio podem ter consequências secundárias para a anatomia da VAS. A AOS é conhecida por afetar crianças com síndrome de Down, craniossinostoses, mucopolissacaridose tipo VI, fissura palatina e sequência de Pierre Robin e laringomalacia.

## CUSTO DO PROBLEMA

Os custos da AOS não tratada foram abordados em vários estudos americanos. Pacientes com AOS são grandes usuários de serviços de saúde, dada a gama de condições comórbidas associada à doença. De forma que é grande o impacto financeiro e social da AOS.

De todas as comorbidades envolvidas na AOS, a doença cardiovascular e hipertensão arterial são as mais significativamente relacionadas com maior utilização dos serviços de saúde.

Antes de terem diagnóstico definido, os pacientes com AOS usam recursos em cuidados da saúde a taxas mais elevadas do que seus controles pareados. Mais dias de internação, uso de drogas e mais consultas médicas. Em pediatria, há um aumento de 226% na utilização de cuidados de saúde 1 ano antes do diagnóstico de AOS, com a severidade da doença se correlacionando diretamente com o aumento dos gastos com saúde.[68] Após diagnóstico inicial e tratamento da AOS, os gastos com saúde são reduzidos à metade em pacientes com AOS.[57]

## CONCLUSÃO

A AOS está associada a uma série de consequências adversas à saúde a curto e a longo prazos. Os dados atuais permitem considerar a AOS como um fator de risco independente para o surgimento de doenças secundárias. Pacientes com fatores de risco para DRS devem ser devidamente investigados, uma vez que a não identificação do distúrbio do sono pode contribuir para o fracasso no tratamento das comorbidades associadas. Além disso, os sintomas da AOS podem ser facilmente confundidos com outras condições médicas ou psiquiátricas. Assim, é especialmente importante para os profissionais de saúde estarem familiarizados não só com as consequências, mas também as apresentações, muitas vezes sutis da AOS.

Recentemente, Kezirian *et al.* caracterizaram fatores que afetam a decisão dos profissionais na seleção de procedimentos no tratamento dos DRS.[31] Segundo os autores, este processo leva em consideração não somente a história do paciente, exame físico e outras avaliações relacionadas com o padrão obstrutivo, mas também o nível de evidência científica, a experiência pessoal, preferências do paciente e a remuneração envolvida. Talvez o maior avanço referente ao tratamento dos DRS seja a conscientização da irrevogável abordagem interdisciplinar. Crianças, adultos, homens, mulheres (antes e após a menopausa), obesos, sindrômicos ou não devem ser avaliados em um ambiente de equipe sadio, efetivamente multidisciplinar e comprometido com atualização do conhecimento. Por que, como diria um professor admirado: "*Man of many arts... master of none!*". Otorrinolaringologia, odontologia, nutrição, endocrinologia, fonoaudiologia, nutrição, genética, pediatria, fisioterapia entre outras devem-se despir de vaidades e trabalhar juntas para que os protocolos não se tornem tendenciosos em opções diagnósticas e terapêuticas.

## REFERÊNCIAS BIBLIOGRÁFICAS

1. Abrams B. Hierarchy of comorbidity indicators for obstructive sleep apnea. *Chest* 2010;137(6):1491-92.
2. Archbold KH, Borghesani PR, Mahurin RK *et al.* Neural activation patterns during working memory tasks and OSA disease severity: preliminary findings. *J Clin Sleep Med* 2009;5(1):21-27.

3. Arias MA, Garcia-Rio F, Alonso-Fernandez A et al. Pulmonary hypertension in obstructive sleep apnoea: effects of continuous positive airway pressure: a randomized, controlled cross-over study. *Eur Heart J* 2006;27(9):1106-13.
4. Aurora RN, Punjabi NM. Obstructive sleep apnoea and type 2 diabetes mellitus: a bidirectional association. *Lancet Respir Med* 2013;1(4):329-38.
5. Avezum A, Piegas LS, Pereira JC. Risk factors associated with acute myocardial infarction in the Sao Paulo metropolitan region: a developed region in a developing country. *Arq Bras Cardiol* 2005;84(3):206-13.
6. Bazzano LA, Khan Z, Reynolds K et al. Effect of nocturnal nasal continuous positive airway pressure on blood pressure in obstructive sleep apnea. *Hypertension* 2007;50(2):417-23.
7. Beebe DW, Groesz L, Wells C et al. The neuropsychological effects of obstructive sleep apnea: a meta-analysis of norm-referenced and case-controlled data. *Sleep* 2003;26(3):298-307.
8. Beebe DW, Ris MD, Kramer ME et al. The association between sleep disordered breathing, academic grades, and cognitive and behavioral functioning among overweight subjects during middle to late childhood. *Sleep* 2010;33(11):1447-56.
9. Bradley TD, Floras JS. Obstructive sleep apnoea and its cardiovascular consequences. *Lancet* 2009;373(9657):82-93.
10. Braghiroli A, Sacco C, Erbetta M et al. Overnight urinary uric acid: creatinine ratio for detection of sleep hypoxemia. Validation study in chronic obstructive pulmonary disease and obstructive sleep apnea before and after treatment with nasal continuous positive airway pressure. *Am Rev Respir Dis* 1993;148(1):173-78.
11. Canapari CA, Hoppin AG, Kinane TB et al. Relationship between sleep apnea, fat distribution, and insulin resistance in obese children. *J Clin Sleep Med* 2011;7(3):268-73.
12. Cho JG, Witting PK, Verma M et al. Tissue vibration induces carotid artery endothelial dysfunction: a mechanism linking snoring and carotid atherosclerosis? *Sleep* 2011;34(6):751-57.
13. Chobanian AV, Bakris GL, Black HR et al. The Seventh Report of the Joint National Committee on Prevention, Detection, Evaluation, and treatment of high blood pressure: the JNC 7 report. *JAMA* 2003;289(19):2560-72.
14. Cross RL, Kumar R, Macey PM et al. Neural alterations and depressive symptoms in obstructive sleep apnea patients. *Sleep* 2008;31(8):1103-9.
15. De Luca Canto G, Singh V, Gozal D et al. Sleep bruxism and sleep-disordered breathing: a systematic review. *J Oral Facial Pain Headache* 2014;28(4):299-305.
16. Cintra FD. Obstrutive sleep apnea as a risk factor for cardiovascular disease. *Rev Bras Hipertensão* 2013;20(1):3.
17. Finn L, Young T, Palta M et al. Sleep-disordered breathing and self-reported general health status in the Wisconsin Sleep Cohort Study. *Sleep* 1998;21(7):701-6.
18. Fried SK, Bunkin DA, Greenberg AS. Omental and subcutaneous adipose tissues of obese subjects release interleukin-6: depot difference and regulation by glucocorticoid. *J Clin Endocrinol Metab* 1998;83(3):847-50.
19. Gottlieb DJ, Yenokyan G, Newman AB et al. Prospective study of obstructive sleep apnea and incident coronary heart disease and heart failure: the sleep heart health study. *Circulation* 2010;122(4):352-60.
20. Guilleminault C, Hagen CC, Khaja AM. Catathrenia: parasomnia or uncommon feature of sleep disordered breathing? *Sleep* 2008;31(1):132-39.
21. Haba-Rubio J. Psychiatric aspects of organic sleep disorders. *Dialogues Clin Neurosci* 2005;7(4):335-46.

22. Hoyer FF, Lickfett LM, Mittmann-Braun E et al. High prevalence of obstructive sleep apnea in patients with resistant paroxysmal atrial fibrillation after pulmonary vein isolation. *J Interv Card Electrophysiol* 2010;29(1):37-41.
23. Huang QR, Qin Z, Zhang S et al. Clinical patterns of obstructive sleep apnea and its comorbid conditions: a data mining approach. *J Clin Sleep Med* 2008;4(6):543-50.
24. Jing J, Huang T, Cui W et al. Effect on quality of life of continuous positive airway pressure in patients with obstructive sleep apnea syndrome: a meta-analysis. *Lung* 2008;186(3):131-44.
25. Kanagala R, Murali NS, Friedman PA et al. Obstructive sleep apnea and the recurrence of atrial fibrillation. *Circulation* 2003;107(20):2589-94.
26. Kaneko YFJ, Usui K. Cardiovascular effects of continuous positive airway pressure in patients with heart failure and obstructive sleep apnea. *N Engl J Med* 2003;348(3):9.
27. Kaneko Y, Floras JS, Usui K et al. Cardiovascular effects of continuous positive airway pressure in patients with heart failure and obstructive sleep apnea. *N Engl J Med* 2003;348(13):1233-41.
28. Kannel WB, D'Agostino RB, Wilson PW et al. Diabetes, fibrinogen, and risk of cardiovascular disease: the Framingham experience. *Am Heart J* 1990;120(3):672-76.
29. Kapsimalis F, Kryger M. Sleep breathing disorders in the U.S. female population. *J Womens Health* (Larchmt) 2009;18(8):1211-19.
30. Karimi M, Hedner J, Habel H et al. Sleep apnea-related risk of motor vehicle accidents is reduced by continuous positive airway pressure: Swedish Traffic Accident Registry data. *Sleep* 2015;38(3):341-49.
31. Kezirian EJ, Hussey HM, Brietzke SE et al. Hypopharyngeal surgery in obstructive sleep apnea: practice patterns, perceptions, and attitudes. *Otolaryngol Head Neck Surg* 2012;147(5):964-71.
32. Khayat RN, Abraham WT, Patt B et al. In-hospital treatment of obstructive sleep apnea during decompensation of heart failure. *Chest* 2009;136(4):991-97.
33. Kim JH, Guilleminault C. The nasomaxillary complex, the mandible, and sleep-disordered breathing. *Sleep Breath* 2011;15(2):185-93.
34. Konermann M, Radu HJ, Teschler H et al. Interaction of sleep disturbances and gastroesophageal reflux in chronic laryngitis. *Am J Otolaryngol* 2002;23(1):20-26.
35. Koyano K, Tsukiyama Y, Ichiki R et al. Assessment of bruxism in the clinic. *J Oral Rehabil* 2008;35(7):495-508.
36. Laaban JP, Daenen S, Leger D et al. Prevalence and predictive factors of sleep apnoea syndrome in type 2 diabetic patients. *Diabetes Metab* 2009;35(5):372-77.
37. Lavigne GJ, Kato T, Kolta A et al. Neurobiological mechanisms involved in sleep bruxism. *Crit Rev Oral Biol Med* 2003;14(1):30-46.
38. Lavigne GJ, Montplaisir JY. Restless legs syndrome and sleep bruxism: prevalence and association among Canadians. *Sleep* 1994;17(8):739-43.
39. Lazaratou H, Soldatou A, Dikeos D. Medical comorbidity of sleep disorders in children and adolescents. *Curr Opin Psychiatry* 2012;25(5):391-97.
40. Ludka O, Konecny T, Somers V. Sleep apnea, cardiac arrhythmias, and sudden death. *Tex Heart Inst J* 2011;38(4):340-43.
41. Machado MA, de Carvalho LB, Juliano ML et al. Clinical co-morbidities in obstructive sleep apnea syndrome treated with mandibular repositioning appliance. *Respir Med* 2006;100(6):988-95.
42. Marin JM, Carrizo SJ, Vicente E et al. Long-term cardiovascular outcomes in men with obstructive sleep apnoea-hypopnoea with or without treatment with continuous positive airway pressure: an observational study. *Lancet* 2005;365(9464):1046-53.

43. Marrone O, Lo Bue A, Salvaggio A et al. Comorbidities and survival in obstructive sleep apnoea beyond the age of 50. *Eur J Clin Invest* 2013;43(1):27-33.
44. Mazza S, Pepin JL, Naegele B et al. Most obstructive sleep apnoea patients exhibit vigilance and attention deficits on an extended battery of tests. *Eur Respir J* 2005;25(1):75-80.
45. Mehra R, Benjamin EJ, Shahar E et al. Association of nocturnal arrhythmias with sleep-disordered breathing: The Sleep Heart Health Study. *Am J Respir Crit Care Med* 2006;173(8):910-16.
46. Minai OA, Ricaurte B, Kaw R et al. Frequency and impact of pulmonary hypertension in patients with obstructive sleep apnea syndrome. *Am J Cardiol* 2009;104(9):1300-6.
47. Moreira RO, Santos RD, Martinez L et al. Lipid profile of patients with increased risk for cardiovascular events in daily clinical practice. *Arq Bras Endocrinol Metabol* 2006;50(3):481-89.
48. Munoz R, Duran-Cantolla J, Martinez-Vila E. Obstructive sleep apnea-hypopnea and incident stroke: the sleep heart health study. *Am J Respir Crit Care Med* 2010;182(10):1332; author reply -3.
49. Naegele B, Launois SH, Mazza S et al. Which memory processes are affected in patients with obstructive sleep apnea? An evaluation of 3 types of memory. *Sleep* 2006;29(4):533-44.
50. National Asthma E, Prevention P. Expert Panel Report 3 (EPR-3): guidelines for the diagnosis and management of asthma-summary report 2007. *J Allergy Clin Immunol* 2007;120(5 Suppl):S94-138.
51. Newman AB, Foster G, Givelber R et al. Progression and regression of sleep-disordered breathing with changes in weight: the Sleep Heart Health Study. *Arch Intern Med* 2005;165(20):2408-13.
52. Newman AB, Nieto FJ, Guidry U et al. Relation of sleep-disordered breathing to cardiovascular disease risk factors: the Sleep Heart Health Study. *Am J Epidemiol* 2001;154(1):50-59.
53. Ohayon MM, Li KK, Guilleminault C. Risk factors for sleep bruxism in the general population. *Chest* 2001;119(1):53-61.
54. Ohayon MM. The effects of breathing-related sleep disorders on mood disturbances in the general population. *J Clin Psychiatry* 2003;64(10):1195-200; quiz, 274-76.
55. Ozturk O, Ozturk L, Ozdogan A et al. Variables affecting the occurrence of gastroesophageal reflux in obstructive sleep apnea patients. *Eur Arch Otorhinolaryngol* 2004;261(4):229-32.
56. Paesani DA, Lobbezoo F, Gelos C et al. Correlation between self-reported and clinically based diagnoses of bruxism in temporomandibular disorders patients. *J Oral Rehabil* 2013;40(11):803-9.
57. Pagel JF. Obstructive sleep apnea (OSA) in primary care: evidence-based practice. *J Am Board Fam Med* 2007;20(4):392-98.
58. Palombini L, Guilleminault C. Stroke and treatment with nasal CPAP. *Eur J Neurol* 2006;13(2):198-200.
59. Peppard PE, Young T, Palta M et al. Longitudinal study of moderate weight change and sleep-disordered breathing. *JAMA* 2000;284(23):3015-21.
60. Pillar G, Shehadeh N. Abdominal fat and sleep apnea: the chicken or the egg? *Diabetes Care* 2008;31(Suppl 2):S303-9.
61. Punjabi NM, Goodwin JL et al. Sleep-disordered breathing and mortality: a prospective cohort study. *PLoS Med* 2009;6(8).
62. Punjabi NM, Shahar E, Redline S et al. Sleep-disordered breathing, glucose intolerance, and insulin resistance: the Sleep Heart Health Study. *Am J Epidemiol* 2004;160(6):521-30.

63. Punjabi NM. The epidemiology of adult obstructive sleep apnea. *Proc Am Thorac Soc* 2008;5(2):136-43.
64. Quan SF, Chan CS, Dement WC et al. The association between obstructive sleep apnea and neurocognitive performance—the Apnea Positive Pressure Long-term Efficacy Study (APPLES). *Sleep* 2011;34(3):303-14B.
65. Reichmuth KJ, Austin D, Skatrud JB et al. Association of sleep apnea and type II diabetes: a population-based study. *Am J Respir Crit Care Med* 2005;172(12):1590-95.
66. Reid MB, Lannergren J, Westerblad H. Respiratory and limb muscle weakness induced by tumor necrosis factor-alpha: involvement of muscle myofilaments. *Am J Respir Crit Care Med* 2002;166(4):479-84.
67. Richert A, Ansarin K, Baran AS. Sleep apnea and hypertension: pathophysiologic mechanisms. *Semin Nephrol* 2002;22(1):71-77.
68. Ronald J, Delaive K, Roos L et al. Health care utilization in the 10 years prior to diagnosis in obstructive sleep apnea syndrome patients. *Sleep* 1999;22(2):225-29.
69. Ryan CM, Usui K, Floras JS et al. Effect of continuous positive airway pressure on ventricular ectopy in heart failure patients with obstructive sleep apnoea. *Thorax* 2005;60(9):781-85.
70. Ryan S, McNicholas WT. Intermittent hypoxia and activation of inflammatory molecular pathways in OSAS. *Arch Physiol Biochem* 2008;114:6.
71. Salles C, Terse-Ramos R, Souza-Machado A et al. Obstructive sleep apnea and asthma. *J Bras Pneumol* 2013;39(5):604-12.
72. Salorio CF, White DA, Piccirillo J et al. Learning, memory, and executive control in individuals with obstructive sleep apnea syndrome. *J Clin Exp Neuropsychol* 2002;24(1):93-100.
73. Brasil. Ministério da Saúde. *Vigitel Brasil 2012: vigilância de fatores de risco e proteção para doenças crônicas por inquérito telefônico*. Brasília, 2013; 136 p.: il.
74. Saunamaki T, Jehkonen M. Depression and anxiety in obstructive sleep apnea syndrome: a review. *Acta Neurol Scand* 2007;116(5):277-88.
75. Schwartz AR, Patil SP, Laffan AM et al. Obesity and obstructive sleep apnea: pathogenic mechanisms and therapeutic approaches. *Proc Am Thorac Soc* 2008;5(2):185-92.
76. Shah N, Roux F. The relationship of obesity and obstructive sleep apnea. *Clin Chest Med* 2009;30(3):455-65, vii.
77. Shahar E, Whitney CW, Redline S et al. Sleep-disordered breathing and cardiovascular disease: cross-sectional results of the Sleep Heart Health Study. *Am J Respir Crit Care Med* 2001;163(1):19-25.
78. Sharafkhaneh A, Giray N, Richardson P et al. Association of psychiatric disorders and sleep apnea in a large cohort. *Sleep* 2005;28(11):1405-11.
79. Shaw JE, Punjabi NM, Wilding JP et al. Sleep-disordered breathing and type 2 diabetes: a report from the International Diabetes Federation Taskforce on Epidemiology and Prevention. *Diabetes Res Clin Pract* 2008;81(1):2-12.
80. Shepherd KL, James AL, Musk AW et al. Gastro-oesophageal reflux symptoms are related to the presence and severity of obstructive sleep apnoea. *J Sleep Res* 2011;20(1 Pt 2):241-49.
81. Smith R, Ronald J, Delaive K et al. What are obstructive sleep apnea patients being treated for prior to this diagnosis? *Chest* 2002;121(1):164-72.
82. Somers VK, White DP, Amin R et al. Sleep apnea and cardiovascular disease: an American Heart Association/American College Of Cardiology Foundation Scientific Statement from the American Heart Association Council for High Blood Pressure Research Professional Education Committee, Council on Clinical Cardiology, Stroke

Council, and Council On Cardiovascular Nursing. In collaboration with the National Heart, Lung, and Blood Institute National Center on Sleep Disorders Research (National Institutes of Health). *Circulation* 2008;118(10):1080-111.
83. Tan KC, Chow WS, Lam JC *et al.* HDL dysfunction in obstructive sleep apnea. *Atherosclerosis* 2006;184(2):377-82.
84. Tasali E, Ip MS. Obstructive sleep apnea and metabolic syndrome: alterations in glucose metabolism and inflammation. *Proc Am Thorac Soc* 2008;5(2):207-17.
85. Teran-Santos J, Jiménez-Gómez A, Cordero-Guevara J. The association between sleep apnea and the risk of traffic accidents. Cooperative Group Burgos-Santander. *N Engl J Med* 1999;340(11).
86. Tufik S, Santos-Silva R, Taddei JA *et al.* Obstructive sleep apnea syndrome in the Sao Paulo Epidemiologic Sleep Study. *Sleep Med* 2010;11(5):441-46.
87. Turkington PM, Allgar V, Bamford J *et al.* Effect of upper airway obstruction in acute stroke on functional outcome at 6 months. *Thorax* 2004;59(5):367-71.
88. Wickwire EM, Smith MT, Birnbaum S *et al.* Sleep maintenance insomnia complaints predict poor CPAP adherence: a clinical case series. *Sleep Med* 2010;11(8):4.
89. Wolk R, Shamsuzzaman AS, Somers VK. Obesity, sleep apnea, and hypertension. *Hypertension* 2003;42(6):1067-74.
90. Yaggi HK, Concato J, Kernan WN *et al.* Obstructive sleep apnea as a risk factor for stroke and death. *N Engl J Med* 2005;353(19):2034-41.
91. Yang D, Liu Z, Yang H *et al.* Effects of continuous positive airway pressure on glycemic control and insulin resistance in patients with obstructive sleep apnea: a meta-analysis. *Sleep Breath* 2013;17(1):33-38.
92. Young T, Finn L, Peppard PE *et al.* Sleep disordered breathing and mortality: eighteen-year follow-up of the Wisconsin sleep cohort. *Sleep* 2008;31(8):1071-8.
93. Young T, Palta M, Dempsey J *et al.* The occurrence of sleep-disordered breathing among middle-aged adults. *N Engl J Med* 1993;328(17):1230-35.
94. Zimmerman ME, Arnedt JT, Stanchina M *et al.* Normalization of memory performance and positive airway pressure adherence in memory-impaired patients with obstructive sleep apnea. *Chest* 2006;130(6):1772-7.

# 24

# A GENÉTICA

Rafael Fabiano Machado Rosa ▪ Letícia Gregory
Thayse Bienert Goetze Fallavena ▪ Paulo Ricardo Gazzola Zen

## INTRODUÇÃO

A síndrome da apneia obstrutiva do sono (SAOS) não pode ser vista apenas como o resultado de uma disfunção da musculatura de vias aéreas superiores. A SAOS é consequência de uma série de alterações e fatores de risco, como estrutura craniofacial, distribuição da gordura corpórea, controle neural das vias aéreas e comando central da respiração, muitos deles geneticamente relacionados.[21,37,42,48] Dessa forma, a contribuição de um componente genético na fisiopatologia da SAOS já é reconhecida, sendo bastante evidente em estudos que avaliaram a agregação familiar e a concordância entre gemelares.

## AGREGAÇÃO FAMILIAR E GEMELARIDADE

Claramente, existe um risco aumentado de SAOS em uma família em que um membro é afetado pela mesma.[38] A suscetibilidade familiar à SAOS foi primeiramente reconhecida na década de 1970 por Strohl *et al.* em uma família com vários indivíduos afetados.[49] Desde lá, inúmeros estudos têm confirmado um importante papel da herdabilidade e de fatores de risco familiares na gênese da SAOS.

A agregação familiar observada na SAOS pode ser explicada pelo fato de que a maioria dos fatores de risco para o seu desenvolvimento, como o aspecto craniofacial e a obesidade, é determinada geneticamente.[37] Por exemplo, o traço familiar de dolicocefalia (ou face estreita) tem sido atribuído como um fator de risco para a SAOS independentemente da etnia dos indivíduos envolvidos.[16] Além disso, Mathur e Douglas verificaram que parentes de indivíduos com a SAOS apresentavam maior estreitamento das vias aéreas superiores, mandíbulas mais retroposicionadas e palatos moles mais longos do que controles.[28]

O parentesco em primeiro grau com pacientes com SAOS é considerado um fator de risco para a doença. A prevalência de SAOS entre parentes de primeiro grau varia de 22 a 84%.[27] Estes indivíduos relatam mais frequentemente sintomas de apneia, sonolência excessiva e ronco.[43] O risco para a ocorrência de ronco em parentes de primeiro grau de pacientes com SAOS é três vezes maior, chegando a quatro vezes, quando ambos os pais apresentam a síndrome.[37] A suscetibilidade familiar à SAOS parece estar também diretamente relacionada com o número de familiares afetados pela mesma.[40]

Estudos mostram ainda uma maior concordância de ronco entre gêmeos monozigóticos do que em dizigóticos, sugerindo uma possível influência genética.[10] Por isso tudo, profissionais de saúde envolvidos no atendimento de pacientes com SAOS devem estar atentos quanto à possibilidade da existência de outros familiares também acometidos pela síndrome.

## DIFERENÇAS EM RELAÇÃO À ETNIA

Casos familiares de SAOS têm sido descritos em todos os grupos étnicos.[15] Contudo, algumas diferenças quanto à ocorrência da SAOS vêm sendo descritas de acordo com a etnia. Por exemplo, afro-americanos apresentam uma maior prevalência e gravidade da síndrome, além de serem acometidos em uma idade mais jovem. O risco de apneia é duas vezes maior para os afro-americanos idosos do que para os europeus, além do fato do índice de apneia e hipopneia (IAH) ser maior entre os primeiros.[35] Estes achados podem ser atribuídos à anatomia das vias aéreas, onde indivíduos afro-americanos apresentam maior deposição de tecidos moles e consequente espessamento da mucosa oral, levando a um estreitamento da luz da faringe.[15] O comprimento da base do crânio tem sido também notado como um fator de risco para a SAOS em asiáticos do extremo oriente.[33] Este maior risco da síndrome para afro-americanos e asiáticos do extremo oriente em relação a caucasianos é considerado significativamente maior quando se considera a idade, o sexo e o índice de massa corporal (IMC) dos indivíduos.[38]

## BASES GENÉTICAS DA SAOS

Apesar da clara agregação familiar e do alto índice de herdabilidade, pouco se sabe sobre a base genética da SAOS. Até o momento, diversas investigações genéticas têm sido realizadas, embora ainda não seja clara a indicação da localização de um gene específico responsável por um aumento de risco para a síndrome.[15] Acredita-se que a SAOS possa ser um produto de "fenótipos intermediários" que interagem entre si, a exemplo da morfologia craniofacial, obesidade, suscetibilidade para sonolência diurna, controle ventilatório e controle das vias aéreas superiores. Contudo, não se sabe até o momento qual destes fatores poderia apresentar um papel central e quais componentes apareceriam como epifenômenos.[45,46]

Vários locos do complexo principal de histocompatibilidade (CPH) vêm sendo relacionados com a SAOS. Há descrição de um aumento de duas vezes na frequência da variante alélica HLA-A2 em indivíduos com obesidade e SAOS (pacientes positivos são mais obesos). A relação de outros genes, como o *HLA-A33*, o *HLA-DRB1\*03*, o *DQ-Br\*03* e o *DQ-Br\*02*, com a SAOS também já foi demonstrada. Os genes *HLA-B7*, o *B65*, o *B63* e o *B73*, além do fenótipo Le (a+ b-) do grupo sanguíneo de Lewis já foram também relacionados com ronco, apesar de o real significado destas associações não ser ainda compreendido.[37]

Apesar da não existência de uma associação entre os níveis de apoE e SAOS, uma proporção maior, mas não significativa, de homozigotos para o genótipo E4 tem sido descrita entre os indivíduos com apneia. Estes pacientes possuem descrição de apresentar o dobro do risco de IAH maior que 15 eventos por hora de sono.[12,37]

Uma associação entre polimorfismos do gene da enzima conversora de angiotensina (ECA) e a gravidade da apneia do sono já foi também sugerida. A atividade da ECA tem sido descrita como aumentada em pacientes com SAOS. Contudo, diferenças na distribuição dos genótipos da ECA não têm sido observadas entre os pacientes com e sem a síndrome.[37,52]

A obesidade é conhecida como um dos principais fatores para a SAOS, aumentando o risco para o desenvolvimento da síndrome em 10 a 14 vezes.[37,41,47] A incidência de SAOS em crianças obesas é também tão alta quanto 36%.[25] Além disso, tem-se verificado em estudos longitudinais que o risco de SAOS aumenta seis vezes a cada 10 kg de ganho de peso[36]. Sabe-se também que a perda de peso, por outro lado, diminui o risco para o desenvolvimento da síndrome.[37,41,47]

O depósito de gordura leva a uma diminuição do calibre nasofaríngeo e, potencialmente, a uma hipoventilação pela redução da complacência torácica. Sabe-se também que a leptina, um hormônio peptídico produzido pelos adipócitos, pode afetar o funcionamento do centro respiratório.[20,39]

Diferentes fatores genéticos vêm sendo associados à obesidade. Estima-se que 25 a 40% dos casos apresentem uma relação com uma base genética. Atualmente, mais de 300 marcadores genéticos já foram associados à obesidade. Apesar de tudo isso, sabe-se que fatores ambientais e hábitos de vida são bastante importantes para a expressão deste fenótipo.[37,39]

Existem evidências de que fatores genéticos estão também associados à magnitude da resposta ventilatória na hipóxia e na hipercapnia. Há um alto grau de influência genética associada à responsividade de quimiorreceptores periféricos à hipóxia e à hipercapnia.[37,50] Além disso, parece haver uma possível sobreposição genética entre SAOS, morte súbita do recém-nascido e eventos de aparente risco de vida. Todos estes aspectos sugerem que fatores genéticos possam apresentar um papel bastante importante dentro do controle central da ventilação e, por isso, relacionarem-se com o desenvolvimento da SAOS.[37]

## ALTERAÇÕES DA MORFOLOGIA CRANIOFACIAL

Alterações na morfologia craniofacial apresentam um papel fundamental no desenvolvimento da SAOS. Elas se constituem em um bom exemplo de como fatores genéticos podem influenciar na forma e tamanho das estruturas de tecidos ósseo (como a maxila e a mandíbula) e mole (como o palato mole e a língua) nas vias aéreas superiores.[24] As anormalidades craniofaciais são consideradas os indicadores mais fortes relacionados com a SAOS.[13] Anomalias, como alongamento vertical da face, redução das dimensões do diâmetro anteroposterior da base de crânio, palato ogival, glossoptose (língua em movimento retrógrado e obstruindo as vias aéreas durante o sono), macroglossia (língua volumosa), micrognatia e posicionamento anormal do osso hioide, reduzem a luz das vias aéreas e propiciam o surgimento da síndrome.[19,34,37,44]

## SÍNDROMES E CONDIÇÕES GENÉTICAS ASSOCIADAS ÀS SAOS

Muitas das alterações anatômicas craniofaciais descritas anteriormente, bem como a própria obesidade, são comumente observadas em diversas síndromes genéticas, o que explica a maior ocorrência de SAOS entre os indivíduos acometidos. Por exemplo, a síndrome de Down (SD), ou trissomia do cromossomo 21, que é a doença cromossômica mais frequentemente observada ao nascimento, caracteriza-se clinicamente pela presença de anomalias craniofaciais, como a macroglossia, que levam ao estreitamento das vias aéreas, o que faz com que haja um maior risco para o desenvolvimento da SAOS.[17,32] A frequência descrita de apneia nessa população chega até 60%.[1,6] Os principais sintomas relatados são ronco, respiração bucal forçada, movimentação intensa durante o sono, enurese e sudorese noturna, além de alterações cognitivas e comportamentais, como déficit de atenção e hiperatividade.[51]

Sabe-se que crianças com SD apresentam quadro clínico de SAOS semelhante à população pediátrica em geral. Entretanto, a perturbação do sono possui um impacto muito maior sobre elas, afetando todos que estão à sua volta. A SAOS, quando não tratada, pode acarretar problemas sérios, como sequelas pulmonares graves. Assim, síndrome de apneia pode prejudicar ainda mais as crianças com SD, que já possuem alto risco para complicações respiratórias.[4,34]

A síndrome de Marfan (SM), por sua vez, é uma das doenças genéticas mais frequentes do tecido conectivo, sendo causada por uma mutação no gene que codifica a proteína fibrilina-1 (*FBN1*), localizado no braço longo do cromossomo 15 (15q21.1).[7,26] Alterações bucomaxilofaciais, como a deficiência transversa da maxila, são frequentes na SM e contribuem para a maior ocorrência da SAOS nestes pacientes.[3] Indivíduos afetados pela síndrome apresentam uma prevalência de 64% de apneia (IAH > 5 eventos/h de sono).[8]

A craniossinostose é definida como o fechamento prematuro das suturas cranianas. Mutações em genes, como o *FGFR1*, o *FGFR2*, o *FGFR3*, o *TWIST* e o *MSX2*, podem levar ao desenvolvimento desta alteração craniana.[2] As síndromes de Apert e Crouzon são caracterizadas pela presença de craniossinostose, sendo causadas respectivamente por mutações nos genes *FGFR2* e *FGFR3*.[14,22] Indivíduos apresentando síndromes de cranioestenose possuem uma frequência de SAOS que chega até 40%. Isto ocorre em razão da presença de achados craniofaciais, como hipoplasia da face média, palato duro alto e estreito, fissura palatina, micrognatia, prognatismo mandibular e alteração na base do crânio.[14,18]

A síndrome de Prader-Willi (SPW) é uma doença genética cuja etiologia mais frequente é a deleção do segmento q11-13 do cromossomo 15 de origem paterna.[11] O quadro clínico caracteriza-se, entre outros achados, por hipotonia, atraso do desenvolvimento neuropsicomotor, déficit intelectual, hipogonadismo com predisposição a um desenvolvimento sexual incompleto e hiperfagia, o que determina uma necessidade involuntária de ingerir quantidades aumentadas de alimentos e consequente obesidade.[5] Problemas relacionados com o sono, como a SAOS, são comuns na SPW.[31] Estima-se que esta ocorra em 50 a 100% das crianças, especialmente por causa da hipotonia da musculatura respiratória e do estreitamento da faringe. As anormalidades respiratórias descritas geralmente são de grau leve.[29] Contudo, o fato de a obesidade ser frequente nestes indivíduos aumenta a chance da ocorrência de apneias graves.[9]

As mucopolissacaridoses, um grupo de doenças de depósito lisossomal, estão também associadas a alterações anatômicas que podem levar a distúrbios do sono, em especial a SAOS.[30] Indivíduos acometidos, de forma similar ao que ocorre na amiloidose, apresentam estreitamento das vias aéreas, o que predispõe ao desenvolvimento da SAOS.[27] O Quadro 24-1 sumariza uma série de síndromes genéticas associadas à ocorrência de SAOS, destacando os principais achados clínicos e anatômicos associados à ocorrência da apneia.

**Quadro 24-1.** Síndromes e condições associadas à presença de SAOS (com base em Cistulli e Sullivan, 1995[8]; Arduino-Meirelles et al., 2006[2]; Gomes et al., 2008[14]; Festen et al., 2007[11]; Macho et al., 2008[23]; Hoeve et al., 2003[18]; Corrêa, 2012[9])

| Síndromes/Condições | Manifestações Relacionadas com a SAOS |
| --- | --- |
| Síndrome de Down | Hipotonia, dismorfias craniofaciais, braquicefalia, base nasal achatada e macroglossia |
| Síndrome de Prader-Willi | Hipotonia da musculatura respiratória, estreitamento da faringe, doenças pulmonares causadas pela fraqueza da musculatura respiratória e obesidade |
| Síndrome de Apert | Alterações craniofaciais com hipoplasia do terço médio da face |
| Síndrome de Crouzon | Alterações craniofaciais com hipoplasia do terço médio da face |
| Síndrome de Pfeiffer | Alterações craniofaciais com hipoplasia do terço médio da face |
| Síndrome de Treacher Collins | Alterações craniofaciais com hipoplasia do terço médio da face, craniossinostose e sindactilia. Hipoplasia da maxila com fenda do palato secundário ou palato alto e arqueado e ausência de *velum* (raramente com atresia das coanas) |
| Sequência de Pierre Robin | Macroglossia, glossoptose e micrognatia |
| Síndrome de Beckwith-Wiedemann | Macroglossia e glossoptose |
| Síndrome de Moebius | Micrognatia, paralisia facial, hipoglossia, aglossia ou anquiloglossia, fenda palatina, úvula bífida, palato alto e oligodontia |

## CONCLUSÃO E PERSPECTIVAS FUTURAS

Portanto, atualmente, sabe-se que a SAOS resulta da interação de vários fatores, incluindo genéticos e ambientais. Contudo, em muitas situações não fica clara qual é a real contribuição de cada um deles.[21] Estima-se que aproximadamente 25 a 40% dos casos de SAOS apresentem uma base genética.[24,45] A Figura 24-1 faz uma descrição resumida e esquemática do que é conhecido do papel da genética dentro da etiologia da SAOS, salientando a interação entre alguns dos fatores.

Outro aspecto importante e que deve ser lembrado é o aumento da ocorrência de alguns destes fatores que se relacionam com o surgimento da SAOS e que possuem uma contribuição genética. Por exemplo, a prevalência de obesidade na infância, um fator fortemente associado à SAOS, triplicou ao longo das últimas décadas. Em 2010, estimava-se que a frequência da obesidade na população pediátrica era de 17 a 18%.[20]

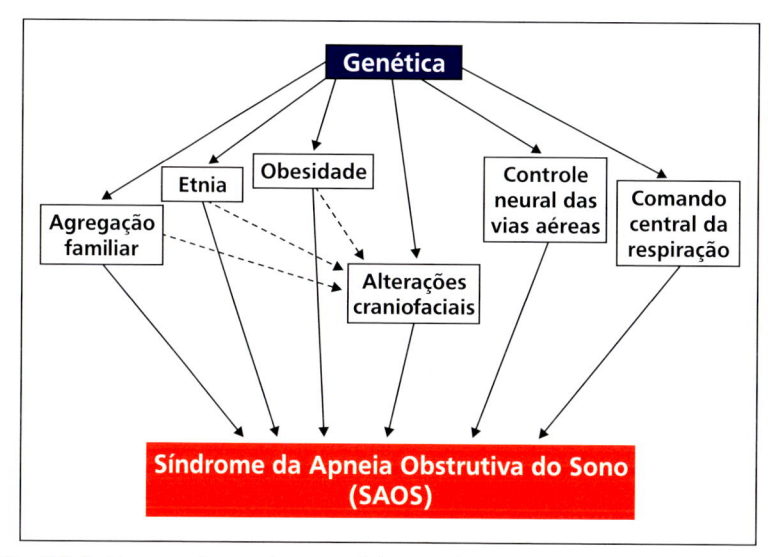

**Fig. 24-1.** Esquema ilustrando o papel da genética dentro da etiologia da SAOS.

Assim, o desenvolvimento de estudos visando a compreender melhor a etiopatogenia da SAOS, bem como entender como se dá a interação destes fatores genéticos e ambientais, é essencial para o delineamento de intervenções em indivíduos afetados. Mesmo naqueles casos em que claramente as anomalias craniofaciais são derivadas de uma determinada doença genética, o melhor entendimento de como as mesmas originam a SAOS possui o potencial de direcionar o tratamento, levando a intervenções terapêuticas mais resolutivas. Além disso, o claro entendimento de que a SAOS sempre ocorre de modo associado a algum outro agravo à saúde propiciará a adequada identificação e tratamento dos fatores associados.

## REFERÊNCIAS BIBLIOGRÁFICAS

1. Akers R, Amin R, Chini B et al. Obstructive sleep apnea: Should all children with Down syndrome be tested? *Arch Otolaryngol Head Neck Surg* 2006;132(4):432-36.
2. Arduino-Meirelles AP, Lacerda CBF, Gil-da-Silva-Lopes VL. Aspectos sobre desenvolvimento de linguagem oral em craniossinostoses sindrômicas. *Pró-Fono R Atual Cient* 2006;18(2):213-20.
3. Baraldi CE, de Paris MF, Robinson WM. A síndrome de Marfan e seus aspectos odontológicos: relato de caso e revisão da literatura. *Rev Fac Odontol* 2008;49(3):36-39.
4. Bootzin RR, Breslin JH, Edgin JO et al. Parental report of sleep problems in Down syndrome. *J Intellect Disabil Res* 2011;55(11):1086-91.
5. Caldas Jr AF, Rodrigues VMS, Caldas KU et al. Síndrome de Prader Willi: relato de caso. *Rev Cir Traumatol Buco-Maxilo-Fac* 2006;6(1):37-42.

6. Call E, Kelly J, Mitchel RB. Diagnosis and therapy for airway obstruction in children with Down syndrome. *Arch Otolaryngol Head Neck Surg* 2003;129(6):642-45.
7. Callewaert B, Malfait F, Loeys B et al. Ehlers-Danlos Syndromes and Marfan Syndrome. *Best Pract Res Clin Rheumatol* 2008;22(1):165-89.
8. Cistulli PA, Sullivan CE. Sleep apnea in Marfan's syndrome. Increased upper airway collapsibility during sleep. *Chest* 1995;108(3):631-35.
9. Corrêa EA. *Estudo do sono na Síndrome de Prader-Willi com e sem tratamento com hormônio de crescimento humano recombinante* [tese]. Universidade de São Paulo, 2012.
10. Ferini-Strambi L, Calori G, Oldani A et al. Snoring in twins. *Respir Med* 1995;89(5):337-40.
11. Festen DA, Wevers M, de Weerd AW et al. Psychomotor development in infants with Prader-Willi syndrome and associations with sleep-related breathing disorders. *Pediatr Res* 2007;62(2):221-24.
12. Foley DJ, Masaki K, White L et al. Relationship between apolipoprotein E epsilon4 and sleep disordered breathing at different ages. *JAMA* 2001;286(12):1447-48.
13. Gaultier C, Guilleminault C. Genetics, control of breathing, and sleep-disordered breathing: a review. *Sleep Med* 2001;2(4):281-95.
14. Gomes I, Limongi SCO, Neves IF et al. Aspectos fonoaudiológicos na síndrome de Crouzon: estudo de caso. *Rev CEFAC* 2008;10(3):303-10.
15. Guilleminault C, Lee JH, Chan A. Pediatric obstructive sleep apnea syndrome. *Arch Pediatr Adolesc Med* 2005;159(8):775-85.
16. Guilleminault C, Pelayo R, Leger D et al. Recognition of sleep-disordered breathing in children. *Pediatrics* 1996;98(5):871-82.
17. Hernandez D, Fisher EMC. Down syndrome genetics: unravelling a multifactorial disorder. *Hum Mol Genet* 1996;5:1411-16.
18. Hoeve LJH, Pijpers M, Joosten KMF. OSAS in craniofacial syndromes: An unsolved problem. *Int J Ped Otorhinolaryngol* 2003;67(1):111-13.
19. Johal A, Patel SI, Battagel JM. The relationship between craniofacial anatomy and obstructive sleep apnoea: a case-controlled study. *J Sleep Res* 2007;16(3):319-26.
20. Katz ES, D'Ambrosio CM. Pediatric obstructive sleep apnea syndrome. *Clin Chest Med* 2010;31(2):221-34.
21. Kent BD, Ryan S, McNicholas WT. The genetics of obstructive sleep apnoea. *Curr Opin Pulm Med* 2010;16(6):536-42.
22. Longhi I, Silva da SO. Síndrome de Apert. *Revista da Faculdade de Odontologia UPF* 2002;7(1):55-60.
23. Macho VMP, Seabra M, Pinto A et al. Alterações craniofaciais e particularidades orais na trissomia 21. *Acta Pediatr Port* 2008;39(5):190-94.
24. Madani M, Madani F. Epidemiology, pathophysiology, and clinical features of obstructive sleep apnea. *Oral Maxillofac Surg Clin North Am* 2009;21(4):369-75.
25. Marcus CL, Curtis S, Koerner CB et al. Evaluation of pulmonary function and polysomnography in obese children and adolescents. *Pediatr Pulmonol* 1996;21(3):176-83.
26. Marfan Syndrome: MIM 154700 [homepage na internet]. Baltimore: Johns Hopkins University, 2008. Acesso em: 8 Set. 2015. Disponível em: <http://www.ncbi.nlm.nih.gov/omim/>
27. Martins AB, Tufik S, Moura SM. Physiopathology of obstructive sleep apnea-hypopnea syndrome. *J Bras Pneumol* 2007;33(1):93-100.
28. Mathur R, Douglas NJ. Family studies in patients with the sleep apnea-hypopnea syndrome. *Ann Intern Med* 1995;122(3):174-78.

29. Miller J, Silverstein J, Shuster J et al. Short-term effects of growth hormone in sleep abnormalities in Prader-Willi Syndrome. *J Clin Endocrinol Metab* 2006;91:413-17.
30. Nashed A, Al-Saleh S, Gibbons J et al. Sleep-related breathing in children with mucopolysaccharidosis. *J Inherit Metab Dis* 2009;32(4):544-50.
31. Nevsimalova S, Vankova J, Stepanova I et al. Hypocretin deficiency in Prader-Willi syndrome. *Eur J Neuro* 2005;12(1):70-72.
32. Ng DK, Hui HN, Chan CH et al. Obstructive sleep apnea in children with Down syndrome. *Singapore Med J* 2006;47(9):774-79.
33. Ng TP, Seow A, Tan WC. Prevalence of snoring and sleep breathing-related disorders in Chinese, Malay and Indian adults in Singapore. *Eur Respir J* 1998;12(1):198-203.
34. Nilton TM. *Apnéia obstrutiva do sono em crianças com Síndrome de Down* [monografia]. Universidade Federal da Bahia. Bahia, 2012.
35. Palmer LJ, Buxbaum SG, Larkin EK et al. Whole genome scan for obstructive sleep apnea and obesity in African-American families. *Am J Respir Crit Care Med* 2004;169(12):1314-21.
36. Peppard PE, Young T, Palta M et al. Longitudinal study of moderate weight change and sleep-disordered breathing. *JAMA* 2000;284(23):3015-21.
37. Petruco ACM, Bagnato MC. Aspectos genéticos da SAOS. *J Bras Pneumol* 2010;36(2):S1-S61.
38. Pillar G, Lavie P. Assessment of the role of inheritance in sleep apnea syndrome. *Am J Respir Crit Care Med* 1995;151(3 Pt 1):688-91.
39. Rankinen T, Zuberi A, Chagnon YC et al. The human obesity gene map: the 2005 update. *Obesity* (Silver Spring) 2006;14(4):529-644.
40. Redline S, Larkin E, Schluchter M et al. Incidence of sleep disordered breathing (SDB) in a population-based sample. *Sleep* 2001;24:511.
41. Redline S, Tishler PV, Schluchter M et al. Risk factors for sleep-disordered breathing in children. Associations with obesity, race, and respiratory problems. *Am J Respir Crit Care Med* 1999;159(5 Pt 1):1527-32.
42. Redline S, Tishler PV. The genetics of sleep apnea. *Sleep Med Rev* 2000;4(6):583-602.
43. Redline S, Tosteson T, Tishler PV et al. Studies in the genetics of obstructive sleep apnea. Familial aggregation of symptoms associated with sleep-related breathing disturbances. *Am Rev Respir Dis* 1992;145(2 Pt 1):440-44.
44. Riha RL, Brander P, Vennelle M et al. A cephalometric comparison of patients with the sleep apnea/hypopnea syndrome and their siblings. *Sleep* 2005;28(3):315-20.
45. Riha RL, Gislasson T, Diefenbach K. The phenotype and genotype of adult obstructive sleep apnoea/hypopnoea syndrome. *Eur Respir J* 2009;33(3):646-55.
46. Riha RL. Genetic aspects of the obstructive sleep apnoea/hypopnoea syndrome—is there a common link with obesity? *Respiration* 2009;78(1):5-17.
47. Sanders MH, Redline S. Obstructive Sleep Apnea/Hypopnea Syndrome. *Curr Treat Options Neurol* 1999;1(4):279-90.
48. Shott SR, Donnelly LF. Cine magnetic resonance imaging: evaluation of persistent airway obstruction after tonsil and adenoidectomy in children with Down syndrome. *Laryngoscope* 2004:1724-29.
49. Strohl KP, Saunders NA, Feldman NT et al. Obstructive sleep apnea in family members. *N Engl J Med* 1978;299(18):969-73.
50. Thomas DA, Swaminathan S, Beardsmore CS et al. Comparison of peripheral chemoreceptor responses in monozygotic and dizygotic twin infants. *Am Rev Respir Dis* 1993;148(6 Pt 1):1605-9.

51. Weissbluth M, Davis AT, Poncher J *et al.* Signs of airway obstruction during sleep and behavioral, developmental, and academic problems. *J Dev Behav Pediatr* 1983;4(2):119-21.
52. Xiao Y, Huang X, Qiu C *et al.* Angiotensin I-converting enzyme gene polymorphism in Chinese patients with obstructive sleep apnea syndrome. *Chin Med J* (Engl) 1999;112(8):701-4.

# Seção II
# Aspectos Odontológicos

# 25

## Atuação da Ortodontia e Ortopedia Facial

Marcia Angelica Peter Maahs

A apneia obstrutiva do sono é um distúrbio respiratório frequente, caracterizado pela ocorrência de esforços inspiratórios ineficazes em razão da oclusão dinâmica e repetitiva da faringe durante o sono, resultando em pausas respiratórias de 10 segundos ou mais, acompanhadas ou não de dessaturação de oxigênio. Quando ocorrem sintomas diurnos, como hipersonolência entre outros, e 5 ou mais apneias e/ou hipopneias por hora de sono, é chamada de Síndrome da Apneia Obstrutiva do Sono (SAOS), ou Síndrome da Apneia Hipopneia Obstrutiva do Sono (SAHOS).[12,24] Hipopneia é quando ocorre o colapso parcial da faringe, mas não chega a ocorrer a interrupção da passagem de ar.[48] A apneia é subdividida em três tipos: central (quando a etiologia é neurológica), obstrutiva (quando a passagem do ar é impedida decorrente do colapso da via aérea superior) e mista (inicia com pausa respiratória central seguida de aumento do esforço respiratório em resposta a uma via aérea obstruída, tendo a mesma fisiopatologia e significado clínico da obstrutiva). O diagnóstico da SAHOS é confirmado por meio da polissonografia, que classifica pelo IAH (Índice de Apneia Hipopneia) a apneia em leve (5 a 15 eventos por hora), moderada (16 a 30 eventos por hora) e severa (mais de 30 eventos por hora).[17] Seu diagnóstico etiológico é estabelecido pela história clínica, exame físico otorrinolaringológico e exames complementares. A análise cefalométrica pode ser um dos exames complementares utilizados, pois o estreitamento do espaço aéreo faríngeo (EAF) que contribui para SAHOS pode ser quantificado neste exame.[3,16] Além disso, a análise cefalométrica possibilita verificar o padrão esquelético, uma vez que a maxila e a mandíbula retrognatas, comuns em pacientes com SAHOS, contribuem para o quadro.[18] A SAHOS é uma patologia de etiologia multifatorial, decorrente, em parte, de alterações anatômicas da via aérea superior e do esqueleto craniofacial, associadas a alterações neuromusculares da faringe.[1] Dentre as anormalidades anatômicas faciais mais relacionadas com a obstrução da via aérea se encontram o desvio de septo nasal, atresia maxilar transversa e retromicrognatia.[14] A atresia maxilar transversa está associada à alteração postural da língua, diminuindo o espaço aéreo retroglossal, também característico da SAHOS.[5] Sendo assim, a ortodontia e ortopedia faciais têm três atuações importantes em relação à SAHOS, a primeira é no diagnóstico etiológico da patologia, por meio da avaliação clínica dentofacial e da documentação ortodôntica que inclui a análise cefalométrica, classificando a má oclusão do paciente, conforme descrito no Capítulo 8.[25] A segunda é no tratamento, podendo contribuir para a melhora do quadro, em conjunto com outros profissionais de saúde.[49] A atuação pode ser de forma direta, realizando a expansão rápida da maxila (ERM) como alternativa de tratamento quando existe atresia maxilar transversa; ou de forma indireta, em ERM cirurgicamente assistida e/ou por meio do preparo ortodôntico para cirurgia ortognática com vistas ao avanço maxilomandibular, quando existe retrognatismo de maxila e/ou de mandíbula.[2,5] A terceira atuação é na terapia com aparelhos intraorais para os casos com indicação médica para tal.[4] O tratamento ortocirúrgico para correção de deformidades dentofaciais normalmente é realizado em adultos, mas, em situações especiais, também pode ser realizado em fase de crescimento.[41] Convencionalmente, após o diagnóstico e planejamento, o tratamento ortocirúrgico apresenta as seguintes fases: ortodontia pré-cirúrgica, a cirurgia ortognática propriamente dita e a finalização ortodôntica.[13] Este vem sendo utilizado há décadas com eficácia, porém o benefício cirúrgico só ocorre em torno de 1 ano e meio após o início do tratamento.[19] Há alguns anos surgiu a técnica do benefício antecipado, que se chama assim por antecipar os benefícios da cirurgia que é realizada na fase inicial do tratamento, podendo proporcionar melhoras respiratórias significativas já no início em pacientes com apneia. Este apresenta como protocolo: após o diagnóstico e planejamento das fases do tratamento, instalar o aparelho ortodôntico, operar o paciente e depois realizar o tratamento ortodôntico propriamente dito. No entanto, esta técnica exige muito mais preparo e habilidade do ortodontista.[7] É importante a avaliação do médico otorrinolaringologista previamente a atuação da ortodontia e ortopedia facial, cirurgia bucomaxilofacial e da fonoaudiologia (mais especificamente da área de motricidade orofacial) no tratamento conjunto dos pacientes ortocirúrgicos. A fonoaudiologia auxilia na readaptação muscular e estabilidade do tratamento.[27] As modificações no EAF decorrentes de tratamento ortocirúrgico podem ser verificadas com medidas lineares e em área, por meio da análise cefalométrica; e medidas volumétricas, por meio da tomografia computadorizada de feixe cônico (TCFC), por exemplo.[20,21,42,51]

A SAHOS é mais comum em homens do que em mulheres de meia-idade, mas também é frequente em crianças, sendo que sua prevalência depende da população estudada.[23,50] Em crianças normalmente ocorre uma combinação de hipertrofia de tecidos moles, alterações da morfologia craniofacial, problemas neuromusculares e obesidade contribuindo com o problema.[14] Porém, a principal causa é a hipertrofia de adenoides e tonsilas palatinas. O diagnóstico e tratamento devem ser precoces para atenuar as consequências corporais e no sistema estomatognático, visando a um crescimento e desenvolvimento adequados, além de melhorar alterações neurocognitivas, cardiovasculares, metabólicas e a interação social da criança.[14,46,49] A ERM é vista como uma ótima alternativa de tratamento ortopédico em crianças com SAHOS.[31,49] Este procedimento permite o alargamento da maxila, quando indicada, através da sutura palatina mediana, levando à diminuição da resistência aérea nasal por aumentar o volume nasal e expandir indiretamente o espaço da orofaringe, através da modificação da postura lingual.[29,32,42] O resultado obtido pela ERM, em termos de melhora da respiração, pode ser confirmado pelo exame polissonográfico realizado antes e depois da sua realização. A tomografia computadorizada e ressonância magnética obtidas antes e depois da ERM confirmam o alargamento da fossa nasal, e para verificar a abertura efetiva da sutura palatina mediana, pode-se utilizar uma simples radiografia oclusal de maxila total (Fig. 25-1), e um sinal clínico comum é a abertura ou aumento de diastema entre os incisivos centrais superiores[6,30] (Fig. 25-2). A ERM no tratamento da SAHOS é mais eficaz em crianças e em adultos jovens, porém, nos últimos cirurgicamente assistida.[47] Já existe a opção de utilizar distrator ósseo suportado para ERM.[40] Em alguns casos, após a ERM, pode ocorrer deslocamento mandibular anterior espontâneo, contribuindo para ampliar o volume da orofaringe pelo reposicionamento da língua e do palato mole.[8] Quando existe inclinação palatina excessiva dos incisivos superiores, é possível que a sua correção também possa contribuir na ampliação do volume da orofaringe, se ocorrer reposicionamento mandibular anterior espontâneo.

Em adultos, dentre as modalidades de tratamento ortocirúrgico efetivas para SAHOS, estão a expansão da maxila e da mandíbula e/ou avanço maxilomandibular (AMM).[15] Este procedimento vem sendo indicado para pacientes com SAHOS severa, com obesidade mórbida, deficiência mandibular severa (SNB < 76°), saturação de oxigênio abaixo de 70% e insucesso em outros procedimentos.[43] Porém, exis-

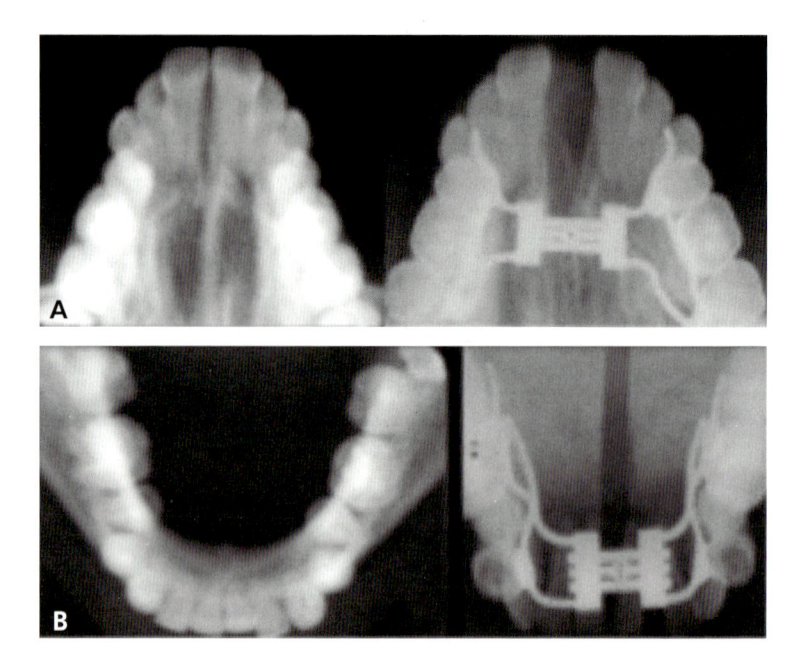

**Fig. 25-1.** (**A**) Vista da sutura palatina mediana em radiografia oclusal de maxila total antes e depois da ERM cirurgicamente assistida; (**B**) vista da mandíbula em radiografia oclusal de mandíbula total antes e em radiografia periapical depois da abertura da sínfise mandibular por distração osteogênica.

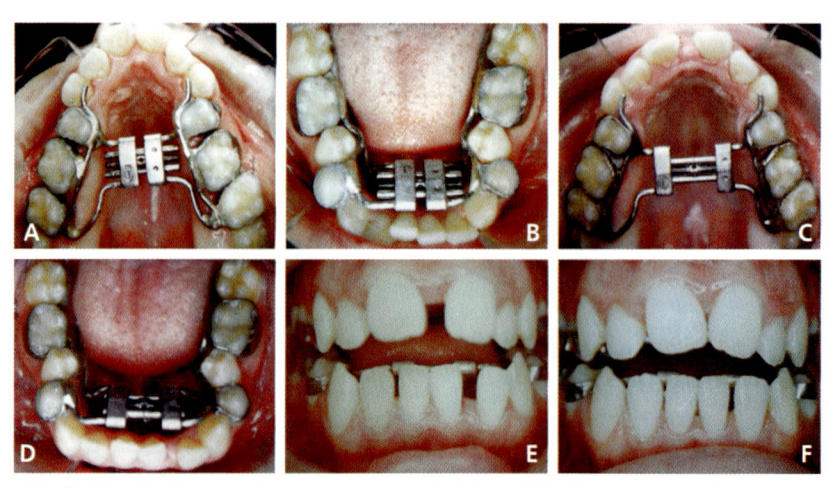

**Fig. 25-2.** (**A** e **B**) Disjuntor de Hyrax superior e inferior; (**C-E**) diastemas gerados entre os incisivos centrais superiores e entre os incisivos inferiores com 3 semanas de ativação dos aparelhos; (**F**) 4 meses após o término da ativação: incisivos centrais superiores reaproximaram-se espontaneamente, e incisivos inferiores alinharam-se espontaneamente.

tem serviços que vêm indicando para deficiências maxilomandibulares leves e apneias tanto leves e moderadas quanto severas, desde que exista diminuição do EAF.[26] A cirurgia ortognática iniciou sua indicação para tratamento das más oclusões severas em adultos, independente de o paciente ter SAHOS, nos casos em que não é possível o tratamento por camuflagem ortodôntica.[28,33] Porém, estudos posteriores mostraram os benefícios para SAHOS, aumentando sua indicação.[15,26] A deficiência mandibular (retrognatimo ou micrognatismo) é comum em pacientes com má oclusão de Classe II, mas também pode ocorrer em pacientes com Classe I, quando associada à deficiência anteroposterior da maxila. Na Classe III, é comum a deficiência anteroposterior da maxila, associada ou não a prognatismo mandibular.[28] O AMM pode levar ao aumento do espaço aéreo faríngeo, principalmente ao nível de oro e hipofaringe, em pacientes portadores de Classe II esquelética.[20,21] A base biológica para este aumento das vias aéreas faríngeas é que, quando o avanço mandibular é realizado, os músculos ventre anterior do digástrico, milo-hióideo, genio-hióideo e genioglosso tracionam a língua para frente, aumentando o espaço da faringe.[9] Com o avanço maxilar, o tecido mole do palato é tracionado para frente e para cima, além de tracionar o músculo palatoglosso, com aumento do suporte lingual. Observa-se o aumento do espaço aéreo da nasofaringe, com o avanço cirúrgico maxilar, e o aumento do espaço aéreo faríngeo aos níveis retrolingual e retropalatal, com o avanço cirúrgico mandibular.[10,45] A expansão mandibular é realizada por meio da distração osteogênica da sínfise mandibular (DOSM), e beneficia pacientes com arco atrésico e apinhamento dentário severo, em que as alternativas convencionais oferecem limitações, como achatamento do perfil facial, aumento do corredor bucal e instabilidade.[22] Nos casos com indicação de recuo mandibular cirúrgico, o procedimento pode levar à diminuição da via aérea faríngea, e por isto esta deve ser avaliada com cautela durante o planejamento ortocirúrgico, ainda mais em pacientes que já apresentam sintomas de SAHOS; assim como qualquer procedimento que possa levar à diminuição do EAF.[44]

A avaliação dentofacial e o tratamento ortocirúrgico serão exemplificados pela apresentação do caso clínico a seguir, que apresentava síndrome da resistência aumentada da via aérea superior (SRVAS), que é considerada pela maioria dos pesquisadores, como um estágio inicial da SAHOS, por apresentar as mesmas características fisiopatológicas.[11]

## CASO CLÍNICO

Paciente com 19 anos e 8 meses, com bom estado geral de saúde e cirurgia prévia de cornetos, consultou o otorrinolaringologista por ainda apresentar dificuldade de respirar pelo nariz, alergia ao pó e cefaleias. Foi evidenciado pequeno desvio de septo nasal e problemas dentofaciais, e o paciente foi orientado a procurar por avaliação odontológica especializada para possível tratamento ortocirúrgico. Foi solicitado exame polissonográfico, e o resultado foi de SRVAS e ronco de moderada intensidade, com predomínio de respiração oral. O paciente já havia realizado tratamento ortodôntico prévio com outro profissional, em que haviam sido extraídos os primeiros pré-molares superiores.

Na avaliação dentofacial, constatou-se um padrão dolicofacial, presença de hiperpigmetação suborbital, base nasal estreita e dificuldade de vedamento labial, com interposição lingual na deglutição e na fala ao exame clínico; linha de sorriso alta e sorriso prejudicado pela má-oclusão; perfil facial convexo (Fig. 25-3A-C); Classe II de Angle, divisão 1 e Classe I de caninos, mordida cruzada posterior bilateral; mordida aberta anterior, linhas médias coincidentes, porém ambas desviadas para o lado esquerdo, atresia maxilar transversa, palato profundo, apinhamento dentário superior e inferior com discrepância de modelos superior de -2 mm e inferior de -7 mm, problemas periodontais e manchas nos dentes (Fig. 25-3D-H). A avaliação cefalométrica lateral evidenciou um padrão esquelético de Classe II com retrognatismo maxilomandibular, porém mandibular maior; incisivos superiores e inferiores protruídos e proclinados, perfil

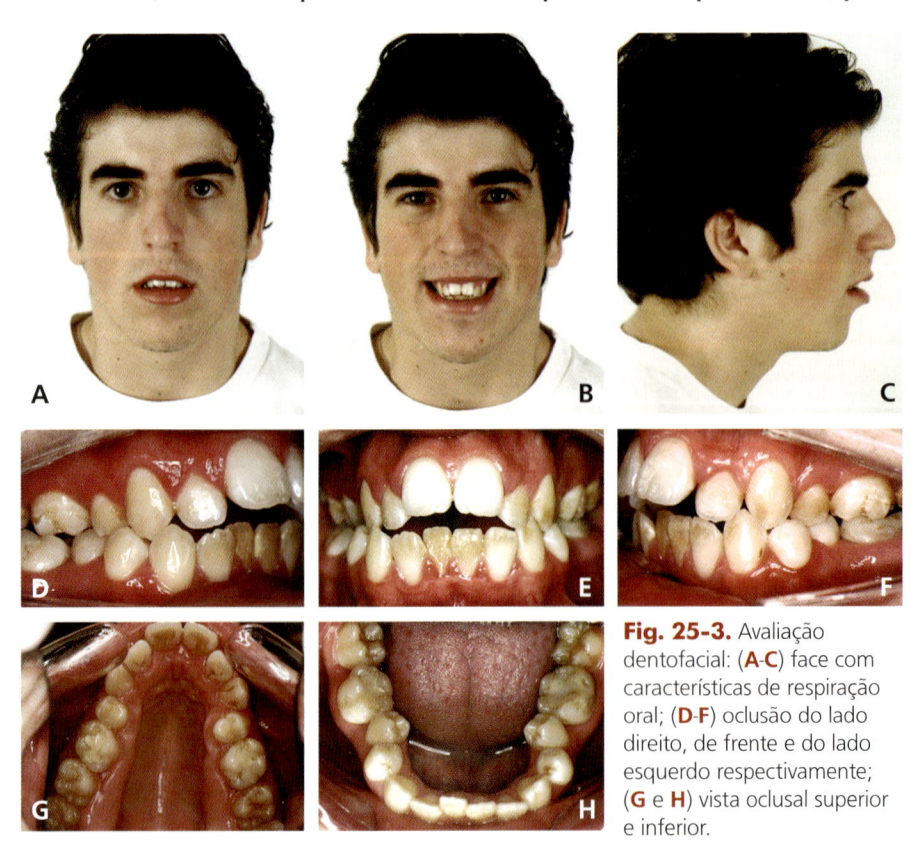

**Fig. 25-3.** Avaliação dentofacial: (**A-C**) face com características de respiração oral; (**D-F**) oclusão do lado direito, de frente e do lado esquerdo respectivamente; (**G** e **H**) vista oclusal superior e inferior.

labial reto no nível do lábio superior e convexo no nível do lábio inferior, segundo medidas do cefalograma de Steiner, e EAF estreitado na região de naso e hipofaringe (Fig. 25-4A), com base em medidas lineares.[37-39] Na avaliação radiográfica, encontrou-se presença dos quatro terceiros molares, estando os inferiores impactados e com aumento do espaço pericoronário, remodelamento apical dos incisivos superiores e inferiores, o dente 36 tratado endodonticamente, porém com imagem radiolúcida periapical; reabsorção óssea alveolar vertical na região dos dentes 17,18, 37, 46 e 47; imagens radiolúcidas sugestivas de cárie nas coroas dos dentes 17, 26, 36 e 46 e de cálculo dental nos dentes 16, 36, 37, 46, 47 (Fig. 25-4B e C). Clinicamente, apresentava fístula vestibular mesial ao dente 17. A avaliação cefalométrica frontal evidenciou atresia transversa maxilar (62 mm), segundo medidas cefalométricas do cefalograma de Ricketts[36] (Fig. 25-4D).

Os objetivos do tratamento ortocirúrgico foram a obtenção de uma oclusão dentária adequada, a melhora das funções do sistema estomatognático, incluindo a melhora do padrão respiratório e a melhora do padrão estético. Antes de iniciar o tratamento ortocirúrgico, o paciente foi encaminhado para avaliação e adequação bucal pelo odontólogo clínico geral, periodontista e endodontista. No dente 36, foi realizado retratamento endodôntico e preservação, na tentativa de mantê-lo em boca. Em uma primeira etapa cirurgicamente assistida foi tratado o problema transverso por meio da ERM e da distração osteogênica mandibular com aparelho do tipo Hyrax superior e inferior, contendo parafuso expansor de 13 mm, e no mesmo ato cirúrgico foi realizada a exodontia dos terceiros molares inferiores (Fig. 25-2A e B). A distração osteogênica man-

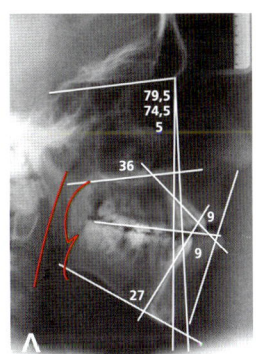

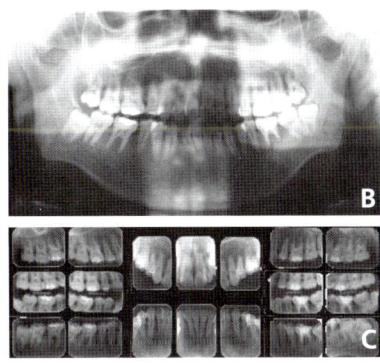

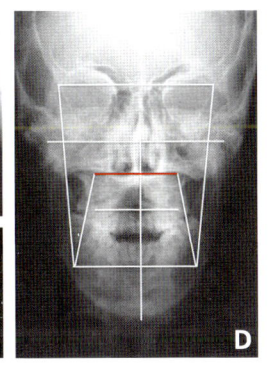

**Fig. 25-4.** Avaliação radiográfica: (**A**) telerradiografia de perfil com análise cefalométrica lateral com algumas medidas do cefalograma de Steiner,[37] e EAF destacado em vermelho; (**B**) radiografia panorâmica; (**C**) radiografias periapicais e interproximais; (**D**) telerradiografia frontal com o traçado de algumas medidas do cefalograma de Ricketts,[36] destacando em vermelho, a largura transversa maxilar diminuída.

dibular visou a acompanhar a ERM, obter espaço para alinhamento dos incisivos inferiores e evitar extrações de pré-molares inferiores para adequar os espaços orgânicos intraorais, favorecendo um posicionamento de língua e respiração adequados. Após cessar a ativação dos parafusos expansores o paciente relatou alguma melhora na respiração. A efetividade do procedimento na maxila e na mandíbula pode ser observado nas Figuras 25-1 e 25-2C-F. Após 5 meses, os aparelhos do tipo Hyrax superior e inferior foram removidos, e o paciente iniciou o tratamento ortodôntico com aparelho fixo para alinhamento e nivelamento dentários. Os dentes 17 e 28 foram extraídos, e o 18 foi posicionado no lugar do 17. Em uma segunda etapa cirúrgica foi tratado o problema anteroposterior com cirurgia ortognática de avanço maxilomandibular avançando a maxilar em 3 mm e impactando-a em 7 mm e avançando a mandíbula em 10 mm (Fig. 25-5). Para osteotomia mandibular foi utilizada a técnica de Puricelli.[34,35] Um mês depois da cirurgia, o paciente relatou melhora de 80% na respiração nasal diurna. A finalização ortodôntica foi realizada com o aparelho fixo e elásticos intermaxilares, e foi obtida melhora nas funções orais. Na Figura 25-6, podem-se observar ausência de hiperpigmentação suborbital e adequação dos seguintes aspectos: base nasal, vedamento labial, linha de sorriso, perfil facial, linhas médias dentárias, forma e largura das arcadas superior e inferior e oclusão dentária (relação de caninos de Classes I e II de Angle, em razão da ausência dos primeiros pré- molares superiores). Foi instalada contenção

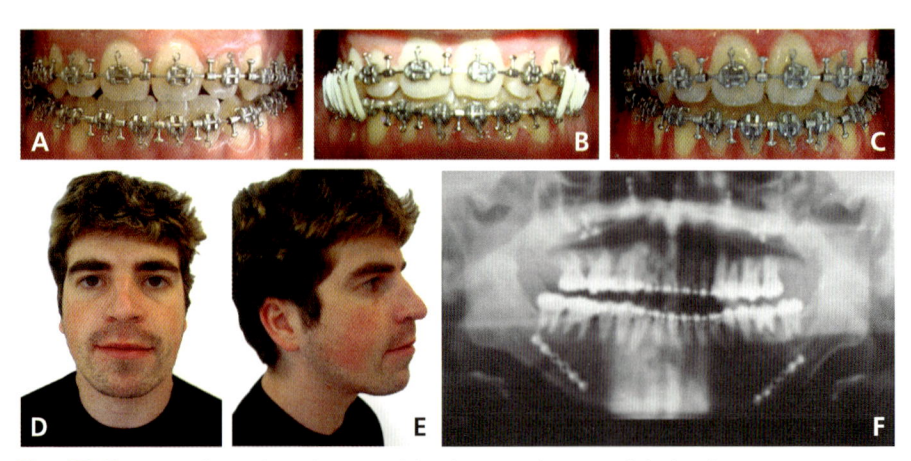

**Fig. 25-5.** Fotografias pré- e pós-operatórias da segunda etapa cirúrgica de avanço maxilomandibular: (**A**) vista intraoral em oclusão de frente no pré-operatório; (**B**) vista intraoral em oclusão de frente no pós-operatório imediato; (**C**) vista intraoral em oclusão de frente em fase de finalização do tratamento ortodôntico; (**D** e **E**) fotografias da face de frente e perfil 2 meses após a cirurgia; (**F**) radiografia panorâmica em fase de finalização do tratamento ortodôntico.

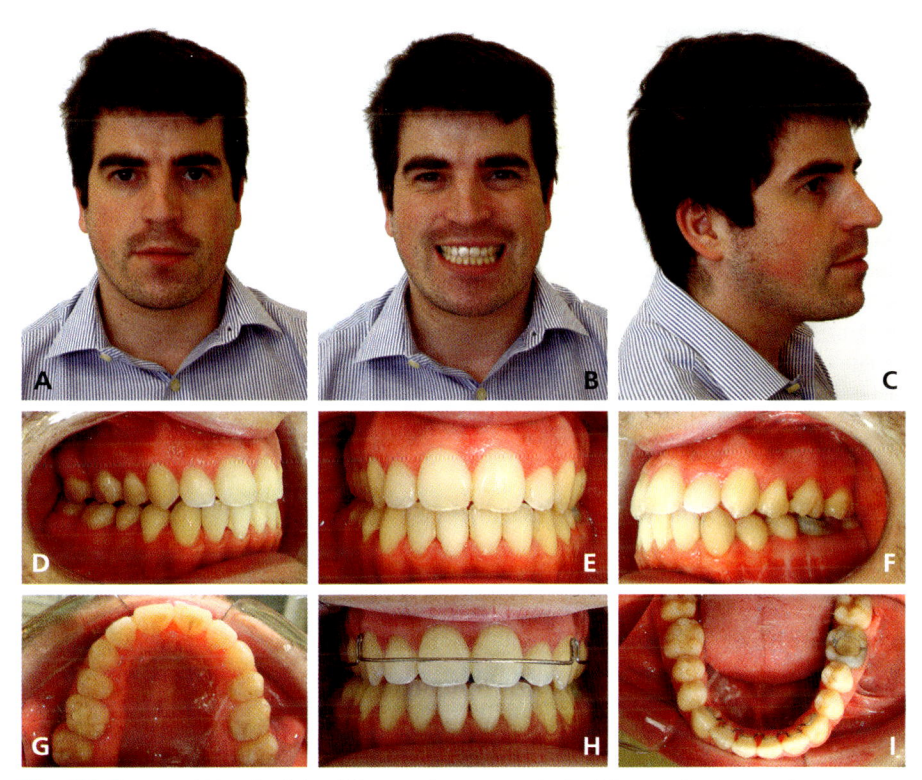

**Fig. 25-6.** Caso clínico final: (**A-C**) fotografias extraorais; (**D-I**) fotografias intraorais, sendo a **H** uma vista intraoral em oclusão de frente, utilizando a contenção móvel superior do tipo *wrap around*, e a **I** uma vista intraoral oclusal inferior, utilizando a contenção fixa do tipo 3 a 3 contornada e colada em todos os dentes (fio 0,6 mm).

móvel superior e fixa inferior (Fig. 25-6H e I). O dente 36 necessitou ser extraído, e o paciente visa realizar sua reabilitação com implante dentário. Em telerradiografias de perfil, o EAF total foi avaliado em área, particularizando a avaliação do espaço aéreo da nasofaringe (NF), da orofaringe (OF) e da hipofaringe (HF)[21] antes da cirurgia de avanço maxilomandibular (PRE), no pós-operatório mediato (POSM) e no pós-operatório tardio (POST), 2 anos depois de POSM. As

**Quadro 25-1.** Medidas em área ($cm^2$) das dimensões PRE, POSM e POST do EAF total, NF, OF e HF

| Momento Avaliado | EAF Total | NF | OF | HF |
|---|---|---|---|---|
| PRE | 12,39 | 2,60 | 8,90 | 1,32 |
| POSM | 15,76 | 3,48 | 10,37 | 2,17 |
| POST | 14,33 | 3,11 | 9,26 | 2,11 |

medidas, descritas no Quadro 25-1, permitiram constatar o aumento dos espaços aéreos avaliados no POSM, e recidiva no POST, porém a área permaneceu maior a que era no PRE. Este paciente fez parte da amostra da pesquisa de Maahs *et al.*, em 2011.[20]

## CONCLUSÃO

Além de contribuir com o diagnóstico etiológico e tratamento da SAHOS, a ortodontia e a ortopedia facial podem participar de sua prevenção por causas esqueléticas, como no caso clínico relatado anteriormente.

## REFERÊNCIAS BIBLIOGRÁFICAS

1. American Academy of Sleep Medicine Task Force. Sleep- related breathing disorders in adults: recommendations for sybdrome definition and measurement techniques in clinical research. *Sleep* 1999;22:667-89.
2. Bacon WH, Krieger J, Turlot JC et al. Craniofacial characteristics in patients with obstructive sleep apneas syndrome. *Cleft Palate J* 1988;25(4):374-78.
3. Battagel JM, L' Estrange PR. The Cephalometric Morphology of Patients With Obstructive Sleep Apnoea (OSA). *Eur J Orthod* 1996;18(6):557-69.
4. Chaves Jr CM, Dal-Fabbro C, Bruin VMS et al. Consenso brasileiro de ronco e apneia do sono- aspectos de interesse aos ortodontistas. *R Dental Press J. Orthod* 2011;16(1):34 e 1-10.
5. Cistulli PA, Palmisano RG, Poole MD. Tratment of obstructive sleep apnea syndrome by rapid maxillary expansion. *Sleep* 1998; *Dental Press J Orhod* 21(8):831-35.
6. David SMN, Castilho JCM, Ortolani CLF et al. Avaliação e mensuração da sutura palatina mediana por meio da radiografia oclusal total digitalizada em pacientes submetidos à expansão rápida maxilar. *Dental Press Ortodon Ortoped Facial* 2009;14(5):62-68.
7. Faber J. Benefício antecipado: uma nova abordagem para o tratamento com cirurgia ortognática que elimina o preparo ortodôntico convencional. *Dental Press J Orhod* 2010;15(1):144-57.
8. Fastuca R, Zecca PA, Caprioglio A. Role of mandibular displacement and airway size in improving breathing after rapid maxillary expansion. *Progress in Orthodontics* 2014;15:40.
9. Gooday RH. Orthognatic surgery for obstructive sleep apnea. In: Fonseca RJ, Turvey TA, Marciani RD. *Oral and maxilofacial surgery*. 2nd ed. Saunders, 2008. p. 316-37.
10. Greco JM, Frohberg U, Van Sickels JE. Cephalometric Analisys of long- term airway space changes with maxillary osteotomies. *Oral Surg Oral Med Oral Pathol* 1990;70(5):552-54.
11. Guilheminault C, Storohs R, Clerk A et al. Cause os daytime sleepiness: the upper airway resistance syndrome. *Chest* 1993;104(3):781-87. Disponível em: <http://www.progerssinorthodontics.com/content/15/1/40>

Nota: O caso clínico é do arquivo pessoal da Dra. Marcia Maahs.

12. Iber C, Ancoli- Israel S, Chesson AL et al. *The AASM Manual for Scoring of Sleep and Associated Westchester*. IL: American Academy of Sleep Medicine, 2007.
13. Jacobs JD, Sinclair PM. Principles of orthodontic mechanics in orthognatic surgery cases. *Am J Orthod* 1983;84:399-407.
14. Kartz ES, D'Ambrosio CM. Pediatric obstructive sleep apnea syndrome. *Clin Chest Med* 2010;31:221-34.
15. Kumar S, Divya K, Naragong A et al. Obstructive sleep panea- an orthodontic review. *J Dent Med Scien* 2013;9(6):68-72. Disponível em: <www. Iosrjournals.org>
16. Kurt G, Sisman C, Akin E et al. Cephalometric comparison of pharyngeal airway in snoring and non- snoring patients. *Eur J Dent* 2011;5(1):84-88.
17. Kushida CA, Littner MR, Morgenthaler T et al. Practice parameters for the indications for polysomnography and related procedures: an update for 2005. *Sleep* 2005;28(4):499-521.
18. Lowe AA, Santamaria JD, Fleetham JA. Facial morphology and obstructive sleep apnea. *Am J Orthod Dentofacial Orthop* 1986;90(6):484-91.
19. Luther F, Morris DO, Hart C. Orthodontic preparation for orthognatic surgery: how long does it take an why? *Br J Oral Maxillofac Surg* 2003;41(6):401-6.
20. Maahs MAP, Ferreira ES, Puricelli E. Stability of pharyngeal airway space after maxillomandibular advancement surgery in patients with class II malocclusion. *RFO* 2011;16(2):154-60.
21. Maahs MAP, Puricelli E, Maahs GS et al. Modificações da dimensão do espaço aéreo faríngeo decorrentes do avanço maxilo-mandibular em pacientes com maloclusão de classe II. *Ortodon Gaúch* 2005;9(1):13-22.
22. Maia LGM, Gandini Jr LG, Gandini MREAS et al. Distração oeteogênica da sínfise mandibular como opção de tratamento ortodôntico: relato de caso. *Rev Dental Press Ortodon Ortop Facial* 2007;12(5):34-45.
23. Marcus CL, Brooks LJ, Draper KA et al. Diagnoses and management of childhood obstructive sleep apnea syndrome. *Pediatrics* 2012;130:576-84.
24. Martinho FL, Zonato AI, Bittencourt LAR et al. Indicação cirúrgica otorrinolaringológica em um ambulatório para pacientes com sindrome da apneia e hipopneia obstrutiva do sono. *Rev Bras Otorrinolaringol* 2004;70(1):46-51.
25. Maschtakow PSL, Tanaka JLO, Rocha JC et al. Cephalometric analysis of the diagnosis of sleep apnea: a comparative study between reference values and measurements obtained for Brasilian subjects. *Dental Press J Orhod* 2013;18(3):143-49.
26. Mello-Filho FV, Faria AC, Ribeiro HT et al. Cirurgia de avanço maxilomandibular para tratamento da sindrome das apneias/hipopneias obstrutivas do sono (SAHOS). Simpósio: Distúrbios respiratórios do sono, capítulo VIII. Ribeirão Preto: *Medicina* 2006;39:227-35.
27. Mendes ACS, Costa AA, Nemr K. O papel da fonoaudiologia na ortodontia e na odontopediatria: avaliação do conhecimento dos odontólogos especialistas. *Rev CEFAC* 2005;7(1):60-67.
28. Moyers RE. *Ortodontia*. 4. ed. Rio de Janeiro: Guanabara Koogan, 1991. 483p.
29. Oliveira De Felipe NL, Da Silveira AC, Viana G et al. Relationship between rapid maxillary expansion and nasal cavity size andairway resistance: short-and long-term effects. *Am J Orthod Dentaofacial Orthop* 2008;134(3):370-82.
30. Pirelli P, Saponara M, De Rosa C et al. Orthodontics and obstructive sleep apnea in children. *Med Clin North Am* 2010;94:517-29.
31. Pirelli P, Saponara M, Guilleminault C. Rapid maxillary expansion in children with obstructive sleep apnea syndrome. *Sleep* 2004;27:761-66.

32. Principato JJ. Upper airway obstruction and craniofacial morphology. *Otolaryngol Head Neck Surg* 1991;104:881-90.
33. Proffit WR, Fields HW, Sarver DM. *Ortodontia contemporânea*. 5. ed. Rio de Janeiro: Elsevier, 2012, 754p.
34. Puricelli E. A Multidisciplinaridade da cirurgia e traumatologia na odontologia. In: Vanzillotta PS, Gonçalves AR et al. *Odontologia integrada. atualização multidisciplinar para o clínico e o especialista*. Rio de Janeiro: Pedro Primeiro, 2001, p. 59-94.
35. Puricelli E. Tratamento cirúrgico da ATM – Casos selecionados. In: Feller C, Gorab R et al. *Atualização na clínica odontológica*. São Paulo: Artes Médicas, 2000. p. 480-520.
36. Ricketts RM. *Cefalometria progressiva*. Paradigma 2000. California: Instituto Americano para Educação Bioprogressiva, 1996. p. 64-120.
37. Steiner CC. Cephalometric in clinical practice. *Angle Orthod* 1959;29(1):8-29.
38. Tangurgson V, Skatvedt O, Krogstad O et al. Obstructive sleep apnoea: a cephalometric study. Part II: Uvuloglossopharyngeal morphology. *Eur J Orthod* 1995;17:57-67.
39. Tangurgson V, Skatvedt O, Krogstad O et al. Obstructive sleep apnoea: a cephalometric study. Part I: cervico-craniofacialmorphology. *Eur J Orthod* 1995;17:45-56.
40. Tausche E, Deeb W, Hansel L et al. CT analysis of nasal volume changes after surgically assisted rapid maxillary expansion. *J Orofac Orthop* 2009;70:306-17.
41. Teixeira AOB, Medeiros PJ, Capelli Jr J. Intervenção ortocirúrgica em paciente adolescente com acentuada displasia esquelética de Classe III. *Dent Press Ortodon Ortop Facial* [online] 2007;12(5):55-62.
42. Timms DJ. The effects of rapid maxillary expansion on nasal airway resistance. *Br J Orthod* 1986;13:221-28.
43. Tinner BD. Surgical management of obstructive sleep apnea. *J Oral Maxillofac Surg* 1996;54(9):1109-14.
44. Tselnik M, Pogrel MA. Assesment of the pharyngeal airway space after mandibular setback surgery. *J Oral Maxillofac Surg* 2000;58(3)282-85.
45. Turnbull NR, Battagel JM. The effects of orthognatic surgery on pharyngeal airway dimensions and quality of sleep. *J Orthod* 2000;27(3):135-47.
46. Valera FCP, Demarco RC, Anselmo- Lima WT. Síndrome da apneia e hipopneia obstrutivas do sono (SAHOS) em crianças. *Rev Bras Otorrinolaringol* 2004;70(2):232-37.
47. Vidya VS, Felicita AS. Rapid Maxillary expansion as a standard treatment of obstructive sleep apnea syndrome: a systematic review w. *Journal of Dental and Medical Sciences (IOSR-JDMS)* 2015;14(2):51-55.
48. Wiegand L, Zwillich CW. Obstructive sleep apnea. *Dis Mon* 1994;40(4):197-252.
49. Xu Z. Rapid maxillary expansion and childhood obstructive sleep apnea syndrome. *JSM Dent* 2013;1(2):1010.
50. Young T, Palta M, Dempsey J et al. The occurrence of sleep-desordered breathing among middle-aged adults. *N Engl J Med* 1993;328(17):1230-35.
51. Zinsly SR, Moraes LC, Moura P et al. Assessment of pharyngeal airway space using cone- bean computed tomography. *Dental Press J Orthod* 2010;15(5):150-5.

# 26

# TOMOGRAFIA DE FEIXE CÔNICO NA AVALIAÇÃO DA VIA AÉREA FARÍNGEA

Rogerio Belle de Oliveira

A avaliação por meio de imagem da via aérea faríngea (VAF) desempenha papel fundamental no estudo das estruturas anatômicas constituintes e associadas, bem como no diagnóstico das alterações de volume e posicionamento.

A via aérea faríngea é a estrutura anatômica compreendida entre a porção posterior da cavidade nasal e a cartilagem cricoide. Subdivide-se em três regiões anatômicas: uma superior, que permite somente passagem de ar – nasofaringe; uma intermediária, que permite passagem de ar e alimentos – orofaringe e uma inferior, que também permite ambos - laringofaringe. Apresenta-se como uma estrutura tubular que relaciona-se com o palato mole, adenoides, tonsilas, porção posterior da língua e epiglote.[29]

Esta estrutura tubular, constituída de tecido mole, tem sua imagem captada tanto em radiografia convencional, como em tomografia computadorizada. Alterações de volume das estruturas próximas podem resultar em disfunções respiratórias, fonéticas e mastigatórias, além de influenciar o desenvolvimento facial. Neste capítulo, objetiva-se discutir a evolução da radiologia bidimensional para a tridimensional com ênfase na VAF, verificando as potencialidades das técnicas de imagem.

Em 1895, Röentgen fez a primeira imagem em filme plano, demonstrando a estrutura óssea de uma das mãos. Os ossos da mão ficaram mais evidentes do que os tecidos moles em razão de sua maior densidade, permitindo a identificação no filme plano. A partir do relato de Röentgen desenvolveu-se uma nova ciência: a Radiologia.[4]

Outra ciência conhecida é a craniometria e análise do perfil da face, já estudada desde a Grécia antiga. Em 1786, Camper estabeleceu as primeiras relações científicas entre face e crânio e, em 1884, houve outro avanço com o estabelecimento do plano horizontal de Frankfort.[16] Com o desenvolvimento da radiologia, cefalogramas passaram a auxiliar a craniometria e, a partir de então, a cefalometria estabeleceu-se como ciência com a publicação do estudo de Broadbent, em 1931.[9]

À medida que a cefalometria desenvolvia seus conceitos, iniciou-se a investigação das vias aéreas. Schuller, em 1929, foi o primeiro a descrever alterações nas vias aéreas identificadas a partir de radiografias laterais de crânio, procurando associar os dados da avaliação clínica aos achados radiográficos.[41] A partir dos estudos de Broadbent iniciou-se o estudo do desenvolvimento da faringe por radiografias de perfil de crânio.[9-11] Já que que o controle da intensidade da radiação X e do tempo de exposição permitiu uma melhor visualização dos tecidos moles. King (1952), Rickets (1960) e Bisk e Lee (1976) descreveram alterações na porção superior da farínge que alteraram o padrão de desenvolvimento facial de crianças, dentre estas alterações são citados o aumento do volume das adenoides e tonsilas, espessura do palato mole e posição posterior da base da língua.[8,26,38,39] Outros autores ainda relataram a influência de alterações clínicas e radiográficas na via aérea que alteraram a respiração, fonação e mastigação, bem como o desenvolvimento dentofacial.[23,25]

Na década de 1970 radiografias extrabucais, como a panorâmica e telerradiografia de perfil, estavam em uso de rotina para avaliação da anatomia da face e via aérea.[36,37] O estudo mais preciso dessas radiografias constatou a superposição de estruturas anatômicas nas imagens, posicionamento incorreto da cabeça, distorções e magnificações. Essas alterações poderiam incluir imprecisões nos diagnósticos e planejamentos cirúrgicos para correções de deformidades faciais e alterações de VAF (Fig. 26-1).[22,31]

Solow *et al.*, em 1984, demonstraram que a correta postura da cabeça permite uma melhor perfusão da via faríngea, o que permite uma melhor visualização das estruturas anatômicas e alterações presentes.[42] Lundström e Lundström descreveram que posição natural da cabeça seria a melhor posição para a análise cefalométrica das relações da face com o crânio, estabelecendo de forma mais precisa as relações anteroposteriores das vias aéreas.[28] Freide *et al.* afirmaram que mesmo com a posição natural da cabeça existem imprecisões inerentes à própria técnica radiográfica bidimensional.[17] Estas imprecisões resultam de uma técnica que busca identificar e medir alterações de uma estrutura tridimensional em uma imagem bidimensional em filme plano.[20,27]

O continuo desenvolvimento científico atingiu outro salto, em 1973, com a publicação do teorema de Cormack e do modelo experimental de tomografia

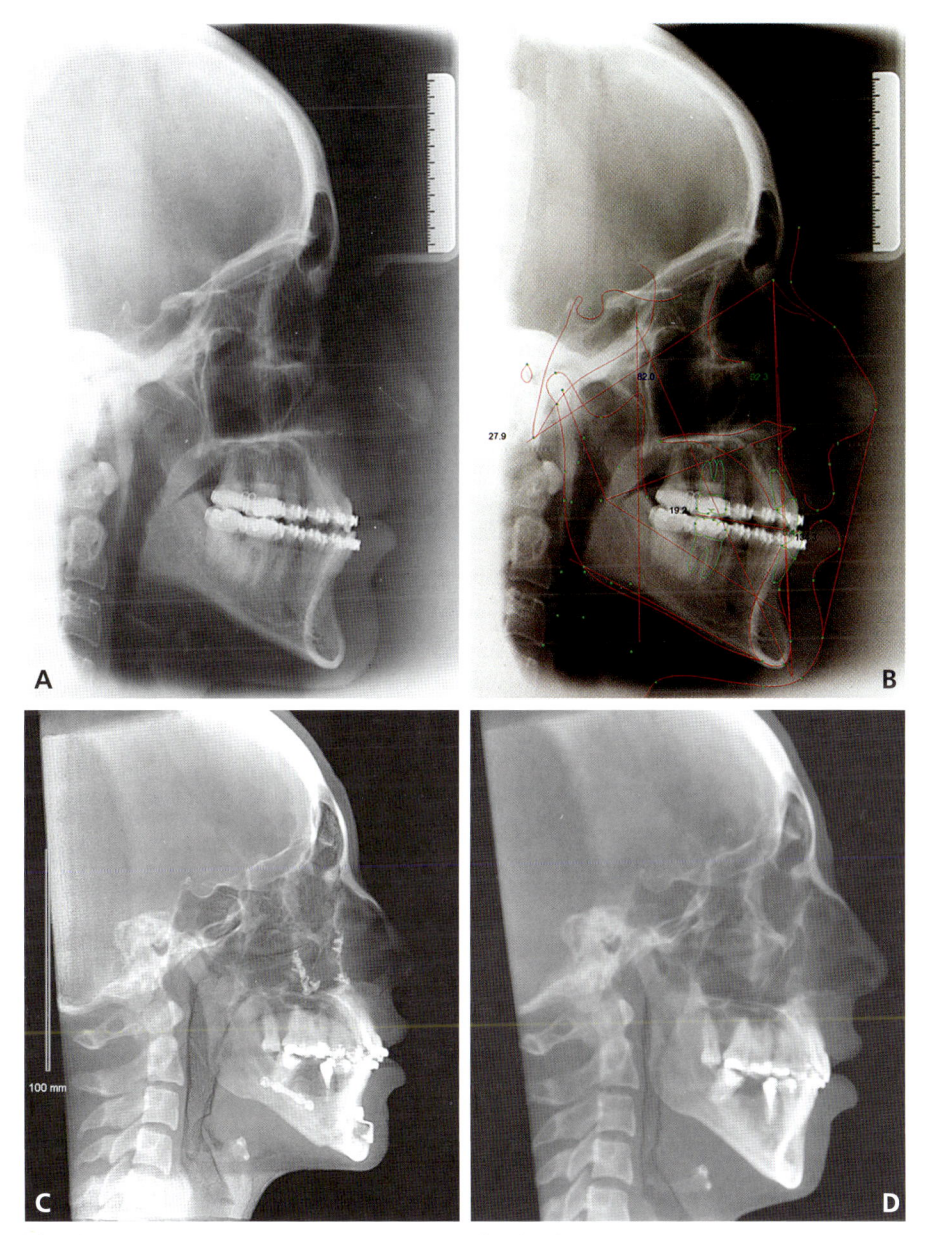

**Fig. 26-1.** (**A**) Telerradiografia de perfil convencional pré-operatória; (**B**) telerradiografia de perfil pré-operatória com traçado cefalométrico digital; (**C**) telerradiografia de perfil digital em pré-operatório; (**D**) telerradiografia de perfil digital em pós-operatório.

computadorizada de Hounsfield.[13,21] A partir deste momento deu-se início à radiologia tridimensional.

O caminho da ciência de Hounsfield para a tomografia computarizada de feixe cônico (TCFC) demorou 25 anos. Mozzo, em 1998, descreveu um novo aparelho conhecido como tomógrafo de feixe cônico*.[32] A técnica de TCFC para uso em radiologia maxilofacial surgiu com o objetivo de diminuir custos, tornar o tomógrafo mais portátil e melhorar a qualidade das imagens.

A nova tecnologia permitiu buscar soluções para identificar as influências das modificações que a via aérea faríngea sofre com o processo de envelhecimento. Com o passar do tempo os adultos apresentam alterações de volume em palato mole, língua e do próprio lúmen da via aérea, o que pode evoluir para obstruções e dificuldades respiratórias.[24] O aumento do volume do palato mole associado a retrognatismo mandibular pode acentuar os sinais de ronco. As imagens bidimensionais identificam parcialmente essas alterações, sendo necessárias comprovações por exames de vídeo na nasofaringe e orofaringe para adequado diagnóstico. Exames tridimensionais associados à adequada avaliação clínica permitiriam maior precisão diagnóstica e tratamento para os pacientes.[6]

O processo de transição das imagens bidimensionais (telerradiografia de perfil) para as tridimensionais (TCFC) ainda está em evolução e é importante ressaltar que a telerradiografia de perfil ainda é uma opção para diagnóstico e planejamento cirúrgico e suas repercussões na via aérea após o tratamento.[1,33-35]

À medida que o acesso à TCFC aumenta, os estudos sobre precisão das medidas acompanham o desenvolvimento do conhecimento, confirmando a capacidade da TCFC de identificar tridimensionalmente as estruturas sem magnificações ou distorções nas imagens.[14,15,27] A posição da cabeça durante o exame ainda é um ponto crítico para a avaliação da via aérea, pois influencia na posição da mandíbula e no volume orofaríngeo. Outro aspecto importante é que o paciente não deve deglutir durante o exame.[2,30]

A TCFC permite visualizar as vias aéreas de forma integral, isto é, com as associações das posições e do volume dos tecidos ósseos em suas relações com a VAF. Também permite visualizar de forma isolada a VAF e executar medidas sem a interferência dos tecidos ósseos.[18,35] A TCFC permite a reformatação das imagens da VAF para mensurações de volume e áreas de constrição associadas ao palato mole e base da língua (Fig. 26-2). Outra vantagem é a possibilidade de planejamento dos futuros resultados, isto é, a substituição de um planejamento bidimensional por um tridimensional, bem como a aferição dos resultados obtidos com base em estruturas fixas do crânio.[7,19]

---

*NewTom-9000, Quantitative Rad., Verona, Itália.

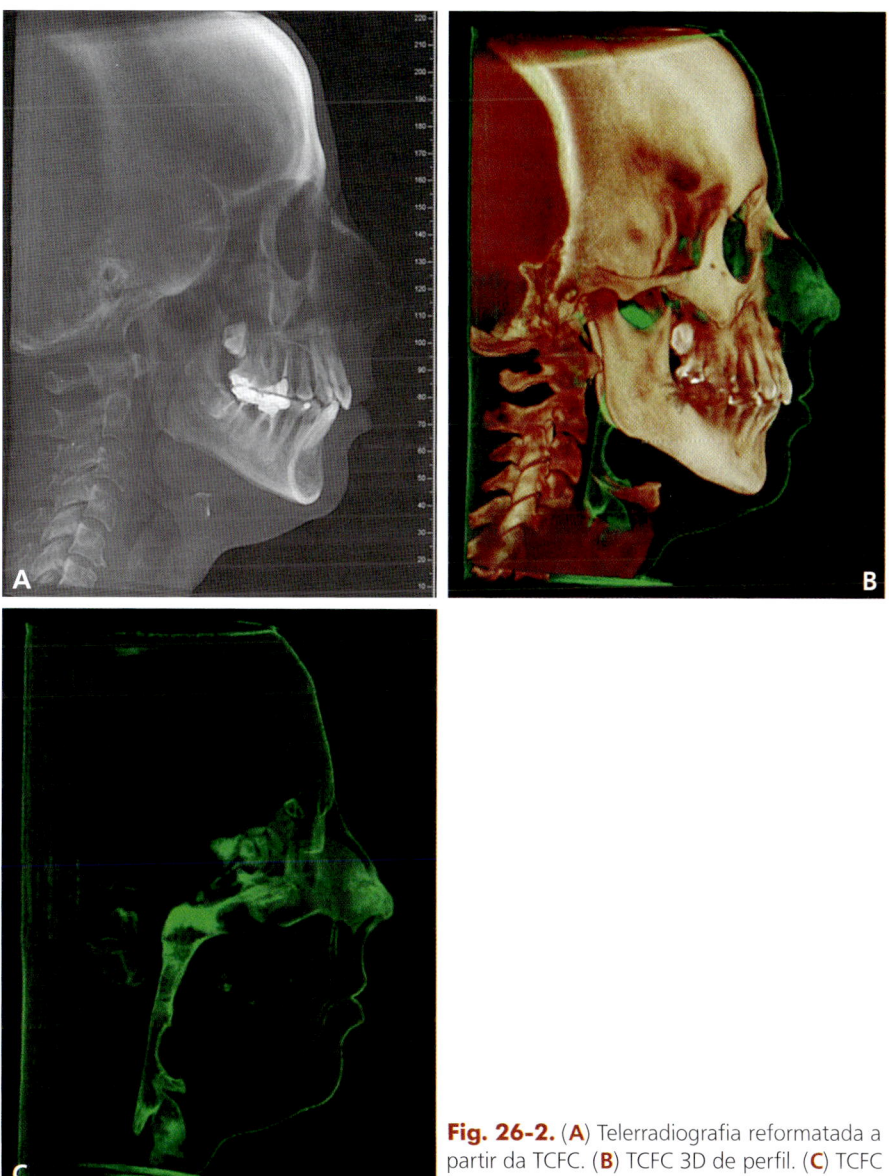

**Fig. 26-2.** (**A**) Telerradiografia reformatada a partir da TCFC. (**B**) TCFC 3D de perfil. (**C**) TCFC com VAF individualizada.

Dessa forma a TCFC demonstra a sua maior precisão ao permitir a adequada investigação dos resultados obtidos sem a distorção/sobreposição de imagens (Quadro 26-1).

Atualmente, a TCFC permite a adequada visualização tridimensional das estruturas da via aérea, bem como correlacionar as condições clínicas com as alterações identificadas nas imagens (Fig. 26-3).[3,40] Pequenas alterações de densidade podem ser identificadas pela tomografia, bem como o desenvolvimento da via aérea em relação à avaliação clínica do paciente.[5,12]

Existem no mercado vários *softwares* que permitem o estudo da VAF, cada um apresenta características próprias e permite a avaliação tridimensional tanto do esqueleto facial como dos tecidos moles. Entretanto, a aquisição das imagens com a TCFC é essencial para adequada avaliação e precisão das medidas.[28,30,33]

**Quadro 26-1.** Comparação das características entre Telerradiografia de perfil e TCFC

| | Telerradiografia de Perfil | TCFC |
|---|---|---|
| Posição da cabeça | Correção para PNC | Correção para PNC |
| Magnificações | Sim | Não |
| Sobreposições de imagens | Sim | Não |
| Volume da VAF | Não | Sim |
| Identificação de constrições na VAF | Sim | Sim |
| Precisão das medidas | Menor | Maior |
| Visualização | Bidimensional | Tridimensional |
| Estudo individualizado das imagens | Não | Sim |
| Avaliação dos resultados do tratamento | Menor precisão | Maior precisão |

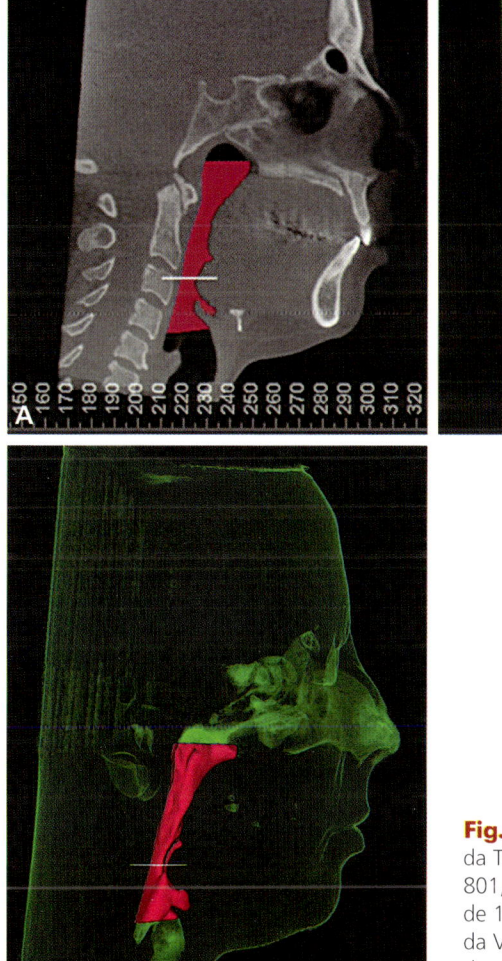

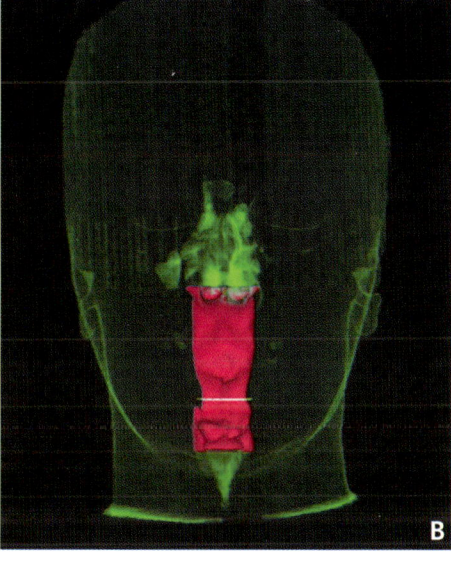

**Fig. 26-3.** (**A**) Telerradiografia reformatada da TCFC com VAF delimitada em área de 801,0 mm². (**B**) VAF 3D coronal com volume de 17467,6 mm³ e área axial de constrição da VAF de 86,6 mm². (**C**) VAF 3D sagital demonstrando área axial de constrição da VAF.

## CONSIDERAÇÕES FINAIS

A TCFC permite a adequada avaliação tridimensional da VAF, sem sobreposições e distorções nas imagens. A avaliação bidimensional através da telerradiografia de perfil ainda permanece como uma forma viável de avaliação da VAF, mas com a evolução e difusão da TCFC é provável que em um futuro próximo a tomografia torne-se um exame padrão para avaliação da VAF.

## REFERÊNCIAS BIBLIOGRÁFICAS

1. Abramovitch K, Rice DD. Basics principles of cone beam computed tomography. *Dent Clin N Am* 2014;58:463-84.
2. Abramson JR et al. Three-dimensional computed tomographic analysis of airway anatomy. *J Oral Maxillofac Surg* 2010;68:363-71.
3. Alves Jr M et al. Is the airway volume being correctly analysed? *Am J Dentofacial Orthoped* 2012;141:657-61.
4. Arruda WO. Wilhelm Conrad Röntgen. 100 anos da descoberta dos raios X. *Arq Neuropsiquiatr* 1996;54(3):525-31.
5. Azeredo F et al. Computed gray levels in multislice and cone-beam computed tomography. *Am J Dentofacial Orthoped* 2013;144:147-55.
6. Battagel JM, L`Estrange PR. The cephalometric morphology of patients with obstructive sleep apnoea (OSA). *Eur J Orthodontic* 1996;18:557-69.
7. Becker OE et al. Three-dimensional Planning in Orthognathic Surgery using Cone-beam Computed Tomography and Computer Software. *J Comput Sci Sist Biol* 2013;6(6):311-16.
8. Bisk S, Lee FA. Abnormalities found on cephalometric radiographs. *Angle Orthod* 1976;46:381-86.
9. Broadbent BH. A new X-Ray technique and its application to orthodontia. *Angle Orthod* 1931;51:93-114.
10. Broadbent BH. Ontogenic development of occlusion. *Angle Orthod* 1941;11:223-41.
11. Broadbent BH. The face of the normal child. *Angle Orthod* 1937;7:183-208.
12. Claudino LV et al. Pharyngeal airway characterization in adolescents related to facial skeletal pattern: a preliminary study. *Am J Dentofacial Orthoped* 2013;143(6):799-809.
13. Cormack AM. Reconstruction of densities from their projections, with applications in radiological physics. *Phys Med Biol* 1973;18:195-207.
14. El H, Palomo JM. Airway volume for different dentofacial skeletal paterns. *Am J Dentofacial Orthoped* 2011;139:e511-21.
15. El H, Palomo JM. Measuring the airway in 3 dimensions. A reliability and accuracy study. *Am J Dentofacial Orthoped* 2010;137(4):s50.1-s50.9.
16. Finlay LM. Craniometry and cephalometry. A history prior to the advento radiography. *Angle Orthod* 1980;50:312-21.
17. Freide H et al. Accuracy of cephalometric prediction in orthognatic surgery. *J Oral Maxillofac Surg* 1987;45:754-60.
18. Ghoneima A, Kula K. Accuracy and reliability of cone-beam computed tomography for airway volume analysis. *Eur J Orthodontic* 2013;35:256-61.
19. Haas Jr O, Becker OE, Oliveira RB. Computed-aided planning in orthognatic surgery. Systematic review. *Int J Oral Maxillofac Surg* 2015;44:329-42.
20. Hellsing E. Changes in the pharyngeal airway in relation to extension of the head. *Eur J Orthod* 1989;11:359-65.
21. Hounsfield GN. Computerized transverse axial scanning (tomography) – part 1. Description of the system. *Br J Radiol* 1973;46:1016-22.
22. Houston WJB, Orth D. The analysis of erros in orthodontic measurements. *Am J Orthodontic* 1983;83:382-90.
23. Jacobson L, Linder-Aronson S. Crowding and gingivitis: a comparison between mouthbreathers and nosebreathers. *Scand J Dent Res* 1972;80:500-4.
24. Johnston CD, Richardson A. Cephalometric changes in adult pharyngeal morphology. *Eur J Orthodontic* 1999;21:357-62.

25. Kerr WJ, McWilliam JS, Linder-Aronson S. Mandibular form and position related to changed mode of breathing—a five-year longitudinal study. *Angle Orthod* 1989;59(2):91-96.
26. King EW. A roentgenographic study of pharyngeal growth. *Angle Orthod* 1952;22:23-37.
27. Kumar V. et al. Comparison of conventional and cone beam CT synthesized cephalograms. *Dentomaxillofacial Radiology* 2007;36:263-69.
28. Lundström F, Lundström A. Natural head position as a basis for cephalometrics analysis. *Am J Orthod Dentofacial Orthop* 1992;101:244-47.
29. Madani M. Surgical treatment of snoring and mild obstructive sleep apnea. *Oral Maxillofacial Surg Clin N Am* 2002;14:333-50.
30. Moshiri M et al. Accuracy of linear measurements from imaging plate and lateral cephalometric images derived from cone-beam computed tomography. *Am J Dentofacial Orthoped* 2007;132:550-60.
31. Moyers RE, Bookstein FL. The innaproprieteness of conventional cephalometrics. *Am J Orthodontic* 1979;75:599-617.
32. Mozzo P et al. A new volumetric CT machine for dental imaging based on the cone-beam technique: preliminary results. *Eur Radiol* 1998;8:1558-64.
33. Muto T, Yamazaki A, Takeda S. A cephalometric evaluation of the pharyngeal airway space in patients with mandibular retrognathia and prognathia, and normal subjects. *Int J Oral Maxillofac Surg* 2008;37:228-31.
34. Oliveira RB et al. Pharyngeal airway changes in class III patients treated with double jaw orthognatic surgery – Maxillary advancement and mandibular setback. *J Oral Maxillofac Surg* 2012;70:639-47.
35. Park JW. et al. Volumetric, planar, and linear analyses of pharyngeal airway change on computed tomography and cephalometry after mandibular setback surgery. *Am J Orthod Dentofacial Orthop* 2010;138:292-300.
36. Rickets RM et al. An overview of computerized cephalometrics. *Am J Orthodontic* 1972;61:1-28.
37. Rickets RM et al. Orientation Sella-Nasion or Frankfort horizontal. *Am J Orthodontic* 1976;69:648-54.
38. Rickets RM. A foundation for cephalometric communication. *Am J Orthodontic* 1960;46:330-57.
39. Rickets RM. Cephalometric Synthesis. *Am J Orthodontic* 1960;46:647-73.
40. Scarfe WC, Farman AG, Sukovic P. Clinical applications of cone-beam computed tomography in dental practice. *JCDA* 2006;72:75-80.
41. Schuller A. X-Ray examination of deformities of the nasopharynx. *Ann Otol Rhinol Laryngol*. 1929;38:109-29. doi: 10.1177/000348942903800106
42. Solow B, Siersbaek-Nielsen S, Greve E. Airway adequacy, head posture and craniofacial morphology. *Am J Orthodontic* 1984;86:214-2.

# 27

# INDICAÇÕES DOS APARELHOS INTRAORAIS

Cauby Maia Chaves Júnior ■ Cibele Dal Fabbro

A Apneia Obstrutiva do Sono é hoje considerada uma síndrome (Síndrome da Apneia Obstrutiva do Sono – SAOS) quando sintomas de sonolência, sono não restaurador e/ou fadiga estão associados a exame de sono (polissonografia) com cinco ou mais eventos respiratórios obstrutivos por hora de sono, ou quando ocorrem quinze ou mais eventos, mesmo na ausência de sintomas. Esta síndrome possui características de cronicidade, progressividade, com altas taxas de morbidade e mortalidade. Suas graves repercussões hemodinâmicas, neurológicas, cardiovasculares e comportamentais estão amplamente documentadas na literatura médica.[11,15,16]

A SAOS faz parte dos distúrbios respiratórios obstrutivos (DRO) que ocorrem durante o sono, porém, estes não estão limitados apenas aos pacientes que apresentam a apneia obstrutiva do sono típica. Eles incluem desde o ronco, passando pela Síndrome da Resistência da Via Aérea Superior (SRVAS), bem como a SAOS.

A SRVAS foi descrita por Guilleminault, em 1993, como uma condição em que ocorre limitação ao fluxo aéreo e aumento da resistência da via aérea superior (VAS), associados a microdespertares, levando à fragmentação do sono e sonolência excessiva.[12] Por definição, essas alterações ocorrem na ausência de apneias, hipopneias e/ou dessaturação significativa da oxiemoglobina.[13] Dessa forma, para a maioria dos pesquisadores a SRVAS é considerada um estágio inicial da SAOS com as mesmas características fisiopatológicas.

Estas breves considerações sobre os principais distúrbios respiratórios do sono são fundamentais para fazermos o diagnóstico diferencial destes com os demais distúrbios do sono e assim estabelecermos a correta indicação para tratamento com aparelhos intraorais (AIO).

O diagnóstico dos Distúrbios Respiratórios do Sono, ou seja, da Síndrome da Apneia Obstrutiva do Sono (SAOS), da Síndrome de Resistência da Via Aérea

Superior (SRVAS) e do ronco primário é o primeiro passo. É essencial o estabelecimento da condição basal, ou seja, a presença e gravidade da SAOS e suas complicações. Essa avaliação inicial deve ser obtida pelo médico através da consulta clínica e do exame de polissonografia.

De posse desses exames e com base na avaliação clínica já realizada, o médico terá elementos para fechar o diagnóstico e indicar o tratamento mais adequado. O objetivo do tratamento é a eliminação por completo dos eventos respiratórios obstrutivos e a consequente restauração do padrão de sono normal e da adequada oxigenação arterial.

Havendo indicação médica para o tratamento com AIO, o paciente será indicado ao cirurgião-dentista com treinamento no tratamento e acompanhamento de distúrbios respiratórios do sono.

## APARELHOS INTRAORAIS

Os AIOs constituem uma alternativa de tratamento clínico, não invasivo, que promove resultados favoráveis em um curto período de tempo. Por serem mais simples, portáteis e não necessitarem de energia elétrica, frequentemente são mais facilmente aceitáveis que o CPAP (*Continuous Positive Airway Pressure*) por parte dos pacientes. Com o advento dos AIOs para o tratamento dos DRO, o papel do cirurgião-dentista tem sido consolidado como parte importante de uma equipe multidisciplinar de Medicina do Sono.

O uso dos aparelhos intraorais (AIO) tem como objetivo aumentar o volume da via aérea superior (VAS) por uma manobra mecânica, seja protruindo a mandíbula ou succionando a língua anteriormente. Das quatro categorias de aparelhos que já foram utilizadas, apenas duas continuam hoje em uso: os aparelhos reposicionadores mandibulares-ARM (ou de avanço mandibular) e os aparelhos retentores linguais-ARL. As outras duas modalidades que estão em desuso são os estimuladores proprioceptivos e os elevadores de palato mole. Os estimuladores proprioceptivos foram desenvolvidos na tentativa de uma reeducação postural da língua, que se posicionaria mais anteriormente durante o sono, que não teve sua eficácia comprovada. Já os aparelhos elevadores de palato mole fixavam-se aos dentes superiores e mediante uma haste com um botão de resina pressionavam o palato superiormente, com o objetivo de eliminar a vibração deste com a passagem do ar. Esta modalidade de aparelho foi indicada apenas para ronco primário, e não tem sido utilizada pelo evidente desconforto que causa ao paciente.[5,10]

Os AIOs que parecem ter maior eficácia são os de avanço mandibular progressivo ou ajustáveis (ARMP), que apresentam ótima retenção tanto à mandíbula quanto à maxila, além de serem de tamanho reduzido para aumentar o conforto. Estudos publicados mostram que os profissionais da área utilizam principalmente essa categoria de aparelho, como pode ser observado no Quadro 27-1.

Os parâmetros utilizados atualmente na condução do tratamento com AIO são os sugeridos pela literatura mais recente e pelos consensos e forças-tarefa.[3,5] Fazem parte da abordagem odontológica a anamnese, o exame físico, a indicação do tratamento (ou contraindicação e retorno do paciente ao médico), a confecção e instalação do AIO, o retorno e manutenção do tratamento, além do acompanhamento e tratamento de possíveis efeitos colaterais, modificações no AIO e retorno ao médico para verificação da eficácia do tratamento. Para os casos em que houve sucesso com o tratamento, o acompanhamento a longo prazo se torna essencial.[10]

**Quadro 27-1.** Eficácia dos aparelhos de avanço mandibular

| Primeiro Autor | N | IAH Basal | IAH com AIO | Aparelho/Avanço |
|---|---|---|---|---|
| Méier-Ewert, 1987 | 44 | 50,4 | 23,1 | ARM/3-5 mm |
| Bohman, 1988 | 12 | 53,8 | 36,0 | ARM/máxima protrusão confortável |
| Miyazaki, 1990 | 67 | 43,3 | 18,2 | Esmarch/3-5 mm |
| Mayer, 1990 | 30 | 65 | 31 | Esmarch/3-5 mm |
| Ichioka, 1991 | 14 | 32,2 | 9,9 | ARM/3-5 mm |
| Schmidt-Nowara, 1991 | 20 | 47,4 | 19,7 | Snore Guard |
| Nakazawa, 1992 | 12 | 50,4 | 19,0 | ARM 3-5 mm |
| Clark, 1993 | 15 | 48,4 | 12,3 | ARM/75% da protrusão |
| Eveloff, 1994 | 19 | 34,7 | 12,9 | ARMP – Herbst |
| O'Sullivan, 1995 | 55 | 32,2 | 17,5 | ARM |
| Menn, 1996 | 23 | 37 | 18 | ARMP/5 – 7 mm |
| Miyzaki, 1997 | 11 | 49,5 | 32,0 | ARM – Therasnore |
| Ferguson, 1997 | 19 | 25 | 14 | ARMP – Silencer |
| Parker, 1999 | 15 | 25,8 | 7,3 | ARMP – Pm positioner |
| Cohen, 1998 | 15 | 43,7 | 12,6 | ARMP |
| Cohen, 1998 | 10 | 11,3 | 3,9 | ARMP |
| Pancer, 1999 | 75 | 44 | 12 | ARMP |
| Lowe, 2000 | 38 | 33 | 12 | ARMP – Klearway |
| Dal-Fabbro, 2001 | 13 | 18,8 | 7,5 | ARMP – Klearway |
| Dal-Fabbro, 2010 | 50 | 19,7 | 5,6 | ARMP - BRD |

IAH, índice de apneia e hipopneia; ARM, aparelho reposicionador mandibular; ARMP, aparelho reposicionador mandibular progressivo

## INDICAÇÕES DO AIO[3,5,10]

Podemos separar as indicações para terapia com AIO em primárias e secundárias. Pacientes com Ronco primário, Síndrome de resistência de via aérea superior (SRVAS) e SAOS leve à moderada têm indicação primária para uso de AIO. A indicação secundária inclui pacientes com SAOS moderada à grave que não aceitam o CPAP; que são incapazes de tolerar o tratamento com CPAP; em que houve falência no tratamento com CPAP ou comportamental e como coadjuvante ao tratamento cirúrgico.

Sendo confirmada a indicação do AIO, deve-se optar entre um aparelho reposicionador mandibular (ARM) ou um retentor lingual (ARL) (Figs. 27-1 e 27-2). Os ARMs de ajuste progressivo apresentam hoje evidência científica tanto para ronco, como para SAOS, enquanto que os ARLs possuem evidência somente para ronco, especialmente em condições de edentulismo.[4,6,10]

## CONTRAINDICAÇÕES DO AIO[3,5,10]

Algumas condições devem ser investigadas e, se necessário e possível, tratadas antes do início do tratamento com aparelhos intraorais, como doença perio-

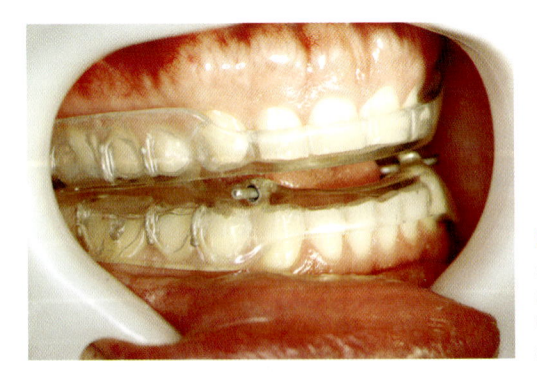

**Fig. 27-1.** Aparelho BRD (*Brazilian Dental Appliance*): vista intraoral lateral direita deste aparelho reposicionador mandibular instalado para tratamento de SAOS.[9]

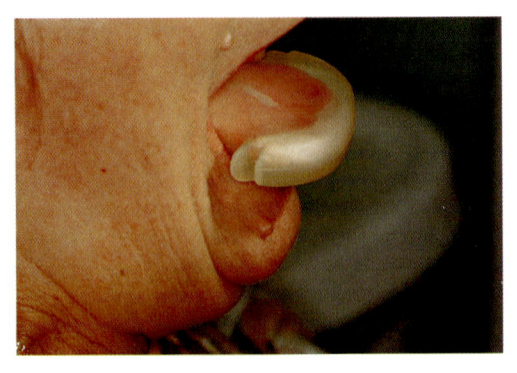

**Fig. 27-2.** Aparelho Snor-X: aparelho retentor lingual.

dontal ativa e disfunção temporomandibular (DTM). A princípio, o tratamento com AIO está contraindicado para pacientes com doença periodontal ativa e/ou disfunção temporomandibular não tratada, assim como para pacientes com apneia predominantemente do tipo central. Assim podemos resumir as contraindicações em três principais:

1. Doença periodontal ativa ou perda óssea acentuada.
2. Disfunção temporomandibular grave.
3. Quadro de apneia do sono predominantemente central.

Pacientes com respiração bucal podem ter muita dificuldade na utilização do aparelho retentor de língua, o que ocorre em menor proporção com os reposicionadores mandibulares, em razão de muitos destes possuírem uma pequena abertura anterior. Nestes casos, pode ser feita uma tentativa de uso de um retentor lingual específico, denominado "*Tongue Retaining Device*" (TRD) com tubos acessórios que ajudam na respiração bucal. Entretanto, o melhor caminho é procurar uma avaliação otorrinolaringológica para obter informações precisas quanto ao quadro de obstrução de via aérea do paciente e indicar se há necessidade de reparo cirúrgico do detalhe anatômico que dificulta a respiração nasal.

## OBJETIVOS DO AIO

- *Pacientes com ronco primário sem SAOS ou SRVAS:* reduzir o ronco a um nível subjetivamente aceitável.
- *Pacientes com SAOS:* resolução dos sinais e sintomas clínicos e normalização do IAH, da saturação de oxiemoglobina e fragmentação do sono.

## ACOMPANHAMENTO

É importante ficar claro que os AIOs se constituem uma forma de tratamento contínuo e por tempo indefinido. Para pacientes com Ronco primário é recomendado o acompanhamento clínico do tratamento com AIO, sem necessidade de acompanhamento polissonográfico. Nos casos de pacientes com SRVAS ou SAOS (com qualquer gravidade), é fundamental o acompanhamento polissonográfico com o AIO na posição final para assegurar o benefício terapêutico satisfatório. Após os ajustes finais e comprovação da eficácia com a polissonografia recomendamos acompanhamento odontológico a cada seis meses no primeiro ano e depois anualmente. O intuito é monitorar a adesão, avaliar deterioração ou desajuste do AIO, avaliar a saúde das estruturas orais, incluindo a oclusão, e abordar os sinais e sintomas da SAOS. O acompanhamento médico também é indispensável com reavaliação clínica periódica e polissonográfica quando o médico julgar necessário.

## EFEITOS COLATERAIS

Um ponto importante a ser levado em consideração na escolha do tratamento com AIO é a possibilidade de efeitos colaterais, já que estes são frequentes e podem levar o paciente a abandonar o tratamento. A maioria dos efeitos colaterais que surgem no início do tratamento pode ser facilmente resolvida, pois apresenta baixo grau de desconforto e tende a desaparecer com um bom manejo e acompanhamento.[2] Dentre eles, podemos citar: salivação excessiva, boca seca, irritação na mucosa, alteração oclusal matutina, desconforto dentário e muscular.

Entretanto, há efeitos colaterais que surgem a longo prazo, e podem levar a alterações dentárias e esqueléticas, e também na forma de dor e desconforto temporomandibular. Tais queixas merecem atenção e devem ser bem administradas para evitar que o paciente abandone o tratamento. Os mais frequentes efeitos colaterais relacionados com a interrupção do tratamento são: dificuldade para mastigar com dentes posteriores, boca seca, cefaleia matutina, desconforto dentário, diastemas, desconforto na língua, desconforto mandibular e movimentação dentária.[2]

Felizmente, não há evidência científica que esse tratamento cause repercussões indesejáveis sobre a ATM (articulação temporomandibular). Quadros de DTM (disfunção temporomandibular) causados pelo tratamento são raros, e quando ocorrem são, em geral, de origem muscular, e não há evidência que o desconforto permaneça nos indivíduos que utilizam o aparelho a longo prazo. Em estudos que avaliaram o uso do AIO por 6 meses, 1 ano, 2 anos e 5 anos não se observou aumento da frequência de DTM.[8,14] Por esse motivo, a monitorização e avaliação da ATM e estruturas associadas são recomendadas por um profissional cirurgião-dentista especialista em DTM/DOF (Disfunção Temporomandibular e Dor Orofacial).

Entretanto, frequentemente ocorrem efeitos colaterais sobre os dentes. Estes efeitos são provocados por vetores de força verticais e horizontais contrários à protrusão mandibular e gerados também pela retenção do aparelho nos dentes. Tais vetores de força podem ser suficientes para realizar movimentações dentárias indesejáveis na forma de retroinclinação dos incisivos superiores e vestibuloinclinação dos incisivos inferiores, distoinclinação dos molares superiores, mesioinclinação dos molares inferiores, além de extrusão dos molares inferiores.[1]

Como consequência dessas inclinações, há uma diminuição do *Overjet* (sobressaliência), diminuição do *overbite* (sobremordida), diminuição dos contatos oclusais, presença de mordida aberta posterior e aumento da altura inferior da face.[1,7]

A atuação da odontologia na medicina do sono é ainda nova, e são necessários mais estudos para melhor entender e manejar os efeitos colaterais dentários. Variáveis anatômicas, modelo do aparelho, material de fabricação, adesão ao tratamento e força de contração muscular podem influenciar na frequência e intensidade dos efeitos colaterais descritos.

Controvérsias ainda persistem quanto à melhor modalidade de tratamento para o ronco e SAOS e como conseguir predizer o sucesso, a longo prazo, destas terapias disponíveis. As terapias multidisciplinares envolvendo profissionais da área médica parece ser o caminho trilhado pelos principais centros de pesquisa e atendimento em distúrbios do sono no mundo. A interação de diversas especialidades (como neurologia, pneumologia, otorrinolaringologia, odontologia, fonoaudiologia [entre outras] no diagnóstico e tratamento destas doenças tem levado a resultados bem mais positivos do que aqueles preconizados isoladamente.

## REFERÊNCIAS BIBLIOGRÁFICAS

1. Almeida FR, Lowe AA, Sung JO et al. Long-term sequellae of oral appliance therapy in obstructive sleep apnea patients: Part 1. Cephalometric analysis. *Am J Orthod Dentofacial Orthop* 2006;129(2):195-204.
2. Almeida FR, Lowe AA, Tsuiki S et al. Long-term compliance and side effects of oral appliances used for the treatment of snoring and obstructive sleep apnea syndrome. *J Clin Sleep Med* 2005;1(2):143-52.
3. Bittencourt LRA; Academia Brasileira de Neurologia; Associação Brasileira de Otorrinolaringologia e Cirurgia Cervico-Facial; Associação Brasileira de Sono; Sociedade Brasileira de Pediatria; Sociedade Brasileira de Pneumologia E Tisiologia; Sociedade Brasileira de Neurofisiologia Clínica. *Diagnóstico e tratamento da Síndrome da Apnéia Obstrutiva do Sono.* Guia Prático. São Paulo: Médica Paulista, 2008.
4. Chaves Jr CM, Dal-Fabbro C, Rossi RRP et al. Tratamento do ronco primário – Quando e como usar aparelhos retentores de língua. *Orthod Sci Pract* 2014;7(26):131-35.
5. Chaves Jr CM, Fabbro CD, Bruin VMS et al. Brazilian consensus of snoring and sleep apnea – aspects of interest for orthodontistist. *Dental Press J Orthod* 2011;16:34-36/e1-e10.
6. Chaves Jr CM, Fabbro CD, Moro A et al. Ronco e apneia do sono: tratando com aparelho intraoral ajustável. *Rev Bras Dicas Odontol* 2014;3:58-60.
7. Doff MH, Hoekema A, Pruim GJ et al. Long-term oral-appliance therapy in obstructive sleep apnea: a cephalometric study of craniofacial changes. *J Dent* 2010;38(12):1010-18.
8. Doff MH, Veldhuis SK, Hoekema A et al. Long-term oral appliance therapy in obstructive sleep apnea syndrome: a controlled study on temporomandibular side effects. *Clin Oral Investig* 2012;16(3):689-97.
9. Fabbro CD, Chaves Jr CM, Bittencourt LRA et al. Clinical and polysonographic assessment of the BRD Appliance in the treatment of obstructive sleep apnea syndrome. *Dental Press J Orthod* 2010;15:107-17.
10. Fabbro CD, Chaves Jr CM, Tufik S. *A odontologia na medicina do sono.* Dental Press, 2010,

11. Guilleminault C, Connoly J, Winkle RA. Cardiac arrhythmia and conduction disturbances during sleep in 400 patients with sleep apnea syndrome. *Am J Cardiol* 1993;52:490-94.
12. Guilleminault C, Stoohs R, Clerk A. A cause of daytime sleepiness: the upper airway resistance syndrome. *Chest* 1993;104:781-87.
13. Pépin JL, Guillot M, Tamisier R *et al.* The upper airway resistance syndrome. *Respiration* 2012;83(6):559-66.
14. Perez CV, de Leeuw R, Okeson JP *et al.* The incidence and prevalence of temporomandibular disorders and posterior open bite in patients receiving mandibular advancement device therapy for obstructive sleep apnea. *Sleep Breath* 2013;17(1):323-32.
15. Torgeiro SMGP, Chaves Jr CM, Palombini LO *et al.* Evaluation of the upper airway in obstructive sleep apnoea. *Indian J Med Res* 2010;131:230-35.
16. Williams AJ, Houston D, Finberg S *et al.* Sleep apnea syndrome and essential hypertension. *Am J Cardiol* 1985;55:1019-2.

# 28

# TRATAMENTO CIRÚRGICO BUCOMAXILOFACIAL

Edela Puricelli ▪ Tatiana Siqueira Gonçalves
Mario Alexandre Morganti ▪ Alexandre Silva Quevedo
Roger C. de Barros Berthold ▪ Renata Stifelman Camilotti

## INTRODUÇÃO

O **Sistema Estomatognático** é reconhecido como uma região anatomofuncional ou unidade morfofuncional, que engloba partes do **crânio** (estruturas ósseas fixas), **face** (ossos fixos dos terços superior e médio, mandíbula e articulação temporomandibular – ATM), **pescoço** (vértebras cervicais e osso hioide) e **cavidade bucal** (dentes, língua, mucosa, gengiva, periodonto, osso alveolar entre outros). Estas estruturas, somadas aos músculos, vasos sanguíneos, nervos, glândulas e cartilagens, atuam diretamente na funcionalidade da mastigação, deglutição, sucção, fala e respiração. Em íntima ligação com o sistema estomatognático, encontra-se a **via aérea superior (VAS)** que é uma estrutura dinâmica, tridimensional e complexa, constituída por ossos e tecidos moles. A mesma é formada pelas fossas nasais, seios da face, faringe, laringe e traqueia que, em perfeita interação, exercem diversas funções.[25]

**Apneia** (grego *apnoia*) significa suspensão da ventilação, causada pela ausência de fluxo aéreo para os pulmões. As apneias são classificadas em centrais, obstrutivas e mistas. A apneia obstrutiva do sono (AOS) é caracterizada por colapsos recorrentes da região faríngea durante o sono, resultando em redução substancial do fluxo aéreo. A AOS é classificada como leve, moderada ou grave a partir do índice de apneia/hipopneia (IAH) detectado na polissonografia. Na apneia, a pausa respiratória é quantificada com uma duração por, no mínimo, 10 segundos. A hipopneia é definida como redução do fluxo aéreo nasal de mais de 30%, associada à dessaturação de 3%-4% na $SpO_2$ ou fragmentação do sono (microdespertar).[76] Distúrbios do sono relacionados com AOS têm demonstrado efeitos deletérios a longo prazo.[46] Por exemplo, sua descontinuidade e hipoxemia noturna podem causar um sono não reparador e sonolência excessiva diurna, podendo levar a alterações fisiológicas, comportamentais e psíquicas.[6,55,75]

A síndrome da apneia obstrutiva do sono (SAOS) associada a diversas comorbidades, para o seu diagnóstico e tratamento, requer interdisciplinaridade multiprofissional.[56] O controle da AOS e da SAOS raramente tem êxito com apenas uma modalidade de tratamento, sendo necessários profissionais de diferentes áreas para o acompanhamento do paciente.[47,58]

O diagnóstico da AOS evolui a partir do exame clínico, onde são avaliados fatores sistêmicos e locais. Durante a inspeção física, alterações, como a hipertrofia adenotonsilar, malformações craniofaciais, síndromes genéticas e doenças neurológicas, devem ser consideradas, pois podem estar associadas à maior prevalência da SAOS.[40] O diagnóstico precoce é de fundamental importância, principalmente em crianças, pois a SAOS tem sido relacionada com déficit de aprendizagem, hipertensão pulmonar, alterações no crescimento e distúrbios comportamentais nestes pacientes.[6] Além disso, estas crianças podem ter uma hiperexcitação do sistema nervoso simpático, inflamação sistêmica e alterações no metabolismo de lipídios, causando e mantendo processos de aterogênese.[19]

A visão da face com características morfológicas próprias permite interpretar alterações no desenvolvimento maxilomandibular. A classificação entre hipo e hiperdesenvolvimento destas estruturas deve conduzir o exame intrabucal. A presença de má oclusão dentária, palato ogival, associados a volumes ou complacências de tecidos moles, com perda de espaços e da permeabilidade aérea pode caracterizar a condição de AOS. Os exames por fibroscopia e polissonografia são associados às imagens computadorizadas, como tomografia computadorizada de feixe em leque, em feixe cônico (TCFC) e ressonância magnética (RM), que frente à patologia respiratória podem registrar uma VAS significativamente diminuída com obstruções em múltiplas regiões.[4,8,36,38]

Os exames radiográficos em 2D permitem avaliações e estudos métricos pré- e pós-operatórios. A radiografia panorâmica, além de ampla visão das condições dentárias, de seu tecido de suporte e imagem das ATMs, oferece o método da panorametria.[60] As cefalometrias, captadas nas telerradiografias em norma frontal, expõem predominantemente as condições de assimetrias laterolaterais. Nas telerradiografias em norma lateral, com os estudos cefalométricos, podem ser avaliadas as grandezas sagitais e verticais do esqueleto craniofacial, além das dimensões da VAS nos espaços naso, oro e hipofaríngeo. Especialmente no paciente portador de AOS, a telerradiografia em norma lateral proporciona uma avaliação do espaço posterior da VAS, do comprimento do palato mole, da posição do osso hioide e da língua, além do crescimento da maxila e mandíbula entre outros.[32,36,41,65] As crescentes possibilidades na obtenção das imagens em 3D vêm somar à qualidade nos exames, novos conceitos para entendimento do diagnóstico e oferta de tratamentos nesta complexa alteração respiratória.[23]

Como visto, muitas repercussões da SAOS podem estar presentes na região orofacial. Dessa forma, a avaliação anatomofuncional das estruturas do sistema estomatognático torna-se importante no estabelecimento do diagnóstico e investigação de seus fatores desencadeadores ou perpetuantes. Para tanto, é requerido um exame clínico, acompanhado de exames complementares (p. ex.: imagens radiológicas e computadorizadas), para o estudo do caso. Existindo alterações bucomaxilares contribuindo para a SAOS, técnicas cirúrgicas, ortopédicas ou ortocirúrgicas são indicadas para o tratamento da AOS e, em consequência, ocorre a diminuição/reversão dos sinais e sintomas da síndrome (SAOS).

## PARTICIPAÇÃO DA ODONTOLOGIA NO TRATAMENTO DA AOS

A ortodontia e a cirurgia e traumatologia buco-maxilo-facial (CTBMF) são as especialidades da odontologia que se conjugam para o atendimento mais amplo dos pacientes portadores da AOS. A necessidade de manter a cavidade oral saudável independe da gravidade das doenças que se refletem sistemicamente no paciente. Assim, tratamentos clínicos odontológicos também devem ser executados como conduta profilática e preventiva, inclusive prevendo reabilitações bucais que restaurem a morfologia dentária, mesmo que em estágios provisórios da cronologia do tratamento ortocirúrgico.

1. **Tratamento ortodôntico:** no atendimento pré-operatório, os arcos dentários são mobilizados em sincronia com as pretendidas movimentações cirúrgicas esqueléticas. No pós-operatório, uma oclusão dentária no padrão normofuncional favorece a estabilização dos resultados no sistema estomatognático. Na AOS, estes objetivos ortodônticos associam-se à necessidade de promover uma maior movimentação esquelética maxilomandibular. A magnitude do avanço maxilar dependerá da necessidade do avanço da mandíbula.[13] Entretanto, a idade, as ausências dentárias e a doença periodontal podem limitar o resultado. O ortodontista buscará, durante sua atuação, promover uma oclusão normal, e quando necessário, aceitará algumas limitações em termos de finalização do caso, prevalecendo os aspectos que promoverão maior qualidade de vida ao paciente.

2. **Tratamento cirúrgico:** todas as modalidades clínicas e cirúrgicas de tratamentos apresentam vantagens e desvantagens, além dos riscos, e nenhuma

delas é totalmente eficiente.[4] As intervenções cirúrgicas bucomaxilofaciais apresentam-se em uma sequência progressiva, de menor para maior grau de invasão tecidual, buscando a desobstrução diretamente nas áreas da orofaringe e, por consequência, efeitos nos espaços do naso e hipofaríngeo.[39] As possibilidades de ganhos na permeabilidade e função das VAS compõem atitudes clínicas e cirúrgicas, envolvendo as estruturas moles (língua e freio lingual) e ósseas (esqueleto dentomaxilofacial).

## Intervenções Cirúrgicas em Estruturas Moles

### ▪ Língua

A língua é um órgão extremamente versátil, que participa das funções vitais promovidas no sistema estomatognático. O desempenho destas funções provem da integridade osteoneuromuscular. A anatomia da língua é composta por músculos, vasos, nervos, mucosas e o esqueleto ósseo-fibroso. Esta armação esquelética própria é formada por um septo lingual mediano e vertical, por duas aponeuroses linguais (membrana hioglossa) horizontais dispostas bilateralmente ao septo, fixadas no osso hioide. Ocupando o assoalho bucal, a língua é composta por 17 músculos, sendo oito pares e um ímpar. Na sua face ventral anterior apresenta o freio lingual. Em posterior, juntamente com os tecidos linfoides, palatos duro/mole limitam a parede anterior da faringe. Na orofaringe, a região retroglossal está localizada posterior à base da língua, estendendo-se da margem caudal do palato mole até a epiglote. Além de incorporar sinais e sintomas de patologias bucais ou sistêmicas, a língua apresenta alterações próprias, cujos diagnósticos podem sugerir tratamentos clínicos e/ou cirúrgicos.

### Anquiloglossia

Trata-se de uma condição congênita caracterizada pela limitação da mobilidade da língua, comprometendo as funções orais. Segundo os protocolos da Academia de Medicina da Amamentação, esta condição pode ser causada predominantemente por um freio lingual curto, fibroso, pouco elástico, com uma inserção muito posterior, na base da língua, ou muito anterior, incluído no rebordo alveolar junto à linha média na mandíbula. Esta fisiopatologia altera a aparência e/ou a função da língua tanto na criança, como no adulto.[2,69] A denominação de anquiloglossia foi criada por H. Wallace, em 1960, ao definir uma condição que impede a protrusão da língua por causa do encurtamento do freio. A extensão desta mobilidade limita-se em média a 2 mm, não ultrapassando os incisivos inferiores, e está associada à impossibilidade de contato da língua com o palato duro.[11,70] Anquiloglossia, anciloglossia, glossopexia e língua presa são sinônimos registrados na literatura. Pode ocorrer de forma total, quando há a fusão completa da língua no assoalho bucal, sendo muito rara.[11,30] Os casos mais severos estão associados a uma hipoplasia de língua e mandíbula ou outras manifestações de síndromes.[50] A anquiloglossia parcial pode ser posterior ou anterior. Quando posterior, em razão da sobreposição da mucosa ventral da língua e do assoalho da boca, raramente é diagnosticada e por isso pouco descrita.[11] Seu diagnóstico está fundamentado na observação clínica de mobilidade restrita sem interferência no vértice lingual. Quando na região anterior, apresenta o freio lingual como o limitador maior da mobilidade da língua. Por consequência, suas funções de coordenação relacionadas com sucção, deglutição, fala e respiração podem estar alteradas.[30]

Analisar as variações anatômicas tanto da língua, quanto do assoalho bucal, requer conhecimentos anatômicos e compreensão de funcionalidade local no contexto geral das funções do sistema estomatognático. Na literatura, registra-se a ancilose lingual com uma prevalência entre 0,02 até 12,8%. Mas as alterações funcionais presentes, principalmente a dificuldade de amamentação, podem atingir uma prevalência de até 44% nas estatísticas.[28,45] O registro de um protocolo de avaliação do freio da língua em bebês foi desenvolvido na intenção de auxiliar os profissionais de saúde e, analisando as variações anatômicas, busca orientar o diagnóstico e sua possível interferência na amamentação.[45] Para o desenvolvimento da face, a amamentação natural é determinante, uma vez que os movimentos de ordenha, realizados pela criança, criam um selamento labial adequado, corrigindo a retroposição fisiológica da mandíbula e promovendo o posicionamento correto da língua. Nestes casos, o vedamento da passagem de ar pela boca favorece a instalação da respiração nasal.

As funções equilibradas do sistema estomatognático estão diretamente relacionadas com o crescimento e desenvolvimento da face e do crânio. A forma e a função são interdependentes, assim a disfunção gera a deformação.[48,49] Qualquer alteração funcional pode desequilibrar as estruturas do sistema estomatognático e vice-versa. A anquiloglossia ainda gera uma intensa discussão quanto a sua fisiopatologia, diagnóstico e indicação de tratamento. A atividade multidisciplinar, reconhecendo a importância do conhecimento teórico aplicado à constância e domínio da prática na motricidade oral, deve ser estimulada dentre os profissionais de saúde. O benefício da assistência integrada em saúde não comporta dúvidas, especialmente sobre os benefícios para os pacientes e para maior eficiência das equipes.

## ▪ Freio Lingual

Quando a morte celular programada (apoptose) não se completa, o tecido residual de origem epitelial ectodérmica resulta em uma prega vertical fibromembranosa, localizada na face ventral da língua, denominada freio lingual (FL).[51] Ao conectar a língua com o assoalho bucal, o FL possibilita ou interfere na livre

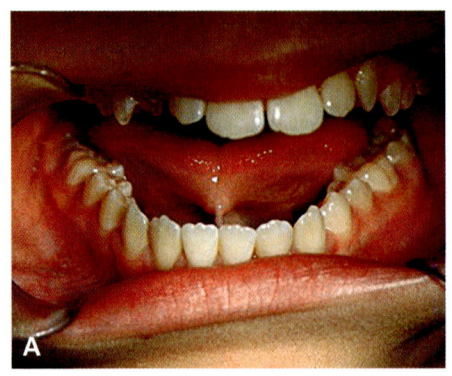

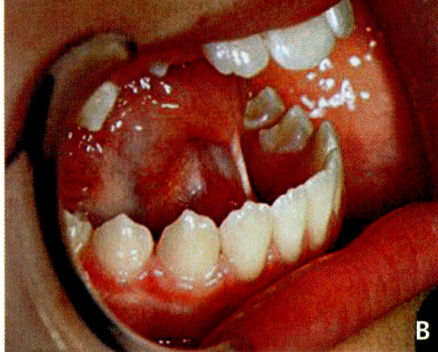

**Fig. 28-1.** Anquiloglossia parcial anterior. (**A**) Visão frontal da inserção anterior do freio lingual. (**B**) Vista lateral da inserção do freio, estendo-se do vértice da língua ao rebordo alveolar na região interincisivos por lingual. Chama atenção prega vertical fibromembranosa.

movimentação da mesma. Este freio pode estar intimamente sobreposto ao par muscular genioglosso que, inserido nas espinhas mentonianas superiores, estende suas fibras musculares até o vértice lingual, cuja função será de retrair este no sentido inferoposterior, limitando a mobilização (Fig. 28-1).

### Tratamento Cirúrgico do Freio Lingual

A intenção poderá ser de tratamento paliativo (frenotomia) ou definitivo (frenectomia). Este conceito também se aplica aos freios labiais superior e inferior.[63] Ambas as técnicas cirúrgicas podem ser realizadas com anestesias locais (tópica ou infiltrativa) e/ou anestesia geral, esta última relacionada com as condições particulares de cada paciente. A seleção do método anestésico, assim como a determinação da técnica, deverá ser estabelecida pelo cirurgião-dentista.[61] A frenoplastia baseia-se na técnica de reposicionamento de cicatrizes e alívio das tensões causadas por contratura cicatricial na pele. Aplicada nos freios lingual e labiais, causa alongamento dos mesmos pela liberação do tecido fibroso e sutura da mucosa por reorientação dos ângulos dos retalhos. Seu resultado pode criar redundâncias teciduais na região das carúnculas, sendo atualmente pouco indicada.

### Frenotomia

Significa a divisão sem remoção do tecido. A intenção é de apenas liberar os movimentos da língua. Está indicada como tratamento de urgência para recém-nascidos, com dificuldades na amamentação. Geralmente, a frenotomia remete a uma revisão cirúrgica no futuro. No paciente adulto, praticada tanto no freio lingual quanto labiais superior e inferior, tem indicação prévia à reabilitação por próteses dentárias.

## Frenectomia

Promove a remoção da estrutura fibrosa que compõe o freio lingual, como forma definitiva para solução da patologia presente. A liberação funcional e a condição de funcionalidade são imediatas. No transcirúrgico, constatada a exposição das fibras musculares dos genioglossos, estas poderão ser cuidadosa e restritamente divulsionadas e seccionadas. A intenção é promover maior mobilização da língua, que, muitas vezes, não é liberada com a intervenção apenas no FL fibroso.[61,63] Na nossa experiência, esta condição muscular pode estar relacionada com uma anquiloglossia parcial posterior da língua. As publicações ainda divergem sobre a presença, morfologia, funcionalidade do FL, indicação da intervenção cirúrgica e técnica operatória. Estas questões ainda são objetos de discussão acadêmica e clínica.

### ▪ Macroglossia

É definida como um aumento do volume da língua. A presença de língua protrusa ou protruída, lábios hipofuncionais e mordida aberta anterior compõem uma tríade subjetiva para o diagnóstico clínico. A ausência de critérios objetivos, como, por exemplo, medidas diretas da extensão das superfícies, para determinar padrões de uma língua normal, dificulta a classificação das macroglossias e permite que se somem mais sinais funcionais relacionados com problemas de fonação, deglutição e respiração. Por isso é de fundamental importância a avaliação com profissional da Fonoaudiologia. A macroglossia pode levar ao desenvolvimento de má oclusão dentária, deformidades dentoesqueléticas, instabilidade no tratamento ortodôntico e obstrução das VAS (Fig. 28-2).[74]

A **macroglossia verdadeira** pode ser classificada como hereditária, congênita e adquirida. Nas hereditárias, a síndrome de Beckwith-Wiedemann tem a macroglossia como achado característico, causada por hipertrofia muscular. Clinicamente, a língua apresenta aspecto liso e aumento volumétrico generalizado.[20] A neurofibromatose tipo 1 ou doença de Von Recklinghausen é outra condição hereditária que pode causar macroglossia. O paciente afetado pela doença desenvolve múltiplos neurofibromas visíveis na superfície corpórea. Estima-se que 25% dos pacientes portadores da doença desenvolvem neurofibromas intraorais, que podem acometer a língua, criando um aspecto nodular.[53] Nas congênitas, as principais causas são as malformações vasculares e linfáticas, os tumores linfangioma e hemangioma e a hipertrofia muscular. O linfangioma, muito comum nos dois terços anteriores da língua, geralmente, localiza-se na superfície dorsal, gerando aspectos papular ou pedregoso na área afetada.[53] Nas adquiridas encontramos a acromegalia e o mixedema como as causas mais comuns.[53]

A **macroglossia relativa**, também denominada de falsa ou pseudomacroglossia, resulta de um efeito virtual, provocado por perda de espaços, relacio-

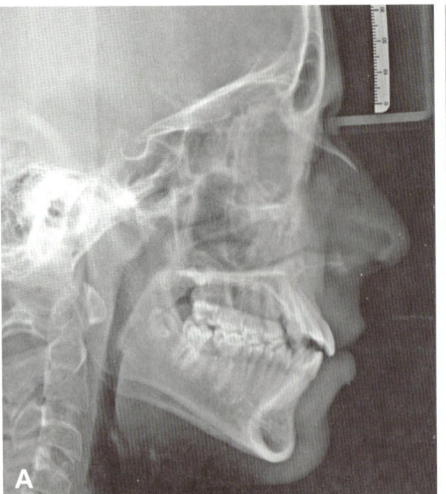

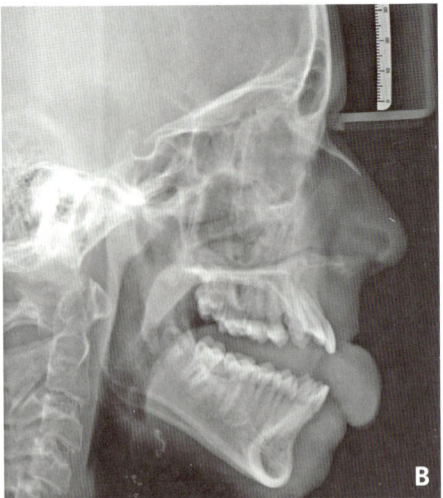

**Fig. 28-2.** Telerradiografia em norma lateral (paciente da Fig. 28-1), com a língua em repouso (**A**) e em projeção (**B**). É notável o ganho no espaço aéreo do oro e hipofaríngeo. Salienta-se a condição aérea obtida entre o palato e a língua, o que pode demonstrar o resultado da diminuição cirúrgica volumétrica da língua.

nados com alterações ou patologias presentes nas estruturas anatômicas circum-adjacentes. Entre as mais frequentes, citamos a deficiência transversa e/ou anteroposterior dos maxilares, hipertrofia de tonsilas e cistos e tumores que deslocam a língua, em especial o cisto dermoide. Nesses casos, o tratamento não está relacionado com a diminuição do volume lingual e sim com a patologia primária.[72,73]

As condições agudas que podem ocorrer após a intubação oro ou nasotraqueal, nas cirurgias bucomaxilofaciais e no trauma intrabucal entre outras são transitórias e devem ser excluídas da classificação.[43,71] A compreensão dos sinais e sintomas da macroglossia são de extrema importância, para a indicação dos tratamentos clínicos e/ou cirúrgicos. No atendimento clínico fonoaudiológico, o desenvolvimento da motricidade oral, além de promover maior funcionalidade, permite estabelecer os diagnósticos diferenciais entre a macroglossia verdadeira e relativa.

## Tratamento Cirúrgico da Macroglossia

Denominado de glossotomia ou glossoplastia, consiste na redução volumétrica da língua com preservação da sua função. O termo glossectomia refere-se à excisão ou amputação da língua que pode ser parcial ou total, a partir da patologia associada. Nestes casos, a preservação da funcionalidade lingual passa a ser secundária. Entre as várias técnicas propostas na literatura, a indicação de incisões periféricas, além

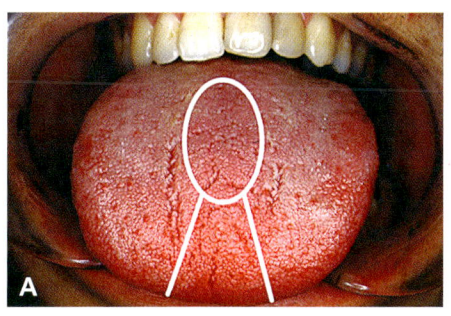

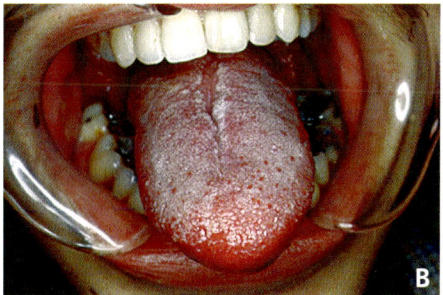

**Fig. 28-3.** Macroglossia verdadeira congênita por hipertrofia muscular. (**A**) Importante aumento de volume generalizado com configuração arredondada extrapolando os limites naturais da arcada dentária. O desenho esquemático sobre a imagem demonstra a incisão preconizada por Obwegeser. (**B**) Aspecto pós-operatório com a língua em projeção. Pode-se observar a área excisada na linha média do dorso lingual. Chama atenção o processo de cicatrização do vértice sem alterações funcionais e sensitivas.

de deixar uma forma mais globular, pode somar ao risco de hipomobilidade e de alterações sensitivas tanto dolorosas, como gustativas, e por isso não são mais indicadas.[15,16,22] As incisões praticadas no dorso lingual podem ser central, apical ou combinadas.[17,18,35] A incisão elíptica no centro do dorso lingual provoca um estreitamento da língua, porém sem redução do seu comprimento. A incisão em V no ápice lingual, ao contrário, diminui o comprimento, mas não a sua largura. As técnicas mais bem aceitas atualmente são combinações das incisões em V com a elíptica, atuando nos sentidos longitudinal e transversal da língua (Fig. 28-3).

A radiofrequência em base de língua e a suspensão da base da língua associada à uvulopalatofaringoplastia (UPFP), quando indicadas, não correspondem à proposta da correção de macroglossia aqui apresentada como intervenção do cirurgião bucomaxilofacial da área odontológica.[77]

## Intervenções Cirúrgicas nas Estruturas Ósseas
### Esqueleto Dentomaxilofacial

Corresponde ao conjunto das estruturas esqueléticas fixas e móveis, somadas às dentárias, que compõem parte do sistema estomatognático. Os procedimentos cirúrgicos que podem interferir favoravelmente no tratamento da AOS são aplicados independentemente na maxila, mandíbula ou em ambas, corrigindo anomalias dentomaxilofaciais nos sentidos transversal, sagital, vertical e laterolateral. A soma dos efeitos provocados pelos deslocamentos ósseos resulta nas reestruturações tridimensionais óssea e muscular neste esqueleto, dentro da expectativa prevista.

## Técnicas Cirúrgicas

A osteodistração ou distração osteogênica é um processo lento e programado para expansão tecidual músculo-esquelética. Resulta do afastamento nas bordas ósseas após fratura guiada de baixa energia. O uso de aparelhos distratores cria mecanicamente uma fenda onde, a partir do calo ósseo fibroso, se estimula a ativação celular, com neoformação, concluindo a regeneração óssea. Os tecidos moles participam do processo de alongamento lento e não retornam às suas dimensões originais.[14] A evolução tecnológica permitiu apresentar processos de osteodistração mais efetivos, com resultados calculados e seguros, tanto em estruturas ósseas fixas, quanto móveis. A partir dos relatos de Codivilla (1905) e dos conceitos de Ilizarov (1971), aplicados aos ossos longos dos membros inferiores, foi possível transportar estes conceitos também para os tratamentos para correção das deformidades dentomaxilofaciais.[12,31] Atualmente, pode-se associar a expansão programada (osteodistração) às demais técnicas cirúrgicas dos maxilares, como a ortognática.

As osteotomias programadas para correções das deformidades dentomaxilofaciais permitem grandes deslizamentos e deslocamentos ósseos com tracionamentos musculares. Com alto índice de sucesso, são o padrão ouro nas correções das deformidades envolvidas na região bucomaxilofacial.

## ▪ Anomalias Dentomaxilares

Resultam de alterações do crescimento e desenvolvimento das estruturas maxilar, mandibular ou em ambas, caracterizando entre outras, uma má oclusão dentária. As sequelas, consequência de trauma ou ablações cirúrgicas decorrentes de respostas cicatriciais com desestruturação do sistema estomatognático, devem ser lembradas como causas de deficiência respiratória.

### Atresia Maxilar Transversa

Caracteriza-se pela presença de um arco superior atrésico (estreito) com palatos profundo e ogival. Pode estar associada ou não à mordida cruzada esquelética posterior e apinhamentos dentários, como consequência da desarmonia na forma do arco. A atresia maxilar transversa (AMT) está relacionada com uma redução das dimensões da cavidade nasal não apenas no sentido laterolateral, como também no vertical. É mais evidente na região anterior, junto à válvula nasal, região de menor volume transverso, sendo um importante fator de redução da permeabilidade nasal. Impõe significativa resistência inspiratória, o que contribui para o surgimento do ronco e AOS.[10,29,52]

Ao contrário dos pacientes jovens em crescimento e desenvolvimento, no adulto, com a maturação das suturas ósseas da maxila e estruturas contíguas, uma expansão clínica ortopédica se restringe apenas à região dentoalveolar, sem alterar as dimensões das cavidades oral e nasal.[26] Apesar de existirem na literatura alguns relatos de sucesso na ruptura da sutura palatina mediana com a expansão não cirúrgica em pacientes adultos, há grande probabilidade de sequelas sobre as estruturas dentárias e periodontais, além de não promover ganhos funcionais sobre a cavidade nasal.[9,26,67] Na opinião dos autores, os riscos superam os benefícios desta tentativa, e geralmente o procedimento está contraindicado. A expansão rápida de maxila cirurgicamente assistida (ERMCA), cujo resultado contribui para um melhor padrão respiratório, pode estar indicada para o paciente adulto portador de AOS como parte do tratamento, especialmente nos casos de baixa permeabilidade nasal e de necessidade de preparo para estabilizar um avanço maxilomandibular (AMM) futuro.[56] O pré-operatório ortocirúrgico consiste na instalação de um aparelho disjuntor dento-suportado. Este, por suas características mecânico-funcionais, deve responder à intensidade das forças ortopédicas de tração e compressão aplicadas, necessárias durante o período de expansão óssea. Após desativado, deve permanecer estável, durante o período de contenção e fixação dos resultados. O disjuntor tipo Hyrax responde às necessidades descritas, associando excelentes condições de conforto e higiene na cavidade oral. Também para o efeito da osteodistração poderão ser usados distratores de ancoragem óssea, fixados bilateralmente, por parafusos na cortical óssea palatina, durante a cirurgia.[3]

### Técnica Cirúrgica para Atresia Maxilar Transversa

Consiste na realização de osteotomias horizontais nas paredes laterais da maxila, seguidas por fratura guiada na rafe mediana, que se estendem para o septo nasal. A liberação parcial de cada maxila deve finalizar com a fratura vertical na apófise pterigoide. A efetividade desta técnica de osteodistração é marcada pela presença do diastema interincisivo, durante a ativação do aparelho no transcirúrgico. A finalização das suturas, somadas ao retrocesso do aparelho, mantendo apenas o espaço de uma volta, conclui o ato cirúrgico. Este, preferentemente, deve ser realizado sob efeitos da anestesia geral. Não são aplicadas imobilizações intermaxilares.

Em um período de 4 a 7 dias pós-operatórios, inicia-se a ativação manual do disjuntor. A distração osteogênica é feita, realizando-se uma expansão diária de 0,5 mm, e permite alcançar dimensões médias de 13 mm em até 30 dias de tratamento. O período de contenção e fixação dos resultados pode-se estender por até seis meses. Neste espaço de tempo, os incisivos superiores, por sua migração livre no sentido mesial, participam do estímulo à osteogênese alveolar, contribuindo para o fechamento do diastema interincisal central. O benefício da ERMCA corresponde à ampliação do palato e obtenção de arco maxilar com forma parabólica, conferindo maior espaço para a normoposição da língua. Por isso, pode-se considerar que, quanto maior o ganho transverso na cavidade bucal, maior também será o ganho na cavidade nasal, junto à chanfradura piriforme. O véu palatal recebe suporte tensional, dando estabilidade a um palato antes complacente e, durante esta expansão, os processos palatinos da maxila são movidos para inferior, reduzindo a profundidade do palato, com aumento vertical sobre a cavidade nasal.

Os ganhos na área de dimensão mínima transversa da cavidade nasal sofrem redução no período de até 18 meses de pós-operatório. A percepção pessoal de melhor respiração nasal que ocorre no período pós-operatório imediato se mantém inalterada, mesmo que não confirmada por exames otorrinolaringológicos.[1,10,39,42,64] A relação entre as bases ósseas, a estética do sorriso e a possibilidade de obtenção de uma oclusão dentária funcional vão determinar os limites máximos da expansão maxilar.[29,52]

Após a remoção do aparelho disjuntor, inicia-se o tratamento ortodôntico corretivo com aparelhos fixos. Nesta fase, está indicado o início ou reinício da atuação fonoaudiológica. Após a revisão do diagnóstico e análise conjunta dos resultados com os profissionais cirurgiões-dentistas, seguem-se as terapias recomendadas nos diferentes casos. Estas podem envolver revisões associadas ao posicionamento do septo nasal e das conchas nasais, além da estética da pirâmide nasal, uma vez que novas dimensões esqueléticas foram conquistadas na base da pirâmide nasal.

### Atresia da Mandíbula

Trata-se de uma condição menos comum, caracterizada por um desenvolvimento transversal deficiente da mandíbula. Geralmente está associada à atresia transversa da maxila. Os sinais clínicos são mordida cruzada posterior, apinhamento dentário, com um sorriso configurado em uma face estreita, geralmente associados a outras deformidades. Para os casos com atresia verdadeira da mandíbula, os tratamentos ortodônticos com extrações dentárias, além de instáveis, criam resultados insatisfatórios, causando maior constrição e redução no perímetro do arco dentário e consequente perda de espaço funcional. As disfunções de mastigação, deglutição, fala e respiração, presentes em diferentes graus de complexidade, caracterizam a relação causa/efeito no comprometimento do sistema estomatognático. Progressivamente podemos observar uma maior presença desta característica clínica, em pacientes com diferentes graus de queixas respiratórias.

Ao contrário da maxila, a atresia mandibular requer um tratamento cirúrgico de expansão mesmo em pacientes jovens. As primeiras indicações para correção cirúrgica transversa de mandíbula dentada parecem estar relacionadas com von Eiselsberg, em 1906.[21] O autor propôs a osteotomia em degrau, abrindo diastema unilateral a partir da distal de canino. Enxertos ósseos livres eram depositados nos espaços criados, tanto no alvéolo como na base da mandíbula.[21] Já Rosenthal, em 1931, propôs uma possível osteodistração a partir de osteotomias nas distais de caninos em forma pentagonal (ápice voltado para a base mandibular), completada por uma discreta osteotomia vertical na base da mandíbula. Para fixação do segmento dentoalveolar, usou uma aparelhagem ortodôntica-ortopédica híbrida, fixada nos dentes e segmentos ósseos, e por mobilização, expandiram-se os calos ósseos distais. Denominou-se este processo de método Rosenthal.[66]

A partir de 1992, Guerrero e Contasti descreveram em detalhes os princípios ortodônticos da expansão transversa da mandíbula, via osteodistração, sua aplicação clínica e as alternativas cirúrgicas.[24] Ao contrário da maxila, a condição de osso móvel transforma a cirurgia da mandíbula em um processo de maior instabilidade na área da fratura óssea guiada, localizada na região do mento. Os segmentos direito e esquerdo anatomicamente se estendem até as ATMs. Estes devem ser mantidos livres, mas preferentemente nivelados, tanto horizontal, como verticalmente para o deslocamento e afastamento progressivos durante a osteodistração. A impossibilidade de deslizamentos, apoiados em outras estruturas ósseas, reforça a necessária estabilidade. O aparelho tipo Hyrax, modificado para a mandíbula, tem apoio dentário em pré-molares e molares. Construído em laboratório e fixado em boca antes do procedimento cirúrgico, responde a estas prerrogativas. Suas extensões ou hastes horizontais e paralelas por lingual controlam as forças de compressão, flexão e tração atuantes nas fraturas mandibulares da região do mento.[62] Como resultado, pode-se obter uma neoformação óssea entre limites paralelos, respondendo a configuração anatômica da área.

### Técnica Cirúrgica

A intervenção cirúrgica poderá ser desenvolvida sob anestesia local ou geral, dependendo das condições relacionadas com o paciente, a má oclusão presente e a técnica a ser aplicada. Após incisão horizontal, semilunar ou vertical, realiza-se o descolamento mucoperiósteo, mantendo margem de segurança junto à borda gengival. A osteotomia, bicortical, no sentido vertical da base mandibular ao rebordo alveolar, é realizada com a serra reciprocante. Na continuidade, com brocas esféricas de menor diâmetro, completa-se o traço de fratura com uma osteotomia cortical vestibular na região interradicular dos incisivos centrais inferiores. O aparelho tipo Hyrax é, então, ativado para uma abertura de, em média, 2-3 mm. Com formão reto e martelo cirúrgico pratica-se a fratura óssea. Os segmentos ósseos liberados confirmam a fratura, e o aparelho distrator é fechado. Após a sutura a pontos isolados, o aparelho volta a ser aberto 1 mm (quatro vezes 1/4 de volta) para a instalação e organização do coágulo sanguíneo entre 4-7 dias.

A partir de então, o aparelho é ativado diariamente à razão de 0,5 mm por dia, no sentido de alcançar a expansão previamente determinada. Após o período de estabilização, que geralmente varia de 16 a 24 semanas, é reiniciada a movimentação ortodôntica, com forças leves e progressivas, concluindo o tratamento.[24]

Apesar da pouca literatura desta técnica para pacientes portadores de AOS, nossa experiência clínica tem demonstrado bons resultados nas condições respiratórias do paciente. Pode-se observar uma relação direta entre a ampliação física do assoalho de boca com maior espaço funcional, ambos transversais, sustentando a musculatura envolvida. A expansão da mandíbula permite maior expansão maxilar, otimizando a intercuspidação transversal, corrigindo a mordida cruzada. Somando a distração osteogênica da maxila e da mandíbula no sentido transverso, aumentamos o espaço aéreo naso-orofaríngeo com possibilidade de maior permeabilidade do mesmo (Figs. 28-4 e 28-5). A associação destas duas técnicas com os avanços sagitais e verticais maxilomandibulares potencializa o benefício desejado no tratamento da AOS.[24]

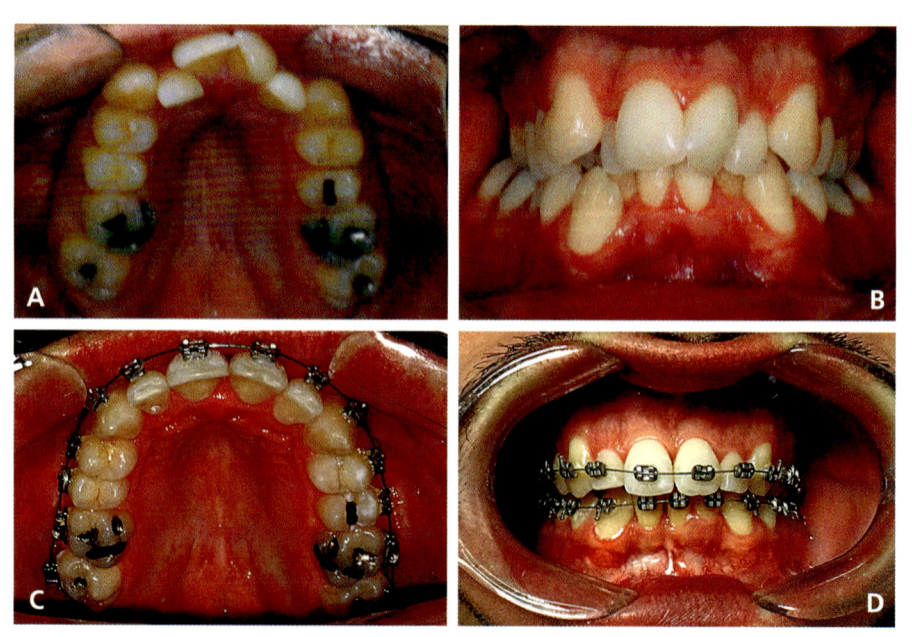

**Fig. 28-4.** (**A** e **B**) Aspecto pré-tratamento com notável atresia maxilar e palato profundo, falta de espaço para o alinhamento dentário, apesar de a vista em oclusão não apresentar mordida cruzada decorrente da excessiva inclinação lingual dos dentes inferiores.
(**C** e **D**) O aspecto após a fase de expansão transversa maxilomandibular e alinhamento inicial dos dentes com arcos leves mostra adequada forma de arco superior, correção do apinhamento, recuperação da morfologia palatina e verticalização dos dentes inferiores.

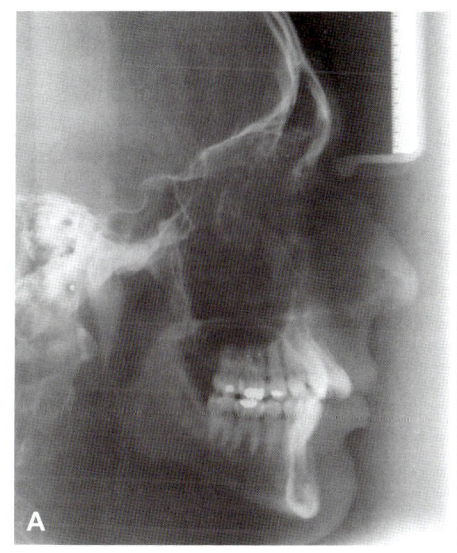

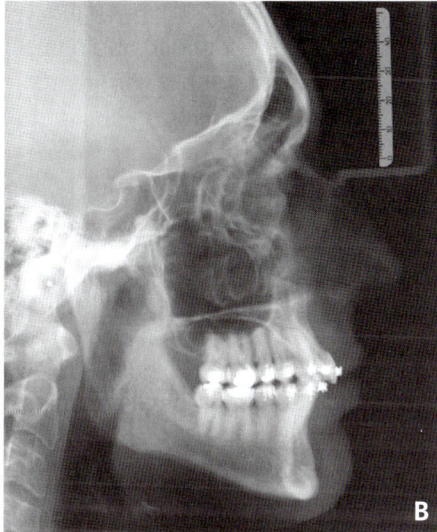

**Fig. 28-5.** As telerradiografias em norma lateral pré- (**A**) e pós-expansão transversa maxilomandibular (**B**) evidenciam a verticalização dos incisivos superiores e a anteriorização da base da língua, aumentando o espaço aéreo retropalatal e retroglossal. Com IAH (< 5) inalterado, porém com expressiva melhora na percepção da permeabilidade nasal e da qualidade do sono, o paciente declinou a segunda etapa do tratamento, de avanço bimaxilar.

## ▪ Anomalias Dentomaxilofaciais

As anomalias esqueléticas da face estão relacionadas com condições terapêuticas complexas e independentemente das terapias que possam ser indicadas, buscam, com resultados funcionais e estéticos, se não a cura, um melhor índice de qualidade de vida para os pacientes.

### Cirurgia para Avanço Maxilomandibular no Tratamento da AOS

A partir de uma osteotomia total de maxila tipo Le Fort I e sagitais bilaterais em ramo/corpo da mandíbula, é possível provocar uma anteriorização simultânea destas estruturas esqueléticas dentomaxilofaciais. Como resultado da tração exercida nos tecidos moles inseridos em áreas ósseas, observa-se a melhora das condições respiratórias do paciente.[37] A subjetividade deste resultado positivo é relatada já no pós-operatório imediato das correções destas deformidades.

Especialmente nos pacientes portadores de AOS e SAOS, o objetivo é melhorar as condições respiratórias a partir da desobstrução física da VAS. As dimensões anteroposterior e lateral da VAS, do nível do palato duro até o osso hioide, são aumentadas, quando o AMM é realizado. Importante destacar que a dimensão lateral resulta mais aumentada que a dimensão anteroposterior na região retroglossal, como consequência dessa intervenção cirúrgica (Fig. 28-6). Inclusive, estudo de Li *et al.* demonstrou que a colapsibilidade da parede lateral da faringe, a mais dinâmica na VAS, diminuiu após o AMM.[38] A melhoria pelo aumento da dimensão anteroposterior e o decréscimo na colapsibilidade durante o sono na VAS explicam os resultados de sucesso do AMM (Fig. 28-7).[38] Assim, aumentando a dimensão da faringe, pode-se prevenir seu colapso durante o sono.[8,38]

Com este propósito, a cirurgia para o AMM, antes classificada na Fase II do protocolo de Stanford, passou a ser indicada como padrão ouro no tratamento da AOS e SAOS, oferecendo alto índice de sucesso, estabilidade e baixo índice de complicações. Anteriormente, por ter sido considerada uma conduta altamente invasiva e um procedimento de resgate nas cirurgias de tecidos moles na Fase I de Stanford, o AMM por muito tempo permaneceu como última alternativa no tratamento da AOS.[38] No diagnóstico diferencial, deve-se considerar que pacientes com mínima redundância de tecidos moles, mas com uma significativa deficiência maxilomandibular terão uma resposta muito baixa se submetidos apenas aos procedimentos pouco invasivos, considerados como FASE I no Protocolo de Stanford.[38]

A conjugação dos tratamentos clínicos com os cirúrgicos mantém-se mandatória no atendimento dos pacientes. Relacionados com o AMM, salientamos o tratamento miofuncional orofacial conduzido no atendimento fonoaudiológico, com palpáveis resultados nos pacientes portadores de SAOS moderada, o uso de aparelhos intraorais (AIO) para protrusão mandibular em casos de SAOS leves e moderadas e o benefício do uso de aparelhos de pressão positiva na via aérea superior

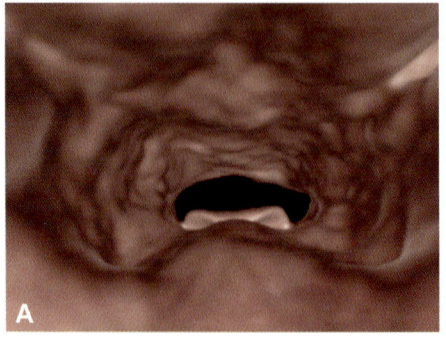

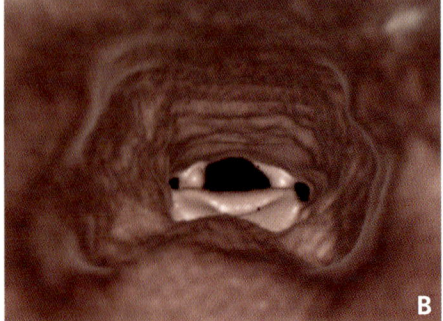

**Fig. 28-6.** (**A** e **B**) Visão caudal da faringe a partir da porção mais superior da nasofaringe, em imagem obtida de tomografia helicoidal de 64 canais. Após avanço mandibular de 12 milímetros e maxilar de 2 milímetros, com giro anti-horário, demonstrando que o significativo ganho anteroposterior conquistado ocorre em toda a dimensão transversa da faringe desde sua porção mais superior até sua porção mais inferior, mantendo o formato oblongo.

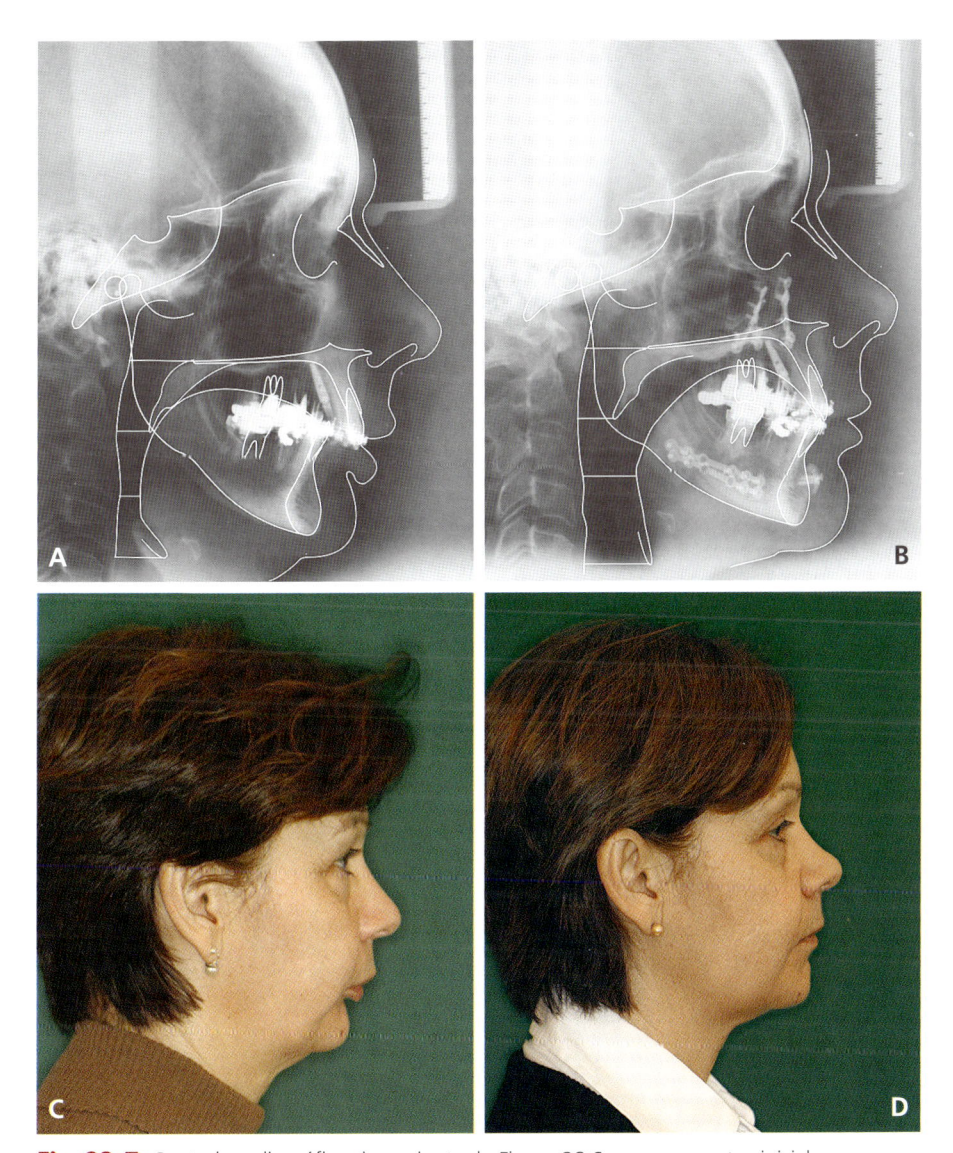

**Fig. 28-7.** Controle radiográfico do paciente da Figura 28-6, nos momentos inicial e pós-cirúrgico. É marcante o ganho anteroposterior ocorrido em vias aéreas superiores, sendo mais notável em região retropalatal (10 mm) e retroglosso (9 mm) (**A** e **B**). O ganho linear em região de hipofaringe foi de 2,5 mm. O volume faríngeo nos dois momentos, medido em tomografia computadorizada, aumentou de 20,8 cm$^3$ para 29,9 cm$^3$. Observa-se ainda a expressiva melhora estética (**C** e **D**), com projeção do mento e do ápice nasal, aumento da linha mento-cervical e melhora da postura labial em repouso.

(PAP).[25] O CPAP (Continuous Positive Airway Pressure) é o padrão de referência para o atendimento clínico nos casos moderados e severos dos pacientes portadores de AOS e SAOS. Ao serem comparados os resultados clínicos (CPAP) aos cirúrgicos (AMM), pode-se concluir que ambos satisfazem os mesmos critérios, com uma redução do IAH em 50% do valor basal, estando ele abaixo de 20/hora, produzindo ambos uma melhor qualidade de sono para os pacientes.[38,77] Recomenda-se que tratamentos clínicos fonoaudiológicos (motricidade oral), odontológicos (dispositivos oclusais), médicos (CPAP ou similares) possam ser aplicados durante o preparo para a intervenção cirúrgica, mais resolutiva. Especialmente, o CPAP e seus similares seguem em um processo de pesquisa e aperfeiçoamento, buscando minimizar seu tamanho e volume e, com isso, ampliar sua aceitação, sem prejuízo de sua função. Entretanto, o AMM pode não resultar absoluto no tratamento da AOS e SAOS, mas pode desacelerar sua evolução, tanto local como sistêmica, no paciente. Mantém-se assim uma reserva de tempo para acessar no futuro os cuidados clínicos recomendados e disponíveis. Uma nova alternativa terapêutica é a estimulação do nervo hipoglosso.[68] Nesta técnica, estímulos elétricos são produzidos por um dispositivo neuroestimulador implantado subcutaneamente na região infraclavicular.[27] Este equipamento é capaz de estimular eletrofisiologicamente o nervo hipoglosso e contrair o músculo genioglosso ipsolateral favorecendo o aumento do diâmetro das vias aéreas superiores.[27,44] Há sensores que captam a bioimpedância da parede torácica durante os movimentos respiratórios. Esta informação ajusta o equipamento para que ocorra a estimulação do nervo hipoglosso antes e durante a fase inspiratória da respiração, favorecendo abertura das vias aéreas superiores e diminuindo a AOS.[27]

Tanto em pacientes adultos, quanto em jovens com AOS sem qualquer redundância de tecidos moles na faringe e com importante deficiência maxilomandibular, está justificada cada vez mais a realização do tratamento cirúrgico.[34,65,77] As dificuldades de adaptação e adesão aos PAPs e aos outros tratamentos clínicos recomendados, a preocupação de terapias potencialmente vitalícias, a perda de qualidade de vida e limitação na convivência social são alguns critérios que fortalecem esta indicação.[34,65] Atualmente fortalecido pela literatura, ampliou-se a indicação do AMM tanto aos pacientes adultos graves (SAOS) até jovens portadores de AOS, inclusive sem alterações esqueléticas e oclusais, validando o consenso de um benefício antecipado a longo prazo.[34,65,77] Na nossa experiência, os pacientes adolescentes são operados para AMM em média aos 14 anos de idade. Em pacientes ainda com menor idade, realizamos apenas o avanço mandibular (AM) com sobrecorreção, tendendo a um resultado de oclusão tipo Classe III (prognatismo). Os tratamentos ortodônticos, serão aplicados nos tempos indicados. Quando prévio à cirurgia, o paciente será mantido sob pressão positiva contínua na via aérea (CPAP ou BIPAP –

Bi-level Positive Airway Pressure), segundo orientação médica. Nos casos de maior urgência, a cirurgia para AMM poderá ser praticada, mas no conceito ortodôntico do benefício antecipado. O aparelho ortodôntico é fixado, com arcos passivos, viabilizando a imobilização intermaxilar pós-operatória. Concluída a fase cirúrgica, o aparelho ortodôntico é ativado dando início ao tratamento planejado. Como forma provisória, podem ser recomendados outros sistemas de odontossíntese.[61,62]

Mesmo que o tratamento cirúrgico com o AMM apresente uma taxa de sucesso que oscila entre 70 a 82% e possibilidade de cura em 40% dos casos, sua indicação deve considerar o grau de morbidade, apresentado pelo paciente sistemicamente comprometido.[8,77] Em condições especiais, como intervenção única a cirurgia de avanço do músculo genioglosso, através de uma mentoplastia ou o avanço mandibular para obtenção de oclusão tipo Classe III, e glossoplastia podem retardar a indicação da traqueostomia.

## Técnica Cirúrgica para Avanço Maxilomandibular

Para a anestesia geral, a intubação nasotraqueal é imperativa pelas características próprias de uma intervenção bucomaxilofacial. O controle da relação oclusal durante o ato cirúrgico, a imobilização elástica intermaxilar e a presença do tubo endotraqueal (TET) como viabilidade respiratória, também no pós-operatório, impedem a permanência deste na cavidade oral. O acesso cirúrgico intrabucal e incisões na mucosa caracterizam o início da cirurgia. A mandíbula é a primeira estrutura esquelética operada.[59] Das osteotomias bilaterais em ramo e corpo, modificadas por Puricelli, após as fraturas guiadas, resultam individualizadas as três regiões anatômicas da mandíbula, ou seja, os dois ramos ascendentes e o corpo.[59] Os primeiros estão relacionados com a função das articulações temporomandibulares, e o último que, sustentando o arco dentário, participa da função mastigatória e, com a arcada superior, regula o padrão da oclusão dentária. Após os deslocamentos e deslizamentos, nos sentidos sagital, vertical e horizontal, segundo previstos nos estudos cefalométricos, com fixação interna rígida (miniplacas e parafusos), os segmentos ósseos são imobilizados em posições estáveis. Osteotomias na região mentoniana podem estar associadas. A mobilização do fragmento permite a tração do músculo genioglosso e ventre anterior do digástrico, associados à anteriorização do osso hioide, melhorando o posicionamento da língua e faringe.

Na sequência, através de uma osteotomia total da maxila tipo Le Fort I, promove-se a liberação multidirecional da mesma. Osteotomias complementares no assoalho nasal, e espaços alveolodentários, poderão agregar expansões transversas e nivelamentos na maxila que favoreçam a intecuspidação dentária e a permeabilidade nasal. A fixação interna rígida sustenta o resultado projetado. A glossoplastia, quando indicada, será realizada após finalizadas as sequências operatórias mandíbula/maxila. É importante ressaltar que o tratamento em pacientes desdentados ou parcialmente desdentados não inviabiliza a técnica cirúrgica.

A quantidade de avanço maxilomandibular é definido nos estudos cefalométricos pré-operatórios. Recomenda-se em média 10 mm na projeção sagital maxilomandibular.[7] A condição de maior deslizamento do segmento correspondente ao corpo da mandíbula, oferecido pela técnica de Puricelli, permite aumentar a proposta de avanço em média de 18 mm.[59] Mesmo nas trações e alongamentos agudos da musculatura inserida e na mucosa não se observam comprometimentos na sua vascularização, quando manipuladas adequadamente.[7,36,39] O tempo de internação hospitalar está diretamente relacionado com a idade, com o porte cirúrgico e com as condições sistêmicas do paciente, tanto como fator único ou combinado.[54] Especialmente nos pacientes portadores de AOS e SAOS, agrega-se ainda maior complexidade, o que pode resultar em períodos mais longos de internação com uma média de 4-8 dias.

Muitos dos pacientes com AOS e SAOS são homens e obesos. A fixação interna rígida convencional pode não ser adequada, necessitando de placas com maior resistência. As características de volume e peso da massa de tecidos moles concentradas na região perilabial superior/inferior, perimandibular e cervical anterior, somadas ao deslocamento da mandíbula, são fatores a serem considerados. O equilíbrio mecânico da osteotomia da mandíbula pode minimizar este efeito.[59] A imobilização elástica intermaxilar fica indicada pelo benefício de uma intercuspidação dentária mantida, guiada, que repercute também na estabilidade.

O uso dos meios metálicos de fixação interna rígida pode suscitar sua remoção entre 9-15% dos casos. Além de relacionados com contaminação e fraturas, não raro as solicitações para remoção são de cunho pessoal.[54] Entre as razões teóricas, pode-se citar o fato de que a presença destas estruturas metálicas sobre a superfície cortical óssea protege a área, impedindo o estresse funcional do tecido e, dessa forma, poderão causar alterações atróficas. Também é importante lembrar que o metal causa artefatos nos exames pós-operatórios de TC e RM.[5]

Em uma avaliação subjetiva sobre a percepção dos efeitos estéticos pós-operatórios na face, explorando ainda sua possível correlação aos resultados cirúrgicos respiratórios, a percepção estética subjetiva foi positiva e, independente dos resultados estéticos favoráveis conquistados com a cirurgia, o relato mais significativo dos pacientes foi a melhora na condição respiratória.[33,57,65] Tal observação reforça a nossa indicação da intervenção cirúrgica para tratamentos funcionais, sendo o resultado estético uma consequência possível de ser alcançada (Fig. 28-7D).

## CONSIDERAÇÕES FINAIS

Conforme visto, a abordagem do paciente com AOS raramente tem êxito utilizando-se apenas um tipo de tratamento, devendo ser feito o diagnóstico precoce, principalmente em crianças, evitando a instalação dos sinais e sintomas da síndrome (SAOS). Nesse sentido, as intervenções ortodônticas, cirúrgicas e ortocirúrgicas do sistema estomatognático para o tratamento da AOS inserem-se em um contexto interdisciplinar e multiprofissional, uma vez que tanto estruturas de tecido mole, quanto ósseas podem estar afetadas. Em especial, a cirurgia de avanço maxilomandibular, considerada padrão ouro no tratamento da AOS e da SAOS, deve estar recomendada independentemente da presença ou não de discrepâncias dentomaxilofaciais e da idade do paciente.

## REFERÊNCIAS BIBLIOGRÁFICAS

1. Altug-Atac AT, Atac MS, Kurt G et al. Changes in nasal structures following orthopaedic and surgically assisted rapid maxillary expansion. *Int J Oral Maxillofac Surg* 2010;39(2):129-35.
2. Amir LH, James JP, Donath SM. Reliability of the hazelbaker assessment tool for lingual frenulum function. *Int Breastfeed J* 2006;1(1):3.
3. Aras A, Akay MC, Cukurova I et al. Dimensional changes of the nasal cavity after transpalatal distraction using bone-borne distractor: an acoustic rhinometry and computed tomography evaluation. *J Oral Maxillofac Surg* 2010;68(7):1487-97.
4. Babar SI, Quan SF. Continuous positive airway pressure: placebo power, or does it really work? *Arch Intern Med* 2003;163(5):519-20.
5. Banks P, Brown A. Treatment of fractures of the mandible. In: *Fractures of the facial skeleton*. Wright 2001. p. 81-122.
6. Bass JL et al. The effect of chronic or intermittent hypoxia on cognition in childhood: a review of the evidence. *Pediatrics* 2004;114(3):805-16.
7. Bell WH. Revascularization and bone healing after anterior maxillary osteotomy: a study using adult rhesus monkeys. *J Oral Surg* 1969;27(4):249-55.
8. Butterfield KJ, Marks PL, McLean L et al. Linear and volumetric airway changes after maxillomandibular advancement for obstructive sleep apnea. *J Oral Maxillofac Surg* 2015;73(6):1133-42.
9. Capelozza Filho L, Cardoso Neto J, da Silva Filho OG et al. Non-surgically assisted rapid maxillary expansion in adults. *Int J Adult Orthodon Orthognath Surg* 1996;11(1):57-66; discussion 67-70.
10. Chaves Jr CM, Dal-Fabbro C, Bruin VMSd et al. Consenso brasileiro de ronco e apneia do sono: aspectos de interesse aos ortodontistas. *Dental Press J Orthodontics* 2011;16(e1-e10).
11. Chu MW, Bloom DC. Posterior ankyloglossia: a case report. *Int J Pediatr Otorhinolaryngol* 2009;73(6):881-83.
12. Codivilla A. The classic: on the means of lengthening, in the lower limbs, the muscles and tissues which are shortened through deformity. *Clin Orthopaed Related Res* 2008;466(12):2903-9.
13. Conley RS. Orthodontic Considerations Related to Sleep-Disordered Breathing. *Sleep Med Clin* 2010;5(1):71-89.

14. Cope JB, Samchukov ML, Cherkashin AM. Mandibular distraction osteogenesis: a historic perspective and future directions. *Am J Orthod Dentofacial Orthop* 1999;115(4):448-60.
15. Costa SA, Brinhole MC, da Silva RA et al. Surgical treatment of congenital true macroglossia. *Case Rep Dent* 2013;2013(489194).
16. Dingman RO, Grabb WC. Lymphangioma of the tongue. *Plast Reconstr Surg Transplant Bull* 1961;27(214-23).
17. Edgerton M. The management of macroglossia when associated with prognathism. *Br J Plast Surg* 1950;3(2):117-22.
18. Egyedi P, Obwegeser H. An operation for tongue miniaturization. *Deutsch Zahn Mund Kieferheilk Zentrabl* 1964;41(16-25).
19. Fagondes SC, Moreira GA. Apneia obstrutiva do sono em crianças. *J Bras Pneumol* 2010;36(Supl 2):S1-S61.
20. Follmar A, Dentino K, Abramowicz S et al. Prevalence of sleep-disordered breathing in patients with Beckwith-Wiedemann syndrome. *J Craniofac Surg* 2014;25(5):1814-17.
21. Fu DG. *Archiv für klinische Chirurgie*. Springer, 1906.
22. Gasparini G, Saltarel A, Carboni A et al. Surgical management of macroglossia: discussion of 7 cases. *Oral Surg Oral Med Oral Pathol Oral Radiol Endod* 2002;94(5):566-71.
23. Gokce SM, Gorgulu S, Gokce HS et al. Evaluation of pharyngeal airway space changes after bimaxillary orthognathic surgery with a 3-dimensional simulation and modeling program. *Am J Orthod Dentofacial Orthop* 2014;146(4):477-92.
24. Guerrero CA, Bell WH, Contasti GI et al. Mandibular widening by intraoral distraction osteogenesis. *Br J Oral Maxillofac Surg* 1997;35(6):383-92.
25. Guimaraes KCC. *Apneia e ronco – Tratamento miofuncional orofacial*. São Paulo: Pulso, 2009.
26. Handelman C. Palatal expansion in adults: the nonsurgical approach. *Am J Orthod Dentofacial Orthop* 2011;140(4):462-68.
27. Hida W et al. Effects of submental stimulation for several consecutive nights in patients with obstructive sleep apnoea. *Thorax* 1994;49(5):446-52.
28. Hogan M, Westcott C, Griffiths M. Randomized, controlled trial of division of tongue-tie in infants with feeding problems. *J Paediatr Child Health* 2005;41(5-6):246-50.
29. Holty J-EC, Guilleminault C. Maxillomandibular Expansion and Advancement for the treatment of sleep-disordered breathing in children and adults. *Semin Orthodontics* 2012;18(2):162-170.
30. Hong P, Lago D, Seargeant JB et al. Defining ankyloglossia: a case series of anterior and posterior tongue ties. *Int J Pediatr Otorhinolaryngol* 2010;74(9):1003-6.
31. Ilizarov GA. Basic principles of transosseous compression and distraction osteosynthesis. *Ortop Travmatol Protez* 1971;32(11):7-15.
32. Indriksone I, Jakobsone G. The upper airway dimensions in different sagittal craniofacial patterns: a systematic review. *Stomatologija* 2014;16(3):109-17.
33. Islam S, Aleem F, Ormiston IW. Subjective assessment of facial aesthetics after maxillofacial orthognathic surgery for obstructive sleep apnoea. *Br J Oral Maxillofacial Surg* 2015;53(3):235-38.
34. Islam S, Uwadiae N, Ormiston IW. Orthognathic surgery in the management of obstructive sleep apnoea: experience from maxillofacial surgery unit in the United Kingdom. *Br J Oral Maxillofacial Surg* 2014;52(6):496-500.
35. Köle H. Results, experience, and problems in the operative treatment of anomalies with reverse overbite (mandibular protrusion). *Oral Surg, Oral Med, Oral Pathol* 1965;19(4):427-50.

36. Lee SH, Kaban LB, Lahey ET. Skeletal stability of patients undergoing maxillomandibular advancement for treatment of obstructive sleep apnea. *J Oral Maxillofac Surg* 2015;73(4):694-700.
37. Li KK, Guilleminault C, Riley RW et al. Obstructive sleep apnea and maxillomandibular advancement: an assessment of airway changes using radiographic and nasopharyngoscopic examinations. *J Oral Maxillofac Surg* 2002;60(5):526-30.
38. Li KK. Maxillomandibular advancement for obstructive sleep apnea. *J Oral Maxillofac Surg* 2011;69(3):687-94.
39. Li KK. Surgical therapy for adult obstructive sleep apnea. *Sleep Med Rev* 2005;9(3):201-9.
40. Lumeng JC, Chervin RD. Epidemiology of pediatric obstructive sleep apnea. *Proc Am Thorac Soc* 2008;5(2):242-52.
41. Maahs MAP, Puricelli E, Ferreira ES. Stability of pharyngeal airway space after maxillomandibular advance surgery in patients with class II malocclusion. *Revista da Faculdade de Odontologia UPF* 2011;16(2):154-60.
42. Magnusson A, Bjerklin K, Nilsson P et al. Nasal cavity size, airway resistance, and subjective sensation after surgically assisted rapid maxillary expansion: a prospective longitudinal study. *Am J Orthod Dentofacial Orthop* 2011;140(5):641-51.
43. Maher JL, Mahabir RC, Read LA. Acute macroglossia in the pediatric patient: worth a look. *Pediatr Emerg Care* 2011;27(10):948-49.
44. Mann EA, Burnett T, Cornell S et al. The effect of neuromuscular stimulation of the genioglossus on the hypopharyngeal airway. *Laryngoscope* 2002;112(2):351-56.
45. Martinelli RLC, Marchesan IQ, Rodrigues AC, Berretin-Felix G. Protocolo de avaliação do frênulo da língua em bebês. *Revista CEFAC* 2012;14(138-145).
46. McNicholas WT, Bonsignore MR. Management Commitee of EU COST ACTION B26. Sleep apnoea as an independent risk factor for cardiovascular disease: current evidence, basic mechanisms and research priorities. *Eur Respir J* 2007;29(1):156-78.
47. Mello ED, Luft VC, Meyer F. Obesidade infantil: como podemos ser eficazes? *J Pediatr* 2004;80(3):173-82.
48. Moss ML. The functional matrix hypothesis revisited. 2. The role of an osseous connected cellular network. *Am J Orthod Dentofacial Orthop* 1997;112(2):221-26.
49. Moss ML. The functional matrix hypothesis revisited. 3. The genomic thesis. *Am J Orthod Dentofacial Orthop* 1997;112(3):338-42.
50. Mustardé JC, Jackson IT. *Plastic surgery in infancy and childhood*. Edinburgh: Churchill Livingstone, 1988.
51. Nanci A. *Ten cate histologia oral*. Elsevier Health Sciences Brazil, 2011.
52. National Jewish Medical Center University of Colorado Health Sciences Center Teofilo Lee-Chiong Associate Professor D. *Sleep medicine: essentials and review: essentials and review*. USA: Oxford University, 2008.
53. Neville B. *Patologia oral e maxilofacial*. Elsevier Health Sciences Brazil, 2011.
54. Peacock ZS, Lee CCY, Klein KP et al. Orthognathic surgery in patients over 40 years of age: indications and special considerations. *J Oral Maxillofacial Surg* 2014;72(10):1995-2004.
55. Peker Y, Hedner J, Norum J et al. Increased incidence of cardiovascular disease in middle-aged men with obstructive sleep apnea: a 7 year follow-up. *Am J Respir Crit Care Med* 2002;166(159-65).
56. Pirelli P, Saponara M, Guilleminault C. Rapid maxillary expansion in children with obstructive sleep apnea syndrome. *Sleep* 2004;27(4):761-66.

57. Ponzoni D, Engers MEAO, Oliveira MG et al. Percepções, expectativas e manifestações de pacientes submetidos à cirurgia ortognática. RBC - *Revista Internacional de Cirurgia e Traumatologia Bucomaxilofacial* 2006;4(244-250).
58. Puricelli E. A multidisciplinaridade buco-maxilo-facial na odontologia. In: Vanzillotta OS, Gonçalves AR. *Odontologia integrada: avaliação multidisciplinar para o clínico e o especialista*. Rio de Janeiro: Pedro Primeiro, 2001.
59. Puricelli E. A new technique for mandibular osteotomy. *Head Face Med* 2007;3(15).
60. Puricelli E. Panorametry: suggestion of a method for mandibular measurements on panoramic radiographs. *Head Face Med* 2009;5(19).
61. Puricelli E. *Técnica anestésica, exodontia e cirurgia dentoalveolar*. Rio de Janeiro: Artes, 2014.
62. Puricelli E. Trauma bucomaxilofacial. In: Nasi LA. *Rotinas em Pronto-Socorro*. Rio de Janeiro: Artmed, 2006. p. 396-409.
63. Puricelli EP, Ponzoni D. Aspectos da cirurgia e traumatologia bucomaxilofacial em odontopediatria. In: Toledo OA. *Odontopediatria – Fundamentos para a prática clínica*. 4. ed. Rio de Janeiro: Medbooks, 2012. p. 239-48.
64. Rizzatto SMD, Costa NP, Marchioro EM et al. Avaliação do efeito da expansão rápida da maxila na resistência nasal por rinomanometria ativa anterior em crianças. *Ortodontia Gaucha* 1998;2(2):79-93.
65. Ronchi P, Cinquini V, Ambrosoli A et al. Maxillomandibular advancement in obstructive sleep apnea syndrome patients: a restrospective study on the sagittal cephalometric variables. *J Oral Maxillofac Res* 2013;4(2):e5.
66. Rosenthal V. Chirurgische Fragen in der Zahnheilkunde. *Deutsch Zahnärztle Wisschaftlicher* 1931;34.
67. Rossi RRP, Araújo MT, Bolognese AM. Expansão maxilar em adultos e adolescentes com maturação esquelética avançada. *Revista Dental Press de Ortodontia e Ortopedia Facial* 2009;14:43-52.
68. Schwartz AR et al. Acute upper airway responses to hypoglossal nerve stimulation during sleep in obstructive sleep apnea. *Am J Respir Crit Care Med* 2012;185(4):420-26.
69. Segal LM, Stephenson R, Dawes M et al. Prevalence, diagnosis, and treatment of ankyloglossia: methodologic review. *Can Fam Physician* 2007;53(6):1027-33.
70. Sethi N, Smith D, Kortequee S et al. Benefits of frenulotomy in infants with ankyloglossia. *Int J Pediatr Otorhinolaryngol* 2013;77(5):762-65.
71. Sharma PK, Bhakta P, Srinivasan S et al. Acute tongue enlargement secondary to pharyngeal packing after tracheal intubation—a case report. *Middle East J Anaesthesiol* 2012;21(5):761-64.
72. Ueyama Y, Mano T, Nishiyama A et al. Effects of surgical reduction of the tongue. *Br J Oral Maxillofac Surg* 1999;37(6):490-95.
73. Van Lierde KM, Mortier G, Huysman E et al. Long-term impact of tongue reduction on speech intelligibility, articulation and oromyofunctional behaviour in a child with Beckwith-Wiedemann syndrome. *Int J Pediatr Otorhinolaryngol* 2010;74(3):309-18.
74. Wang J, Goodger NM, Pogrel MA. The role of tongue reduction. *Oral Surg Oral Med Oral Pathol Oral Radiol Endod* 2003;95(3):269-73.
75. Wiegand L, Zwilich CW. *Obstructive sleep apnea. Disease-a-Month*, ed Bone RC St. Louis: Mosby Year Book, 1994. p. 199-252, vol. 40.
76. Zancanella E, Haddad FM, Oliveira LAMP et al. *Apneia obstrutiva do sono e ronco primário: diagnóstico*. Projeto Diretrizes, Associação Médica Brasileira, 2012.
77. Zancanella E, Haddad FM, Oliveira LAMP et al. *Apneia obstrutiva do sono e ronco primário: tratamento*. Projeto diretrizes. Associação Médica Brasileira, 201.

# Seção III
# Aspectos Fonoaudiológicos

# 29

# Aspectos Fonoaudiológicos do Tratamento

Lisiane De Rosa Barbosa

Os sinais e sintomas mais comuns da Síndrome da Apneia e Hipopneia Obstrutiva do Sono (SAHOS) são o ronco, a sonolência excessiva e pausas respiratórias durante o sono. Sabe-se que os pacientes acometidos pela SAHOS apresentam alterações anatômicas, funcionais, neurocognitivas e psicossociais. Prejuízos das funções cognitivas, como concentração, atenção, memória e de função executiva, são frequentemente observados. Alterações de humor, irritabilidade, depressão e ansiedade também podem ser encontradas.[2,4-9]

O sinal noturno dominante é o ronco. Os episódios de apneia caracterizam-se por cessação ou diminuição do fluxo respiratório.[2] O ronco intenso geralmente está associado à apneia obstrutiva do sono, que, por sua vez, condiciona significativas anormalidades fisiológicas, cardiovasculares, pulmonares e cerebrovasculares.[3]

Em razão da complexidade dos sintomas apresentados por estes pacientes e as repercussões no cotidiano, os profissionais da área de saúde devem sempre avaliar o paciente de forma multidisciplinar. O tratamento da SAHOS envolve otorrinolaringologistas, cirurgiões-dentistas, fisioterapeutas e, mais recentemente, o fonoaudiólogo.[1]

Os métodos para tratar a SAHOS abrangem diferentes abordagens, como as medidas comportamentais, os tratamentos cirúrgicos, o uso de dispositivos orais, o uso de CPAP (pressão aérea superior positiva contínua), a administração de fármacos e a terapia miofuncional.[1] A decisão sobre o tratamento está relacionada com o resultado da avaliação médica e classificação da gravidade da SAHOS. A existência de vários métodos de tratamento pressupõe um plano terapêutico individualizado, específico a cada paciente, levando-se em conta os fatores anatômicos, índices de gravidade da doença, comorbidades, adesão ao tratamento e a necessidade de um seguimento periódico com base em critérios objetivos.[11]

É importante que o fonoaudiólogo tenha conhecimento sobre as indicações e características dos diferentes tratamentos para que possa compreender a realidade clínica de cada paciente que busca a fonoterapia. Na história clínica de alguns casos, o paciente já pode ter recebido a indicação terapêutica de determinado tratamento e, por questões individuais, de inadaptação, de acesso e econômicas, pode não ter aderido ou tido sucesso a estes tratamentos. Neste capítulo, iremos nos deter aos aspectos fonoaudiológicos no tratamento do paciente com SAHOS.

## CARACTERÍSTICAS DA MUSCULATURA OROFARÍNGEA

Sabe-se que nos pacientes acometidos pela SAHOS a geometria das vias aéreas superiores (VAS) pode estar alterada.[9] O tamanho dos tecidos moles das VAS é determinado por fatores genéticos, que podem ser afetados por inflamação, infecção e infiltração por componentes metabólicos. O tônus neuromotor anormal pode promover alteração na forma da musculatura da VAS.[7]

Na SAHOS, o ronco é mais intenso e constante, aumentando a intensidade e frequência, gerando vibração das paredes moles da faringe, úvula, palato, pilares das tonsilas e língua durante a passagem de ar. Por causa da vibração constante dos tecidos moles, os músculos das VAS se tornam flácidos, mudando o tamanho, largura e espessura, levando a um ciclo vicioso.[7]

A redução da tonicidade dos músculos da faringe e o genioglosso promove o estreitamento das VAS, ocasionando um aumento da velocidade do fluxo aéreo, gerando uma vibração do palato mole e dos tecidos da faringe, produzindo, em última análise, o ronco, ruído que pode ocorrer durante o sono, gerado predominantemente na inspiração e causado pela vibração dos tecidos moles na orofaringe.[9] Tanto a apneia, quanto a hipopneia resultam no mesmo evento fisiológico na faringe e nas VAS, decorrentes do tônus neuromuscular reduzido e do aumento da pressão negativa intratorácica na inspiração.[7]

Estudos alertam para o tônus do músculo genioglosso, que é maior em mulheres, o que sugere um mecanismo de defesa e manutenção da permeabilidade das VAS e menor redução da luz da VAS, em posição de decúbito dorsal, que a apresentada pelos homens. Também há referência à redução da tonicidade do músculo genioglosso, levando ao estreitamento das VAS e promovendo o estreitamento das paredes laterais da faringe. As mudanças significativas na estrutura dos tecidos moles são responsáveis pelo estreitamento lateral das VAS nos pacientes apneicos durante o sono, e essa parede lateral é mais espessa em apneicos e roncadores em razão de mudanças que ocorrem na configuração da via aérea, podendo predispor o paciente apneico ao fechamento da mesma durante o sono.[9]

Sabe-se ainda que o aumento da espessura da parede lateral da faringe, do comprimento do palato mole e do volume da língua são responsáveis pela diminuição do calibre da VAS e geram apneia noturna.[9]

## AVALIAÇÃO FONOAUDIOLÓGICA

Os profissionais da área de saúde devem avaliar o paciente com suspeita de SAHOS de modo multidisciplinar, visando a ter o entendimento global da clínica que o paciente apresenta. A polissonografia é o método considerado "padrão ouro" de diagnóstico, pois avalia os distúrbios respiratórios do sono, a arquitetura do sono e dessaturações de oxigênio.[10] A avaliação qualitativa através de questionários também tem sido utilizada. Os questionários que avaliam a presença de sinais de SAHOS trazem uma análise subjetiva das reclamações do paciente e as repercussões na qualidade de vida. Estes questionários podem ser incluídos durante a avaliação inicial, e repetidos ao longo do tratamento. A Escala de Sonolência Epworth é uma excelente medida do nível geral do paciente de sonolência diurna, realizada por meio de perguntas de situações cotidianas.[10] O questionário de Berlim indaga sobre fatores de risco para apneia do sono, incluindo ronco, sonolência ou fadiga e a presença de obesidade ou hipertensão.[7]

No exame físico, avaliam-se as variáveis antropométricas: peso e altura, a circunferência do pescoço e a pressão arterial. Destacam-se, como de maior valor preditivo, a circunferência do pescoço, o índice de massa corpórea e a presença de hipertensão arterial, pois esta patologia está associada à SAHOS.[3]

Ao indicar a terapia miofuncional orofacial, é importante que o fonoaudiólogo tenha o diagnóstico do distúrbio do sono presente, bem como a classificação de gravidade envolvida em cada caso.

O processo de fonoterapia inicia-se com a realização da anamnese e avaliação do sistema estomatognático e funções orais, junto com a análise dos exames complementares, que possam ter sido realizados previamente, como nasofaringoscopia, análise cefalométrica, ressonância magnética, polissonografia e parecer ortodôntico.[9] Também devemos verificar, através da avaliação otorrinolaringológica, a ocorrência de obstruções de VAS, como presença de hipertrofia da adenoide, desvio de septo, cistos, hipertrofia de cornetos entre outros, tendo em vista que a liberação da coluna aérea superior é fundamental para o tratamento.[11]

Na anamnese, além dos questionamentos usuais no âmbito da motricidade orofacial, destacam-se informações sobre o sono, investigações e tratamentos já realizados.

A avaliação da motricidade orofacial deve abranger o exame orofacial, das estruturas do sistema estomatognático, bem como das funções orofaciais. O profissional deve eleger algum protocolo de avaliação disponível na literatura da área para que possa ter parâmetros estabelecidos no momento inicial da avaliação.[4,5] Nos pacientes com SAHOS, alguns aspectos da avaliação da motricidade orofacial merecem atenção.

A Classificação da VAS de Malampati tem sido utilizada para descrever a visualização da mobilidade e funcionalidade da musculatura das VAS.[7,12] Neste exame, observam-se o comprometimento da região de VAS, durante a vigília, a capacidade de abertura de boca, o tamanho da língua e a distância da úvula, do palato mole e a mobilidade da cabeça. Esta classificação divide-se em:[7]

- *Classe I:* visualiza-se completamente o véu palatofaríngeo e toda a úvula.
- *Classe II:* visualiza-se parcialmente a úvula e os arcos do véu palatofaríngeo.
- *Classe III:* não há visualização da úvula ou do véu palatofaríngeo.
- *Classe IV:* não há visualização de todo o palato mole.

Nos pacientes com SAOS, algumas alterações miofuncionais são possíveis de serem encontradas na avaliação, destacando-se:[6-9]

- Redução de tônus e de mobilidade de língua, bochechas, lábio e palato mole.
- Aumento na altura da musculatura da língua.
- Flacidez no arco palatoglosso.
- Visualização de alongamento do palato mole e úvula;
- Deslocamento inferior do osso hioide.
- Flacidez da musculatura da mímica facial.
- Qualidades vocais rouca e soprosa.
- Estalos na articulação temporomandibular à abertura de boca.
- Respiração mista.
- Mastigação com predomínio unilateral.
- Deglutição com pressionamento da musculatura perioral.

## TRATAMENTO

A terapia miofuncional começou a se desenvolver no Brasil, em 1996, na Santa Casa de Misericórdia em São Paulo, primeiramente aplicada a indivíduos roncadores. A terapia parte da conscientização do problema e da necessidade de sua correção, da melhora da postura corporal, da realização dos exercícios básicos e, por fim, de um período de reforço, visando à manutenção dos novos padrões alcançados com a fonoterapia.[9]

A terapia fonoaudiológica tem sido considerada uma nova opção de tratamento para a SAHOS e o ronco, ao apresentar resultados satisfatórios, melhorias significativas nos sintomas iniciais e na qualidade de vida, em um intervalo curto de tempo. Desenvolvida, visando a um tratamento de menor custo, maior aceitabilidade e resultados praticamente imediatos.[1]

Um estudo com participantes revelou que a terapia miofuncional pode corrigir o agente causador da síndrome: a hipotonia da musculatura e mostrou-se um tratamento de efeitos duradouros e não apenas paliativo. A finalidade desta terapia é corrigir as alterações motoras e sensoriais do sistema estomatognático por meio da conscientização do problema e da necessidade de sua correção, da melhora da posição corporal, da realização de exercícios básicos e manutenção dos padrões alcançados com a terapia.[1]

Landa, Sawada e Suzuki (2009) afirmam que na conduta terapêutica podem ser indicados num primeiro momento, exercícios de relaxamento cervical e dos órgãos fonoarticulatórios, exercícios respiratórios, exercícios específicos para adequar e estimular as funções do sistema estomatognático (principalmente a mastigação), exercícios orofaciais e articulatórios.[9]

A terapia fonoaudiológica para a SAHOS propõe adaptar exercícios isotônicos e isométricos derivados da Motricidade Orofacial para as regiões de palato mole, paredes laterais faríngeas, face, língua, além da adequação das funções orais de mastigação, deglutição, sucção e respiração.[7]

Guimarães, Drager, Marcondes e Lorenzi-Filho (2009) realizaram um ensaio clínico randomizado, buscando identificar os efeitos dos exercícios orofaríngeos em pacientes com SAOS moderada, empregando como medidas de gravidade as informações derivadas da polissonografia, bem como sintomas subjetivos do sono, incluindo ronco, sonolência diurna e qualidade do sono.[6] Neste estudo, foi proposto um novo método de exercícios que buscam aumentar a patência das vias aéreas superiores e baseia-se no conceito de que as funções de sucção, deglutição, mastigação, respiração e fala são intimamente relacionadas e são partes do sistema estomatognático. Foram empregados exercícios orofaríngeos, envolvendo o palato mole, língua e musculatura facial, bem como as funções estomatognáticas. Destacam-se os seguintes objetivos: adequar a respiração nasal diafragmática; mudar o padrão de mastigação e deglutição; observar o afilamento e a retropulsão lingual; observar a elevação e vibração do palato mole; observar a funcionalidade muscular da face e da musculatura supra-hióidea.[6,8-13] Com 3 meses de terapia percebeu-se a redução em 39% da gravidade da SAHOS avaliada pelo Indíce de Apneia e Hipopneia do Sono (IAH), menor taxa de saturação de oxigênio determinado pela polissonografia.[6] Além de melhoria dos parâmetros subjetivos do sono e redução significativa na medida da circunferência cervical.

Ieto (2014) realizou a adaptação de um programa de exercícios derivados da Terapia Miofuncional Orofacial que deveriam ser realizados diariamente associados às atividades de vida diárias durante aproximadamente 8 minutos, na frequência de três vezes ao dia.[6,8] Foram propostos exercícios orofaríngeos, envolvendo as estruturas da língua, músculo bucinador e orbicular da boca e o palato que foram realizados por meio de contração isotônica e/ou isométrica, de acordo com a necessidade e evolução de cada paciente. Os exercícios foram solicitados ao paciente para serem realizados 3 vezes ao dia, repetindo por 20 vezes. Apenas nos exercícios com a musculatura do bucinador e orbicular da boca a repetição era de 10 vezes. As funções de mastigação, deglutição e respiração foram reestabelecidas, quando o paciente apresentou algum tipo de alteração. O Quadro 29-1 apresenta a descrição dos mesmos segundo a autora.[8]

Com o objetivo de recrutar os músculos tensor do véu palatino, levantador do véu palatino, palatofaríngeo, palatoglosso e de úvula, também podem ser indicados exercícios com intuito de elevação do palato mole. Estes empregam principalmente o uso de fala, ou seja, o uso de vogal aberta inicialmente e após conseguir elevar intermitentemente, o paciente deverá conseguir controlar o movimento de elevação sem som e sem golpes de glote.[7]

Cabe destacar que o tratamento fonoaudiológico envolve diretamente a participação do paciente na realização dos exercícios propostos com a frequência inicial diária e com repetições ao longo do dia. Será papel do terapeuta estimular, incentivar e gerenciar o paciente a realizar os exercícios miofuncionais com disciplina para que os resultados sejam alcançados. O fonoaudiólogo precisa desenvolver combinações sobre o momento da realização dos exercícios pelo paciente, que precisam ser inseridos na rotina do paciente e registrados diariamente. À medida que o paciente desenvolve a conscientização e propriocepção dos exercícios, o mesmo terá maior motivação para seguir com as tarefas e identificar os resultados advindos. Após a primeira etapa de encontros semanais, o acompanhamento após a alta fonoaudiológica será importante para gerenciar a manutenção dos padrões miofuncionais e indicar exercícios de reforço, se necessário.

**Quadro 29-1.** Exercícios orofaríngeos envolvendo língua, músculo bucinador e orbicular da boca e palato mole[8]

| Estrutura | Exercício |
|---|---|
| Língua | **Varrer:** posicionar a ponta da língua na papila incisiva e realizar deslizamentos no sentido anteroposterior contra o palato duro, em direção ao palato mole. Inicialmente sem pressionamento lingual e depois com pressionamento lingual. Realizar o exercício com lábios fechados, sem apertamento dentário |
| Língua | **Acoplamento:** inicialmente realizar estalos de língua, com contração isotônica, depois grudar a língua contra o palato duro e manter o acoplamento lingual com contração isométrica durante 5 segundos |
| Língua | **Empurrar o palato duro:** empurrar o terço anterior da língua contra o palato duro, mantendo o vedamento labial, sem apertamento dentário. Inicialmente com contração isotônica e, posteriormente, com contração isométrica, mantendo a força de empurrar durante 5 segundos |
| Língua | **Abaixar o dorso da língua:** com o auxílio de uma espátula, estimular o reflexo de abaixamento do dorso da língua por meio de pequenos toques na região do dorso da língua. Após a contração voluntária, iniciar abaixamento com contração isotônica. Posteriormente, manter o dorso lingual abaixado, com contração isométrica durante cinco segundos |
| Bucinador e Orbicular da boca | **Dedo na bochecha:** posicionar o dedo na mucosa interna da bochecha e pressionar a bochecha contra o dedo e os dentes. Realizar contrações isotônicas, 10 vezes cada lado. Posteriormente, as contrações serão isométricas durante 10 segundos |
| Palato | **Elevação do palato mole e úvula:** emitir a vogal "A" de forma intermitente (contração isotônica) 10 vezes, durante 1 a 2 semanas. Após obtida a contração voluntária da musculatura, retira-se a vogal "A", realizando somente a elevação do palato mole, de modo intermitente, 20 vezes. Após o ganho de controle e coordenação do movimento, a contração da musculatura deverá ser mantida por 5 segundos (contração isométrica), recrutando inclusive o músculo da úvula na fase final. Em conjunto com este exercício foi realizado exercício de abaixar o dorso da língua |

Para avaliar os benefícios da fonoterapia com o paciente com SAHOS atualmente na fonoaudiologia há a preocupação em apontar indicadores de melhora do paciente, para comparação e comprovação dos momentos pré- e pós-fonoterapia. As escalas e questionários já citados neste capítulo, bem como resultados da polissonografia pré- e pós-fonoterapia, têm sido empregados com este objetivo. Quanto às limitações da fonoterapia, relaciona-se também o impacto da classificação de gravidade da SAHOS, bem como a participação do paciente do processo terapêutico. O maior incremento de pesquisas voltadas para a reabilitação destes pacientes é necessário.

# REFERÊNCIAS BIBLIOGRÁFICAS

1. Ayonara Dayane Leal da Silva, Maria Helena Chaves de Vasconcelos Catão, Roniery de Oliveira Costa, Ivna Rafaela Ribeiro dos Santos Costa. Muldisciplinaridade na apneia do sono: uma revisão de literatura. *Rev CEFAC* 2014 Set.-Out.;16(5):1621-26.
2. Bittencourt LRA. *Diagnóstico e tratamento da síndrome da apnéia obstrutiva do sono (SAOS): guia prático.* São Paulo: Médica Paulista, 2008, 95p.
3. Diretriz Apneia obstrutiva do sono e ronco primário: tratamento. *Braz J Otorhinolaryngol* 2014;80(1 Supl 1):S17-S28.
4. Felício CM, Folha GA, Ferreira CLP et al. Expanded protocol of orofacial myofunctional evaluation with scores: Validity and reliability. *Int J Pediatr Otorhinolaryngol* 2010;74(11):1230-39.
5. Genaro KF, Berretin-Felix G, Rehder MIBC et al. Avaliação miofuncional orofacial. *Rev CEFAC* 2009 Abr.-Jun.;11(2):237-55.
6. Guimarães KC, Drager LF, Genta PR et al. Effects of oropharyngeal exercises on patients with moderate obstructive sleep apnea syndrome. *Am J Respir Crit Care Med* 2009;179(10):962-66.
7. Guimarães KCC. *Apnéia e ronco – Tratamento miofuncional orofacial.* São José dos Campos: Pulso, 2009, 96p.
8. Ieto V. *Efeitos da terapia miofuncional orofacial sobre o ronco e a qualidade de sono em pacientes com ronco primário e apneia obstrutiva do sono leve a moderada.* Tese de doutorado- Faculdade de Medicina da Universidade de São Paulo. Programa de Pneumologia. São Paulo, 2014.
9. Landa PG, Suzuki HS. Síndrome da apneia e hipoapneia obstrutiva do sono e o enfoque fonoaudiológico: revisão de literatura. *Rev Cefac* 2009;11(3):507-15.
10. Lee NR. Evaluation of the obstructive sleep apnea patient and management of snoring. *Oral Maxillo Fac Surg Clin North Am* 2009;21(4):377-87.
11. Macedo M, Colombini N. *Do respirador bucal à apneia obstrutiva do sono; enfoque multidisciplinar.* São Paulo: Icone, 2010. p. 189-264.
12. Martinez-Pons V, Madrid V, Company R et al. Multicenter study on the usefulness of the nasoral system for the denitrogenation and apneic oxygenation in anesthesia. *Rev Esp Anestesiol Reanim* 2001;48:51-52.
13. Tessitore A. Terapia fonoaudiológica em ronco (como eu trato). In. Marchesan IQ, Silva HJ, Berretin-Felix G. (Eds.). *Terapia fonoaudiológica em motricidade orofacial.* São José dos Campos, SP: Pulso, 2012. p. 111-22.

# 30

# Repercussão na Vida das Pessoas e na Saúde do Trabalhador

Andrea Wander Bonamigo

## INTRODUÇÃO

A saúde do trabalhador caracteriza-se como um campo do saber que visa a compreender as relações entre o trabalho e o processo saúde e doença.[3] A saúde do trabalhador e um ambiente saudável são valiosos bens individuais, comunitários, institucionais e dos países.[21]

A saúde ocupacional e a saúde do trabalhador são pré-requisitos cruciais para a produtividade e são de suma importância para o desenvolvimento socioeconômico e sustentável.

A Organização Internacional do Trabalho (OIT) declara que a segurança e a higiene no trabalho, medidas de prevenção, são conceitos indivisíveis e devem ser tratados como dois aspectos de um mesmo problema – o da proteção dos trabalhadores.

Segundo a Organização Mundial da Saúde (OMS), a principal finalidade dos serviços de saúde ocupacionais consiste na promoção de condições laborais que garantam a qualidade de vida no trabalho, promovendo o bem-estar físico, mental e social, prevenindo e controlando acidentes e as doenças por meio da redução das condições de risco.[21]

Neste contexto, refletir sobre os aspectos da qualidade do sono, especialmente na apneia obstrutiva do sono, suas consequências e repercussão na vida das pessoas e dos trabalhadores; a promoção, prevenção e controle, além de apresentar medidas de higiene do sono são os objetivos do presente capítulo.

## APNEIA OBSTRUTIVA DO SONO E A SAÚDE DO TRABALHADOR

A apneia obstrutiva do sono é a situação mais grave de um distúrbio obstrutivo respiratório e muito frequente. A Síndrome de Apneia Obstrutiva do Sono (SAOS) é a doença orgânica do sono mais frequente e se caracteriza por paradas respiratórias totais (apneias) ou parciais (hipopneias) recorrentes durante o sono.[26,29] Pode-se relatar que é a causa mais comum de sonolência entre as pessoas que consultam os profissionais médicos por transtornos do sono e um dos principais distúrbios do sono associado a acidentes rodoviários e entre trabalhadores em turnos.[13,20,32]

Constituem sintomas e comorbidades da SAOS sonolência excessiva, obesidade, diabetes melito tipo 2, hipertensão arterial, exacerbação de doença pulmonar obstrutiva crônica, irritabilidade, redução do tempo de reação e responsividade da atenção, redução da eficiência do processamento cognitivo, déficit da memória, aumento da sensação de fadiga, desmotivação e podem ser considerados fator independente de risco para doenças cardiovasculares e acidentes vasculares encefálicos.[16,36] Provoca ainda prejuízos importantes no desempenho dos estudos, nas relações familiares e sociais, maior risco de acidentes laborais e de trânsito e menor qualidade de vida.[2]

A sonolência no volante já é a segunda maior causa de acidentes nas rodovias brasileiras, uma combinação que pode ser tão perigosa quanto beber e dirigir. Dados da Associação Brasileira do Sono (ABS) apontam que ela é a responsável por 30% das mortes e 20% dos acidentes em todo o país. Dessa forma, também compromete a segurança pública e pode ser considerada como um importante problema de saúde pública.[1,19]

O transporte, como instrumento de trabalho e de translado de cargas e pessoas, é muito importante e de grande responsabilidade. No contexto do Brasil, a capacitação e as condições de saúde dos trabalhadores estão envolvidas porque produzem elevadas casuísticas de acidentes.

A magnitude do sono está frequentemente associada ao sedentarismo e à obesidade, características tão comuns na população de motoristas profissionais.[20] Os trabalhadores de turnos, para atender exigências da rotina de trabalho, muitas vezes têm que inverter seu ciclo de vigília e sono, fato que traz mais implicações para o seu cotidiano.[17] Acidentes ocorrem com maior frequência nestes indivíduos porque têm a tendência de apresentar cochilos involuntários durante o dia, aumentando o risco de acidentes de tráfego que podem levar à morte passageiros, outros circunstantes e destruição de propriedades.

A partir dos anos 1980 a literatura mundial apresentou estudos relacionando fatores, como o cansaço crônico, a SAOS, a obesidade e o consumo de drogas, especialmente o álcool, com os acidentes automobilísticos.[31] No Brasil, a publicação que mostra o maior risco de pessoas com SAOS sofrerem acidentes domiciliares, do trabalho e de trânsito é relativamente recente. Mas, conhecer as características que envolve tal tema tem-se consolidado como uma preocupação atual.

Em 2006, um estudo verificou a prevalência de fatores de risco para a SAOS em motoristas de ônibus interestadual de uma empresa brasileira. Os resultados demonstraram que em relação aos distúrbios respiratórios do sono, 48% dos motoristas referiram sentir sono ao dirigir. Já se envolveram em acidentes de trânsito 42% dos participantes, e 7,6% referiram ser por causa do sono. Concluíram que o uso alarmante de substâncias estimulantes e a alta prevalência de hipersonolência diurna levaram à diminuição da atenção.[32]

Um estudo relatou a duração do sono em estudantes trabalhadores e não trabalhadores de escolas de área urbana da cidade de São Paulo. Nesta pesquisa, identificou-se que mais da metade dos estudantes trabalhadores apresentou baixa duração do sono, sugerindo que dentre os fatores socioambientais associados à redução do sono, o trabalho na adolescência exerce papel importante na manifestação do ciclo vigília/sono. A discussão sobre os hábitos de sono e adolescentes trabalhadores é significativa, porque as modificações corporais e emocionais próprias deste ciclo da vida também manifestam alterações dos padrões de sono às quais constituem crescente preocupação no âmbito da saúde pública e da educação.[7]

Outro estudo descreveu o impacto do trabalho em turnos na saúde, no sono e na qualidade de vida de maquinistas ferroviários brasileiros de uma empresa de mineração. Encontrou-se como condições importantes de saúde e qualidade de sono os maus hábitos de vida (fumo, uso do álcool, sobrepeso e obesidade) e condições adversas de trabalho, como pouco tempo de folga e excesso de horas extras. A associação desses fatores pode levar ao aumento do cansaço, disfunção cognitiva, alterações emocionais e sono não restaurador, desencadeando, assim, maior probabilidade para a ocorrência de acidentes no trabalho.[20]

Os acidentes domiciliares, de trabalho, de tráfego, ocasionados pelos distúrbios respiratórios do sono, trazem impacto negativo de toda ordem, individual, familiar, laboral, institucional, socioeconômica e médico-legais. Este último aspecto refere que a discussão sobre o tema não deve ser restringida apenas ao meio médico profissional, mas ampliado às esferas judiciais e de políticas públicas de segurança de tráfego.[34]

O campo da saúde do trabalhador constitui-se como espaço de participação interdisciplinar e pluri-institucional, cujas ações envolvem a promoção, a prevenção, a assistência e a intersetorialidade no entendimento de que o trabalhador, individual ou coletivo, é sujeito de processos de mudança.[11]

Finalmente, o impacto dos transtornos respiratórios do sono no trabalhador pode envolver custos diretos e indiretos com a doença; baixa produtividade; aumento de ausências no trabalho; aumento nas taxas de acidentes e aumento na probabilidade de incapacidade em razão de doenças e acidentes decorrentes dos sintomas e comorbidades.

## PROMOÇÃO, PREVENÇÃO E CONTROLE

A promoção da saúde consiste no processo de capacitar as pessoas a aumentar o controle sobre a sua saúde e respectivos determinantes. É condição estruturante dos cuidados de saúde primários e função essencial da saúde coletiva. Pode ser compreendida como uma práxis social, uma ação reflexiva e problematizadora sobre a realidade no sentido de transformá-la.[8]

A identificação precoce dos fatores predisponentes aos distúrbios do sono, especialmente a apneia obstrutiva do sono, pode diminuir incidências de doenças cardiovasculares, bem como fatores de risco para acidentes de trabalho e de tráfego, envolvendo custos altíssimos, transtornos cognitivos e afetivos, levando a perdas diretas e indiretas para a população.[12]

A promoção da saúde contribui na identificação dos pontos de intervenção das políticas públicas que minimizam os efeitos desses fatores, por meio do desenvolvimento de ações de comunicação social, educação em saúde, de cultura, da proteção ambiental e laboral e investimentos para melhorar as condições de vida.[5]

A conscientização da sociedade da importância do sono para a saúde e da sonolência como fator crítico para acidentes parece ser uma das medidas de abrangência mais eficaz e efetiva. Neste sentido, esforços na implementação de medidas individuais, coletivas, institucionais, laborais e educacionais deverão ser prioritários.[22]

Nos serviços de Atenção Primária à Saúde, espaço potencial para a realização de ações de promoção da saúde e prevenção de agravos, as atividades podem ser realizadas individuais ou em grupos. A abordagem profissional deve ser desenvolvida em equipe multiprofissional com ênfase interdisciplinar.[36]

Os distúrbios respiratórios do sono ainda têm sido subdiagnosticados, o que tem dificultado o controle de comorbidades associadas, em especial a hipertensão arterial e suas consequências.[4] Portanto, recomenda-se que o médico generalista ou de família e o cirurgião-dentista incluam na sua interação com as pessoas a fisiologia e o processo de maturação do sono, o questionamento e verificação da qualidade do sono de forma sistemática e o fornecimento de informações que permitam a prevenção e o tratamento de fatores intervenientes seja por meio de orientações sobre a importância da adoção de estilo de vida adequado e de medidas de higiene do sono.[6,9,33]

Muitas vezes, os indivíduos deixam de relatar problemas de sono durante as consultas, talvez em função de desconhecerem ou não darem importância às manifestações físicas, emocionais e laborais decorrentes de noites mal dormidas, dificultando o acesso dos profissionais às informações que permitiriam o diagnóstico e o tratamento dos distúrbios do sono.[25,27] As pessoas se mobilizam para transformar uma realidade-situação quando esta circunstância apresenta um sentido, construído a partir da percepção dos problemas que interferem no seu cotidiano.[24]

Os profissionais de saúde constituem população-alvo de campanhas de sensibilização, promoção e prevenção. Apesar de conhecerem as doenças respiratórias crônicas, é sempre recomendável que estejam a par da eficácia dos métodos de prevenção e de gestão.

A OMS por meio do Programa de Vigilância Global de Prevenção e Controle das Doenças Crônicas Respiratórias – Uma Visão Integradora instituiu uma aliança voluntária de organizações nacionais e internacionais, instituições e agências que trabalham com o objetivo comum de melhorar a saúde pulmonar com ênfase global. Tem como missão um mundo onde todos respirem livremente, e como meta reduzir o impacto global das doenças respiratórias crônicas.[22]

Tal programa envolve as doenças respiratórias evitáveis e os seus fatores de risco: asma e alergias respiratórias; doença pulmonar obstrutiva crônica (DPOC); doenças pulmonares ocupacionais; síndrome da apneia do sono e hipertensão pulmonar.[22]

Na sua proposição, busca incentivar os países a implementar políticas de promoção da saúde e de prevenção das doenças respiratórias crônicas; de recomendar estratégias economicamente viáveis, simples e não dispendiosas, para a gestão destas doenças; de desenvolver um padrão para a obtenção de dados de prevalência e de fatores de risco em doenças respiratórias crônicas além de promover o envolvimento dos pacientes e populações afetadas.[22]

Apesar dos custos elevados, tanto humanos quanto materiais, dos transtornos do sono nos locais de trabalho, ainda são poucos os programas estruturados voltados para esta situação.

Compreendem componentes indispensáveis para um programa cuja abordagem envolve os transtornos respiratórios do sono e suas repercussões na saúde ocupacional: sensibilizar e capacitar as direções das empresas para a importância econômica dos distúrbios do sono; desenvolver métodos de rastreamento para a identificação do agravo; adequação de escalas de trabalho;

avaliação criteriosa da qualidade do sono por meio de medidas subjetivas (como questionários e escalas específicas) e objetivas (polissonografia).

Outro aspecto que deverá ser ressaltado é a compreensão que os distúrbios respiratórios do sono e influência do sono no comportamento e cognição das pessoas combatem a sonolência excessiva.[1]

O cumprimento e as discussões sobre as legislações vigentes em relação ao tempo de condução dos veículos e aos horários e turnos de trabalho cabem às empresas e sindicatos, em razão do número expressivo de trabalhadores que fazem viagens longas e entre turnos sem o descanso recomendado.

Outras ações importantes no contexto dos motoristas profissionais são as de promoção e de prevenção primária que por meio de programas de âmbito educativo, por exemplo medidas de higiene do sono e o controle da venda ilegal de medicamentos, são desenvolvidas nas rodovias do país.[18]

A relação custo-benefício de qualquer programa de promoção da saúde e de controle deverá ser cuidadosamente organizada e ponderada antes de sua implementação, assim como o seu seguimento e avaliação constante.

Os programas de promoção, prevenção e controle deverão compreender a dinâmica que se expressa nos espaços na vida cotidiana das pessoas, especialmente dos trabalhadores, e que as atividades preventivas se tornam fundamentais para os indivíduos e coletividades, qualificando-os com subsídios que evitem os desconfortos e os acidentes.

## HIGIENE DO SONO

O sono consiste em uma função essencial que se destina à recuperação de um possível débito energético estabelecido durante a vigília pelo organismo. Também compreende como um estado funcional, reversível e cíclico que mantém o equilíbrio geral do organismo, consolidação da memória, regulação da temperatura corporal entre outras implicações.[14]

A higiene do sono abrange estratégias que visam a readequar e modificar os hábitos que possam trazer prejuízos à saúde do sono ou a induzir a distúrbios respiratórios do sono e é benéfica para aqueles que apresentam distúrbios do sono em geral.[1,23,36] Compreende modificações no ambiente do sono, práticas e rotinas de pais, crianças, adolescentes, adultos, idosos e dos trabalhadores em geral, favoráveis a um sono de boa qualidade e de duração suficiente. Além disso, inclui a prática de atividades no período de vigília que favoreçam a chegada do momento do sono, de maneira a propiciá-lo.

A higiene do sono contempla uma das medidas gerais do tratamento de pacientes com distúrbios do sono que se aplica imediatamente e a todos eles.[34]

Outras modalidades de tratamento envolvem a perda ponderal, a terapia posicional, o tratamento medicamentoso e a fonoterapia (exercícios mio e orofaciais).[10,36]

As estratégias não farmacológicas para a assistência de indivíduos com distúrbios do sono incluem a terapia cognitiva, a terapia de conduta e a higiene do sono.[16] Por se tratar de uma terapia não farmacológica, a higiene do sono está fundamentada em um conjunto de práticas e atitudes cotidianas, que visa a proporcionar a melhora da qualidade do sono, sendo, portanto, uma medida de baixo custo e alta possibilidade de divulgação.[33]

As intervenções sugeridas são simples e efetivas, representando uma coleção de medidas educacionais sem custos adicionais para as famílias, trabalhadores, instituições e para o sistema de saúde.[9]

Existem várias tecnologias para a divulgação de medidas de higiene do sono. Uma das mais frequentemente utilizadas nos processos de educação em saúde nos serviços de saúde é o folheto informativo, porque sua produção implica, na maioria das vezes, em custos reduzidos e por não requerer o contato pessoa a pessoa apresenta grande acessibilidade, abrangência e continuidade.[35]

O conhecimento científico acumulado ao longo das últimas décadas tem evidenciado a necessidade da divulgação nos âmbitos escolar, familiar, laboral e institucional da importância do sono para a preservação da saúde e da necessidade de mudança de hábitos e valores.[32] Essas intervenções podem representar uma diminuição de custos, por promoverem a redução de consultas motivadas por distúrbios do sono.[9]

Recomendações de medidas de higiene do sono:[10,13-16,28,30,33,36]

- Hábitos nutricionais: comer uma refeição leve acompanhada de ingestão de água limitada durante o jantar; evitar a nicotina, o álcool e as bebidas que contenham cafeína (chás, café, infusão de erva mate, bebidas "cola", guaraná); evitar alimentação excessivamente picantes ou adocicadas.
- Evitar o tabaco.
- Aspectos ambientais do local de dormir: temperatura agradável; evitar iluminação intensa; ambiente silencioso; manter boa ventilação; providenciar que a cama, o colchão e os lençóis sejam confortáveis; cobertas adequadas à temperatura; evitar materiais que acumulem poeira ou possam proporcionar alergias.
- Procurar encontrar a posição mais adequada para dormir.
- Utilizar o quarto somente para dormir e para relações sexuais, evite trabalhar, fazer refeições, assistir TV e escutar rádio.
- Manter horários regulares para deitar e levantar.
- Cochilos programados não excedendo 45 minutos.

- Exercícios físicos: evitar exercícios intensos em horário próximo ao dormir, que poderão levar a modificações na arquitetura do sono. Recomenda-se realizá-los durante a manhã e à tarde.
- Evite passar tempo excessivo na cama.
- Perder peso: sabe-se que o aumento da massa corporal se correlaciona com a gravidade e a frequência dos distúrbios do sono.
- Procurar relaxar física e emocionalmente.
- Organização: é recomendado o hábito de ter uma agenda para o registro de prioridades e compromissos para que o sono seja reparador.
- Evitar atividades que exijam alto nível de concentração antes de adormecer.
- Não fazer uso de medicamentos sem orientação médica.
- Ser ativo mentalmente.

A vivência das medidas de higiene do sono deve ser incluída como parte integrante do estilo de vida saudável, objetivando a melhor qualidade de vida das pessoas e dos trabalhadores em geral.

## REFERÊNCIAS BIBLIOGRÁFICAS

1. Antunes HKM, Andersen ML, Tufik S et al. Privação de sono e exercício físico. *Rev Bras Med Esporte* 2008 Fev.;14(1):51-56.
2. Bittencourt LRA, Silva RS, Santos RF et al. Sonolência excessiva. *Rev Bras Psiquiatr* 2005 May;27(Supl 1):16-21.
3. Brasil. Ministério da Saúde. Secretaria de Políticas de Saúde. Departamento de Atenção Básica. Área Técnica de Saúde do Trabalhador Saúde do trabalhador/Ministério da Saúde, Departamento de Atenção Básica, Departamento de Ações Programáticas e Estratégicas, Área Técnica de Saúde do Trabalhador – Brasília, 2001. 63p.: il. – (Cadernos de Atenção Básica. Programa Saúde da Família; 5).
4. Brasileiro H. Obstructive sleepapneasyndrome. *OSAS Rev Fac Ciênc Méd Sorocaba* 2009;11(1):1-3.
5. Buss PM, Filho AP. A saúde e seus determinantes sociais. *Physis* 2007;17(1):77-93.
6. Costa RHS, Silva RAR da, Morais MFAB de et al. Aspectos desencadeantes dos transtornos do sono em mulheres: revisão de literatura. *Rev Enferm UFPE*, Recife 2013 Abr.;7(4):1234-40.
7. Felden PE, Leite BMPS, D'Almeida V et al. Sono, trabalho e estudo: duração do sono em estudantes trabalhadores e não trabalhadores. *Cad Saúde Pública* 2011 May;27(5):975-84.
8. Freire P. *A pedagogia do oprimido*. 5. ed. Rio de Janeiro: Paz e Terra, 1978.
9. Halal CS, Nunes ML. Education in children's sleep hygiene: which approaches are effective? A systematic review. *J Pediatr*, Rio de Janeiro 2014;90(5):449-56.
10. Knorst MM, Souza FJFB, Martinez D. Obstructive sleep apnea-hypopnea syndrome: association with gender, obesity and sleepiness-related factors. *J Bras Pneumol* 2008;34(7):490-96.
11. Lacaz FAC. O campo saúde do trabalhador: resgatando conhecimentos e práticas sobre as relações trabalho saúde. *Cadernos de Saúde Pública*, Rio de Janeiro 2007;23(4):757-66.

12. Machado MAC, Prado LBF, Carvalho LBC et al. Quality of life of patients with obstructive sleep apnea syndrome treated with an intraoral mandibular repositioner. *Arq Neuro-Psiquiatr* 2004 June;62(2a):222-25.
13. Martinez D, Lenz MCS, Menna-Barreto L. Diagnóstico dos transtornos do sono relacionados ao ritmo circadiano. *J Bras Pneumol* 2008;34(3):173-80.
14. Martins PJF, Mello MT de, Tufik S. Exercício e sono. *Rev Bras Med Esporte* 2001 Jan./Fev.;7(1):20-36.
15. Mello MT, Tufik S. *Atividade física, exercício físico e aspectos psicobiológicos*. Rio de Janeiro: Guanabara Koogan, 2004.
16. Monti JM. Insônia Primária. *Rev Bras Psiquiatr* 2000;22(1):31-34.
17. Moreno CRC, Louzada FM. What happens to the body when one works at night? *Cad Saúde Pública* 2004 Dec.;20(6):1739-45.
18. Moreno CRC, Rotenberg L. Determinant factors of truck drivers' work and repercussions on their health from the collective analysis of work perspective. *Rev Bras Saúde Ocup* São Paulo 2009,34(120):128 38.
19. Müller MR, Guimarães SS. Impacto dos transtornos do sono sobre o funcionamento diário e a qualidade de vida. *Estudos de Psicologia I Campinas* 2007 Out.-Dez.;24(4):519-28.
20. Narciso FV, Teixeira CW, Oliveira e Silva L et al. Maquinistas ferroviários: trabalho em turnos e repercussões na saúde. *Rev Bras Saúde Ocup* São Paulo 2014;39(130):198-209.
21. Organização Mundial da Saúde. *Ambientes de trabalho saudáveis: um modelo para ação: para empregadores, trabalhadores, formuladores de política e profissionais*./OMS; tradução do Serviço Social da Indústria. SESI/DN – Brasília: 2010. 26p.
22. Organização Mundial da Saúde. *Vigilância global, prevenção e controle das doenças crônicas uma visão integradora*./OMS; tradução CISCOS – Lisboa: Direção Geral de Saúde, 2007. 151p.
23. Passos GS, Tufik S, Santana MG et al. Tratamento não farmacológico para a insônia crônica. *Rev Bras Psiquiatr* 2007;29(3):279-82.
24. Pedrosa JI dos S. Promoção da saúde nos territórios: construindo sentidos para a emancipação. In: Landim FLP, Catrib AMF, Collares PMC. *Promoção da saúde na diversidade humana e na pluralidade de itinerários terapêuticos*. Campinas, SP: Saberes, 2012. p. 25-48.
25. Pires GN, Tufik S, Andersen ML. Relationship between sleep deprivation and anxiety – experimental research perspective. *Einstein* 2012;10(4):519-23.
26. Reimão R, Joo SH. Mortalidade da apneia obstrutiva do sono. *Rev Assoc Med Bras* 2000;46(1):52-56.
27. Roth T, Zammit G, Kushida C et al. A new questionnaire to detect sleep disorders. *Sleep. Medicine* 2002;3(2):99-108.
28. SBPT. *Os 10 mandamentos da higiene do sono para adultos*. Sociedade Brasileira de Pneumologia e Tisiologia. Acesso em: 26 Ago. 2015 Disponível em: <http:www.sbpt.org.br>
29. Silva GA de. Basic Concepts about obstructive sleep apneia. *Rev Bras Hipertens* 2009;16(3):150-57.
30. Stein A, Costa, M. Transtornos do sono. In: Duncan BB, Schmidt MI, Giulianil ERJ et al. *Medicina ambulatorial: condutas de atenção primária baseada em evidências*. 3. ed. Porto Alegre: ArtMed, 2006. p. 932-42.

31. Stoohs RA, Guilleminault C, Itoi A et al. Traffíc accidents in comercial long-hours truck drivers: the influence of sleep-disorderes breathing and obesity. *Sleep* 1994;17(7):619-23.
32. Viegas CAA, Oliveira HW de. Prevalência de fatores de risco para a síndrome da apnéia obstrutiva do sono em motoristas de ônibus interestadual. *J Bras Pneumol* 2006 Apr.;32(2):144-49.
33. Vigeta SMG, Ribeiro FMN, Hachul H et al. O conhecimento da higiene do sono na menopausa. *Rev APS* 2013 Apr./Jun.;16(2):122-28.
34. Weber SAT, Montovani JC. Doenças do sono associadas a acidentes com veículos automotores: revisão das leis e regulamentações para motoristas. *Rev Bras Otorrinolaringol* 2002 May;68(3):412-15.
35. Winck JC, Bahia MG, Soares V. Impacto da higiene do sono em doentes com síndrome de apneia obstrutiva do sono. *Revista Portuguesa de Pneumologia* 2006 Mar./Apr.;12(2):147-76.
36. Zancanella E, Haddad FM, Oliveira LAMP et al. Apneia obstrutiva do sono e ronco primário: tratamento. *Braz J Otorhinolaryngol* 2014 Feb;80(1 Suppl 1):17-28.

# Seção IV

# Aspectos Jurídico-Previdenciários

# 31

## Apneia, Trânsito e Previdência Social

Alberto Alencar Nudelmann ■ Débora Alessandra Peter

### INTRODUÇÃO

Os acidentes de tráfego são um dos problemas mais graves da sociedade contemporânea e, em geral, negligenciados, inclusive no Brasil.

Apenas para se ter noção da gravidade do problema, Silke e Montovani (2002) informam que os acidentes de trânsito estão em 9º lugar na lista de óbitos no mundo, sendo em 5º lugar nos países desenvolvidos e em 10º lugar nos países em desenvolvimento; bem como que, segundo dados do Ministério da Saúde do Brasil, esses traumas aumentam constantemente ano a ano, salientando que, só no ano de 1998, ocorreram mais de 300.000 acidentes automobilísticos e cerca de 27.000 mortes, constituindo-se na principal causa de morte na faixa etária de 15 a 44 anos.[14] Atrelada a este cenário, tem-se a Síndrome da Apneia Obstrutiva do Sono (SAOS).

A SAOS é uma doença crônica, evolutiva, com alta taxa de morbidade e mortalidade, apresentando um cortejo sintomático polimorfo que vai desde o ronco até a sonolência excessiva diurna, com graves repercussões gerais hemodinâmicas, neurológicas e comportamentais.[12]

O desenvolvimento do sistema visual e a dependência da informação luminosa caracterizam o *homo sapiens* como espécie diurna, adaptada para exercer suas atividades na fase clara do ciclo claro/escuro e repousar na fase escura. Assim, o período principal de sono situa-se na fase escura e, caso não satisfeito nesse período, o sono, geralmente, causa sonolência durante o dia, gerando elevado risco de acidentes, principalmente no trânsito.

Por isso, Martinez, Lenz e Menna-Barreto (2008) ressaltam que quando envolve motoristas profissionais, a apneia do sono pode ter seu perigo amplificado, levando à morte de passageiros e circunstantes.[11]

Diversos países atentam-se para a relação entre sono e acidentes de trânsito.

A esse respeito, Silke e Montovani (2002) informam que, com base nas observações de Findley *et al.* (1989), a Administração Rodoviária Federal dos Estados Unidos da América (Federal Highway Administration), em 1990, divulgou que:

> [...] indivíduos com síndrome de apnéia (*sic*) do sono (sintomas de ronco e sonolência excessiva), não tratados e/ou suspeitos, devem ser considerados não qualificados para conduzir um veículo comercial, até que o diagnóstico seja excluído ou o quadro tratado, devendo os motoristas sem tratamento de SAOS ser submetidos a Teste de Latência Múltipla do Sono (MSLT) anualmente.[14]

Informam ainda que, também a esse respeito, a Sociedade Norte-Americana de Tórax propôs a seus membros que observassem normas mais rígidas quanto à avaliação e orientação de motoristas com apneia do sono e distúrbios ventilatórios. Os motoristas deveriam ser advertidos por escrito das possibilidades de se envolverem em acidentes de trânsito e encaminhados para tratamento clínico. Após dois meses de tratamento, teriam suas condições clínicas analisadas, podendo, se necessário, ser orientados para períodos mais longos de tratamento e acompanhamento clínico. Em caso de falha terapêutica, as autoridades de trânsito deveriam ser comunicadas.[12]

Já países, como o Canadá e o Reino Unido, têm legislação pouco específica para esses casos, admitindo, no entanto, que indivíduos com narcolepsia, cataplexia ou outros distúrbios do sono, que causam sonolência diurna excessiva, devem ser proibidos de obter licença para veículos comerciais. A obtenção ou renovação da licença de motorista pressupõe um controle adequado dos sintomas e avaliações médicas periódicas após 1, 2 ou 3 anos, dependendo do diagnóstico e da intensidade dos sintomas.[12]

Na Suécia, indivíduos com diagnóstico de apneia do sono estão proibidos de conduzir veículos comerciais.[12]

Ambrosio e Geib (2008) salientam que a sonolência parece estar relacionada com os acidentes na proporção de 0,5 a 40%, fator que dependeria do tipo de estrada, hora do dia e gravidade do acidente.[1]

A sonolência excessiva diurna secundária à apneia obstrutiva do sono acomete 31% da população adulta norte-americana, com riscos de acidentes, problemas de saúde, redução nos desempenhos profissional e acadêmico e comprometimento das funções psicossociais. Nos Estados Unidos da América, os acidentes de trânsito, envolvendo motoristas que adormecem ao volante, ultrapassam 100 mil casos anuais, com aproximadamente 1.500 óbitos, superando, entre os jovens, os acidentes relacionados com o consumo de álcool.[1]

Destaca-se ainda que, em estudo transversal com 105 condutores, incluídos por amostragem aleatória, foram coletados os dados por entrevistas estruturadas e aplicada a Escala de Sonolência de Epworth, obtendo-se 27,6% de sonolência excessiva diurna: 22,9% com sonolência leve; e 4,8% com sonolência moderada. A sonolência diurna associou-se à apneia e roncos, embora não às variáveis sociodemográficas, padrões de sono, condições de saúde e estilo de vida.[1]

O Dr. Geraldo Rizzo, apud AMBROSIO e GEIB (2008) informa que, em nível de Brasil, após realizar uma pesquisa nas três rodovias mais movimentadas do Estado do Rio Grande do Sul, com o objetivo de avaliar a qualidade e quantidade de sono, entrevistou 1.000 motoristas, sendo 33% deles caminhoneiros. A pesquisa observou indicadores que apontaram para privação de sono, embora os motoristas tenham afirmado que a qualidade de seu sono era boa. Vinte por cento dos entrevistados apontaram fadiga e sonolência como razões para acidentes automobilísticos.[1]

Viegas e Oliveira (2006), avaliando 262 motoristas profissionais de ônibus interestadual, de empresa brasileira com base no Distrito Federal, por questionário para avaliar distúrbios respiratórios do sono, Escala de Sonolência de Epworth, testes de atenção concentrada e difusa, e medidas antropométricas, encontraram, com o peso acima do ideal, 68% da amostra estudada, dos quais 34% apresentaram circunferência do pescoço igual a 42 cm.[15]

Durante esse trabalho, os motoristas referiram uso de tabaco (27%), refrigerantes à base de cola (55%), álcool (65%) e café (88%); e 28% dos motoristas apresentaram mais de dez pontos na Escala de Sonolência de Epworth. Houve ainda 36% de roncadores, 5% referiram paradas respiratórias durante o sono, 12% apresentaram sensação de sufocamento, 29% sono agitado e 48% referiram sentir sono ao dirigir.[13]

Tinham já se envolvido em acidentes de trânsito 42% dos motoristas, e em 7,6% dos casos o acidente foi decorrente da sonolência excessiva.[13]

## LEGISLAÇÃO BRASILEIRA SOBRE OBTENÇÃO DE CARTEIRA NACIONAL DE HABILITAÇÃO E DISTÚRBIOS DO SONO

A legislação brasileira atrelada à ocorrência de sono no trânsito teve significativa evolução entre o final do século XX e início do século XXI.

No final dos anos 1990, o Dr. Alberto Alencar Nudelmann, um dos autores desse capítulo, convidado pelo então Presidente da Sociedade Brasileira de Otorrinolaringologia, Dr. Luc Louis Maurice Weckx, para representar essa Sociedade junto à Câmara Técnica de Saúde do Conselho Nacional de Trânsito (CONTRAN), na época vinculada ao Ministério de Justiça em Brasília, participou de uma revisão relativa a parâmetros médicos para a obtenção e renovação da Carteira Nacional de Habilitação (CNH).

Uma das missões consistia na introdução, na legislação de trânsito, de normas relacionadas com a Síndrome da Apneia do Sono. Ficou acordado junto ao CONTRAN que os médicos examinadores do trânsito, uma vez suspeitando da presença da apneia do sono, teriam a sua disposição, por meio de Resolução do CONTRAN, vários parâmetros objetivos e subjetivos para a realização da avaliação de cada candidato à obtenção da CNH; e, se confirmada a suspeita, o candidato deveria ser enviado para avaliação, com médico especialista, por meio da realização do exame de polissonografia do sono, sendo considerado inapto temporariamente.

No ano de 2008, o CONTRAN publicou o texto, por meio da Resolução nº 267 e anexos, estabelecendo critérios para avaliação do candidato à obtenção de CNH.[7]

No ano de 2012, a Resolução nº 267 foi revogada pela Resolução nº 425,[8] atualmente em vigor com a alteração que lhe foi feita pela Resolução nº 517, todas do CONTRAN. Da redação atual da Resolução 425, destaca-se:

> **RESOLUÇÃO Nº 425 DO CONTRAN DE 27 DE NOVEMBRO DE 2012**
> CAPÍTULO I
> DO EXAME DE APTIDÃO FÍSICA E MENTAL E DA AVALIAÇÃO PSICOLÓGICA
> Art. 4º No exame de aptidão física e mental são exigidos os seguintes procedimentos médicos:
> III – exames específicos
> f) **avaliação dos distúrbios do sono, exigida quando da renovação, adição e mudança para as categorias C, D e E (Anexos X, XI e XII)**; (grifo dos autores) (BRASIL, 2015)[8]

Atenta-se para o fato de que a avaliação dos distúrbios do sono somente deverá ser exigida nos casos de renovação, adição e mudança para as categorias C, D e E; restando excluídas, assim, as categorias A e B da exigência, que referem-se, de acordo com o Código de Trânsito Brasileiro – CTB,[3] artigo 143, respectivamente a:

- *Categoria A:* condutor de veículo motorizado de duas ou três rodas, com ou sem carro lateral.
- *Categoria B:* condutor de veículo motorizado, não abrangido pela categoria A, cujo peso bruto total não exceda a três mil e quinhentos quilogramas e cuja lotação não exceda a oito lugares, excluído o do motorista.
- *Categoria C:* condutor de habilitação para conduzir veículo motorizado utilizado em transporte de carga, cujo peso bruto total exceda a três mil e quinhentos quilogramas.
- *Categoria D:* condutor de veículo motorizado utilizado no transporte de passageiros, cuja lotação exceda a oito lugares, excluído o do motorista.
- *Categoria E:* condutor de combinação de veículos em que a unidade tratora se enquadre nas categorias B, C ou D e cuja unidade acoplada, reboque, semirreboque, trailer ou articulada tenha 6.000 kg (seis mil quilogramas) ou mais de peso bruto total, ou cuja lotação exceda a 8 (oito) lugares.

Certamente que o ideal seria, mediante a suspeita de distúrbio do sono, que todos os candidatos à obtenção de CNH fossem avaliados por meio de exames específicos; contudo, não se pode negar o avanço legislativo, ainda que exigido somente para as categorias C, D e E.

Os critérios para avaliação médica dos distúrbios do sono estão previstos no anexo X da Resolução nº 425, do qual depreende-se:

> RESOLUÇÃO Nº 425, DE 27 DE NOVEMBRO DE 2012
> ANEXO X
> AVALIAÇÃO DOS DISTÚRBIOS DE SONO
> 1. Da avaliação dos distúrbios de sono (CID 10 – G47):
> 1.1. Os condutores de veículos automotores quando da renovação, adição ou mudança para as categorias C, D e E deverão ser avaliados quanto à Síndrome de Apneia Obstrutiva do Sono (SAOS) de acordo com os seguintes parâmetros:
> 1.1.1. Parâmetros objetivos: hipertensão arterial sistêmica, índice de massa corpórea, perímetro cervical, classificação de Malampatti modificado;
> 1.1.2. Parâmetros subjetivos: sonolência excessiva medida por meio da Escala de Sonolência de Epworth (Anexo XI).
> 1.2. Serão considerados indícios de distúrbios de sono, de acordo com os parâmetros acima, os seguintes resultados:

1.2.1. Hipertensão Arterial Sistêmica: pressão sistólica > 130 mmHg e diastólica > 85 mmHg;
1.2.2. Índice de Massa Corpórea (IMC): > 30kg/m²;
1.2.3. Perímetro Cervical (medido na altura da cartilagem cricoide): homens > 45 cm e mulheres > 38 cm;
1.2.4. Classificação de Malampatti modificado: classe 3 ou 4 (Anexo XII);
1.2.5. Escala de Sonolência Epworth: ≥ 12.
1.3. O candidato que apresentar escore na escala de sonolência de Epworth maior ou igual a 12 (≥ 12) e/ou que apresentar dois ou mais indícios objetivos de distúrbios de sono, a critério médico, poderá ser aprovado temporariamente ou ser encaminhado para avaliação médica específica e realização de polissonografia (PSG). (BRASIL, 2015)[8]

O anexo XI da Resolução nº 425 do CONTRAN traz um questionário que deve ser aplicado ao candidato à obtenção de CNH das categorias C, D e E, com fins de avaliar seu grau de sonolência na Escala de Sonolência de EPWORTH, cujo total, para fins de segurança no trânsito, deve ser menor do que 12, de acordo com os itens 1.2.5 e 1.3. do Anexo X, conforme segue:

ANEXO XI
ESCALA DE SONOLÊNCIA DE EPWORTH
Nome:_____
Qual é a probabilidade de você "cochilar" ou adormecer nas situações que serão apresentadas a seguir, em contraste com estar sentindo-se simplesmente cansado? Isto diz respeito ao seu modo de vida comum, nos tempos atuais. Ainda que você não tenha feito, ou passado por nenhuma dessas situações, tente calcular como poderiam tê-lo afetado.
Utilize a escala apresentada a seguir para escolher o número mais apropriado para cada situação:
0 = nenhuma chance de cochilar
1 = pequena chance de cochilar
2 = moderada chance de cochilar
3 = alta chance de cochilar
SITUAÇÃO: CHANCE DE COCHILAR
Sentado(a) e lendo _____
Assistindo TV _____
Sentado(a) em lugar público (p. ex.: sala de espera) _____

Como passageiro de trem, carro ou ônibus, andando uma hora sem parar _____
Deitando-se para descansar à tarde, quando as circunstâncias permitem _____
Sentado(a) e conversando com alguém _____
Sentado(a) calmamente após o almoço sem álcool _____
Se você tiver no carro, parado por alguns minutos em razão de trânsito intenso _____
TOTAL: _____ (BRASIL, 2015)[8]

O anexo XII da Resolução nº 425 do CONTRAN visa a aferir a classe de Mallampati do candidato à obtenção de CNH das categorias C, D e E, devendo, de acordo com o item 1.2.4. do Anexo X, ser considerado como indício de distúrbio do sono o resultado do candidato que se enquadrar nas Classes III e IV (Fig. 31-1).

O artigo 8º da Resolução 425 detalha a decisão que deve ser tomada pelo médico do trânsito de acordo com o resultado dos exames:

DO RESULTADO DOS EXAMES
Art. 8º No exame de aptidão física e mental o candidato será considerado pelo médico perito examinador de trânsito como:
I - apto – quando não houver contraindicação para a condução de veículo automotor na categoria pretendida;
II - apto com restrições – quando houver necessidade de registro na CNH de qualquer restrição referente ao condutor ou adaptação veicular;
III - inapto temporário – quando o motivo da reprovação para a condução de veículo automotor na categoria pretendida for passível de tratamento ou correção;

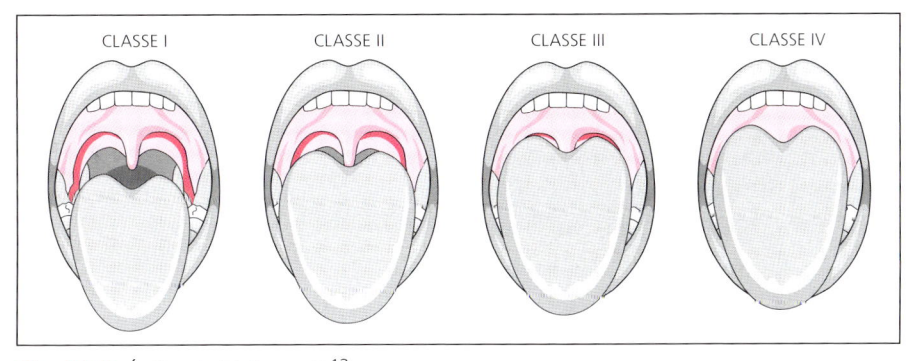

**Fig. 31-1.** Índice de Mallampati.[13]

IV - inapto – quando o motivo da reprovação para a condução de veículo automotor na categoria pretendida for irreversível, não havendo possibilidade de tratamento ou correção.

Parágrafo Único. No resultado "apto com restrições" constarão da CNH as observações codificadas no Anexo XV. (BRASIL, 2015)[8]

Assim, o médico de trânsito terá quatro opções após obter o resultado dos exames de candidato à obtenção de CNH com suspeita de distúrbio do sono: Considerá-lo apto, apto com restrições, inapto temporário ou inapto.

Como a SAOS é passível de tratamento, o candidato será sempre considerado inapto temporário, possibilitando que após tratamento com resolução de seu quadro se candidate novamente.

## LEGISLAÇÃO BRASILEIRA DE BENEFÍCIOS PREVIDENCIÁRIOS RELACIONADOS COM A APNEIA DO SONO EM MOTORISTAS

Primeiramente, faz-se necessário destacar que existem dois planos previdenciários obrigatórios no Brasil, de acordo com o segmento a que está atrelado o trabalhador.

Caso desempenhe suas atividades perante o primeiro setor da economia, o setor público, como servidor civil que ocupa cargo efetivo em um dos entes da federação, ou seja, junto a algum dos poderes da União, de um Estado-membro, Distrito Federal ou Município, suas autarquias e fundações, ou como Militar, o motorista profissional poderá fazer parte de Regime Próprio de Previdência Social (RPPS).

Somente no caso de inexistir Regime Próprio de Previdência do ente da federação: ou do órgão da administração indireta a que estiver vinculado, é que o motorista profissional integrará o Regime Geral de Previdência Social (RGPS), ao qual estão atrelados os profissionais do segundo e terceiro setores da economia, quais sejam, o setor privado, composto pelas empresas e demais atividades privadas, e o privado com fins públicos, composto pelas atividades chamadas genericamente de Organizações sem Fins Lucrativos (ONGs).

Com foco no RGPS, administrado pelo Instituto Nacional do Seguro Social (INSS), passam-se a identificar os benefícios previdenciários atualmente disponíveis para o motorista profissional que, em razão de diagnóstico de SAOS, é considerado incapacitado para exercer suas atividades.

Faz-se necessário, para tanto, lembrar que a legislação previdenciária brasileira prevê diferentes classes de segurado para o motorista profissional, que poderá trabalhar como empregado, quando desempenha suas atividades sob a subordinação de um empregador mediante o registro na Carteira de Trabalho e Previdência Social (CTPS); como autônomo, neste caso considerado, pela Previdência Social Brasileira, como contribuinte individual, ou seja, quando trabalha por sua conta e risco, sem a existência de um empregador; poderá ser filiado à cooperativa de trabalho e produção, quando será considerado contribuinte individual; e, ainda, trabalhar como trabalhador avulso, assim considerado aquele que, sindicalizado ou não, presta serviço de natureza urbana ou rural, a diversas empresas, sem vínculo empregatício, com a intermediação obrigatória do órgão gestor de mão de obra, ou do sindicato da categoria,[5] ora considerando-se apenas os que necessitam dirigir veículos automotores para exercer suas atividades.

Importante salientar que poderá ser considerado como incapaz para exercer suas funções laborais em razão de diagnóstico de SAOS, para fins previdenciários, também aquele cuja função se dá, necessariamente, por meio de condução de veículo automotor, ainda que não enquadrado nas categorias C, D ou E na CNH, uma vez que somente dirija veículos de passeio, a exemplo do motorista particular, incluindo o empregado doméstico, de pessoas e do vendedor que visita inúmeros clientes ao longo da jornada diária de trabalho, que dependem da condução de veículo por eles próprios.

Diante da realidade brasileira atual, em que o trabalho informal é fato entre muitos trabalhadores, convém ressaltar, ainda, que aquele que exerce atividade laboral dependendo da condução de veículo e não esteja na qualidade de segurado do RGPS do INSS, tanto por exercer atividade informal, sem registro, como por estar regularizado, mas em débito com a previdência, poderá regularizar essa situação, uma vez que se encontre na qualidade de filiado ao RGPS.

Diante dessas considerações, passa-se a analisar os benefícios previdenciários decorrentes do diagnóstico de SAOS como fato gerador de incapacidade laboral para o exercício profissional frente à direção de veículo automotor.

O art. 62 da Lei nº 8.213, de 24 de julho de 1991, que dispõe sobre os Planos de Benefícios da Previdência Social e dá outras providências, informa que:

> Art. 62. O segurado em gozo de auxílio-doença, insusceptível de recuperação para sua atividade habitual, deverá submeter-se a processo de reabilitação profissional para o exercício de outra atividade. Não cessará o benefício até que seja dado como habilitado para o desempenho de nova atividade que lhe garanta a subsistência ou, quando considerado não recuperável, for aposentado por invalidez. (BRASIL, 2015).[4]

Percebe-se que o citado artigo indica três prestações da previdência social em razão de incapacidade: auxílio-doença, reabilitação profissional e aposentadoria por invalidez, que serão analisadas a seguir.

## Auxílio-Doença

O auxílio-doença é devido, diante de incapacidade temporária, em razão de doença ou acidente, para o exercício laboral.

Importante salientar que não terá direito ao auxílio-doença o segurado que se filiar ao Regime Geral de Previdência Social já sendo portador da doença ou da lesão invocada como causa para o benefício, exceto quando a incapacidade for decorrente de progressão ou agravamento dessa doença ou lesão.

Têm-se duas espécies de auxílio-doença: O comum e o acidentário. O auxílio-doença comum é devido ao segurado que é acometido por doença comum, assim compreendida aquela que não é decorrente de acidente ou de doença do trabalho. Já o auxílio-doença acidentário é devido ao segurado que é acometido por acidente ou doença de trabalho.

A diferença é de suma importância, uma vez que o motorista profissional que exerce suas atividades por conta própria, na qualidade de contribuinte individual, tem direito somente ao auxílio-doença comum; enquanto o motorista que exerce suas atividades como empregado, vinculado a um empregador, inclusive doméstico, ou como trabalhador avulso, intermediado por um órgão gestor de mão de obra ou sindicato, tem direito tanto ao auxílio-doença comum quanto ao acidentário.

- **Requisitos para Obtenção do Auxílio-Doença Comum**
- Ser segurado da Previdência Social.
- Comprovar doença que torne o trabalhador temporariamente incapaz de trabalhar.
- Ter cumprido a carência de 12 meses; ou seja, ter 12 contribuições mensais à previdência.
- Para o empregado, exige-se estar afastado do trabalho, em razão da incapacidade, há pelo menos 15 dias, corridos ou intercalados dentro do prazo de 60 dias.

Ressalte-se, quanto à carência, conforme o artigo 26 da Lei 8213/1991, que, caso o empregado seja acometido, após sua filiação ao RGPS, por uma das doenças inseridas na lista, a ser atualizada a cada 3 anos, de doenças atualmente enumeradas no artigo 152 da Instrução Normativa INSS/PRES nº 45, de 06 de agosto de 2010 – DOU de 11/08/2010 – Alterada, que não inclui a SAOS, não haverá a exigência de 12 meses de carência; ou seja, para que o portador de SAOS tenha direito a auxílio-doença, deverá preencher o requisito de 12 meses de carência. Vejam-se os dispositivos legais referidos:

Lei 8213/1991, art. 26. Independe de carência a concessão das seguintes prestações:
II - auxílio-doença e [...] bem como nos casos de segurado que, após filiar-se ao RGPS, for acometido de alguma das doenças e afecções especificadas em lista elaborada pelos Ministérios da Saúde e da Previdência Social, atualizada a cada 3 (três) anos, de acordo com os critérios de estigma, deformação, mutilação, deficiência ou outro fator que lhe confira especificidade e gravidade que mereçam tratamento particularizado; (Redação dada pela Lei nº 13.135, de 2015). (BRASIL, 2015).[4]
Instrução Normativa INSS/PRES nº 45/2010, art. 152. Independe de carência a concessão das seguintes prestações:
[...]
III - auxílio-doença [...], bem como nos casos em que o segurado, após filiar-se ao RGPS, for acometido de alguma das doenças ou afecções relacionadas a seguir:
a) tuberculose ativa;
b) hanseníase;
c) alienação mental;
d) neoplasia maligna;
e) cegueira;
f) paralisias irreversível e incapacitante;
g) cardiopatia grave;
h) doença de Parkinson;
i) espondiloartrose anquilosante;
j) nefropatia grave;
l) estado avançado da doença de Paget (osteíte deformante);
m) Síndrome da Imunodeficiência Adquirida – AIDS;
n) contaminação por radiação com base em conclusão da medicina especializada; ou
o) hepatopatia grave; e
[...](BRASIL, 2015)[6]

Lembra-se que o segurado contribuinte individual tem direito ao auxílio-doença comum desde o momento em que ocorre a incapacidade; enquanto o segurado empregado tem os primeiros 15 dias remunerados pelo empregador.

Importante destacar que, em razão do perigo que a SAOS causa ao paciente e a terceiros, no caso de acometer motoristas, defende-se que a mesma deve ser incluída na lista de doenças que dispensam o trabalhador do período de carência para recebimento do auxílio-doença.

- **Requisitos para Obtenção do Auxílio-Doença Acidentário**
- Estar vinculado a um empregador.

Observe-se que não é devido ao contribuinte individual; bem como que o auxílio-doença acidentário não existe carência, sendo devido a partir do 16º dia após a ocorrência do acidente ou da doença profissional ou do trabalho.

- Ser segurado da Previdência Social.
- Comprovar acidente ou doença do trabalho que torne o trabalhador temporariamente incapaz de trabalhar.

Vejam-se os respectivos dispositivos legais:

> Lei 8213/1991, art. 26. Independe de carência a concessão das seguintes prestações:
> II - auxílio-doença [...] nos casos de acidente de qualquer natureza ou causa e de doença profissional ou do trabalho, bem [...]; (Redação dada pela Lei nº 13.135, de 2015). (BRASIL, 2015)[4]

Importante ressaltar que a SAOS não é um acidente, apesar de poder ocasionar acidentes de trânsito e outros de similar gravidade, não é do que ora se está tratando. Assim, para fins previdenciários, a SAOS é considerada uma doença.

Portanto, caso seja uma doença comum, não resultando do trabalho ou da profissão, o segurado deverá comprovar 12 meses de carência. Entretanto, caso seja decorrente do trabalho ou da profissão, o segurado empregado terá direito ao auxílio-doença ainda que não conte com 12 contribuições mensais.

A própria Lei 8213/1991, informa o que é doença do trabalho e o que é doença profissional, considerando-as, para fins previdenciários, como acidente do trabalho. Veja-se:

> Art. 20. Consideram-se acidente do trabalho, nos termos do artigo anterior, as seguintes entidades mórbidas:
> I - doença profissional, assim entendida a produzida ou desencadeada pelo exercício do trabalho peculiar à determinada atividade e constante da respectiva relação elaborada pelo Ministério do Trabalho e da Previdência Social;
> II - doença do trabalho, assim entendida a adquirida ou desencadeada em função de condições especiais em que o trabalho é realizado e com ele se relacione diretamente, constante da relação mencionada no inciso I.
> § 1º Não são consideradas como doença do trabalho:
> a) a doença degenerativa;
> b) a inerente a grupo etário;

c) a que não produza incapacidade laborativa;

d) a doença endêmica adquirida por segurado habitante de região em que ela se desenvolva, salvo comprovação de que é resultante de exposição ou contato direto determinado pela natureza do trabalho.

§ 2º Em caso excepcional, constatando-se que a doença não incluída na relação prevista nos incisos I e II deste artigo resultou das condições especiais em que o trabalho é executado e com ele se relaciona diretamente, a Previdência Social deve considerá-la acidente do trabalho. (BRASIL, 2015)[4]

Assim, caso a SAOS seja resultante de atividade ligada à função de motorista ou decorrente do ambiente de trabalho do motorista, ela deverá ser considerada, para o segurado empregado, para fins de concessão de auxílio-doença acidentário, dispensando-o da comprovação de 12 meses de carência, garantindo-lhe 12 meses de estabilidade no emprego, uma vez que decorrente de acidente do trabalho, período em que não poderá ser dispensado sem justa causa, bem como ao depósito do Fundo de Garantia por Tempo de Serviço, sendo essas as três vantagens do auxílio-doença acidentário em comparação ao auxílio-doença comum.

Entretanto, a causa do desenvolvimento de SAOS deve ser averiguada em cada caso concreto, pois, conforme o § 2º acima, se a SAOS "resultou das condições especiais em que o trabalho é executado e com ele se relaciona diretamente, a Previdência Social deve considerá-la acidente do trabalho", o que ensejará a concessão de auxílio-doença acidentário.

Vários fatores estruturais e funcionais têm sido apontados como os responsáveis pelos quadros de apneia obstrutiva do sono: deposição de gordura na região cervical, hipoplasia de maxila ou mandíbula, macroglossia, hipertrofia de tonsilas ou adenoide e volume aumentado das secreções respiratórias.[2] Aliado a isso, o trabalho de motorista, muitas vezes, exige trabalho noturno e em turno com alteração do ritmo circadiano, o que provoca a privação do sono e, somando-se a SAOS, potencializam suas consequências e aumentam a possibilidade de acidentes de trabalho.

Percebe-se que a relação da causa da apneia (SAOS) com doença profissional ou do trabalho pode vir a ser reconhecida para fins de obtenção do auxílio-doença acidentário, e, se não existir causa relacionada com o trabalho o motorista terá direito somente ao auxílio-doença comum. Exemplo: Se a causa for deposição de gordura na região cervical o motorista só terá direito ao auxílio-doença comum; mas, se a causa for o fato de assumir trabalhos noturnos que provocam a privação do sono e trabalhos em turno com alteração do ritmo circadiano, o motorista empregado terá direito ao auxílio-doença acidentário.

## Auxílio-Acidente

Se o segurado empregado, inclusive o empregado doméstico, ao retornar ao trabalho, ou seja, quando cessarem os efeitos de acidente de qualquer natureza, seja do trabalho ou não, houver sofrido sequela permanente que reduza sua capacidade laborativa, terá direito ao auxílio-acidente. É o que se depreende do artigos 18 e 86 da Lei 8213/19991:

> Art. 18. ...
> § 1º Somente poderão beneficiar-se do auxílio-acidente os segurados incluídos nos incisos I (empregado), II (empregado doméstico – motorista no âmbito residencial), [...] do art. 11 desta Lei. (Redação dada pela Lei Complementar nº 150, de 2015) Inserções dos autores entre parênteses.
> Art. 86. O auxílio-acidente será concedido, como indenização, ao segurado quando, após consolidação das lesões decorrentes de acidente de qualquer natureza, resultarem sequelas que impliquem redução da capacidade para o trabalho que habitualmente exercia.
> § 1º O auxílio-acidente mensal corresponderá a cinqüenta (sic) por cento do salário-de-benefício e será devido, observado o disposto no § 5º, até a véspera do início de qualquer aposentadoria ou até a data do óbito do segurado. (Brasil, 2015)[4]

Conforme já afirmado acima, a SAOS não é um acidente, mas uma doença; entretanto, caso seja constatado que a SAOS teve como causa uma função que o trabalhador exerce ou for resultante de peculiaridades de seu meio ambiente laboral, a SAOS pode ser equiparada a acidente do trabalho e, assim, ensejar a concessão de auxílio-acidente, desde que, segundo o Decreto 3.048/1999, conhecido como o Regulamento da Previdência Social, em seu art. 104, implique na:

> I - redução da capacidade para o trabalho que habitualmente exerciam;
> II - redução da capacidade para o trabalho que habitualmente exerciam e exija maior esforço para o desempenho da mesma atividade que exerciam à época do acidente; ou
> III - impossibilidade de desempenho da atividade que exerciam à época do acidente, porém permita o desempenho de outra, após

processo de reabilitação profissional, nos casos indicados pela perícia médica do Instituto Nacional do Seguro Social. (Brasil, 2015)[5]

## Aposentadoria por Invalidez

A aposentadoria por invalidez é devida caso seja constatada a incapacidade para o exercício de atividade que garanta renda suficiente para a subsistência do trabalhador, conforme prevê a Lei 8.213/1991:

> 42. A aposentadoria por invalidez, uma vez cumprida, quando for o caso, a carência exigida, será devida ao segurado que, estando ou não em gozo de auxílio-doença, for considerado incapaz e insusceptível de reabilitação para o exercício de atividade que lhe garanta a subsistência, e ser-lhe-á paga enquanto permanecer nesta condição. (Brasil, 2015)[3]

Uma vez que, conforme já afirmado, a SAOS é passível de tratamento, orienta-se pela concessão de auxílio-doença e não de aposentadoria por invalidez.

## Reabilitação Profissional

As prestações do RGPS administradas pelo INSS incluem, além dos benefícios, os serviços de reabilitação profissional e serviço social.

Segundo a Lei 8.213/1991, o segurado que recebe auxílio-doença ou aposentadoria por invalidez está obrigado, sob pena de suspensão do benefício, a submeter-se a exame médico a cargo da Previdência Social, processo de reabilitação profissional por ela prescrito e custeado, e tratamento dispensado gratuitamente, exceto o cirúrgico e a transfusão de sangue, que são facultativos.

A habilitação e a reabilitação profissional e social visam a proporcionar, ao beneficiário incapacitado parcial ou totalmente para o trabalho, os meios para a (re)educação e de (re)adaptação profissional e social indicados para participar do mercado de trabalho e do contexto em que vive, incluindo o fornecimento de aparelho de prótese, órtese e instrumentos de auxílio para locomoção quando a perda ou redução da capacidade funcional puder ser atenuada por seu uso, e dos equipamentos necessários à habilitação e reabilitação social e profissional; bem como à reparação ou à substituição dos aparelhos desgastados pelo uso normal ou por ocorrência estranha à vontade do beneficiário; e o transporte do acidentado do trabalho, quando necessário.

Após concluído o processo de habilitação ou reabilitação social e profissional, a Previdência Social emitirá certificado individual, indicando as atividades que poderão ser exercidas pelo beneficiário, nada impedindo que este exerça outra atividade para a qual se capacitar.

## Serviço Social

A Lei 8.213/1991 informa, ainda, que compete ao Serviço Social esclarecer junto aos beneficiários seus direitos sociais e os meios de exercê-los e estabelecer conjuntamente com eles o processo de solução dos problemas que emergirem da sua relação com a Previdência Social, tanto no âmbito interno da instituição, como na dinâmica da sociedade, cuja prioridade será dada aos segurados em benefício por incapacidade temporária e atenção especial aos aposentados e pensionistas.

O serviço social da previdência social deve assegurar o efetivo atendimento dos usuários por meio de intervenção técnica, assistência de natureza jurídica, ajuda material, recursos sociais, intercâmbio com empresas e pesquisa social, inclusive mediante celebração de convênios, acordos ou contratos.

## CONSIDERAÇÕES ACERCA DA JUDICIALIZAÇÃO DOS CASOS DE APNEIA, TRÂNSITO E PREVIDÊNCIA

O reconhecimento de um benefício previdenciário ao portador de SAOS é salutar para sua segurança e de todos em seu entorno, em especial quando se trata de um motorista profissional, que, a todo instante, pode causar danos graves à população, caso necessite continuar em sua atividade de trabalho por não possuir outra forma de subsistência, tanto para si, quanto para sua família.

Lembra-se, ainda, que a concessão de um benefício previdenciário deixa o segurado tranquilo, inclusive, quanto ao futuro de sua família, tanto frente a sua incapacidade quanto de sua falta, pois pode dar causa a concessão de pensão por morte.

Por isso, todos os esforços devem ser efetivados para permitir o afastamento do motorista profissional de suas atividades durante todo o período em que a SAOS pode importar em risco para si ou para terceiros.

Assim, o caso pode ser tratado tanto na esfera administrativa, junto ao próprio INSS, quanto na esfera judicial, por meio de ação judicial que vise a garantir o benefício a que tem direito o portador de SAOS. Nas duas esferas, será de extrema importância o trabalho do perito médico que, apesar de não vincular a decisão do magistrado na esfera judicial, é a base e o fundamento técnico da análise da incapacidade do trabalhador, sendo considerado, inclusive, para serem definidos o tipo de benefício e os serviços do RGPS a que terá direito.

A seguir tem-se um laudo médico pericial que exemplifica o detalhamento da análise, realizado pelo autor, Dr. Alberto Alencar Nudelmann.

## LAUDO MÉDICO PERICIAL OTORRINOLARINGOLÓGICO

Na qualidade de perito judicial, o Dr. Alberto Alencar Nudelmann, foi responsável por diversos Laudos Médico Periciais Otorrinolaringológicos. Desses laudos, colaciona o abaixo transcrito, com o cuidado de omitir o nome do interessado, em cujo processo judicial, embora solicitada aposentadoria por invalidez, foi concedido auxílio-doença, benefício temporário, em razão de o quadro ser passível de tratamento

**EXMO. SR. DR. JUIZ FEDERAL DA 3ª VARA FEDERAL DE NOVO HAMBURGO**

## LAUDO MÉDICO PERICIAL OTORRINOLARINGOLÓGICO

Porto Alegre, 18 de setembro de 2012
EXAMINANDO: A.R., 53 anos
PROCESSO Nº 5015765-70.2012.404.7108 – 3ª VARA FEDERAL DE NOVO HAMBURGO[9]

### QUEIXA OTORRINOLARINGOLÓGICA
Sonolência excessiva

### ANTECEDENTE OCUPACIONAL ATUAL
Refere ter trabalhado na Empresa de autônomo de motorista de caminhão próprio fazendo fretes no Rio Grande do Sul e Santa Catarina de 1994 e até fevereiro de 2012
Ferramentas utilizadas para exercícios de suas funções na Empresa: caminhão Mercedes Benz 608 que vendeu
Posterior e atualmente, não exerce qualquer atividade laboral. Nega ter recebido qualquer auxílio previdenciário. Vive a custa de economias

### HISTÓRIA DA DOENÇA ATUAL
Refere acidente automobilístico em 17 de outubro de 2004 com fratura de clavícula, costela e nasal com perda de sentidos. Foi levado ao Hospital de Portão e de lá para o Hospital em São Leopoldo. Lá foi suturado e ficou hospitalizado por cinco a oito dias e recebeu alta com desvio de septo nasal. Refere obstrução nasal e irritação na garganta e foi encaminhado ao Hospital da ULBRA e de lá para o Hospital de Clínicas para cirurgia de tonsilectomia e após nasal. Refere dificuldade para dormir e apresentava episódios de febre por dor de garganta por respirar pela boca. Nega uso de bebidas alcoólicas. Refere uso de fumo, duas carteiras de cigarros por dia desde 12 anos de idade. Refere apneia obstrutiva do sono há 10 anos e se agravou após o acidente. Refere tonsilites de repetição com uso de antibiótico todo o mês. Já teve quase dois acidentes, um em Lajeado e outro em São Martinho da Serra

### HISTÓRIA FAMILIAR E PESSOAL
**Antecedentes familiares**
Nega história familiar de doença renal. Refere pai com diabetes

**Antecedentes pessoais**
- Nega complicação em seu nascimento
- Refere otite no passado. Nega cirurgia otológica
- Refere febre na infância
- Refere traumatismo cranioencefálico com 18 anos de idade
- Nega uso de motocicleta. CNH categoria D validade 20/11/2012
- Nega prática de esportes violentos
- Nega alergia e uso de medicação diariamente
- Refere cirurgia no braço direito

*(Continua)*

## LAUDO MÉDICO PERICIAL OTORRINOLARINGOLÓGICO (Cont.)

### EXAME FÍSICO
Orelha direita: na inspeção, palpação e otoscopia sob microscopia apresenta-se com pavilhão auricular, meato acústico externo e membrana timpânica com sinais de sequelas de otites do passado
Orelha esquerda: na inspeção, palpação e otoscopia sob microscopia apresenta-se com pavilhão auricular, meato acústico externo e membrana timpânica com sinais de sequelas de otites do passado
Nariz: na rinoscopia anterior apresenta-se fratura nasal
Garganta: na oroscopia apresenta-se com hipertrofia de tonsilas
Classificação de Mallampati: grau II

### EXAME COMPLEMENTAR
Glicemia de 12/09/2011: 111 mg/dL (valor de referência 65 a 99 mg/dL)

### CONCLUSÃO
O conjunto de dados sugere que o autor apresenta **Síndrome da Apneia do Sono secundária à hipertrofia de tonsilas e obstrução nasal por fratura da pirâmide nasal. Possui também diabetes**

## RESPOSTAS AOS QUESITOS DO JUÍZO

**I – Acerca das atividades profissionais da parte autora:**

a) Qual a atividade profissional que a parte autora vinha exercendo?
**Motorista de caminhão**

b) Quais as tarefas/funções que a compõem e o grau de esforço exigido para o seu desempenho?
**Dirigir caminhão. Grau de esforço grande (trocar pneu, carga e descarga)**

c) Que profissões exerceu ao longo de sua atividade laboral?
**Auxiliar de produção, operador de máquinas, operador de empilhadeira, servente de obras e motorista de caminhão**

d) Caso esteja desempregada, qual foi sua última atividade remunerada e quando cessou de exercê-la?
**Em fevereiro de 2012**

e) Caso seja contribuinte individual (autônomo) ou facultativo, qual a atividade atualmente desenvolvida?
**Motorista de caminhão**

f) Qual é o seu grau de instrução?
**3ª série do primeiro grau**

g) Possui CNH? Qual categoria e última renovação?
**Sim. Categoria D validade até 20/11/2012**

**II – Acerca do estado incapacitante e da terapêutica adequada:**

a) Apresenta o(a) autor(a) doença que o(a) incapacita para o exercício de qualquer atividade que lhe garanta a subsistência?
**Sim**

b) Em caso negativo, apresenta o(a) autor(a) doença que o(a) incapacita apenas para o exercício da atividade profissional que vinha exercendo?
**Não se aplica**

c) A incapacidade é decorrente de acidente de trabalho? A doença diagnosticada pode ser caracterizada como doença profissional ou do trabalho? Esclareça.
**Não**

d) Apresenta a parte autora redução da capacidade laboral decorrente de acidente de qualquer natureza?
**Não**

**Em caso de resposta positiva a qualquer um dos quesitos anteriores, queira o Sr. Perito esclarecer:**

1. Qual o estado mórbido incapacitante? Descreva brevemente quais as suas características.
**Síndrome da Apneia Obstrutiva do Sono. Falta de oxigenação durante o sono, impedindo de conseguir afundar na fase REM de sono profundo, gerando sonolência excessiva**

2. Qual a classificação no Código Internacional de Doenças?
**CID G 47.3**

3. Qual a data de início da doença (DID)? A doença diagnosticada pode ser caracterizada como progressiva? Atualmente está em fase evolutiva (descompensada) ou estabilizada (residual)?
**A DID segundo o autor é desde 17/10/2004, quando após acidente com fratura nasal se agravou seu problema de ronco**

4. Qual a data de início da incapacidade (DII)? Esclareça quais foram os elementos utilizados para data de início da incapacidade (observação, exames ou atestados apresentados, informação do periciado).
**A DII é desde fevereiro de 2012, quando, segundo informação do periciado, não conseguiu mais dirigir em razão da sonolência e ficou com medo de sofrer acidentes**

5. O grau de redução da capacidade laboral é total (impedindo o pleno desempenho de atividade laboral) ou parcial (apenas restringindo o seu desempenho)? Especifique a extensão e a intensidade da redução e de que forma ela afeta as funções habituais da parte autora, esclarecendo se pode continuar a desenvolvê-las, ainda que com maior esforço.
**O grau de redução da capacidade laboral é total, pois em qualquer atividade possui risco maior de sofrer acidente de trabalho**

6. A incapacidade para o trabalho é permanente ou temporária?
**A incapacidade é temporária**

7. Na hipótese de a incapacidade ser temporária, qual o prazo estimado (mínimo e máximo) para recuperação da capacidade laborativa da parte autora?
**O prazo estimado é 30 dias após a cirurgia de tonsilectomia. No entanto, sujeito à confirmação com exame de polissonografia do sono**

8. Houve variação do grau de limitação laboral ao longo do tempo? No início da doença a limitação era idêntica à verificada nesta perícia ou houve agravamento? Esclareça.
**Não temos exames nos autos para realizar esta análise**

9. Há divergências entre os laudos do INSS e as alegações e o histórico médico da parte autora? Esclareça.
**Sim, mas desconhecemos os critérios utilizados pelo INSS nesta avaliação**

*(Continua)*

## RESPOSTAS AOS QUESITOS DO JUÍZO *(Cont.)*

10. A parte autora necessita de assistência ou acompanhamento permanente de outra pessoa?
**Não**
11. A incapacidade detectada afeta o discernimento para a prática dos atos da vida civil?
**Não**
12. Há possibilidade de cura da enfermidade e/ou erradicação do estado incapacitante?
**Não**
13. O(a) periciado(a) já se submeteu e/ou, por ocasião da avaliação, encontra-se submetido(a) a alguma espécie de tratamento (ambulatorial, medicamentoso etc.)? E quanto à internação(ões) hospitalar(es)?
**Sim, está aguardando cirurgia de tonsilectomia e após cirurgia nasal**
14. De acordo com o estágio atual da ciência médica e a sua experiência pessoal, há possibilidade de erradicação do estado incapacitante? E qual seria a espécie de terapêutica adequada para a hipótese, a sua eficácia e a provável duração?
**Sim. Realizar cirurgia de tonsilectomia e correção de fratura nasal. Se após ainda apresentar problema, deverá usar um CPAP. Duração provável não tem como estimar, pois depende da marcação da cirurgia**
15. Há possibilidade de a parte autora ser reabilitada para o desempenho de funções análogas às habitualmente exercidas ou para alguma outra capaz de lhe garantir a subsistência? Em caso afirmativo, a reabilitação depende do próprio esforço do segurado ou demandaria a prévia incorporação de novos conhecimentos e/ou habilidades por meio de processo de aprendizagem e/ou treinamento?
**Acreditamos que não haja necessidade**

Segue abaixo a transcrição da sentença:

*Dispensado o relatório, nos termos do art. 38, caput, da Lei nº 9.099/95.*

*FUNDAMENTAÇÃO*

*<u>Auxílio-doença ou Aposentadoria por invalidez:</u>*
*O **auxílio doença** está regulado nos arts. 59 a 64 da Lei nº 8.213/91, sendo devido ao segurado que estiver incapaz para o trabalho ou atividade habitual por mais de 15 (quinze) dias. Já a **aposentadoria por invalidez**, a teor dos arts. 42 e seguintes da Lei de Benefícios, é devida àquele que estiver impossibilitado de desempenhar qualquer atividade apta a garantir a sua subsistência, com prognóstico negativo de reversibilidade. Em ambos os casos, não pode a doença ou a lesão invocada como causa para o benefício ser precedente à filiação previdenciária, constituindo requisito, ainda, o cumprimento da carência de 12 contribuições mensais (salvo no caso de acidente de qualquer natureza ou causa, de doença profissio-*

nal ou do trabalho ou na hipótese de ser acometido de alguma das doenças especificadas na Portaria Interministerial nº 2.998, de 23.8.2001). Nos termos da perícia judicial, realizada em 18/09/2012 (LAU1, Evento 14), a parte autora apresenta Síndrome da Apneia Obstrutiva do Sono (G 47.3), concluindo que está incapacitada, de forma **total e temporária** para o exercício de qualquer atividade laboral.

Considerando que a incapacidade teve início somente em fevereiro de 2012, segundo o perito, concluo que o INSS agiu corretamente ao indeferir o benefício em 23/11/2011.

Contudo, tendo em vista que a parte autora está incapacitada de exercer qualquer atividade laborativa, tenho que, por questão de celeridade e economia processual, uma vez já iniciada a atividade jurisdicional, e tendo gerado custas periciais, seja o caso de conceder o benefício de auxílio-doença a contar da data do ajuizamento da ação.

Diante das considerações acima e tendo em conta que 'nas ações em que se objetiva a concessão de aposentadoria por invalidez ou o auxílio-doença, o julgador, via de regra, firma sua convicção por meio da prova pericial' (TRF 4ª Região, AC nº 200204010436660/RS, 6ª Turma, Rel. Des. Federal Victor Luiz dos Santos Laus, DJU 29.09.2004), impende acolher o pedido, <u>concedendo o benefício de auxílio-doença a contar da data do ajuizamento da ação (14/08/2012).</u>

Deixo de conceder a aposentadoria por invalidez, pois, segundo o médico perito, existe possibilidade de erradicação do estado incapacitante.

**Dos deveres do segurado em gozo de benefício:**
O benefício de auxílio-doença, por expressa definição legal, possui natureza temporária. Objetiva conceder ao trabalhador, no período estimado para sua recuperação, uma renda substitutiva daquela que seria auferida com seu trabalho.

De acordo com o art. 101 da LBPS, 'o segurado em gozo de auxílio-doença, aposentadoria por invalidez e o pensionista inválido estão obrigados, sob pena de suspensão do benefício, a submeter-se a exame médica a cargo da Previdência Social, processo de reabilitação profissional por ela prescrito e custeado, e tratamento dispensado gratuitamente, exceto o cirúrgico e a transfusão de sangue, que são facultativos'.

É dever do segurado, portanto, realizar o necessário tratamento para sua doença, a ser fornecido gratuitamente pelo poder público (através do Sistema Único de Saúde), ou, pago pelo próprio segurado, se for de seu interesse. O descumprimento deste dever implica a suspensão do benefício, como consta do dispositivo citado.

*Da revisão periódica das condições de saúde do segurado:*
Caberá à autarquia efetuar as revisões periódicas no estado de saúde do segurado. O cancelamento do benefício somente será possível: a) mediante laudo pericial da autarquia que ateste a melhora na situação de saúde do autor, tomando-se como parâmetro o estado de saúde identificado pela perícia judicial realizada neste feito; b) ou, nos termos do art. 62 da LBPS, se for realizada a reabilitação do segurado. Ainda, eventual suspensão do benefício, por recusa do segurado em submeter-se ao tratamento (art. 101 da LBPS), deverá ser motivada expressamente, com a indicação dos fatos que levaram o perito da autarquia a esta conclusão.

DISPOSITIVO
Ante o exposto, **julgo parcialmente procedente o pedido**, resolvendo o mérito forte no art. 269, I, do Código de Processo Civil, para determinar ao INSS que:
a) **conceda o benefício de auxílio-doença** a contar da data do ajuizamento da ação (**14/08/2012**);
b) implante administrativamente a renda mensal do benefício da parte autora;
c) pague à parte autora a quantia apurada a título de diferenças vencidas no período decorrente desde o marco inicial referido até a competência anterior a da implantação do benefício com correção monetária apurada pelo INPC/IBGE e juros moratórios de 1% ao mês contados desde a citação até a expedição da requisição de pagamento, consectários esses substituídos, em qualquer caso, a partir de 30/06/2009, pelos índices oficiais de remuneração básica e juros aplicados à caderneta de poupança (art. 1º-F da Lei nº 9.494/97, na redação da Lei nº 11.960/2009); e
d) pague os honorários periciais, conforme arbitrado nos autos (artigo 12, § 1º, da Lei 10.259/01);
Sem honorários advocatícios e custas (arts. 54 e 55 da Lei nº 9.099/95).
**Defiro a antecipação de tutela para que seja implantado, a partir da presente decisão e considerando-se a integralidade do valor para esta competência, o benefício à parte autora. Requisite.**
Havendo recurso(s), intime(m)-se a(s) parte(s) contrária(s) para apresentação de contrarrazões, no prazo de dez dias. Na hipótese de a parte autora não ser beneficiária de assistência judiciária gratuita, dado que isenção de custas prevista na Lei nº 9.099/95 (art. 54) diz respeito apenas ao primeiro grau de jurisdição, deverá ser intimada para que, em dez dias, promova o respectivo preparo. Juntados os eventuais recursos e as

*respectivas contrarrazões apresentadas no prazo legal devem ser os autos remetidos às Turmas Recursais.*
*Transitada em julgado a sentença, cumpra-se-a nos seguintes termos:*
*I) proceda-se à elaboração do cálculo das parcelas vencidas até a data da implantação, descontando-se eventuais valores recebidos, no período, a título de benefício previdenciário;*
*II) intime-se a parte autora, se for o caso, para que, por força do art. 17, § 4º da Lei nº 10.259/2001, manifeste-se sobre o seu interesse em renunciar ao crédito excedente ao limite de competência do Juizado Especial Federal, optando pelo saldo sem expedição de precatório ou o pagamento do crédito integral por via de precatório.*
*III) expeça-se requisição de pagamento com a inclusão, em favor da Justiça Federal, do valor relativo aos honorários periciais (se eventualmente foram antecipados à conta de verba orçamentária da Seção Judiciária do Rio Grande do Sul) e o destaque do montante que couber ao patrono da parte autora a título de honorários advocatícios contratuais, se juntado aos autos o respectivo instrumento. Transmita-se a requisição ao Presidente do Egrégio Tribunal Regional Federal da 4ª Região por via eletrônica, nos termos das Resoluções nº 30/2007 do TRF da 4ª Região e nº 559/2007 do Conselho da Justiça Federal.*
*Aguarde-se o pagamento e, comprovada a intimação da parte autora - quando ao depósito disponibilizado, dê-se baixa e arquivem-se os autos.*
*Publique-se. Registre-se. Intimem-se.*
*NOVO HAMBURGO, 15 de janeiro de 2013.*
**Gustavo Schneider Alves**
**Juiz Federal Substituto**

O caso obteve sentença favorável no sentido de conceder o benefício de auxílio-doença ao portador de SAOS.

No caso abaixo, da mesma forma, foi concedido auxílio-doença em razão de o requerente ser portador de SAOS, veja-se parte do acórdão:

CONSELHO DA JUSTIÇA FEDERAL
TURMA DE UNIFORMIZAÇÃO DE JURISPRUDÊNCIA DOS
JUIZADOS ESPECIAIS FEDERAIS

PROCESSO Nº: 20027009006464010
ORIGEM: SEÇÃO JUDICIÁRIA DO PARANÁ
REQUERENTE: N.J.K. (optou-se por omitir)
REQUERIDO: INSTITUTO NACIONAL DO SEGURO SOCIAL – INSS
RELATORA: JUÍZA FEDERAL TAÍS SCHILLING FERRAZ
RELATÓRIO

No caso dos autos não pairam dúvidas quanto à questão de fato. O autor está incapacitado para o desenvolvimento de seu labor habitual – agricultura, pois não pode praticar atividades que lhe exijam esforço físico. A incapacidade não pode ser reconhecida como permanente, pois o perito registra que há expectativa de recuperação, o que demandaria tratamento cirúrgico, nem pode ser reconhecida como total, pois não há registro no laudo de impossibilidade de desenvolvimento de toda e qualquer atividade. Afirmou o *expert* que o autor poderá retornar às suas atividades laborativas normais, após o tratamento cirúrgico proposto pelo médico otorrinolaringologista. A patologia lhe causa, atualmente, dispneia (sic) e apneia (sic) obstrutiva do sono.

## REFERÊNCIAS BIBLIOGRÁFICAS

1. Ambrosio P, Geib LTC. Sonolência excessiva diurna em condutores de ambulância da macrorregião Norte do Estado do Rio Grande do Sul, Brasil. *Epidemiologia e Serviços de Saúde*. 2008;17(1):21-31.
2. Balbani APS, Formigoni GGS. Ronco e síndrome da apneia obstrutiva do sono. *Revista da Associação Médica Brasileira* 1999;45(3):273-78.
3. Brasil. *Código de Trânsito Brasileiro*. Disponível em <http://www.planalto.gov.br/ccivil_03/LEIS/L9503.htm>. Acesso em: 20 set. 2015.
4. Brasil. Lei nº 8.213, de 24 de Julho de 1991. *Planos de benefícios da previdência social*. Acesso em: 18 Out. 2015. Disponível em: <http://www.planalto.gov.br/ccivil_03/leis/l8213cons.htm>
5. Brasil. Decreto nº 3.048, de 6 de Maio de 1999. *Regulamento da previdência social*. Acesso em: 1 Nov. 2015. Disponível em: <http://www.planalto.gov.br/ccivil_03/decreto/d3048.htm>
6. Brasil. Instrução Normativa INSS/PRES nº 45, de 6 de Ago. de 2010 – DOU de 11/08/2010 - Alterada. Acesso em: 18 Out. 2015. Disponível em: <http://www3.dataprev.gov.br/sislex/paginas/38/inss-pres/2010/45_1.htm#cp4_s1>

7. Conselho Nacional de Trânsito - CONTRAN. Resolução 267 de 15 de Fev. de 2008. Acesso em: 20 Set. 2015. Disponível em: <www.denatran.gov.br/download/resolucoes/resolucao_contran_267.pdf>
8. Conselho Nacional de Trânsito - CONTRAN. Resolução nº 425 de 10 de Dez. de 2012. Acesso em: 20 Set. 2015. Disponível em: <http://www.denatran.gov.br/download/Resolucoes/(Resolução%20425.-1).pdf>.
9. Justiça Federal. 3ª Vara da Justiça Federal de Novo Hamburgo/RS. Acesso em: 17 Nov. 2015. Disponível em: <http://www.jfrs.jus.br/processos/acompanhamento/resultado_pesquisa.php?txtPalavraGerada=kWdA&hdnRefId=64c49fd6c5eeb3dd1edcda31d81a2643&selForma=NU&txtValor=50157657020124047108+&chkMostrarBaixados=S&todasfases=&todosvalores=&todaspartes=&txtDataFase=&selOrigem=RS&sistema=&codigoparte=&paginaSubmeteuPesquisa=letras>
10. Justiça Federal. Conselho da Justiça Federal. Turma Nacional de Uniformização de Jurisprudência. Acesso em: 17 Nov. 2015. Disponível em: <https://www2.jf.jus.br/phpdoc/virtus/>
11. Martinez D, Lenz MCS, Menna-Barreto L. Diagnóstico dos transtornos do sono relacionados ao ritmo circadiano. *J Bras Pneumol* 2008;34(3):173-80.
12. Pinto JA. *Ronco e apneia do sono: síndrome da apneia obstrutiva do sono: uma tarefa multidisciplinar*. Rio de janeiro: Revinter, 2000. 275p.
13. Samsoon GLT, Young JRB. Difficult tracheal intubation: retrospective study. *Anaesthesia* 1987;42:487-90.
14. Silke ATW, Montovani JC. Doenças do sono associadas a acidentes com veículos automotores: revisão das leis e regulamentações para motoristas. *Rev Bras Otorrinolaringol* 2002;68(3):412-15.
15. Viegas CAA, Oliveira HW. Prevalência de fatores de risco para a síndrome da apnéia (*sic*) obstrutiva do sono em motoristas de ônibus interestadual. *J Bras Pneumol* 2006;32(2):144-49.

# ÍNDICE REMISSIVO

Entradas acompanhadas pelas letras *f* em itálico e **q** em negrito indicam figuras e quadros respectivamente.

## A

Abordagem fonoaudiológica, 165
   associação com hábitos orais deletérios, 182
   características orofaciais, 168
   processo de avaliação, 168
   processo terapêutico, 176
   protocolo, **172q**
   queixas e alterações, **167q**
Academia Americana de Medicina do Sono, 231
Academia Americana de Otorrinolaringologia, 224
Academia Americana de Pediatria, 231
Acidentes de trânsito, 301
Acumetria, 53
Adenoidectomia, 33, 56, 223
Adenoides
   hipertrofia de, 46, 56, 378
      no adulto, 47
      tratamento, 47, 56
Adenotonsilectomia, 33, 223
Adulto
   características clínicas odontológicas no, 81
   diagnóstico e tratamento no, 37, 253, 254
   causas e tratamento, 39
   critérios para, **254q**
   exames complementares, 256
   exame físico, 255
   introdução, 37, 253
   quadro clínico, 38, 254
   tratamento
      cirúrgico, 263
         tipos, 263
      clínico, 262
   polissonografia no, 269
      caso clínico, 274
      parâmetros, 271
Aleitamento materno, 146
Amamentação natural
   benefícios da
      para a respiração, 153
         contexto, 154
         desmame precoce, 158
            e respiração, 156, 158
         sistema estomatognático, 155
Análise cefalométrica, *115f*, 120
Ancoragem esquelética, 117
Anel de Waldeyer, 22
Angle
   classificação de, 110, *111f*
Anomalias dentomaxilares, 360

Anomalias dentomaxilofaciais, 365
Anquiloglossia, 354
  definição, 354
Aparelhos funcionais, 128
  tipos de, 131
    ativador aberto elástico de
      Klammt, 139
    bionator de Balters, 139
    histórico, 131
    modelador elástico, 132
    regulador de função de Frankel, 132
    twin-Block, 133
Aparelhos intraorais, 62, 343, 344
  acompanhamento, 347
  contraindicações, 346
  efeitos colaterais, 348
  indicações dos, 343, 346
  objetivos, 347
Aparelhos ortopédicos
  na respiração oral, 130
    mecanismo de ação, 130
Apinhamento dentário, 112
Apneia, 351
  associada a ronco, 246
  trânsito e previdência social, 393
    considerações acerca da
      judicialização
        dos casos de apneia, trânsito e
          previdência, 408
    introdução, 393
    legislação brasileira de benefícios
      previdenciários
      relacionados com a, 400
        aposentadoria por invalidez, 407
        auxílio-acidente, 406
        auxílio-doença, 402
          requisitos para
            obtenção do, 402
            acidentário, 404
          reabilitação profissional, 407
          serviço social, 408
    legislação brasileira sobre obtenção
      da carteira nacional de habilitação
      e distúrbios do sono, 396

Aprendizagem, 187
Arritmias cardíacas, 294
Árvore traqueobrônquica, 211
Asma, 300
Aspectos fonoaudiológicos do
  tratamento, 375
  avaliação fonoaudiológica, 377
  características da musculatura
    orofaríngea, 376
  tratamento, 379
Associação Brasileira do Sono, 277
Ativador aberto elástico de Klammt, 139
Atresia da mandíbula, 362
  técnica cirúrgica, 363
Atrexia maxilar transversa, 360
  técnica cirúrgica, 360
Avanço maxilo mandibular
  técnica cirúrgica, 369
Audiometria, 53
  gráfico de, *55f*
Auxílio-acidente, 406
Auxílio-doença, 402
  requisitos para obtenção do, 402, 404

# B

Bionator
  de Balters, 139
Bráquetes, 98
Bruxismo, 301
Bucomaxilofacial
  tratamento cirúrgico, 351
    introdução, 351
    participação da odontologia no, 353
      intervenções cirúrgicas, 354
        nas estruturas ósseas, 359

# C

Carteira nacional de habilitação
  legislação brasileira sobre a obtenção
    da, 396
  e distúrbios do sono, 396
Cavidades nasais, 5
  definição, 5

drenagem linfática, 8
inervação, 7
revestimento, 7
suprimento arterial, 7
vestíbulo, 7
Cavidade oral, 255
Cefaleias, 301
Cefalograma
de Steiner, 115
Ciclo nasal, 13
Cognição
o que é?, 59
Compartimento alveolar, 215
Cornetos inferiores
hipertrofia de, 44
tipos de, 44
*Cor pulmonale*, 245
Craniossinostose, 315
definição, 315
Criança
características clínicas
odontológicas na, 81
diagnóstico e tratamento na, 27, 219
apresentação clínica, 30
aspectos anatômicos, 29
causas de respiração oral, 27, **28q**
diagnóstico, 220
fatores de risco, 219
introdução, 27
e epidemiologia, 219
quadro clínico, 219
sinais e sintomas, **221q**
tratamento, 33, 223
polissonografia na, 231

## D

Dentadura
decídua, 97, 120
mista, 97
permanente, 97
Desarmonia óssea, 128
Desvio septal, 40, *42f*
tratamento, 43

Diastemas, 107, 112
definição, 107
Disfonia
e respiração oral
considerações, 195
introdução, 195
revisão da literatura, 196
relato de caso, 199
respiração, 196
voz, 197
Distoclusão, 113
Doença cerebrovascular, 295
Doença do refluxo gastroesofágico, 300
Down
síndrome de, 222

## E

Eletromiografia, 171, 180, 235
Endoscopia
de via aérea, 32
Epworth
escala de sonolência de, **279q**
Espaço aéreo faríngeo
avaliação do, 92
Espaço aéreo nasofaríngeo, 119
Esqueleto dentomaxilofacial, 359
técnicas cirúrgicas, 360

## F

Faringe, 15
definição da, 15
fisiologia da, 21
formação da, 16
função da, 21
localização da, 15
músculos da, **17q**
revestimento da, 16
Fibronasolaringoscopia, 261
Fisiologia nasal, 9
Fluxo aéreo nasal, 11
Fossas nasais, 255
Frankel
regulador de função de, 132

Freio lingual, 355
  tratamento cirúrgico do, 356
Frenectomia, 357
Frenotomia, 356

## G

Genética, 311
  agregação familiar e gemelaridade, 311
  alterações da morfologia craniofacial, 314
  bases genéticas da SAOS, 312
  diferenças em relação à etnia, 312
  introdução, 311
  perspectivas futuras, 316
  síndromes e condições genéticas, 314
Glossectomias, 264
Grandezas cefalométricas, 75

## H

Hannover
  método, 178
Heidelberg
  método, 178
Hiperplasia adenotonsilar, 219, 247
  tratamento da, 223
Hipertrofia adenotonsilar, 245
Hipertensão arterial sistêmica, 292
Hipertensão pulmonar, 294
Hipnograma
  diurno, *241f*
  noturno, *241f*
Hipoacusia, 53
Hipofaringe
  exame da, 283
Hipopneia, 239

## I

Insuficiência cardíaca congestiva, 295
Invalidez
  aposentadoria por, 407

## K

Klammt
  ativador aberto elástico de, 139, *140f*

## L

Laringe
  exame da, 283
Laringofaringe, 20
  definição de, 20
Laudo médico pericial
  otorrinolaringológico, **409q**
Linfáticos, 216
Língua, 354
Linguagem, 187

## M

Macroglossia, 357
  definição, 357
  tratamento cirúrgico da, 358
  verdadeira, 357
Malampati
  classificação da VAS de, 378
Má (s) oclusão (ões)
  diagnóstico da, 92
  relacionada com respiração oral, 101
    mordida aberta anterior, 101
    mordida cruzada anterior, 109
    mordida cruzada posterior, 103
    sobressaliência aumentada, 107
  tratamento, 98
Marfan
  síndrome de, 315
Maxilares
  ortopedia funcional dos
    indicações da, 127
Monitoração portátil do sono, 257
Monobloco de Pierre Robin, 129
Montagem polissonográfica, 234
Motorista
  apneia do sono em, 400
Motricidade orofacial, 166
  avaliação da, 378
Movimentação dentária, 128
Mucopolissacaridoses, 315

# N

Nariz externo, 4
　forma do, 4
　músculos do, 5
　suprimento sanguíneo do, 5
Nasofaringe, 18
　definição de, 18
Nasofaringoscopia, 378
Nasofibrolaringofaringoscopia, 56
Neoplasias nasossinusais, 45
　definição, 45
　diagnóstico, 46
　tratamento, 46
Neurofibromatose, 357
NOSE
　questionário, 39
Neutroclusão, 113

# O

Obesidade mórbida, 223
　e SAOS, 313
Obstrução nasal, 55
Orofaringe, 19
　definição de, 19
　exame da, 281
Oroscopia
　de via aérea, 32
Ortodontia e ortopedia facial, 127
　atuação da, 89, 321
　　caso clínico, 325
　　diagnóstico das más oclusões, 92
　　introdução, 89
　　más oclusões mais relacionadas, 101
　　principais fatores etiológicos
　　　dentoesqueléticos
　　　　relacionados com, 91
　　tipologia facial e RO, 96
　　tratamentos ordodônticos, 97
Ortopedia
　funcional dos maxilares

　　indicações da, 127
　　　aparelhos ortopédicos
　　　　funcionais, 130
　　　　mecanismos de ação dos, 130
　　　　objetivos do tratamento com, 131
　　　　tipos de, 131
　　　características do respirador
　　　　bucal, 129
　　　conceitos básicos, 128
　　　diagnóstico e tratamento, 129
　　　introdução, 127
Osso
　zigomático, 83
Otite
　média serosa, *54f*
Otoscopia
　normal, *53f*
Oximetria
　como auxiliar no diagnóstico na
　　criança, 245
　　diagnóstico, 248
　　fisiopatologia, 247
　　história, 246
　　introdução, 245
　　quadro clínico, 247
　noturna, 249

# P

Padrão respiratório
　e morfologia craniofacial, 69
　　alterações sagitais, 71
　　alterações transversais, 72
　　alterações verticais, 74
　　grandezas cefalométricas
　　　para análise do respirador bucal, 75
Paquímetro, 171
Perda auditiva, 55
Polipose nasossinusal, 45
　definição, 45
　formação, 45
　tratamento, 45
Polissonografia, 33, 377
　na criança, 231

arquitetura do sono, 240
eventos respiratórios, 236
indicações gerais, 231, 232
indicações opcionais, 232
introdução, 231
laboratório do sono, 232
montagem, 234
no adulto, 256, 269
  caso clínico, 274
pré-operatória, 224
Prader-Willi
  síndrome de, 315
Pressão positiva
  nas vias aéreas, 262
Problemas respiratórios
  aspectos cognitivos dos, 59
    classificação dos distúrbios do sono, 61
    e o sono, 59
    estágios do sono e consolidação da memória, 60
    etiologia dos distúrbios respiratórios, 62
    fisiopatologia, 64
    o que é?
    polissonografia, 63
    prevalência dos distúrbios do sono, 62
    sintomas cognitivos e comportamento, 64
    sintomatologia, 63
    sono e aprendizagem, 60
    tratamento, 65
Prognatismo, 114
Pulmões, 213

# Q

Questionário NOSE, 39

# R

Radiografia
  simples, 32
Reabilitação profissional, 407
Reflexo nasopupilar, 14

Repercussão
  na vida das pessoas e na saúde do trabalhador, 383
    apneia obstrutiva do sono e a, 384
    higiene do sono, 388
    introdução, 383
    promoção, prevenção e controle, 386
Repercussões clínicas, 287
  acidentes de trânsito, 301
  AOS em pediatria, 303
  asma, 300
  bruxismo, DTM e cefaleias, 301
  comorbidades, 289
  consequências e comorbidades cardiovasculares, 292
  custo do problema, 304
  doença do refluxo gastroesofágico, 300
  espectro clínico, 288
  introdução, 287
  mortalidade, 290
  outros distúrbios do sono, 301
  qualidade de vida, 300
  transtornos psiquiátricos, 299
Repercussões otológicas, 51
  fisiopatologia, 52
  introdução, 51
  manifestações clínicas, 53
  obstrução nasal e perda auditiva, 55
  tratamento, 56
Reposicionador mandibular, 262
Respiração e aprendizagem
  relação entre uma função básica fisiológica e uma função neuropsicológica, 187
Respiração oral, 166
  aparelhos ortopédicos funcionais na, 130
  causas da, 27, **28q**, 37
  características típicas, **30q**
  e disfonia
    considerações sobre esta relação, 195
  e ronco, 168
  interferência em profissionais das vozes falada e cantada, 203

protocolo de avaliação da, **172q**
sialorreia, 168
Respirador bucal
características do, 129
diagnóstico e tratamento do, 129
Retrognatismo, 114
maxilar, 118
Rinné
teste de, 53
Rinite alérgica, 29, 44
definição, 55
sintomas, 55
tratamento, 56
Rinoescoliose
nasal, 43
características, 43
definição, 43
Rinomanometria, 43
Rinometria, 43
Ronco, 219
eventual, 220
Roncopatia
a visão do otorrinolaringologista, 277
dados epidemiológicos, 277
diagnóstico, 278
anamnese, 279
exame do nariz e da rinofaringe, 280
exame físico, 280
etiologia, 278
fisiopatologia, 278
introdução, 277
tratamento, 284
primária, 278

## S

Saúde
promoção e prevenção em
uma abordagem coletiva, 143
aleitamento materno e hábitos orais, 146
introdução, 143
Seios paranasais, 8
definição de, 8

funções dos, 10
localização dos, 9
Septoplastia
técnicas de, 43
Serviço social, 408
Síndrome
da apneia, 246
e hipopneia obstrutiva do sono, 219
de Down, 222
de Marfan, 315
de Prader-Willi, 315
Sistema
endócrino, 296
estomatognático, 351
e a amamentação natural, 155
fonatório, 198
neurocognitivo, 297
ressonantal, 198
Sociedade Torácica Americana, 246
Sono
arquitetura do, 240
e aprendizagem, 60
distúrbios do, 61, 62
espectro clínico dos, 288
legislação brasileira sobre obtenção da carteira nacional de habilitação e, 396
estágios do, 60
estudos do, 61
problemas respiratórios e, 59
Sonoendoscopia, 261, 283
Steiner
cefalograma de, *115f*

## T

Telerradiografia, *335f, 337f*
Teste
de Rinné, 53
Timpanotomia, 56
Tipologia facial, 96
Tomografia computadorizada, 94
de feixe cônico, 95

Tonsilas
  faríngeas, 22, 23, 24
  hipertrofia de, 46
  linguais, 22
  palatinas, 19, 23, 24
Trânsito
  e previdência social, 393
Transtornos psiquiátricos, 299
Traqueostomia, 264
Twin-Block, 133, *137f*

## U

Uvulopalatofaringoplastia
  e suas variações, 263

## V

Válvula (s) nasal (is), 12, 40
  externa, 12
  insuficiência, **40q**
  interna, 12
  septal, 12
  vestibular, 12
Vascularização sanguínea, 216
Via aérea faríngea
  tomografia de feixe cônico na avaliação da, 333
  telerradiografia, **338q**
Via(s) aérea(s) inferior(es)
  anatomofisiologia das, 211
    anatomia, 211
    árvore traqueobrônquica, 211
    compartimento alveolar, 215
    linfáticos, 216
    pulmões, 213
    segmentação broncopulmonar, **213q**
    vascularização sanguínea, 216
Via(s) aérea(s) superior(es)
  anatomofisiologia da, 3
    cavidades nasais, 5
    ciclo nasal, 13
    faringe, 15
      músculos da, **17q**
    fisiologia nasal, 9
    fluxo aéreo nasal, 11
    infecção, 224
    nariz externo, 4
    reflexo nasopulmonar, 14
    seios paranasais, 8
    válvulas nasais, 12
Vienense
  método, 178
Voz (es)
  definição de, 197
  falada e cantada
    interferência da respiração oral em profissionais das, 203
    estudo, 203
  origem, 197

## W

Waldeyer
  anel de, 22

## Z

Zigomático
  osso, 81